MEDIZINISCHES SEMINAR

HERAUSGEGEBEN VOM

WISSENSCHAFTLICHEN AUSSCHUSSE DES
WIENER MEDIZINISCHEN DOKTORENKOLLEGIUMS

BAND III

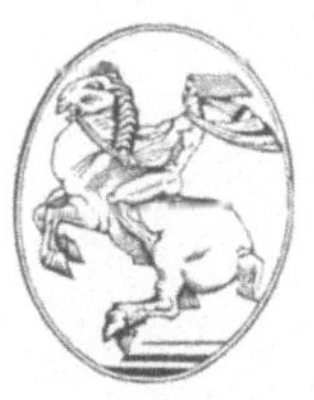

WIEN

VERLAG VON JULIUS SPRINGER

1930

ISBN-13: 978-3-7091-5285-0   e-ISBN-13: 978-3-7091-5433-5
DOI: 10.1007/978-3-7091-5433-5

Vorwort

Im neunten Jahre der Seminarveranstaltungen erscheint nunmehr der dritte Band der „Seminarbücher", deren beide ersten Bände unter den praktischen Ärzten des Inlandes und des Auslandes so beifällig aufgenommen worden sind.

Es wurden vorwiegend solche Themen aus den Diskussionsabenden des Seminars ausgewählt, die in den ersten zwei Bänden nicht behandelt worden sind.

Am Schlusse des dritten Bandes wurde ein Sachregister eingefügt, das auch die bereits erschienenen Bände entsprechend berücksichtigt, so daß den Leseern eine rasche Orientierung über alle drei Bände ermöglicht ist.

Ein vierter Band wird im Frühjahr 1931 folgen.

Wien, im Juni 1930.
I, Franz Josephs-Kai 65

Der wissenschaftliche Ausschuß
des Wiener medizinischen Doktorenkollegiums

Abortus

Welche Art der Erweiterung des Halskanals ist dem Praktiker bei Fehlgeburten zu empfehlen?

Da die chirurgischen Verfahren für den Praktiker ausscheiden, so bleiben für die Aufschließung der Gebärmutter die Laminariadilatation in Verbindung mit Metalldilatatoren, die Erweiterung durch Jodoformgaze, die Einführung eines Ballons, allenfalls die Scheidentamponade und in Ausnahmsfällen Bougies als gangbare Methoden übrig. Als schonendstes Verfahren wird für den Abortus des ersten bis zum Ende des dritten Monates die Laminariadilatation empfohlen. Der Praktiker bedient sich am besten des unbedingt verläßlich sterilisierten, in zugeschmolzenen Glasröhren im Handel befindlichen Laminariastiftes. Es soll besonders betont werden, daß die vorbereitende Erweiterung des Halskanals mit Metallstiften nach einwandfreier Feststellung der Lage des Uterus und Bestimmung seiner Sondenlänge nur etwa bis zur Nummer 8 oder 9 des Hegarstiftes zu gehen hat und jede gewaltsame Überwindung eines Widerstandes wegen der großen Gefahr der Verletzung unbedingt zu vermeiden ist. Bei zu wenig tiefem Einführen der Laminaria bleibt der innere Muttermund geschlossen, bei zu tiefem Einführen verschwindet der Stift im Zervikalkanal und kann nicht herausgezogen werden. Der Stift bleibt 20 bis 24 Stunden liegen, worauf mit den größeren Hegarnummern grundsätzlich die volle Fingerdurchgängigkeit erzielt wird. Die einzeitige Erweiterung mit Metalldilatatoren verursacht wegen der raschen Dehnung unvermeidbare Platzwunden in der Zervix, die sehr häufig für die folgenden Hegarstifte einen falschen Weg bilden, auf dem die Perforation vollendet wird. Der Jodoformgazestreifen als Erweiterungsmittel der Zervix bietet geringere Sicherheit als die Laminariadilatation und kann daher nicht so warm empfohlen werden.

Bei Spätabortus soll man nach Erweiterung des Halskanals mit Hegarstiften einen Ballon (Metreurynter) einführen und allenfalls durch Unterstützung mit Wehenmitteln, Chinin, Pituisan, dessen Ausstoßung abwarten. Dadurch wird eine beträchtliche Durchgängigkeit des Halskanals und jene Verkürzung desselben erreicht, die notwendig ist, um ohne Gefahr für die Mutter die Frucht und Nachgeburt mit den Fingern entfernen zu können, wenn die spontane Ausstoßung nicht erfolgt. Bougierung kommt nur ausnahmsweise bei der Einleitung der Frühgeburt in Frage. Hinsichtlich der Scheidentamponade als wehenanregendes und dadurch den Halskanal zur Eröffnung bringendes Mittel ist zu betonen, daß nach sorgfältiger Scheidentamponade oft ein ungenügend erweiterter Halskanal nach 12 bis

24 Stunden vollkommen eröffnet und hinter dem Tampon das gelöste Ei
gefunden wird. Die gegen das Verfahren ins Treffen geführte Möglichkeit
der Infektion ist richtig, .aber gleichzeitig gilt, daß in der Abortus-
behandlung überhaupt die Infektionsgefahr gegenüber der Verletzungsgefahr
(Perforation) überschätzt wird.   *Katz*

Allergie

Welche Kutanproben haben praktisches Interesse?

Die übrigen Kutanproben reichen in ihrer Bedeutung für die Praxis
nicht an die Tuberkulin- und Diphtherietoxinprobe heran, welche als
Repräsentanten zweier Gruppen gelten können. Analog der Tuberkulin-
reaktion ist die Luetin- und Trichophytinprobe, welche durch positiven
Ausfall auf eine überstandene Infektion mit Spirochäten, respektive Tricho-
phyten schließen läßt. Die Luetinprobe soll eine wertvolle Ergänzung der
Wassermannschen Reaktion sein, indem sie bei kongenitaler Lues und bei
tertiären Spätformen oft positiv ausfällt, wenn die übrigen Proben versagen.
Der Diphtherietoxinprobe von Schick ist die Dick'sche Reaktion mit dem
Toxin der hämolytischen Streptokokken des Scharlachs nachgebildet,
deren theoretische Bedeutung noch kontrovers ist und deren diagnostischer
Wert gering einzuschätzen ist. Von den Hautproben mit pharmakodynami-
schen Arzneikörpern hat die Adrenalin- und Morphiumreaktion für die
Abschätzung der konstriktorischen und Exsudationsbereitschaft eine gewisse klinische Bedeutung erlangt, dürften aber kaum in der Praxis Eingang
finden. Die Überempfindlichkeitsreaktionen, wie sie von Storm van
Leeuwen ausgearbeitet worden sind, scheinen an praktischer Bedeutung
zu gewinnen. Im Zusammenhang mit einer sorgfältigen Anamnese gelingt
es, viele Fälle von Asthma, Urtikaria, Heufieber in ihrer Pathogenese zu
entschleiern und einer desensibilisierenden Therapie zuzuführen.   *Hecht*

Anämie

Wie erkennt man die verschiedenen Formen der Anämien?

Anämien dürfen grundsätzlich nur aus dem Blutbefund diagnostiziert
werden. Man findet Herabsetzung der Erythrozytenzahl und des Hämo-
globinwertes. Ist der Färbeindex kleiner als 1, dann besteht eine hypo-
chrome Anämie (z. B. Chlorose), ist er größer als 1, eine hyperchrome
Anämie (perniziöse Anämie). Die morphologischen Veränderungen der
Erythrozyten sind Anisozytose (Mikro-, Makro-, Megalozytose), Poikilozytose und Veränderungen der Färbbarkeit (Polychromasie, punktierte
Erythrozyten). Wichtig ist die Feststellung, ob Anzeichen einer Regeneration im Blut nachweisbar sind oder nicht. Den Verlauf der Regeneration
sieht man am besten an einer akuten Blutungsanämie. Bei fehlender Re-
generation nur Mikrozytose und Poikilozytose, keine Polychromasie, keine
kernhaltigen Roten, Verminderung der Leukozyten und der Blutplättchen.
Die Chlorose ausgezeichnet durch Blässe, guten Ernährungszustand,
Menstruationsstörungen, Magendarmbeschwerden, Zirkulationsstörungen,
Neigung zu Thrombosen, zeigt den Blutbefund der hypochromen Anämie.
Die perniziöse Anämie zeigt als wichtigste Symptome Blässe, Zungenver-

änderungen, Achylie, gastrogene Diarrhöen, Milztumor, spinale (tabes-
ähnliche) Störungen, Mangel von Thrombosen, ausgesprochene Neigung
zu Remissionen, im Blut erhöhten Färbeindex, Megalozyten, Polychromasie,
Megaloblasten, niedrige Zahl der Blutplättchen, Leukopenie mit Verminderung der polynukleären und hochsegmentierten Neutrophilen. Beim
hämolytischen Ikterus eine Gelbfärbung, die sich vom Stauungsikterus
durch den Mangel der Begleitsymptome unterscheidet, Anämie, Milztumor,
Pseudogallenstein- und Milzkrisen, im Blut Färbeindex 1 oder über 1,
Mikrozytose, Herabsetzung der Resistenz der Erythrozyten gegenüber
hypotonischer NaCl-Lösung und Bilirubin im Serum, das durch die indirekte
Diazo-Reaktion nachgewiesen wird.   *Herz*

Wie behandelt man Anämien?

Bei Anämien mit bestimmter Grundkrankheit muß zunächst die letztere
behandelt werden, Blutungen müssen zum Stillstand gebracht, andere
Ursachen, wenn möglich, entfernt werden. Außer der kausalen Therapie
kommen in Betracht: Die Substitutionstherapie, die Methoden zur Anregung der Blutregeneration und allgemeine Maßnahmen, die Regelung
der Ernährung, der Lebensweise usw. — Die Substitutionstherapie besteht
in der Transfusion von menschlichem Blut. Sie wirkt durch Übertragung
der Erythrozyten, durch den Knochenmarksreiz, die bessere Durchblutung
der Organe usw. und wird angewendet bei akuten und chronischen Blu-
tungsanämien, bei allen symptomatischen Anämien mit schlechter Regeneration, bei der aplastischen Anämie, bei der perniziösen Anämie, bei Vergiftungen mit Schädigung der Erythrozyten (Kohlenoxyd- und Leuchtgas).
Zur Anregung der Regeneration der Blutbildung dient außer der Transfusion die Proteinkörpertherapie (Milch, Phlogetan), die Strahlentherapie
in Reizdosen, von Medikamenten Eisen und Arsen. Von den Eisenver-
bindungen wirken die Ferroverbindungen besser als die Ferriverbindungen.
Verwendet wird pulverisiertes Eisen oder Ferr. reductum dreimal 1,0 täglich
und darüber, intravenös oder intramuskulär das Elektroferrol, in der
Kinderpraxis die Tinctura ferri Athenstaedt. Eisenhaltige Trinkwässer
sind nur an der Quelle wirksam. Arsen wird intern als Fowlersche Lösung
oder als Acid. arsenicosum in Pillen in steigender Dosis verwendet, als
Injektion die Ziemssensche Lösung, Natr. arsenicosum, Solarson, Astonin,
Optarson u. a.

Die Diät richtet sich nach dem Ernährungszustand, der Funktion des
Magens und der Ursache der Anämie. Bei subazidem und anazidem Magen-
inhalt Salzsäure und Pepsin. Darmstörungen müssen behandelt werden.
Für schwere Anämien wird Bettruhe, für mittelschwere Liegekuren im
Freien verordnet. Als Landaufenthalt Orte in mittlerer Höhe. — Bei der
Chlorose vorwiegend Eisentherapie, beim Versagen eine Kombination mit
Arsen, Regelung der Ernährung, in schweren Fällen Bettruhe. — Die perni-
ziöse Anämie wird in erster Linie mit Leberernährung oder Leberextrakten
behandelt, die Transfusion empfiehlt sich bei akuten Fällen. Intern Arsen,
Vigantol und gegen die Magendarmbeschwerden Salzsäure-Pepsin. — Die
Therapie des hämolytischen Ikterus besteht in der Milzexstirpation. Auch
die Lebertherapie wurde bereits mit Erfolg angewendet.

Fragen: Welche Leberersatzpräparate haben sich bewährt? Ist die

Wirkung von heißen Bädern bei Chlorose von Nutzen? — Antworten:
Die Leberersatzpräparate kommen hinsichtlich ihrer Wirkung der frischen
Leber nicht gleich; als Ersatzpräparate sind die der Promonta-Werke:
Hepatopsonum siccum, liquidum und purum, von den Nordmarkwerken
das Hepatrat, ein Leberextrakt der Degewop, ferner das Procythol (Sanabo) und das Hepaquin (Krankenhausapotheke) zu nennen. Von heißen
Bädern habe ich keine Wirkung bei der Chlorose gesehen; die Eisentherapie
ist von so günstigem Erfolge begleitet, daß wir keine andere Therapie bei
der jetzt so selten gewordenen Chlorose notwendig haben.   *Herz*

Welche Eisentherapie ist zu empfehlen?

Nach unseren heutigen Erfahrungen ist es am zweckmäßigsten, metallisches Eisen in großen Dosen per os zu verabreichen. Wir geben jetzt Ferrum
reductum dreimal täglich 1,0 unmittelbar vor dem Essen. Auch hier muß
man bei bestehender Anazidität oder Subazidität gleichzeitig Salzsäuretropfen zuführen. Auf Grund eigener Erfahrungen kann ich sagen, daß
diese Form der Eisentherapie die wirksamste ist. In den verschiedenen
käuflichen Eisenpräparaten, Sirupen, Tinkturen, Weinen usw. ist sicher
zu wenig Eisen enthalten. Das Eisen wirkt als Reizmittel für das Knochenmark und begünstigt zweifellos auch die Hämoglobinbildung. Am besten
wirkt Eisen bei der echten Chlorose, ferner, wenn auch in geringerem Maße,
bei den verschiedenen Anämieformen, wo eine mangelhafte Erythropoese
und Hämoglobinbildung vorliegt. Die Kombination mit Arsen empfiehlt
sich nur dann, wenn es zweckmäßig erscheint, den Fettansatz zu heben,
also bei abgemagerten Patienten. Bei anämischen Zuständen mit Neigung
zur Fettleibigkeit ist die Eisentherapie ohne Arsen am Platze.   *Jagić*

Wie ist die moderne Therapie der perniziösen Anämie?

Heute müssen wir die Leberdiät als die wichtigste therapeutische Maßnahme bei der perniziösen Anämie ansehen. Man kann am besten Kalbs-
leber in jeder beliebigen Zubereitung in der Menge von durchschnittlich
300 Gramm pro Tag verabreichen. Es erscheint ungemein wichtig, bei
bestehender Anazidität oder Subazidität zugleich Salzsäuretropfen nehmen
zu lassen. Die Kur muß wochenlang fortgesetzt werden; wenn der Blutbefund normal geworden ist, kann man vorübergehend die Leberdiät auch
für zwei bis drei Wochen aussetzen. Weitere Erfahrungen werden noch
lehren, ob wir mit dieser Maßnahme eine wirkliche Heilung erzielen können.
Die Anwendung von Leberextrakten ist noch nicht spruchreif, da wir bei
uns in Europa noch über keine genügend konzentrierten Extrakte verfügen.
Es erscheint mir wichtig, zur rascheren Wirkung die Kranken in einen
Höhenkurort zu bringen. In schweren Fällen mit sehr schlechtem Blutbefund ist es zweckmäßig, die Leberkur mit einigen Bluttransfusionen
einzuleiten. Dadurch kommt man rascher zum Ziel, der Appetit hebt sich
nach Bluttransfusionen und die Leber wird dann leichter genommen.
Fragen: Kann bei Vorhandensein eines Ulcus ventriculi bei perniziöser
Anämie Salzsäure-Pepsin und Leberdiät verordnet werden? Ist bei der
Leberdiät die andere Ernährung des Kranken zu modifizieren? Wirkt die
Leberdiät auch bei chronischen sekundären Anämien? — Antworten:

Das Ulcus ventriculi scheint das Bestehen einer perniziösen Anämie auszuschließen. Die übrige Ernährung ist bei Verabfolgung von Leber nicht
zu ändern und nur darauf Bedacht zu nehmen, daß der Kranke die verordnete Menge Leber zu sich nimmt. Auch chronische sekundäre Anämien
werden von der Leberdiät günstig beeinflußt. *Jagić*

Asphyxie

**Welche Ursachen der asphyktischen Zustände beim Säugling gibt es
und wie werden sie behandelt?**

Asphyxie nennt man den Zustand, welcher eintritt, wenn die Lungen-
atmung nicht zustande kommt oder nachträglich ausbleibt; man spricht dementsprechend von einer angeborenen und erworbenen Asphyxie. Eine große
Zahl der asphyktischen Zustände nach der Geburt ist eine Folge intrakranieller Verletzungen. Bei einer Blutung in die hintere Schädelgrube,
welche das verlängerte Mark in Mitleidenschaft zieht, ist das Kind entweder überhaupt nicht wieder zu beleben, oder stirbt nach kurzer Lebens-
dauer unter den Erscheinungen von Bewußtlosigkeit, Zyanose, Oligopnoe.
Da man die intrakranielle Verletzung am scheintot geborenen Kinde nicht
erkennen kann, muß man sich in jedem Falle so lange bemühen, bis sich
die Wiederbelebung als unmöglich herausstellt (eine halbe bis eine Stunde).
Es scheint, daß die reine Asphyxie, welche lediglich auf einer Lähmung
des Atemzentrums beruht, recht selten ist. Sie ist die Folge einer vorzeitigen Reizung dieses Zentrums durch Behinderung des intrauterinen
Gasaustausches, welche Reizung zu vorzeitigen Atembewegungen und zur
Aspiration von Fruchtwasser führt. Dem Fruchtwasser kann sich
Mekonium beimengen, welches während des Stadiums der intrauterinen
Asphyxie häufig entleert wird. Bei vorzeitigem Blasensprung kann auch
keimhaltiges Material in die Luftwege gelangen. Es ist also fast stets eine
mehr oder minder starke Verlegung der Luftwege vorhanden, welche sich
außerhalb des Mutterleibes dadurch steigern kann, daß das eingedrungene
Fruchtwasser und seine Beimengungen die Schleimhäute in einen Reizzustand versetzt, welcher ein Andauern der Schleimproduktion bewirkt.
Diese Erkenntnis ist wichtig, weil sie uns lehrt, daß mit dem Freimachen
der Luftwege von dem intra partum aspirierten Material nicht alles getan
ist. Man muß sich dessenungeachtet vor allem anderen bemühen, die
Passage für die Atemluft frei zu machen. Die Hängelage ist gewiß gut,
um unter leichten Schlägen flüssige Massen gleichsam „herauszubeuteln",
doch ist es eine naive Vorstellung, daß dabei auch der zähe Schleim abfließt. Selbst wenn man das Kind eine halbe Stunde an den Beinen auf-
hänge, bliebe er wohl zum großen Teil haften. Wirklich vom Schleim
befreien kann man nur den Rachenraum, also den Kehlkopfeingang. Es
geschieht dies wohl am besten einfach durch den mit Gaze umwickelten
Finger. Der sogenannte Trachealkatheter wird gewöhnlich nicht in
die Trachea, sondern neben dieser in die Speiseröhre eingeführt. Zur
Reinigung des Pharynx braucht man keinen Katheter. Will man tatsächlich die Trachea reinigen, dann muß man den Katheter wie einen
Intubator in das Kehlkopfinnere einführen, was beim Neugeborenen keineswegs leicht ist und gelernt sein muß. Was in die tieferen Luftwege gelangt

ist, muß man wohl meist unberücksichtigt lassen, auch auf die Gefahr hin, daß es durch die ersten Inspirationsbewegungen weiter aspiriert wird. Handelt es sich um keimfreies Material, so kann dieses nachträglich resorbiert werden. Man hört zuweilen am ersten Lebenstag Rasselgeräusche, welche später restlos verschwinden. Wurde infektiöses Material aspiriert, dann ist freilich die Entstehung einer Pneumonie unausbleiblich, die sich oft mit erstaunlicher Raschheit entwickelt und wohl stets zum Tode führt.

Sind die Schleimmassen aus dem Nasenrachenraum entfernt, so beginnt man sofort mit den zur Anregung der Atmung dienenden Mitteln. An erster Stelle stehen hier thermische Hautreize: warme oder überwarme Bäder (38 bis 40 Grad Celsius) mit kurzen kalten Übergießungen, unterstützt durch mechanische Reize, wie Klopfen, Frottieren. Was die verschiedenen Methoden der künstlichen Atmung betrifft, so lehnen wir die Schultzeschen Schwingungen als einen zu brutalen Eingriff ab. Doch kann man das wie bei der Vornahme dieser Schwingungen unter den Armen gefaßte Kind ruckartig heben und senken, um so das Zwerchfell in Bewegung zu bringen. Gut ist auch das Verfahren von Sokoloff, bei welchem Kopf und untere Extremitäten abwechselnd gegen die Vorderseite des Rumpfes gebeugt und dann wieder gestreckt werden. Es gibt eine Unzahl von Wiederbelebungsverfahren. Man verwende dasjenige, welches einem geläufig ist und vermeide nervöse Vielgeschäftigkeit. Das direkte Einblasen von Luft in den Mund des Kindes kann sehr wirksam sein, doch muß man dabei an die Möglichkeit einer Keimübertragung denken. Sauerstoff kann während der Respirationsverfahren in den Mund oder in ein Nasenloch eingeleitet werden. Die direkte Einblasung in die Lungen durch den Trachealkatheter ist ohne besondere Vorsichtsmaßregeln gefährlich. Ein ganz vorzügliches Mittel zur Anregung des Atemzentrums ist das Lobelin, welches man möglichst frühzeitig subkutan injizieren soll. Erlahmt das anfangs gewöhnlich noch kräftig schlagende Herz, so injiziert man Koffein oder eines der neueren Mittel, wie Hexeton, Cardiazol, Coramin u. dgl. Auch die intrakardiale Injektion von Adrenalin ($0,50$ cm^3 der $1^0/_{00}$igen Lösung) wird von verschiedenen Seiten immer wieder gerühmt.

Das hier kurz skizzierte Vorgehen bei der Asphyxia post partum ist auch bei später eintretenden asphyktischen Zuständen zu empfehlen. Es sei eindringlichst betont, daß das wiederbelebte Kind weiter zu beobachten ist, da Rückfälle eintreten können. Es kann sich wieder Schleim ansammeln, welcher die Luftwege teilweise verlegt; es kann zur Luftresorption in den Lungenalveolen kommen, so daß schon lufthaltig gewesene Lungenpartien wieder atelektatisch werden. Auch nicht asphyktisch geborene Kinder können im späteren Verlaufe asphyktische Erscheinungen darbieten. Man sieht sie besonders bei Frühgeborenen als idiopathische Zyanoseanfälle (apnoische Anfälle), sowie im Verlaufe von Bronchitiden und Pneumonien. So ernst auch die Prognose solcher Vorkommnisse ist, so hat eine zielbewußte Therapie doch mitunter die erfreulichsten Erfolge aufzuweisen. Solche Kinder gehören unter ununterbrochene Aufsicht einer geschulten Pflegeperson.

Frage: Kann man bei Verdacht intrakranieller Schädigung Lumbalpunktion versuchen? — Antwort: Insbesondere bei Blutungen in die hintere Schädelgrube kann die (von einer Reihe von Autoren empfohlene)

Lumbalpunktion eine Entlastung herbeiführen und den Druck auf das Atemzentrum verringern. Immerhin dürfte Vorsicht geboten sein, da das plötzliche Abfließen des Liquor cerebrospinalis zu einer Nachblutung Veranlassung geben kann.   *Reuß*

Welche Methoden der Wiederbelebung bieten die besten Aussichten?

Durch den Fortschritt der Technik, der Entwicklung und Ausbreitung der Industrie, durch Elektrifizierung der Bahnen und Betriebe, durch die enorme Verbreitung des Automobilverkehres, durch den stets zunehmenden Gebrauch des elektrischen Stromes und des Leuchtgases in der häuslichen Wirtschaft nehmen die Unglücksfälle von Jahr zu Jahr zu. Wir sind daher gezwungen, uns mit der Frage der Wiederbelebung und somit der künstlichen Atmung eingehender zu beschäftigen.

Während man noch vor wenigen Jahren der Ansicht war, daß diejenige Methode der künstlichen Atmung die beste sei, bei welcher die größte Luftmenge in der Zeiteinheit in die Lunge ein- und ausgepumpt werden kann, ist man heute der Meinung, daß neben der Beatmung die Einwirkung auf den Kreislauf und auf das Herz von größter Bedeutung ist, namentlich da, wo es sich nicht bloß um Sistierung der Atmung, sondern gleichzeitig um Herzstillstand handelt, also bei den schweren Formen der Asphyxie.

Alle bekannten Methoden der künstlichen Atmung, besonders auch die bei uns am meisten angewandte, nach Silvester und Schäfer, haben auf den Kreislauf und das Herz einen nur sehr geringen Einfluß. Bei meinem Verfahren, welches darin besteht, daß mittels einer geeigneten Vorrichtung der Luftdruck über dem Bauch und der unteren Thoraxpartie im Tempo der Respiration verstärkt und verringert wird, entsteht neben der künstlichen Atmung gleichzeitig ein künstlicher Notkreislauf und eine kräftige Herzmassage.

Es kann noch so viel Sauerstoff in die Lunge gepumpt werden, wenn dieser nicht durch den Kreislauf zu den wichtigen Zentren gelangt, kann kein Erfolg zustande kommen. Es ist eben nicht die „äußere", sondern die „innere" Atmung, d. i. der Gasaustausch in den Geweben maßgebend.

Die Bedeutung eines künstlichen oder Notkreislaufes wird noch erhöht, daß es dadurch möglich gemacht wird, Arzneien, wie z. B. Lobelin und Adrenalin, zu den wichtigen Organen (Medulla oblongata, Herz) gelangen zu lassen, wodurch auch auf chemischem Wege die Wirkung gesteigert und damit der Erfolg wahrscheinlicher gemacht wird.

Die Anwendung dieses neuen Wiederbelebungsverfahrens wird daher empfohlen bei Gasvergifteten, Ertrunkenen, Verschütteten, vom elektrischen Starkstrom Getroffenen, Verbluteten, Erfrorenen, durch Morphium, Veronal oder sonstwie Vergifteten, bei Kollaps, Schock und durch Herzschlag Gefährdeten.

Der Apparat („Biomotor") besteht im Wesentlichen aus einem Elektromotor, welcher eine Luftpumpe bewegt, wodurch in einem Abteil Druck- und im anderen Saugluft erzeugt wird. Je eine Rohrleitung führt zu einem Dreiweghahn, von welchem ein Luftschlauch in das Innere eines über den Bauch luftdicht angelegten Schildes leitet. Durch automatisches Hin- und Herbewegen des Dreiweghahnes wird im abgeschlossenen Raume abwechselnd Druck- und Saugluft hervorgerufen. Durch einfache Handgriffe

kann sowohl die Frequenz der abdominalen künstlichen Atmung, wie auch
die Tiefe der Ein- und Ausatmung voneinander unabhängig in weiten
Grenzen reguliert und „dosiert" werden.   *Eisenmenger*

Asthma

Welchen Einfluß hat die Nase auf das Asthma bronchiale?

Die Frage Asthma bronchiale und Nase ist von großer praktischer
Bedeutung. Die letzte Ursache des Asthmas kennen wir nicht und wissen
nicht, ob es nervöser oder anaphylaktischer Natur ist. Jedes Asthma kann
durch äußere Einflüsse ausgelöst werden. Die Erkrankung oder Verlegung
der Nase spielt also lediglich die vielleicht auslösende Rolle, keinesfalls die
primäre Ursache. Daraus haben wir den Schluß zu ziehen, daß Nasen-
verengerungen eben nur ein auslösendes Moment darstellen können, eine
Disposition zum Asthma aber vorhanden sein muß. Offen will ich es lassen,
ob diese Disposition in einer allgemeinen Hypersensibilität, oder in irgend
einer anderen Ursache begründet sei. Bei einem Kranken mit echtem Asthma
bronchiale ist eine genaue rhinologische Untersuchung unbedingt am Platze
und soll bei schweren pathologischen Veränderungen eine Behandlung
der Nase jedenfalls vorgenommen werden. Bezüglich der Prognose müssen
wir uns jedoch eine entsprechende Reserve auferlegen und dürfen nicht
sagen, daß wir durch unsere Behandlung den Kranken sicher asthmafrei
machen können. Ein schwerer Fehler ist es, auf Grund eines nur kurze
Zeit beobachteten therapeutischen Erfolges weittragende Schlüsse zu ziehen.
Erst längere Beobachtung erlaubt es uns, Schlüsse auf die Wirksamkeit
einer eingeleiteten Therapie zu ziehen.   *Hofer*

**Wie differenziert man das Asthma cardiale von anderen Asthmaformen
und welche Behandlung ist zu empfehlen?**

Wir bezeichnen als Asthma cardiale alle jene Formen von anfallsweise
auftretender Dyspnoe, die bei Erkrankungen des kardiovaskulären Systems,
gleichgültig ob es sich um Erkrankungen der Herzklappen, des Herzmuskels
oder des Gefäßsystems handelt, zur Beobachtung kommen, sowie auch
dann, wenn das Herz nur sekundär durch Erkrankungen der Lunge oder
Pleura (Emphysem mit chronischer Bronchitis, Pleuraschwarten) oder
durch Thoraxverkrümmungen (Cor kyphoscolioticum) in Mitleidenschaft
gezogen ist. Verhältnismäßig leicht ist die Abgrenzung vom typischen
Bronchialasthma dann, wenn für dieses bekannte Ursachen, wie Überempfindlichkeit gegen gewisse Stoffe (Ursol, Ipecacuanha u. ä.) vorliegt
oder sich die Bedingtheit durch die neuerdings viel studierten verschiedenen
Allergene nachweisen läßt. Schwerer schon ist die Erkennung in den so
überaus häufigen Mischformen, den Kombinationen von pulmonal bedingtem
mit echtem kardialen Asthma, wie es am häufigsten auftritt bei alten
Emphysematikern mit chronischer Bronchitis. Wenn auch gerade in diesen
Fällen die Ähnlichkeit mit Bronchialasthma im klinischen Bild eine außerordentliche ist, und die gleichen Mittel wie beim Bronchialasthma von
Erfolg sein können, z. B. Asthmolysin, Lysasthmin, die Belladonnapräparate
und Jod, so darf doch die kardiale Komponente nie außer acht gelassen

werden und die kardiale Therapie erzielt auch tatsächlich hier in den chronischen Fällen die besten Erfolge.

Wegen der Wichtigkeit für die Behandlung sei kurz einiges von den neueren Vorstellungen über die Pathogenese erwähnt. Die klassische, auf Traube zurückgehende Theorie der rein mechanischen Entstehung des Kardialasthmas durch Insuffizientwerden des linken Ventrikels, Rückstauung in den Pulmonalkreislauf und dadurch hervorgerufene Atmungserschwerung ist nicht imstande, alle Einzelheiten des Anfalles genügend zu erklären, so daß eine Reihe neuerer Erklärungsversuche über die Entstehung der Erkrankung aufgestellt wurde. Eppinger zeigte eine Veränderung der Blutgeschwindigkeit im Anfall, die zu einem beschleunigten Abfließen des Blutes aus der Peripherie und Überladung des Lungenkreislaufes führt und wies nach, daß Morphium und Pituitrin die Strömungsgeschwindigkeit herabsetzen; auch S. Wassermann geht von der Ansicht aus, daß die Ursache des Asthmas primär in die arterielle Bahn zu verlegen ist (Großkreislaufdyspnoe). Er nimmt an, daß der linke Ventrikel in der Nacht schwächer arbeitet, wodurch eine Hirnanämie und Reizung des Atem- und anderer vegetativer Zentren entsteht, die durch Verbesserung der arteriellen Blutversorgung, wie sie durch Nitrite sowie andere gefäßerweiternde Mittel bewirkt wird, zu bekämpfen ist. F. Brunn bringt das Versagen des linken Ventrikels mit der Nykturie in Zusammenhang und stellt sich vor, daß in der Nacht die tagsüber in den Geweben zurückgehaltene Flüssigkeit überschießend dem Herzen zuströmt und dadurch eine Überfüllung des Lungenkreislaufes, Überlastung des linken Ventrikels anderseits bewirkt; durch die die Wassermobilisierung hemmende Wirkung von Pituitrin wird dem Auftreten der Anfälle vorgebeugt.

Die Therapie des akuten Anfalles von Asthma cardiale hat durch die neueren Theorien einiges gewonnen. Das souveräne Mittel zur Bekämpfung des Anfalles bleibt zwar nach wie vor Morphium und seine Derivate, doch haben wir auch noch einige andere brauchbare Mittel kennen gelernt. Zunächst ist bezüglich des Morphiums noch zu erwähnen, daß es unbedingt in diesen Fällen mit Koffein oder Kardiazol kombiniert zu geben ist, da der pulmonale Anteil an der Dyspnoe im Einzelfall nie sicher festzustellen und Morphium bei rein pulmonaler Dyspnoe bekanntlich kontraindiziert ist. Durch Injektionen von 0,5 bis 1 cm^3 der gebräuchlichen Hypophysenhinterlappenpräparate, wie Pituitrin, Pituisan, Pituglandol, lassen sich tatsächlich die Anfälle kupieren, und es ist auch zuweilen möglich, damit denselben vorzubeugen. Zweifellos wirken bei vielen Anfällen auch die Gefäßmittel, wie Nitrite, Theobromin, Theominal usw. In jenen Fällen, wo das Asthma cardiale bis zum Lungenödem geführt hat, welcher Symptomenkomplex von Wassermann als kardiovaskulärer Reflex aufgefaßt wird, ist der Versuch, diesen durch einen Gegenreflex, den Vagus- oder Karotisdruck, zu bekämpfen, gerechtfertigt und manchmal auch von Erfolg begleitet. Für sich häufig wiederholende Anfälle von Asthma cardiale, ganz besonders aber die erwähnten Mischformen im Stadium beginnender Herzinsuffizienz — es ist in diesen asthmagefährdeten Fällen besonders auf das Auftreten der leichtesten Insuffizienzerscheinungen (Leberschwellung, Urobilinogenreaktion, geringste Ödeme, Arbeitsdyspnoe) zu achten. — ist eine energische kardial-diuretische Behandlung zur ausgiebigen Entwässerung ganz besonders geeignet. Die Entwässerung wird am besten und raschesten erzielt durch intravenöse Injektion von Digipurat kombiniert mit Euphyllin oder Salyrgan (Mischspritze von z. B. 1 cm³ Digipurat + 2 cm³ Euphyllin oder 2 cm³ Salyrgan + destilliertem Wasser, physiologischer Kochsalzlösung oder $5^0/_0$ Calcium chloratum oder 33 bis $50^0/_0$ Osmon, das Ganze auf 10 cm³); die Injektionen sind durch einige Zeit in Intervallen von ein bis zwei Tagen zu verabfolgen. In Fällen, wo weniger rasches Eingreifen nötig ist, genügt natürlich auch die orale Darreichung von wirksamen Digitalispräparaten, wie Pulv. fol. Digital. titrat. 3 × 0,1, Digipurat, Digitalisdispert u. ä., allein oder in Kombination mit Diureticis.

Donath

Augenerkrankungen

Kann man aus der Iris interne Erkrankungen diagnostizieren?

Es wurde behauptet, daß eine ganze Reihe von Erkrankungen durch Betrachtung des äußeren Auges und der Iris zu erkennen wäre (sogenannte „Irisdiagnose"); für abgelaufene Blattern, die sich durch Flecken in der Iris verraten, für luetische Iritis und andere äußerlich sichtbare Krankheitszeichen trifft das zu, bei anderen Erkrankungen ist das nach unserem Ermessen nicht möglich. Es gibt eine Reihe von verschiedenen Gefäßveränderungen durch Arteriosklerose, welche an der Netzhaut zu beobachten sind.

Fuchs

Was bedeuten Blutungen im Augenhintergrund?

Fundusblutungen liegen meist in oder auf der Netzhaut oder im Glaskörper und entstammen gewöhnlich den Netzhautgefäßen. Nur selten hat man Gelegenheit, ophthalmoskopisch Blutungen zu beobachten, die aus den Aderhautgefäßen erfolgten. Wir wollen von den Blutungen absehen, die durch Verletzungen des Auges entstanden sind, und nur die spontan aufgetretenen Blutungen besprechen, da sie geeignet erscheinen, schwere Allgemeinleiden aufzudecken, und daher diagnostisch von großer Bedeutung sind. Die hauptsächlichste Ursache derartiger Blutungen sind Erkrankungen der Nieren (chronische Nephritiden, Nephrosklerosen), dann der Diabetes bei älteren Leuten, bei dem man oft schwere Blutungen in Netzhaut und Glaskörper finden kann, manchmal vergesellschaftet mit schwerer Iritis, Komplikationen am Auge, die durch Insulin kaum günstig beeinflußt werden können. Als weitere Ursache von Augenhintergrundblutungen kommen die verschiedenen Bluterkrankungen in Betracht, vor allem die perniziöse Anämie. Bei Leukämie finden sich oft Blutungen in der Peripherie mit weißem Zentrum und rotem Hof. Bei alten Leuten sind atherosklerotische Veränderungen der Netzhautgefäße die häufigste Quelle von Fundusblutungen. Massenhafte Blutungen finden wir beim Verschluß der Zentralvene (oftmals von Sekundärglaukom gefolgt). Bei Blutungen im Augenhintergrund muß man vor allem trachten, deren Ursache durch eine exakte Allgemeinuntersuchung aufzudecken und das zugrunde liegende Allgemeinleiden einer entsprechenden Behandlung zuzuführen. Ein besonderes Krankheitsbild stellen die sogenannten juvenilen rezidivierenden Netzhaut-Glaskörperblutungen dar, die bei sonst anscheinend gesunden jungen

Leuten vorwiegend männlichen Geschlechtes auftreten. Derartige Blutungen werden oft nicht mehr aufgesaugt und führen dann nach Organisierung zum ophthalmoskopischen Bild der sogenannten Retinitis proliferans. Die histologische Untersuchung derartiger Augen hat ergeben, daß eine tuberkulöse Erkrankung der Netzhautvenen vorliegt; auch die Zentralvene des Optikus selbst kann an tuberkulöser Phlebitis erkranken und damit das Bild einer Thrombose der Zentralvene bei jungen Leuten erzeugen. Seit man in der Tuberkulose die Ursache derartiger Blutungen erkannt hat, ist es gelungen, durch frühzeitige, spezifische Behandlung mit Tuberkulinpräparaten bei dieser sonst für das Auge recht bösartig verlaufenden Krankheit Besserungen und Heilungen zu erzielen.

Frage: Kann man arteriosklerotische Netzhautblutungen durch Aderlässe beeinflussen? — Antwort: Eine unmittelbare Beeinflussung bereits bestehender Fundusblutungen durch Aderlässe ist wohl nicht zu erwarten, bei arterieller Hypertonie können aber neuerliche Blutungen durch Aderlässe hintangehalten werden.   *Safář*

Wie wird das Gesichtsfeld nach den neueren Methoden untersucht?

Das Wesen der modernen Gesichtsfeldprüfung besteht darin, daß ebenso wie bei der Prüfung der zentralen Sehschärfe quantitativ geprüft wird. Wenn man nach der alten Methode die Grenzen des peripheren Gesichtsfeldes mit Handbewegungen untersucht, so kann auf diese primitive Art das Gesichtsfeld trotz schwerer pathologischer Veränderungen normal befunden werden. Prüft man das Gesichtsfeld am Perimeter mit weißen Objekten von etwa 2 cm Durchmesser, so zeigt es sich, daß es auf der temporalen Seite ungefähr bis 100 Grad reicht, oben, innen und unten bis zirka 65 Grad. Prüft man mit einer kleineren Marke, so ist das Gesichtsfeld schon etwas kleiner, prüft man mit einer 5 mm Marke oder unter günstigsten Bedingungen sogar mit einer 3 bis 4 mm-Marke, so ist es wohl wieder etwas kleiner, hat aber noch immer ein Ausmaß, das wir gewöhnlich als „normal" zu bezeichnen gewöhnt sind, d. h. es reicht außen noch immer bis 90 Grad, in den übrigen Hauptrichtungen ungefähr bis 60 Grad und etwas darüber. Daraus ergibt sich, daß ein Patient, der innerhalb dieser sogenannten normalen Grenzen Handbewegungen zu erkennen imstande ist, doch schon eine herabgesetzte Funktion in diesem äußeren Netzhautbereich haben kann, wenn wir ihn mit dem Minimum der in diesem Bereich noch erkennbaren Perimetermarke prüfen.

Gehen wir in der Verkleinerung der Perimetermarken weiter, so finden wir, daß das Gesichtsfeld für 2 mm weiß bereits wesentlich enger ist, für 1 mm noch enger und für 0,5 mm unter sonst gleichen Bedingungen (Beleuchtung, Entfernung) schon sehr eng ist. Die Grenze, wo ein Objekt bestimmter Größe im Gesichtsfeld wahrgenommen wird, bezeichnet man als Isopter, und wir haben gesehen, daß diese Isopteren sich um so mehr verkleinern, je kleiner das Objekt ist, das wir zur Prüfung verwenden. Wenn wir nun die äußersten Isopteren prüfen, so ist die Möglichkeit eines pathologischen Befundes noch keineswegs erschöpft, falls die äußersten Grenzen normal sind, denn es kommt vor, z. B. bei beginnenden Hypophysentumoren, daß innere Isopteren, z. B. die Grenze für 0,5 mm oder 1 mm bereits eine Beeinträchtigung zeigen, wenn die äußeren Grenzen noch normal sind. Das normale Verhalten der äußersten Grenze für ein Weiß-objekt ist aber auch in anderer Richtung nicht genügend, denn bei allen Erkrankungen, wo sich Gesichtsfelddefekte langsam entwickeln, leidet vor der Weißfunktion die Farbenfunktion, so ist es z. B. gar nicht selten, daß beim Hypophysentumor für Farben bereits ein ausgesprochener Gesichts-felddefekt besteht, während das Gesichtsfeld für weiß völlig normal ist. Es ist selbstverständlich, daß auch beim Gebrauch der farbigen Objekte die Größe der Marke eine bedeutende Rolle spielt, ähnlich wie wir es für weiß gerade erklärt haben. Anstatt die Markengröße allein zu ändern, kann auch die Entfernung, in der die Prüfung vorgenommen wird, geändert werden, wobei gleichzeitig erreicht wird, daß etwaige sehr kleine Defekte im Gesichtsfeld durch die größere Prüfungsentfernung entsprechend ver-größert und infolgedessen leichter aufgefunden werden. Darauf beruht die Methode von B j e r r u m , die besonders geeignet ist, kleine Defekte des zentralen und parazentralen Gesichtsfeldes aufzudecken. Eine ausgezeichnete Art der Untersuchung dieser Teile des Gesichtsfeldes ist die stereoskopische Methode. Ihr Wesen liegt darin, daß im Interesse vollkommener Ruhig-stellung der Augen während der Prüfung beide Augen zur Fixation ver-wendet werden, während nur ein Auge untersucht wird.   *Bachstez*

Kann sich durch Infektionsübertragung vom Genitale auf die Bindehaut des Auges ein echtes Trachom entwickeln?

Die Sekretübertragung vom Genitale auf das Auge kann gelegentlich zu langdauernden Bindehautentzündungen führen, die nach ihrem kli-nischen Aussehen wie nach dem mikroskopischen Befund nicht vom echten Trachom unterschieden werden können.   *Lindner*

Besteht ein Unterschied zwischen echtem Trachom und dieser Infektion vom Genitale aus, die kurzweg Genitaltrachom genannt wird?

Ja! Das sogenannte Genitaltrachom verläuft immer gutartig und heilt meist in einem halben bis einem Jahre ab, ohne zu Folgezuständen wie Pannus, Trichiasis usw. zu führen.   *Lindner*

Führt das echte Trachom, auch Seuchentrachom genannt, immer zu den gefürchteten Folgezuständen wie Pannus, Trichiasis oder Xerophthalmus?

Nein! Es können echte Trachome selbst ohne jede Behandlung ausheilen. Bei Behandlung des Trachoms vom Beginn an treten die obigen Folgezu-stände fast nie auf.   *Lindner*

Wie kann man sich das Verhältnis zwischen dem Virus des Seuchen-trachoms und des Genitaltrachoms vorstellen?

Entweder handelt es sich um zwei verschiedene verwandte Virusarten oder aber jedes Seuchentrachom war ursprünglich ein Genitaltrachom, wurde also einstens vom Genitale auf das Auge überimpft und hat bloß durch Gewöhnung an den neuen Nährboden im Laufe der Jahrhunderte seinen Charakter geändert, es ist widerstandsfähiger gegen die Abwehr-kräfte der Bindehaut geworden.   *Lindner*

Welche Erscheinungen ruft dieses Trachom oder trachomähnliche Virus am Genitale hervor?

Wir wissen bloß, daß die Infektion des Genitales mit diesem Virus ganz geringe klinische Erscheinungen auslöst, jedoch ziemlich häufig sein dürfte. Beim Manne gehören wohl die meisten Fälle nichtgonorrhoischer Urethritis, vielleicht auch ein Teil der langdauernden chronischen gonorrhoisch aufgefaßten Urethritiden hieher. Frauen merken gewöhnlich nichts von dem Vorhandensein dieser Infektion.   *Lindner*

Wieso weiß man, daß eine Frau mit diesem Virus infiziert ist?

Gebärt eine solche Frau ein bis zwei Jahre nach Eintritt der Genitalinfektion ein Kind, so erkrankt dieses Neugeborene fast sicher an einer mehr weniger starken Augenentzündung, die zu Beginn wie eine Gonoblennorrhoe aussehen kann. Wir nennen diese Erkrankung Einschlußblennorrhoe.   *Lindner*

Welche Unterschiede bestehen zwischen Gonoblennorrhoe und Einschlußblennorrhoe?

Die Gonoblennorrhoe beginnt meistens am 2. bis 4. Tage nach der Geburt, jedenfalls nie später als am 5. Lebenstag. Sie führt zur teilweisen oder vollkommenen Zerstörung der Hornhaut, wenn sie nicht oder nicht zweckmäßig behandelt wird. Die Gonoblennorrhoe kann jedoch durch das Credésche Schutzverfahren in den allermeisten Fällen verhütet werden. Die Einschlußblennorrhoe beginnt am 5. bis 10. Tage nach der Geburt und gefährdet fast nie die Hornhaut. Das Credésche Verfahren verhindert den Ausbruch dieser Erkrankung nicht. Infektionen vom Sekret einer Einschlußblennorrhoe auf die Bindehaut ergeben das Bild des Genitaltrachoms.   *Lindner*

Was ist von der rhinologischen Behandlung des chronisch entzündeten Tränensacks zu halten?

Die Behandlung der chronischen Tränensackblennorrhoe hat in den letzten Jahren eine sehr wesentliche Veränderung erfahren. Ursprünglich war das Sondieren des Tränennasenganges die typische Behandlungsmethode. Es soll ja gar nicht geleugnet werden, daß man gelegentlich schon mit wenig Sondierungen in nicht vorgeschrittenen Fällen die Beschwerden des Tränenträufelns oder der Sekretion behebt; aber meistens bedeutet dies keine Dauerheilung, sondern die Erscheinungen stellen sich über kurz oder lang wieder, oft in verstärktem Maße, ein. Oft genug kommt es ferner vor, daß zwar der Tränennasengang schon für die dicksten Sonden durchgängig ist und trotzdem das Tränenträufeln und die blennorrhoische Sekretion weiter andauert. Es war daher begreiflich, daß man nach einer Behandlung suchte, die dem Leiden ein radikales Ende bereitet.

Und so trat allmählich an Stelle der Sondierung die Tränensackexstirpation, die den Vorteil hat, die erkrankte Schleimhaut in toto zu entfernen und damit die Sekretion mit einem Schlage zu beseitigen. Aber sie war mit einem großen Nachteile erkauft: nämlich mit der dauernden

Unterbrechung der Tränenabführungswege. Richtig ausgeführt war sie von größtem Wert, besonders für jene Patienten, deren Augen oft kleinen Verletzungen ausgesetzt waren, wie Steinklopfer, Feldarbeiter und dergleichen, die beim Bestehen einer Tränensackblennorrhoe immer in Gefahr sind, eine Infektion einer kleinen Hornhautwunde zu bekommen und durch ein Ulcus serpens in wenigen Tagen das Auge zu verlieren. Durch die Tränensackexstirpation war infolge Entfernung der erkrankten Schleimhaut, die Reinkulturen von den für die Hornhaut so gefährlichen Diplokokken enthielt, sozusagen mit einem Schlage die Gefahr weggeräumt. Oft genug kam es vor, daß wir Kranken, die mit einem weit vorgeschrittenen Ulcus serpens in die Klinik kamen, durch das die Hornhaut schon verloren war, als erste Behandlung zunächst den so häufig auch erkrankten Tränensack des anderen Auges exstirpierten, um dieses Auge vor einem gleichen Schicksal zu bewahren. Leute, die ihre beiden Augen an Ulcus serpens infolge Tränensackblennorrhoe verlieren, sind gar nicht so selten.

An und für sich hätte man meinen sollen, daß nach jeder Tränensackexstirpation das Tränenträufeln unverändert lästig und andauernd sei. Dies war merkwürdigerweise nicht der Fall und besonders nach anatomisch sauberen Operationen, bei welchen das umliegende Gewebe sorgfältig geschont worden war, verlor sich häufig das Tränenträufeln fast vollständig. Auch bei weniger schwer erkrankten oder auch nur verdächtigen Tränensäcken wurde die Exstirpation gemacht, wenn das Auge an Star operiert zu werden hatte und infolgedessen jede Möglichkeit einer Infektion vermieden werden mußte. In diesen Fällen wurden auch noch die Tränenröhrchen verschorft, um auch von dieser Stelle her Infektionskeime auszuschließen. In diesen Fällen war ein lästiges Tränenträufeln nicht zu vermeiden.

Die Periode der Tränensackexstirpation war daher schon seit langem mit Versuchen durchsetzt, die Operation so zu gestalten, daß der Bindehautsack von der Sekretion der erkrankten Tränenschleimhaut verschont bleibt und dabei doch die Tränenableitung nicht leidet. Hieher gehören die Operationen nach Toti einerseits, nach West und Polyak andererseits. Während Toti von außen operierte, den Tränensack freilegte, seine mediale Wand resezierte und durch die Ausschneidung eines Knochen- und Nasenschleimhautfensters eine breite Kommunikation herstellte, versuchten West und Polyak das Gleiche von der Nase zu erreichen. Der Wegfall einer Narbe in der Tränensackgegend, was doch für viele Patienten von Ausschlag ist, ließ von vornherein die endonasalen Operationsmethoden als die zu bevorzugenden erscheinen. Freilich bereitete sie den rhinologischen Operateuren ganz gewaltige Schwierigkeiten, und ich habe sowohl nach den Erfahrungen, die ich in Innsbruck als auch hier durch Jahre gemacht habe, mich mit der Empfehlung der West-Polyakschen Operation außerordentlich reserviert verhalten müssen, weil die Erfolge gar nicht selten ausblieben. Die Leute hatten wieder Eitersekretion und Tränenträufeln und die spätere Exstirpation des Tränensackes erwies sich in den Fällen wegen der unregelmäßigen Narbenbildung, die bis in die Nase hineinreichte, als sehr schwierig.

Einen für mich ganz überraschenden Umschwung erzielte nun bei den weiteren Versuchen, die Methode Wests zu verbessern, Kofler, dem es gelang, durch eine transseptale Operationsmethode den Ausblick auf die chirurgisch anzugehende Stelle in der Nasenhöhle so zu verbessern, daß er mit größter Sicherheit nicht nur ein entsprechend großes Stück der Nasenschleimhaut und der knöchernen Wand resezieren kann, sondern auch die mediale Tränensackwand übersichtlich vor sich ausbreiten und ausschneiden kann. Der Erfolg ist geradezu überraschend und meistens als ideal zu bezeichnen. Die Sekretion, die früher in reichlichem Maße durch die Tränenröhrchen erfolgt, ist wie weggeblasen und von einem Tränenträufeln keine Spur. Ja es stellte sich sogar heraus, daß die Abfuhr der Tränen auf der operierten Seite schneller vor sich geht als auf der gesunden Seite, was leicht daraus zu erkennen ist, daß eine in den Bindehautsack eingeträufelte Fluoreszinlösung auf der operierten Seite schneller verschwindet als auf der gesunden. Als Folge der geänderten Verhältnisse verschwindet nun auch der Katarrh der Bindehaut gewöhnlich sehr schnell. Ich habe an solchen Leuten auch schon Staroperationen glatt ohne Infektion durchgeführt, ein Zeichen, daß der Bindehautsack von den virulenten Keimen befreit war.

Als Urbanek und Kofler in der ophthalmologischen Gesellschaft eine große Zahl ihrer operierten Patienten vorstellten, konnte ich nicht umhin, zu erklären, daß die Ergebnisse die der gewöhnlichen Tränensackexstirpation ganz bedeutend überragten. Und obwohl ich selbst durch die Ausarbeitung der Methode der Tränensackexstirpation sozusagen an dieser Operation ganz besonders hing, so konnte ich kein Bedenken tragen, dem Besseren mich zuzuwenden. So sind auf meiner Klinik derzeit fast keine Sondierungspatienten mehr zu sehen, noch auch Fälle von ewig dauernder Fistel oder Leute, die über Tränenträufeln nach Tränensackexstirpation klagen und sich einer Tränendrüsenoperation unterziehen müssen, die oft genug auch wieder mit unangenehmen Folgezuständen verbunden ist, wie lästige trockene Katarrhe, sondern die Tränensackpatienten sind nach Ausführung der Koflerschen Modifikation der West-Polyakschen Operation in kurzer Zeit dauernd geheilt.

Daß sich natürlich nicht jede Nase für den Eingriff eignet, daß auch hier die Indikation nach gewissen Erfahrungen gestellt werden muß, ist selbstverständlich. Aber es sind nur Ausnahmen, wo die endonasale Operation nicht vorgenommen werden kann. *Meller*

Was hat die moderne Brillenoptik zutage gefördert?

Vom Ende des 13. Jahrhunderts bis zum Jahre 1830 waren nach und nach die Sehhilfen für alle Arten der Ametropie erfunden, freilich nur in ihrer primitivsten Form; die einfachsten sphärischen Gläser wurden als gleichseitige, einfache Zylindergläser, als Plangläser geschliffen. Sphärozylindrische Kombinationen hatten auf einer Seite die Kugel-, auf der anderen die Zylinderfläche. Solche Gläser geben gute Resultate nur so lange, als das Auge längs der Achse blickt; rotiert aber das Auge zur Fixation seitlich gelegener Gegenstände hinter der Brille, so wird das Sehen sehr viel schlechter und um so mehr, je stärker das Glas ist. Das rührt daher, daß beim Blick durch die Randteile des Glases sich dessen Brechkraft ändert, und zwar in zwei aufeinander senkrechten Richtungen in verschiedenem Grad; das vorher rein sphärisch wirkende Glas ist nunmehr astigmatisch: man spricht von A s t i g m a t i s m u s s c h i e f e r B ü s c h e l.

An der Wende unseres Jahrhunderts begannen systematische Versuche, den Astigmatismus schiefer Büschel durch passende Schleifarten zu heben: es entstanden die sogenannten periskopischen Gläser — alle konvexen Nummern haben eine konkave augenseitige Fläche von 1,25 Dptr. Brechkraft, alle konkaven die Außenbrechkraft + 1,25 Dptr. — und die Halbmuschelgläser oder Menisken im engeren Sinn mit der konstanten Brechkraft einer Fläche von 6 Dptr. Der Astigmatismus der schiefen Büschel ist bei diesen Formen schon recht gering, aber nicht vollständig verschwunden.

An der genauen Durchrechnung der Aufgabe beteiligten sich neben den bedeutendsten rechnenden Optikern mit größtem Erfolg auch Augenärzte, vor allem der Nobelpreisträger Gullstrand, der überhaupt die ophthalmologische und medizinische Optik auf eine ganz neue Basis gestellt hat. Es war die Frage zu lösen, ob mit einfachen kugeligen Grenzflächen Linsen so zu schleifen seien, daß bei ihnen für eine im Augendrehpunkt gedachte enge Blende Gegenstände, die weit außerhalb der Achse des Glases anvisiert werden, astigmatismusfrei in den Fernpunkt des Auges abgebildet werden. Die Rechnung zeigte nun, daß diese Forderung für alle Brillenwerte von — 25 bis + 8 erfüllt werden kann, und zwar stets in einer weniger stark gekrümmten (Ostwaltschen) Form und einer stärker gekrümmten (Wollsstonschen) Form. Man nennt solche Gläser allgemein p u n k t u e l l a b b i l d e n d e B r i l l e n g l ä s e r; manche Fabriken bezeichnen sie mit geschützten Namen (Punktalgläser: Zeiss, Perphagläser: Rodenstock, Punktisken: Busch u. a.), andere begnügen sich mit der allgemeinen Bezeichnung. Über Konvex 8 hinaus sind Gläser mit sphärischen Flächen nicht mehr punktuell abbildend zu schleifen. Punktualität kann aber erzielt werden, wenn man bei einer Fläche ein wenig von der Kugelform abgeht (v. Rohr), eine „asphärische" Fläche anschleift. Gläser dieser Art werden für Aphakische von der Firma Zeiss unter dem Namen Gullstrandsche Staigläser oder K a t r a l g l ä s e r hergestellt. Durchgebogene Gläser mit zylindrischer Wirkung werden so geschliffen, daß eine Fläche (meistens die vordere konvexe) als torische Fläche, die andere kugelig geschliffen wird. Torisch gekrümmt ist eine Fläche, wenn sie in zwei aufeinander senkrechten Richtungen verschieden starke Krümmung aufweisen, etwa wie die Oberfläche eines Automobilreifens, der in der Richtung der Speichen stärker gekrümmt ist als in der Richtung der Felge. Die Erzielung absoluter Punktualität ist bei solchen Gläsern wohl nicht möglich, doch ist der restliche Astigmatismus schiefer Büschel so gering, daß man für die Praxis auch sie als punktuell abbildend bezeichnen kann.

Punktuell abbildende Gläser stellen die höchste Entwicklung der Brillenoptik dar; sie sind in jeder Beziehung das Ideal eines Sehbehelfes.

Aber ab und zu gibt es auch bei punktuell abbildenden Gläsern Enttäuschungen. Nach dem vorausgegangenen ist es klar, daß solche Enttäuschungen nicht direkt in den Gläsern gelegen sein können, sondern andere Ursachen haben müssen. Als die neuen Gläser eingeführt wurden, gab es zunächst Widerstände wegen ihrer Größe, denn bis dahin sollten die Brillen möglichst klein und unauffällig sein; kleine punktuell abbildende Gläser verlieren aber die Randteile, die man gerade gewinnen will. Jetzt verlangt die Mode das andere Extrem, jeder will möglichst große Gläser tragen; da kann es bald geschehen, daß der Zentralabstand größer genommen wird, als es dem Abstand der Drehpunkte entspricht, daß die Gläser stark dezentriert und die Beschwerden muskulärer Asthenopie erzeugt werden, die um so leichter auftreten, je stärker die Gläser sind, besonders leicht auch, wenn es sich um torische Gläser mit schiefer Zylinderachse handelt. Eine unvermeidliche Tatsache ist es auch, daß die stark durchgebogenen Gläser stärkere Reflexe gegen das Auge werfen, die manchmal überempfindliche Menschen belästigen; gelegentlich hört man auch, daß Leute, die von gleichseitigen zu durchgebogenen Gläsern übergegangen sind, über eine peinliche Unsicherheit beim Gehen klagen, weil sie infolge der prismatischen Wirkung des Randes den Boden verschoben sehen. All das sind Dinge, an die sich der Brillenträger immer gewöhnt, wenn er nur nicht zu ungeduldig ist.

Neben diesen Enttäuschungen gibt es aber wirkliche Mißerfolge. Wir haben bisher den Astigmatismus schiefer Büschel als einen Fehler der nicht punktuell abbildenden Gläser hingestellt; erfahrene Brillenträger lernen aber oft automatisch, aus der Not eine Tugend zu machen, und den Astigmatismus schiefer Büschel für ihr Sehen auszunützen; das sind die wohlbekannten Brillenträger, die gern schief durch ihr Glas schauen und es dadurch in seiner Wirkung zu ihren Gunsten ändern. Bei der Untersuchung der Sehschärfe werden in der Regel gleichseitige Gläser verwendet; sitzen diese in der Probierbrille nicht richtig vor dem Auge, so bestimmt man eine Sehschärfe, die schon unter Ausnützung eines gewissen Grades von Astigmatismus schiefer Büschel erzielt worden ist und man versteht, daß das astigmatismusfreie Glas mitunter eine weniger gute Sehschärfe ergeben wird. Damit kommen wir zu dem einzigen Fall, für den punktuell abbildende Gläser, wie ich meine, wirklich nicht am Platze sind.

Höhergradige Kurzsichtige, namentlich wenn sie schon in der Nähe der Presbyopie sind, vertragen selten die volle Korrektion ihrer Myopie. Gerade diese Menschen sind es aber, die den Astigmatismus schiefer Büschel ihres alten Bi-Glases meisterhaft auszunützen verstehen; ja sie sind auf ihn direkt angewiesen. Verordnet nun der Arzt neuerlich ein unterkorrigierendes Glas, ohne zu vermerken, daß ein gleichseitiges Glas gewünscht wird und der Optiker gibt, gewiß in bester Absicht, ein punktuell abbildendes, so beraubt er den Träger eines wichtigen Hilfsmittels zur Verbesserung seiner Sehschärfe.   *Krämer*

Welche augenkranken Kinder kann der praktische Arzt selbt behandeln, ohne sich in eine zu große Verantwortung einzulassen?

Er geht am sichersten, wenn er nicht über die Erkrankungen der Konjunktiva hinausgeht. Wo immer aber die Hornhaut oder gar die tieferen Teile des Bulbus ergriffen werden, sollte der Augenarzt wenigstens einmal um sein Urteil befragt werden; diese Regel gilt namentlich auch dann, wenn sich im Verlauf der Konjunktivitis eine Hornhautkomplikation einstellt, die gerade bei den hier hauptsächlich in Betracht kommenden Formen der Blenorrhoea neonatorum und der vielgestaltigen Conjunctivitis ekzematosa nicht so selten ist. Sobald sich da in der Hornhaut größere Infiltrate oder Geschwüre zeigen, wird auch der wenig Geübte nicht im Zweifel sein, daß der Zustand ernster geworden ist und daß es Zeit ist, den Facharzt zu befragen. Aber manchmal ist der Beginn der Hornhautaffektion durchaus nicht so deutlich, die Veränderungen sind so zart, daß

selbst der Erfahrene sie nur unter der Lupe wahrnimmt. Nie fehlen da
zwei untrügliche Zeichen: das Auftreten der sogenannten ziliaren Injektion
und der Verlust des Glanzes der Hornhaut. Die Erkrankungen der Bindehaut sind fast ausnahmslos von rein konjunktivaler Injektion des Bulbus
begleitet, wenn die Augapfelbindehaut überhaupt mitergriffen ist, was
bei allen heftigeren Formen der Konjunktivitis der Fall ist. Die Gefäße
der Bulbusbindehaut bilden ein oberflächlich gelegenes Maschenwerk,
das das Blut von der Peripherie gegen den Rand der Hornhaut zu führen
hat, weshalb die Gefäße gegen die Haut zu immer dünner werden. Injizieren
sich diese Gefäße unter dem Einfluß der Entzündung, so entsteht ein hell-
rotes, ziegelrotes Netzwerk und, da das Rot natürlich von der Weite der
Gefäße abhängt, so ergibt sich, daß die konjunktivale Injektion in der
Peripherie immer stärker ausgebildet ist als in der Nähe der Hornhaut-
grenze: **die konjunktivale Injektion nimmt gegen die Hornhaut ab.** Da die nicht betroffene Sklera auch nicht injiziert ist, sieht man
in allen Fällen schwacher und mittlerer konjunktivaler Injektion in den
Maschen der Bindehautgefäße die gelblichweiße Sklera durchschimmern;
nur in den schwersten Fällen verschwinden diese Zwischenräume. Sobald
die Hornhaut oder tiefere Teile des Auges entzündlich erkranken, tritt
dagegen ziliare Injektion unter einem ganz anderen Bild auf. Es liegt
dann um die Hornhaut herum eine rosen- bis violettrote Zone, innerhalb
der Einzelgefäße nicht unterschieden werden können; gegen die Peripherie
des Bulbus nimmt die Injektion deutlich ab, ja sie endet manchmal fast
scharfrandig. Nur bei sehr starker Ziliarinjektion lassen sich auch in der
Peripherie einzelne stärkere Gefäße verfolgen, die aber auch die charakteristische Farbe zeigen und, weil von der Bindehaut bedeckt, niemals so
scharf begrenzt sind als die konjunktivalen. Die beiden Arten der Injektion
des Bulbus lassen sich also unschwer unterscheiden; in zweifelhaften Fällen
kann schließlich die Verschieblichkeit der konjunktivalen Gefäße die entscheidende Aufklärung bringen. — Läßt man das Bild eines Fensters auf
die Hornhaut fallen, so wird das Fenster in dem Konvexspiegel der vorderen
Hornhautfläche als verkleinertes, aber in allen Details scharf begrenztes,
helles Bild wiedergegeben; diese ausgezeichnete Abbildung ist die Folge
der außerordentlichen Glätte der Hornhautoberfläche, die den „Glanz"
charakterisiert; erkranken Hornhaut oder die tieferen Teile des vorderen
Bulbusabschnittes, so treten feine Veränderungen im Epithel auf, so daß
sich in der Oberfläche nun feinste Unebenheiten etablieren. Sie sind zu
klein, um eine gröbere Formveränderung (Verzerrung) des Reflexbildchens
hervorzurufen, reichen aber aus, um die Genauigkeit der Reflexion herabzusetzen; die Folge ist, daß zuerst die feinen Details des Fensterkreuzes
undeutlich werden, dann werden auch die Außengrenzen leicht verwaschen
und in den höchsten Graden der „Mattigkeit" sieht man an Stelle des
Fensterbildes nur einen diffusen hellen Fleck. Die Beurteilung der Mattigkeit der Hornhaut ist für die Diagnose einer entzündlichen ·Erkrankung
des vorderen Abschnittes des Bulbus selbst (also nicht der Bindehaut)
noch wichtiger als die ziliare Injektion und darum ist diesem Symptom
größte Aufmerksamkeit zuzuwenden. Auch bei den schwersten Formen
unkomplizierter Konjunktivitis ist der Glanz der Hornhaut vollkommen
erhalten. Die Feststellung der Mattigkeit ist leicht, wenn sie hochgradig

ist; bei geringer Mattigkeit mag man sich an den Vergleich mit dem anderen, gesunden, Auge halten und besonders darauf achten, ob das Reflexbild der Hornhaut in dem fraglichen Auge auch dieselbe Helligkeit und Weiße zeigt wie am gesunden Auge.

Manchmal versagt bei scheinbar nicht schweren Fällen von Konjunktivitis die sonst so wirksame Behandlung.

Das sind Fälle, die sogleich eine Steigerung der Beschwerden zur Folge haben, wenn die Kinder genötigt sind, bei Handarbeiten oder längeren Schulaufgaben andauernde Naharbeit zu leisten. Das Grundübel bei dieser Erkrankung ist meistens das Vorhandensein eines hypermetropischen Astigmatismus und es ist verständlich, daß ohne Berichtigung des Refraktionsfehlers die Beschwerden nicht aufhören. *Krämer*

Welche Kinder sind brillenbedürftig?

Der praktische Arzt, der die Kinder oft von der Geburt an kennt und der zu seinen Patienten auch heute noch glücklicherweise oft in einem mehr freundschaftlichen Verhältnis steht, findet hier ein reiches und dankbares Feld der Beobachtung, Fürsorge und vor allem der Belehrung. Denn die Widerstände der Eltern gegen das Brillentragen kleinerer Kinder sind auch heute noch sehr bedeutend. Die einen spielen Vogel Strauß und wollen den Defekt ihrer Kinder um keinen Preis bemerken, auch wenn er noch so klar zutage liegt; die anderen wollen ihr Kind nicht durch die Brille „verschandelt" sehen; die dritten fürchten, das Kind könnte sich beim Hinfallen durch die Brille verletzen. Eine große Gruppe schließlich, zu der auch nicht wenige Ärzte gehören, glaubt, der Augenarzt könne einem Kinde die Brille doch nicht früher bestimmen, als bis es das Lesen erlernt hat. Handeln die einen töricht — wie oft könnte sie der befreundete Hausarzt zur Vernunft bringen — so sind die anderen schlecht unterrichtet. Es wäre um die Augenheilkunde wahrlich schlecht bestellt, wenn man die Refraktion nicht anders bestimmen könnte als unter subjektiver Mitwirkung des Patienten; jedem Schwindel wäre da Tür und Tor geöffnet. Wir besitzen in der Schattenprobe eine Methode, die es uns ermöglicht, bei jedem Menschen, wenns nottut, auch beim Säugling, mit absoluter Sicherheit die Brechungsverhältnisse der Augen festzustellen, die Frage der Brillenbedürftigkeit zu lösen und die erforderliche Brille zu verordnen. Die Gefahr einer Verletzung durch ein zerbrechendes Brillenglas ist aber verschwindend klein, praktisch gleich Null.

Wollen wir uns nun eine Übersicht über die Kinder bilden, die entweder wirklich brillenbedürftig sind oder mindestens darauf verdächtig, so daß bei ihnen eine genaue Untersuchung der Refraktion unerläßlich ist, so verweise ich zunächst auf Kinder, die durch ihr ganzes Gehaben ihre schlechte Sehschärfe verraten und möglichst früh einer augenärztlichen Beratung zugeführt werden müssen. Kinder, die Mühe haben, kleine Gegenstände, die ihnen zu Boden gefallen sind, wiederzufinden, die bekannte Personen nicht gleich erkennen, die beim Sehen die Lidspalten zusammenkneifen, die mit Nystagmus behaftet sind, die beim Schauen den Kopf schief halten, weil sie nur ein Auge verwenden, gehören hieher.

Eine zweite große Gruppe wird durch Kinder gebildet, die an häufigen Kopfschmerzen leiden; namentlich wenn die Kopfschmerzen bei der Naharbeit auftreten oder sich verstärken. Gewiß haben nicht alle Refraktionsfehler, aber es ist stets daran zu denken, daß sie astigmatisch oder hypermetropisch sein könnten und daß in diesem Falle die Kopfschmerzen nicht früher verschwinden werden, als bis der Refraktionsfehler berichtigt ist.

Andere verdächtige Kinder machen sich dadurch bemerkbar, daß sie den Kopf tief auf das Buch neigen; das wird nicht erst dann manifest, wenn die Kinder lesen lernen, sondern schon beim Betrachten von Bilderbüchern und ähnlichen Beschäftigungen in der Vorschulzeit. Meistens sind die Eltern geneigt, das als Unart hinzustellen und häufig ist es auch nur eine Unart; aber in vielen Fällen sind die Kinder durch ihren Augenfehler gezwungen, sich dem Buch möglichst zu nähern. Solche Kinder sind gewöhnlich nicht kurzsichtig, wie es auf den ersten Blick scheinen möchte, denn die Myopie ist in diesem Alter noch viel zu gering, um eine so starke Annäherung zu fordern; sie sind vielmehr stark weitsichtig oder astigmatisch und kompensieren durch die Annäherung an das Buch die Unschärfe der Netzhautbilder durch eine möglichst starke Vergrößerung, die ja auch Amblyopische suchen, wenn sie alles nahe an das Auge halten. Ehe man also mit solchen Kindern schimpft, stelle man zuerst fest, ob sie nicht durch ihre Augen zu der „Unart" gezwungen werden. Die rechtzeitige Korrektion solcher Augen ist um so wichtiger, als die schlechte Haltung ja die ganze körperliche Entwicklung dieser Kinder zu hemmen geeignet ist.

Erwähnen wir noch Kinder, bei denen die Fehlsichtigkeit allerdings erst in der Schulzeit bemerkbar zu werden pflegt und sich in einer ganz auffallenden scheinbaren „Talentlosigkeit" beim Zeichnen und in einer besonders schlechten Schrift kundgibt, so gelangen wir zu einer letzten, aber vielleicht wichtigsten Gruppe, den s c h i e l e n d e n Kindern. Denn beim S t r a b i s m u s wirkt die Brille nicht allein als P r o t h e s e , zur Unters t ü t z u n g der F u n k t i o n , sondern in erster Linie als wertvollster Heilbehelf.

Der S t r a b i s m u s entsteht ja in der Regel als Folge einer Refraktionsanomalie und der dadurch gestörten Koordination zwischen Akkommodation und Konvergenz; deshalb entsteht das Begleitschielen nicht plötzlich wie das paralytische, sondern es zeigt Vorstadien in Form der Heterophorie und des intermittierenden Schielens. In diesen Stadien besteht noch binokuläres Sehen in größerer oder geringerer Vollständigkeit und die Therapie muß mit allen Mitteln trachten, den völligen Verlust des beidäugigen Sehens zu verhindern, weil sonst die Amblyopie des Schielauges unvermeidlich ist. Die Therapie darf deshalb nicht warten, bis das Schielen endgültig fixiert ist, sondern hat ohne R ü c k s i c h t auf das Alter des Kindes in der Zeit der Vorstadien zu beginnen. Und wenn oben die Ametropie als das wichtigste Agens bei der Entwicklung des Schielens bezeichnet worden ist, so ist es klar, daß die Berichtigung des optischen Fehlers die wichtigste und aussichtsreichste Maßnahme ist. Jedes Kind also, bei dem bemerkt wird, daß ein Auge, wenn auch nur hie und da, von der normalen Stellung abweicht, ist ohne Verzug der augenärztlichen Untersuchung zuzuführen. Bei Kindern von etwa zwei Jahren ist die Verordnung der korrigierenden Brille schon gut möglich und solche Kinder zeigen meistens gegen das Brillentragen weniger Widerstände als ältere. Aber auch vor diesem Alter können schon Anordnungen getroffen werden, die

der drohenden Amblyopie Einhalt tun und durch die Erhaltung des Sehvermögens am Schielauge späteren therapeutischen Behelfen (stereoskopischen Übungen) den Boden ebnen. Der wahre Erfolg der Strabismusbehandlung ist nur erreicht, wenn es gelingt, einen normalen binokulären
Sehakt herzustellen, der die richtige Stellung der Augen eo ipso mit sich
führt. Die Operation hat nur kosmetischen Effekt, das amblyopisch gewordene Auge kommt aber nie mehr zum Sehen.

Der Idealzustand der Fürsorge für das kindliche Sehorgan wäre freilich erst erreicht, wenn jedes Kind ohne
Rücksicht darauf, ob es verdächtige Symptome zeigt oder
nicht, im Alter von etwa drei bis vier Jahren einer genauen
Augenuntersuchung unterzogen würde. *Krämer*

Worin äußern sich die nervösen Beschwerden des Astigmatikers?

Die leichteren Beschwerden zeigen sich als Ermüdung, die stärkeren
gehen mit Kopfschmerzen einher. *Lindner*

Was ist die Ursache dieser Beschwerden?

Bei höherem Astigmatismus müssen die Gegenstände näher zum Auge
gebracht werden, um gut erkannt werden zu können. Dadurch kommt es
vor allem bei älteren Patienten zur Ermüdung und gegebenenfalls zu Akkommodationsschmerzen.

Bei geringem Astigmatismus lassen sich die auftretenden Beschwerden
in folgender Art erklären: Die Akkommodation des Auges wird automatisch
durch die Schärfe der Bilder beeinflußt. Erst die erzielte Bildschärfe bringt
die Akkommodation auf eine bestimmte Einstellung. Ein Patient mit
geringem Astigmatismus wird bei verschiedenen Einstellungen ein gleich
undeutliches Bild erhalten, wodurch seine Akkommodation keinen Ruhepunkt findet, sondern zwischen zwei bestimmten Einstellungen schwankt.
So kommt es, daß diese Beschwerden auch beim Blick in die Ferne auftreten. *Lindner*

Wieso kommt es, daß genau korrigierende Gläser dem Astigmatiker Beschwerden verursachen können?

Bei geringer Änderung der Achsenstellung des Auges (durch Rollung
des Auges) kommt es zum sogenannten Drehastigmatismus, dessen Achsen
bei richtigem Zylinderglas etwa 45 Grad von der Astigmatismusrichtung
des Auges abweichen. Dies bedingt für den Patienten einen ungewohnten
Astigmatismus und daher infolge Einstellungsunruhe Beschwerden. Ist
der Zylinder nicht voll korrigiert, so wird bei leichter Rollung des Auges
der entstandene Drehstigmatismus nur wenig von der Achsenlage des
astigmatischen Auges abweichen. Deshalb werden nicht voll korrigierende
Zylindergläser meist besser vertragen als die Vollkorrektion. *Lindner*

Soll man den Astigmatismus korrigieren?

Jeder Astigmatismus, besonders ein höherer, soll schon in der Jugendzeit
korrigiert werden. Wenn der Patient die Gläser auch nur zeitweise benützt,

so wird er im Alter von seinen Gläsern keine Beschwerden bekommen. Höhere Astigmatismen, die nie korrigiert waren, können im Alter meistens nicht mehr korrigiert werden, weil der Patient die Gläser nicht mehr verträgt.

Lindner

Azetonurie

Welche Bedeutung hat die Azetonurie bei anderen Krankheiten als beim Diabetes?

Normalerweise werden im Urin 10 bis 40 Milligramm Azeton ausgeschieden, doch steigt die Menge sofort beim absoluten Hunger oder bei Kohlehydratkarenz. So konnte man nachweisen, daß bei täglicher Einnahme von 100 Gramm Milchzucker (400 Kal.) nicht mehr als 10 Zentigramm nach drei Tagen im Urin erscheinen, während bei 300 Gramm Fleisch und 300 Gramm Butter (2700 Kal.) am zweiten Tage 1,1 Gramm Azeton ausgeschieden werden. Aus diesem Versuch wurde gefolgert, daß es nicht auf die kalorische Menge der Nahrung ankommt, sondern auf den Kohlehydratgehalt. Bei Stoffwechselgesunden mit gemischter Nahrung sind maximal 150 Gramm Kohlehydrate notwendig, um die Ketonurie in Schranken zu halten. Anderseits wurden bei gesunden Menschen bei Kohlehydratkarenz bis zu 40 Gramm Azetonkörper im Urin gefunden. Die Hauptquelle der Ketonkörper sind die Fette; bei oxydativer Verbrennung der Fettsäuren entsteht die Oxybuttersäure, doch können auch die Azetonkörper aus Eiweiß durch Desamidierung der Aminosäuren entstehen. So kann man die Regel aufstellen, daß die Ketonurie durch große Mengen Fett in der Nahrung gesteigert wird und daß desto größere Fettmengen ohne Ketonurie verbrannt werden, je niedriger der Eiweißumsatz ist. Im Hunger wird Fett im Körper mobilisiert, in der Leber verbrannt, wodurch es eben zu Ketonurie kommt.

Die Ketonurie wurde bei folgenden Krankheiten beobachtet:

1. Bei Fieber. Beispiel: Eine Pneumonie erhielt vier Tage Fleischsuppe mit zwei bis drei Eiern, und 50 Gramm Kognak. Am dritten Tage waren 0,18 Gramm, am vierten Tage 0,36 Gramm Azeton im Urin. Nach Einnahme von dreimal 40 Gramm Traubenzucker schwand die Azetonurie. Dieselbe ist unabhängig von der Höhe des Fiebers und Art der Erkrankung und ist bedingt durch Inanition, durch vermehrten Verbrauch der Kohlehydrate im Fieber.

2. Bei Karzinomatose, Beispiel: Ca. pylori, oesophagi usw., wobei selbstverständlich wieder die mangelhafte Nahrungsaufnahme die Hauptrolle spielt.

3. Die gastrointestinale Azetonurie. Bei Erbrechen, z. B. Ileus, bei Durchfällen, bei hochgradiger Anorexie.

4. Toxische Azetonurie beobachtet man nach Vergiftungen mit Morphium, Atropin, Antipyrin, Extractum filicis maris usw.

5. Bei Leberschädigung durch Narkose (Chloroformnarkose), bei Phosphorvergiftung, vielleicht auch durch schlechte Ausnützung der Kohlehydrate.

6. Bei Schwangerschaft. In der Schwangerschaft kann die Azetonurie bedeutende Grade erreichen.

7. Bei Kindern mit periodischem Erbrechen. Es gelang, bei diesen Kindern folgende Symptome nach eintägiger kohlehydratarmer Kost hervorzurufen: Gußweises Erbrechen, vertiefte Atmung, Pulsbeschleunigung, Gewichtssturz, wobei das Azeton schon nach acht Stunden Kohlehydratkarenz und vor dem Erbrechen zu beobachten war. Die Ketonurie tritt bei Kindern mit azidotischem Erbrechen rascher und in höherem Grade auf als bei Kontrollkindern, welche die Kohlehydratentziehung längere Zeit (vier Tage) vertragen, ohne daß die Ketonurie gefährliche Grade erreicht.

Insulin ohne Kohlehydrate kann die Störung nicht beheben.

Die Azetonurie, wie sie bei den angeführten Krankheiten, mit Ausnahme des periodischen Erbrechens, auftritt, dürfte nur eine geringe Rolle spielen. Sollten sich Symptome einstellen, die auf eine Ketonkörpervergiftung weisen, dann genügen 100 Gramm Traubenzucker, per os, als Klysma oder als Infusion dargereicht, meist mit entsprechenden Mengen Insulin, um die Störung sofort zu beheben. *Strisower*

Balneotherapie

Ist die Bereitung und Verabfolgung künstlicher Mineralwässer ratsam?

In vielen Fällen betrachten wir das natürliche Mineralwasser nur als eine Lösung zumeist mehrerer anorganischer Salze, wie z. B. die Bitterwässer der Hunyadi Jánosquelle oder Apenta oder das Marienbader Glaubersalzwasser. In allen diesen Fällen können wir das natürliche Produkt ohne die mindeste Einbuße an therapeutischer Wirksamkeit durch eine gleich konzentrierte Lösung der betreffenden Salze ersetzen, da wir wissen, daß nur diese die Träger der pharmakologischen Wirkung sind. Der einzige Punkt, den wir zu beachten haben, ist der, daß Konzentration und Temperatur des künstlichen Mineralwassers gleich sein müssen denen des natürlichen Brunnens; durch höhere Konzentration wird der Eintritt der Wirkung verzögert und diese selbst verlangert, durch Wärme verkürzt, der Grund für die alte Regel, Karlsbader Wasser vor dem Frühstück heiß zu trinken, weil es dann rascher den Magen verläßt, die Magenschleimhaut, namentlich empfindlicher Menschen, dadurch weniger irritiert und für die nachfolgende Mahlzeit bereits normale Magensaftverhältnisse wieder hergestellt sein können.

In anderen Fällen wollen wir durch die Darreichung alkalischer Mineralwässer Superazidität, bzw. Supersekretion bekämpfen; es ist klar, daß wir hiebei das gleiche Ergebnis erzielen werden, wenn wir Lösungen mit gleichem Alkaligehalt magistraliter verschreiben. Daraus ergibt sich, daß vielfach mit künstlichem Mineralwasser die gleiche Wirkung erzielt wird wie mit natürlichem Brunnen und man daher in vielen Fällen ohne weiteres zu dessen Verordnung berechtigt ist.

Etwas anderes ist es schon, wenn in natürlichem Mineralwasser zahlreiche, sonst schwer wasserlösliche Bestandteile durch manche an der Quelle vorhandene Faktoren, z. B. höhere Temperatur oder Kohlensäure in Lösung gebracht und gehalten werden. So z. B. bei den arsen-, jod- oder eisenhaltigen Wässern. Hier ist es oft unmöglich, durch Wiederauflösen der in einem Mineralwasser enthaltenen festen Bestandteile eine dem natürlichen Mineralwasser völlig gleichende Lösung zu erhalten; daher wird gerade bei den

komplizierter zusammengesetzten Mineralwässern der Versandbrunnen
dem künstlichen Mineralwasser unbedingt vorzuziehen sein.

Wesentlich anders wird aber das Bild, wenn wir mit der Trinkkur irgendwelche ganz spezifische Stoffwechselwirkungen erzielen wollen. Jeder Arzt
ist sich klar darüber, daß man die Wirkung einer Karlsbader-, einer Franzens-
bader- oder einer Gasteiner-Kur nicht durch Verabreichung eines noch so
ähnlich, ja sogar im chemisch-analytischen Sinn völlig gleich zusammengesetzten Wassers erreichen kann; aber ebenso wenig wie hier ein künstliches Mineralwasser jemals das natürliche ersetzen kann, entspricht auch
die Wirkung des an der Quelle in Flaschen gefüllten und verschickten oder
abgelagerten Wassers, also des Versandbrunnens, jener einer Trinkkur
an Ort und Stelle. Selbstverständlich liegt ein nicht hoch genug anzu-
schlagendes Moment in der psychischen Komponente des Aufenthaltes im
Kurort und in dem völlig kurgemäßen Leben, das der Kurgast hier führt;
trotzdem kann dies nicht der alleinige Grund für die Überlegenheit der
Brunnenkuren sein, da oft genug in ausgezeichnet ausgestatteten Krankenanstalten Trink- oder Badekuren entweder mit künstlichem Mineralwasser
oder sogar mit echtem Versandbrunnen vorgenommen werden und ihre
Erfolge trotzdem weit hinter einer Trink- oder Badekur im Kurort selbst
zurückbleiben.

Die mit mystischen Vorstellungen durchdrungene Medizin der früheren
Zeiten, namentlich die Volksmedizin, liebte es, als Träger dieser besonderen
Wirkung einen geheimnisvollen Brunnengeist verantwortlich zu machen,
der an den Ort gebunden sei, wo das Wasser aus der Erde zutage trete und
daher dem abgefüllten und verschickten Brunnen fehle. Mit der Entdeckung
des Radiums glaubte man diesen Brunnengeist gefaßt zu haben; es zeigte
sich nämlich, daß eine große Anzahl besonders heilkräftiger Wässer, die ihre
Wirkung beim Transport verlieren, sehr stark radioaktiv sind und diese
Radioaktivität beim Lagern verschwindet. Bald zeigte es sich aber, daß nicht
das Radium allein der zauberkräftige Brunnengeist sei, denn viele alt-
bewährte Heilquellen, so z. B. die Franzensbader Stahlquellen oder die
Quellen von Vichy sind nur sehr wenig oder gar nicht radiumhältig und
verlieren gleichfalls beim Stehen sehr rasch ihre Wirksamkeit.

Erst durch Untersuchungen von Baudisch und Welo, die mit dem
Wasser der Franzensbader Glauberquelle begonnen wurden, ist
einiges Licht in diese Frage gebracht worden.

Das frische Mineralwasser besitzt einige Eigenschaften, die beim
Stehen verloren gehen und deren Vorhandensein man als Indikator für
die erhalten gebliebene Heilkraft der Quelle benützen zu können glaubte.
Solche Eigenschaften sind die Fähigkeit, Wasserstoffsuperoxyd in
Wasser und Sauerstoff zu zerlegen oder die, eine positive Benzidinreaktion zu geben, ähnlich wie man sie bei Zusatz von Blut erhält,
oder auch die, das Wachstum mancher Bakterienarten, wie z. B.
Bacterium lepisepticum, zu ermöglichen, die sonst nur bei Blutzusatz zum
Nährboden gedeihen. Es zeigte sich, daß auch das im Dunklen auf-
bewahrte Mineralwasser diese biologischen Eigenschaften bald
verliert, obwohl es in physikalischer und chemischer Hinsicht anscheinend
ganz unverändert geblieben ist. Die weiteren Forschungen ergaben schließlich, daß während dieses Alterns der Quelle das in ihr enthaltene Eisen

eine grundlegende Veränderung in seinem strukturellen Aufbau erfährt;
während beim aktiven Eisenoxyd die Atome im Molekül kubisch gelagert
sind, sind sie es beim inaktiven rhomboedrisch. Durch diese Umwandlung
der Struktur werden anscheinend Energien frei, und diese sind vielleicht
die Träger der spezifischen Heilwirkung. Es erhebt sich nun die Frage, ob es
möglich ist, derart aktives Eisen auf künstlichem Wege herzustellen.

Diese Frage ist zum großen Teil durch die Forschungen von Baudisch
und seinen Mitarbeitern bereits gelöst worden. Es ließ sich zeigen, daß sich
durch Erhitzen von künstlichem Magnetit ($FeO—Fe_2O_3$) im Sauerstoff-
strom bei 330 Grad ein stark magnetisches und biologisch aktives Eisenoxyd herstellen läßt; erhitzt man aber noch weiter auf 500 Grad, so verliert
das Eisenoxyd wieder zur Gänze die magnetischen und biologisch aktiven
Eigenschaften, obzwar sich dabei anscheinend weder in chemischer, noch
in physikalischer Hinsicht (Gewicht, Aussehen usw.), etwas geändert hat.

Der Biochemiker Warburg hat den Versuch unternommen, biologisch aktive Mineralwässer künstlich herzustellen. Dabei bediente er sich eines Kunst-
griffes, der vom Seidlitzpulver her wohl bekannt ist: Das Mineralwasser wird
durch Zusammengießen zweier getrennt bereiteter Lösungen erhalten, die man
sich durch Auflösen je einer der sogenannten künstlichen Karlsbader (Marienbader) Mineraltabletten „Schering" in Wasser
bereitet. Die eine Lösung enthält saures Natriumsulfat, die andere Natriumbikarbonat. Beim Zusammengießen beider Lösungen entwickelt sich freie
Kohlensäure und außerdem wird das auf beide Tabletten verteilte Eisen
in zweiwertiger Form durch die naszierende Kohlensäure und den Überschuß
von Natriumbikarbonat in Ferrobikarbonat in aktiver Form übergeführt.
Das so erhaltene künstliche Karlsbader oder Marienbader Wasser
gibt die Benzidinreaktion, das Zeichen der biologischen Aktivität des
Wassers in genau der gleichen Stärke und Dauer wie der natürliche Brunnen,
während das aus natürlichem Karlsbader Salz durch Wiederauflösen desselben erhaltene Wasser die Reaktion ebensowenig zeigt wie der abgelagerte
Versandbrunnen. Außerdem besitzt dieses künstliche Mineralwasser infolge
des Gehaltes an freier Kohlensäure genau die gleiche Wasserstoffionen-
konzentration wie das natürliche Wasser an der Quelle, während die künstlichen Karlsbaderwässer, bzw. der Versandbrunnen infolge des Verlustes
der Kohlensäure eine viel zu starke Alkalität zeigen. Wir haben hier also
ein künstliches Mineralwasser vor uns, das in weitgehender Weise dem
Quellbrunnen ähnlich gemacht wurde.

Es ist selbstverständlich möglich, daß außer dem Radiumgehalt und
außer dem Eisen oder den Salzen in biologisch aktiver Form noch
andere Faktoren vorhanden sind, welche die natürlichen Mineralwässer
den künstlichen überlegen gestalten. Das zweckmäßigste wird daher in
jedem Fall eine Kur an Ort und Stelle sein. Ist das aber nicht möglich, so
werden wir nach folgenden Gesichtspunkten vorgehen:

1. Einfach zusammengesetzte Wässer, wie Bitterwasser oder alkalische
Wässer, können ohne Nachteil durch künstliche Lösungen ihrer wirksamen
Salze oder Alkalien ersetzt werden.

2. Bei komplizierter zusammengesetzten Wässern werden wir zur Behandlung den natürlichen Versandbrunnen wählen, falls bekannt ist, daß er
sich durch die Lagerung nicht wesentlich verändert.

3. Das künstliche Mineralwasser wird dem Versandbrunnen dann vorzuziehen sein, wenn es alle physikalischen, chemischen und biologischen
Eigenschaften besitzt, wie das Mineralwasser an der Quelle und nachgewiesen ist, daß diese beim Versandbrunnen durch die Lagerung verloren
gehen.   *Molitor*

Blasenkrankheiten

**Welche Fehler werden bei der medikamentösen Behandlung der Blasen-
erkrankungen begangen?**

Zu den am häufigsten angewendeten Medikamenten bei Infektionen des
Harntraktes gehört unstreitig das Urotropin (Hexamethylentetramin)
und die große Zahl der Urotropin enthaltenden Kombinationspräparate.
Bei dieser Medikation wird nahezu ganz allgemein ein Fehler begangen,
indem gleichzeitig Blasentee oder alkalische Mineralwässer ver-
schrieben werden. Urotropin wirkt desinfizierend durch Abspaltung von
Formaldehyd im Harn; diese Abspaltung geht um so stärker vor sich, je
saurer die Harnreaktion ist; im alkalischen Harn wird überhaupt keine oder
nur eine sicherlich unwirksame minimale Formaldehydmenge in Freiheit
gesetzt. Unser Bestreben bei Verschreibung von Urotropin muß daher auf
die Erzielung einer sauren Harnreaktion gerichtet sein. Die Ausschwemmung
einer größeren Flüssigkeitsmenge durch die Niere nähert aber die Reaktion
des Harns dem Neutralpunkt; ein alkalisches Mineralwasser, wie beispielsweise Preblauer, wird die Harnreaktion vollends nach der alkalischen Seite
verändern. Überdies wird durch die große Flüssigkeitsmenge ein zur Entwicklung gelangendes Formaldehyd so stark verdünnt, daß dann von einer
desinfektorischen Wirkung überhaupt keine Rede mehr sein kann.

Wir müssen also, wenn wir Urotropin verordnen und damit eine Bakteri-
zidie anstreben, zunächst die Flüssigkeitszufuhr einschränken.
Damit allein ist eine starke Säuerung des Harns nicht zu erreichen, es ist
vielmehr notwendig, spezielle, den Harn ansäuernde Medikamente zu verwenden; und zwar entweder die in ihrer Wirkung recht wenig befriedigende,
schon seit langem in Gebrauch stehende Phosphorsäure oder besser
Ammoniumchlorid; dieses sehr schlecht schmeckende, aber den Harn
kräftig sauer machende Pulver wird in Dosen von je 6 Gramm am ersten
und zweiten und von 9 Gramm am dritten Tag gereicht. Daneben äußerste
Beschränkung der Flüssigkeitszufuhr und Regelung der Diät. Erlaubt sind
im Sinne einer Harnansäuerung Fleisch, jedes Eiweiß, Haferflocken, Reis;
zu vermeiden sind alle die Harnreaktion nach der alkalischen Seite be-
einflussenden Speisen: Obst und Gemüse. Alle aus Mehl oder Zucker zu-
bereitete Speisen sind in beiden Fällen ohne Einschränkung gestattet.

Es wäre nun ein Fehler, bei jeder Harninfektion, insbesondere im Beginn,
sofort mit Urotropin und einer Harnsäuerungsperiode zu beginnen, da das
sich hiebei abspaltende Formaldehyd bei akuten Entzündungen oder bei
empfindlichen Blasen zu unerträglichen Schmerzen Anlaß geben kann.
Es ist vielmehr zuerst in allen Fällen, in denen der Harn nicht von vornherein stark alkalisch ist, drei Tage Speisesoda, je drei gehäufte Kaffeelöffel täglich, zu verordnen nebst reichlicher Flüssigkeitszufuhr und
Einstellung der Kost nach der alkalischen Seite hin. Dann erst sollen

drei Säuerungstage folgen; erst jetzt soll mit einer Urotropindarreichung
per os oder intravenös (Cylotropin), begonnen werden, und zwar entweder
je 3 Gramm am ersten und zweiten, 4 Gramm und auch mehr am dritten
Tag oder je eine intravenöse Cylotropininjektion am zweiten und dritten
Säuerungstag. Diese Säure-Alkali-Kur wirkt insbesondere bei den so
überaus häufigen Koliharninfektionen oft geradezu Wunder, ihre
Wirkung erklärt man sich auf die Weise, daß die Kolibazillen zu ihrem
ungestörten Wachstum eine gewisse, sich ziemlich gleichbleibende Reaktion
ihres Nährbodens benötigen. Durch die starke Alkalisation mit darnach
folgender Säuerung sowie durch die Formaldehydwirkung werden sie in
ihrem Wachstum gehemmt oder überhaupt vernichtet.

Die Säuerungsperiode, in der erwähnten typischen Weise durchgeführt,
bewirkt nun, insbesondere am letzten Tag, oft starke, ja selbst unerträgliche
Schmerzen und Krämpfe der Blase als Folge der reichlichen For-
maldeydabspaltung. Es gelingt nun auf außerordentlich leichte Weise, diese
Beschwerden in allerkürzester Zeit zum Schwinden zu bringen, wenn man
Speisesoda und eine größere Flüssigkeitsmenge reicht; freilich findet in
diesem Moment die Säuerungsperiode ihr Ende. Man soll es bei Durchführung dieser Kur nie verabsäumen, den Patienten auf die dabei sich einstellenden Beschwerden aufmerksam zu machen, und ihm auch das erwähnte
Gegenmittel nicht verheimlichen, das er freilich nur im äußersten Notfalle
anwenden soll.

Wollen wir es vermeiden, Urotropin per os zu geben, oder wünschen wir
eine plötzlichere Wirkung, so ist das Cylotropin, eine Kombination von
Urotropin mit Salizyl und Koffein, am besten intravenös, zu injizieren.
Für die intramuskuläre Wirkung kommt ein mit Novokainzusatz versehenes
Cylotropin in den Handel; man verabsäume es daher niemals, vor der intravenösen Injektion nochmals auf die Ampulle zu sehen, ob es sich nicht
um das mit Novokainzusatz versehene Cylotropin handle. In letzter Zeit
kommt da Cylotropin für intramuskuläre Anwendung in zwei Ampullen
in den Handel, von denen die eine das „intravenöse“ Cylotropin enthält
und die andere das Novokain.

Auch von beruhigenden und die Blasenmuskulatur zum Erschlaffen
bringenden Medikamenten wird mit Unrecht zu wenig Gebrauch gemacht.
Sehr gut bewähren sich Stuhlzäpfchen mit folgender Zusammensetzung:
Papaverin. hydrochlor. 0,08! (das Rufzeichen ist wegen der Überschreitung
der Maximaldosis nicht zu vergessen), Extr. Belladonn. 0,02, Pyramidon
0,2, zwei bis drei Zäpfchen innerhalb 24 Stunden. Bei ganz akuter Entzündung mit starken Schmerzen setze man noch 0,01 Morphin zu.

Fragen: Ist es richtig, daß das Borovertin den sauren Harn alkalisch
und den alkalischen sauer macht? Empfiehlt sich an Stelle des Cylotropins
das Natrium-Urotropin? Soll man bei Blaseninfektionen Salol verwenden?
Hat der Blasentee eine Indikation? Soll man bei intravenöser Injektion
von Urotropin den Harn sauer machen? Kann man an Stelle von Urotropin
Hexamethylentetramin verwenden? Soll die Milchdiät eingeschränkt
werden, wenn man einen sauren Harn erzielen will? Kann man das Urotropin
längere Zeit verabfolgen? — Antworten: Ich verwende das Borovertin
hauptsächlich bei Koliinfektionen, da der Borsäure eine die Colibazillen
schädigende Wirkung zugeschrieben wird. Die Wirkung von Cylotropin

ist entschieden vorzuziehen, da durch das darin enthaltene Koffein eine
bessere Durchblutung der Nieren erfolgt und dieselben zu rascher Ausscheidung angeregt werden. Salol verwende ich nur in Kombination mit
Urotropin. Die Hauptindikation des Blasentees ist die Flüssigkeitszufuhr.
Bei intravenöser Anwendung von Urotropin muß der Harn sauer gemacht
werden. Wenn ich das Hexamethylentetramin per os verschreibe, so muß
es in Wasser aufgelöst werden. Will man den Harn sauer erhalten, so ist die
Milchdiät einzuschränken. Ich gebe das Urotropin in großen Mengen, aber
nur kurze Zeit.   *Hryntschak*

**Wie führt der praktische Arzt am Krankenbette den Katheterismus und
die Blasenspülung aus?**

Für die Ausführung des Katheterismus und der Blasenspülung ist die
Wahrung strengster Asepsis notwendig. Bezüglich der Wahl des Katheters
sei erwähnt, daß der Metallkatheter zu den historischen Instrumenten
gezählt werden muß. Für den praktischen Arzt kommen einzig und allein
der Nelaton- und der Tiemann-Katheter in Betracht. Es empfiehlt
sich, den Katheter in einem sterilen Behälter mitzunehmen, der außerdem
die Spritzenansätze und einige sterile Tupfer enthält. Die Spülflüssigkeit
wird aus der Apotheke bezogen. Es sei jedoch bemerkt, daß das Glasgefäß,
in dem die Spülflüssigkeit vom Apotheker aufgekocht wird, nicht steril ist,
infolgedessen ist auch der Hals der Flasche nicht steril. Es ist daher angezeigt, die Spülflüssigkeit aus der Flasche direkt mit einem an die Spritze
angesetzten Nelaton-Katheter zu aspirieren. Als Gleitmittel für den Katheter
hat sich für den Katheterismus in der Privatpraxis am besten das Vegetalin
bewährt, welches auf einen sterilen Tupfer aufgetropft wird und mit dem man
dann den Katheter geschmeidig macht. Als Spülflüssigkeiten kommen in
Betracht die 3%ige Borlösung und Lapislösungen von sehr geringer Konzentration, am besten in der Mischung 1 : 10000 bis 1 : 5000. Kommt der praktische Arzt in die Lage, einen Dauerkatheter anzulegen, so empfiehlt sich eine
einfache Methode der Befestigung mit einem schmalen Bändchen, welches
vorn am Katheter geknüpft, dann halfterförmig um die Glans herumgelegt
und im Sulkus geknüpft wird.

Frage: Wie oft soll der Dauerkatheter gewechselt werden? Wie sollen
Gummikatheter am besten aufbewahrt und konserviert werden? — Ant-
wort: Das richtet sich nach dem Zustand der Harnröhre. Bewirkt der
Katheter eine starke Reizung oder Urethritis, so muß man ihn jeden zweiten
Tag wechseln, andernfalls kann er bis eine Woche lang liegen bleiben.
Gummikatheter werden nach Gebrauch durchgespült, mit Seifenspiritus
gewaschen, abgetrocknet, sodann trocken aufbewahrt, um unmittelbar vor
dem Gebrauch ausgekocht zu werden.   *Rubritius*

**Wie soll die Dauerdrainage der Blase und ihre Wartung durchgeführt
werden?**

Die Dauerdrainage der Blase, indiziert bei Erkrankungen der Harnröhre,
Blase und auch der Nieren (Verengerungen und Verletzungen der Harnröhre, bei Harnretention, bei schwerer Pyurie, bei Störungen des urethro-
vesikalen Verschlusses und schließlich nach Blasenverletzungen und

Operationen) kann auf zweierlei Weise durchgeführt werden: Entweder mittels durch die Harnröhre eingeführten Katheters oder mittels suprapubischer Blasenfistel.

Für die Dauerdrainage der Blase ist der Nelaton-Katheter besser geeignet als der Tiemann-Katheter, und zwar aus folgendem Grunde: Ein richtig liegender, ständig offen gehaltener Katheter muß die Blase vollkommen leer halten, die Blasenwand liegt daher ununterbrochen der Katheterspitze an. Es ist klar, daß die längere und etwas steifere Spitze des Tiemann-Katheters die Blasenwand in stärkerer Weise beeinflußt als das stumpfe, nur wenig weit in den Blasenhohlraum hineinragende Ende des Nelaton. Und tatsächlich sehen wir auch bei nahezu allen Kystoskopien einige Tage nach Einlegen eines Tiemann-Dauerkatheters am Scheitel der Blase eine blutig suffundierte, oft von Ödem umgebene Schleimhautpartie als Ausdruck der Wandschädigung durch den Katheter.

Für die Dauerdrainage der Blase beim Manne mittels Katheters empfehle ich also den Nelaton; dem Katheterauge gegenüber und etwas weiter gegen sein äußeres Ende zu wird noch eine zweite Öffnung eingeschnitten, um bei Verlegung der einen durch Schleimpartikel oder einfach durch eine anliegende Schleimhautpartie ein ungestörtes Abfließen sicherzustellen. Von größter Wichtigkeit aber für ein gutes Funktionieren ist seine richtige Lage; gerade da werden immer wieder Fehler gemacht, indem der Katheter oft 5 bis 8 Zentimeter zu tief eingelegt wird. Ein Dauerkatheter liegt dann richtig, wenn sein Auge knapp hinter dem Orifizium der Blase im Blasenkavum sich befindet. Diese richtige Lage findet man auf folgende Weise: Wenn nach Einführen des Katheters Harn oder nach Einspritzen von Spülflüssigkeit diese wieder abfließt, zieht man den Katheter langsam so weit heraus, bis der Abfluß sistiert. Schiebt man ihn dann wieder 1 Zentimeter weit in die Blase hinein, so kann man sicher sein, ihn in die richtige Lage gebracht zu haben, die Flüssigkeit wird bis auf den letzten Tropfen abfließen. Um den Katheter nun zu befestigen, gibt es zahlreiche Methoden. Ich verwende hiefür zwei schmale, beiderseits des Penis nach vorne verlaufende Heftpflasterstreifen, die auf den Katheter übergreifen, nachdem man ihn gut mit Benzin vom Gleitmittel gereinigt hat.

Bei der Frau ist die Dauerdrainage der Blase ungleich seltener notwendig; hiefür ist wohl nur ein Pezzer-Katheter zu verwenden. Zu seiner Einführung dient der sogenannte Katheterspanner, ein überaus langes und äußerst unhandliches Instrument. Die Einführung kann auf viel einfachere Weise geschehen: In den Kopf des Pezzer-Katheters werden zwei seitliche Löcher geschnitten, durch eines dieser wird eine gewöhnliche Knopfsonde eingeführt und damit der Katheterkopf gespannt.

Jedes in die Harnröhre eingeführte und als Dauerkatheter befestigte Instrument macht die ersten Tage seinem Träger mehr oder minder große Beschwerden; es ist daher angezeigt, schmerzlindernde Medikamente, am besten in Form von Papaverin-Belladonna- (eventuell mit Zusatz von Pyramidon oder Morphin) Suppositorien zu verordnen.

Bei liegendem Dauerkatheter muß täglich mindestens eine Spülung (vom Patienten selbst oder seinen Angehörigen) vorgenommen werden. Um dem Patienten die Anschaffung einer Blasenspritze zu ersparen, lehre man ihn, die Spülung mittels eines ausgekochten Glas- oder Blechtrichters vorzunehmen. Wenn der Katheter möglichst senkrecht nach oben gehalten wird, fließt die in den Trichter hineingegossene Flüssigkeit, ihrer Schwere folgend, ohneweiters in die Blase, sicherlich eine einfache und von jedermann auszuführende Prozedur. Der Katheterwechsel soll freilich vom Arzte selbst durchgeführt werden, und zwar alle fünf bis acht Tage, bei starken entzündlichen Reizerscheinungen seitens der Harnröhre noch öfter. Hiebei ist es wichtig, die Entfernung des Katheters unter ständiger Spülung vorzunehmen, um auf diese Weise das in der Harnröhre um den Katheter angesammelte eitrige Sekret nach außen zu spülen. Findet sich hiezu die Gelegenheit, so ist es von Vorteil, den neuen Katheter erst nach ein bis zwei Stunden wieder einzulegen, um die Harnröhrenschleimhaut etwas zur Ruhe kommen zu lassen. Einen Katheter länger als acht Tage liegen zu lassen, ist ebenso ein Fehler, wie hiefür einen anderen als einen Gummikatheter zu verwenden, da sonst Dekubitalgeschwüre in der Harnröhre und der Blase entstehen und zu schwerer Eiterung Anlaß geben können. Metallkatheter dürfen niemals liegen gelassen werden, Seidengespinstkatheter nur ausnahmsweise, z. B. in Fällen von Strikturen; in diesem Falle handelt es sich um ganz dünne Katheter unter Charrière 13 (die höheren Nummern können ja schon wieder Gummikatheter sein), die überdies nie länger als 24 bis 48 Stunden in der Harnröhre verbleiben dürfen, da sonst die äußere Lackschicht aufquillt und rissig wird.

Die Drainage der operativ angelegten suprapubischen Blasenfistel geschieht entweder mittels eines Drains oder besser mittels Pezzer-Katheters; auch hier ist eine tägliche Spülung unerläßlich, ebenso der Wechsel alle 8 bis 14 Tage. Zur Befestigung des Drains oder Pezzers in richtiger Lage gibt es eigens konstruierte Pelotten. Sie kann aber auch mittels Heftpflasterstreifens geschehen, und zwar derart, daß zunächst um das Gummirohr knapp nach seinem Austritt aus der Fistel ein Heftpflasterstreifen zirkulär vier- bis fünfmal herumgelegt wird. Durch diese Heftpflastermanschette, ja nicht durch das Gummirohr selbst, wird nun eine Sicherheitsnadel durchgeführt und unter sie ein kleiner „Gazereiter" gelegt. Ein langer, 2 bis 3 cm breiter Heftpflasterstreifen wird in seiner Mitte der Länge nach in einer Ausdehnung von 2 Zentimeter geschlitzt und das Drain durch diesen Schlitz durchgezogen, eine ausgezeichnete und einfache Befestigungsmethode. *Hryntschak*

Wie erkennt und wie behandelt man den Blasenstein beim Mann?

Der Blasenstein erscheint durch drei Symptome charakterisiert: die Blutung, den Schmerz und die Miktionsstörungen. Die Blutung ist entweder eine diffuse oder eine terminale. Im Gegensatz zu den Blasenblutungen aus anderer Ursache (Prostatahypertrophie, Papillom, Tumor) stellt sich die Hämaturie beim Stein immer im Zusammenhang mit einer Bewegung ein, nach einer Wagenfahrt, einem Spaziergang, einem Ritt; bei Ruhe ist dann der Harn bald wieder blutfrei. Auch die Schmerzen treten bei Bewegungen auf (beim Erheben vom Sessel, Überschlagen eines Beines über das andere, Umwenden im Bett und natürlich auch bei brüskeren Bewegungen); sie strahlen auch in die Glans penis oder in den Mastdarm aus und sind noch erheblicher, wenn eine Zystitis besteht, und um so heftiger, je rauher die Oberfläche des Steines ist. Bei kleinen Steinen kommt

es im Verlauf der Miktion durch Einkeilung des Steines in den Blasenhals zu einer plötzlichen Unterbrechung des Harnstrahls. Die Symptome
sind oft so deutlich ausgeprägt, daß sie leicht auf die Diagnose „Blasenstein" hinweisen. Die D i a g n o s e ist aber heute vornehmlich mit der Zystoskopie zu stellen; diese ist für die Steindiagnose die Methode der Wahl.
Sie belehrt uns auch über alle Details, wie Zahl, Größe, Lage, Härte.

Der R ö n t g e n d i a g n o s e bedienen wir uns hauptsächlich bei Knaben,
welche man noch nicht zystoskopieren kann. Es sei übrigens bemerkt,
daß sich Blasensteine im allgemeinen schwerer auf die Platte bringen lassen
als Nierensteine, offenbar wegen der starken Beckenknochen, in welche
die Blase eingelagert ist. Für die B e h a n d l u n g des Blasensteines beim
Mann ist die Lithotripsie die Methode der Wahl.

Zur A n ä s t h e s i e bedienen wir uns entweder der Epiduralanästhesie
oder bei kleineren Steinen der Tutokainfüllung der Blase.

Zur Ausführung der L i t h o t r i p s i e ist es notwendig, daß die Harnröhre
für den Lithotrib durchgängig und die Blase entsprechend dehnungsfähig
sei. Der Stein darf nicht zu groß sein, weil sonst die geöffneten Branchen
des Instrumentes in der Blase nicht mehr Platz finden; im allgemeinen
soll der Durchmesser nicht mehr als 6 cm betragen. Divertikelsteine,
Fadensteine und solche um größere Fremdkörper sind von der Lithotripsie
ausgeschlossen.

Ein wichtiger Punkt ist der Zustand der Harnwege. Wenn man die
Steinzertrümmerung auch nicht bei schwerer Zystitis vornehmen, sondern
warten wird, bis sich diese durch eine entsprechende Vorbehandlung gebessert
hat, so muß man doch berücksichtigen, daß das wiederholte Einführen
von starken Instrumenten, die Zertrümmerung und die Auspumpung für
eine entzündete Blase einen ganz erheblichen traumatischen Reiz bedeuten.
Eine Zunahme der Intensität der Zystitis kann sich sehr leicht auf die
oberen Harnwege ausdehnen. Dasselbe gilt von einer chronischen Prostatitis. Auch für den Zustand einer solchen Prostata ist eine Lithotripsie
nicht gleichgültig. Bei einer bestehenden Prostatahypertrophie kann die
Einführung des Instruments bei erheblicher Größe des Adenoms unmöglich
sein. Und schließlich ist die Steinzertrümmerung bei bestehender Hypertrophie keine kausale Therapie, da sich der Stein in dem stagnierenden
Harn immer wieder bildet. Überall dort, wo die Lithotripsie nicht am Platz
ist, tritt der hohe Blasenschnitt in seine Rechte. Diese einfache, auch in
Lokalanästhesie leicht durchführbare Operation bedeutet unter Umständen eine viel geringere Traumatisierung der Blase als die Zertrümmerung.
Von der früher gebräuchlichen Sectio perinealis ist man ganz abgekommen.

F r a g e : Kann man bei Erbsengröße des Blasensteines eine Zeitlang
mit Trinkkuren den Spontanabgang abwarten? Hat die Ansäuerung des
Harns und Blutes durch Diät oder Säuren bei Phosphaten beziehungsweise
die Alkalisierung des Blutes durch alkalische Mineralwässer einen Einfluß auf
Bildung von Blasensteinen? — A n t w o r t : Bei Steinen bis Erbsengröße
kann man den Spontanabgang abwarten. Durch Ansäuerung, beziehungsweise Alkalisierung kann gewiß die Bildung von Blasensteinen verhütet
werden, doch darf am Blasenhals kein Hindernis bestehen. Der Harnabfluß
muß frei sein; bei bestehender Stauung nützen keinerlei prophylaktische
Maßnahmen. *Rubritius*

Welche Besonderheiten zeigt die Steinkrankheit der Harnblase beim Weib?

Blasensteine sind bei der Frau im Vergleiche zum Manne außerordentlich selten. Der Unterschied wird aber erklärlich, wenn wir bedenken, daß gleich wie Uretersteine Steine auf der Reise von der Niere zur Blase, so primäre Blasensteine in der Regel Steine auf der Reise vom Ureter in die Außenwelt sind und daß sie die kurze und weite weibliche Harnröhre ohne weiters passieren können, so lange sie noch klein sind. Tatsächlich sehen wir, daß röntgenologisch festgestellte Uretersteine nach Aufhören der Koliken plötzlich weder im Bereiche des Harnleiters, noch zystoskopisch in der Blase nachgewiesen werden können, so daß wir annehmen müssen, daß sie durch die Ureterperistaltik in die Blase ausgestoßen wurden und auf dem Wege durch die Urethra spontan abgegangen sind, häufig, ohne daß die Kranken den Durchtritt des kleinen Konkrementes durch die Harnröhre überhaupt bemerken.

Erhebliche Unterschiede bestehen bezüglich der Zusammensetzung der Blasensteine. Beim Manne bestehen bekanntlich drei Viertel derselben aus Harnsäure und harnsauren Salzen, hingegen finden wir bei der Frau in der übergroßen Mehrzahl der Fälle Phosphate, d. h. den Typus der sekundären Steine der infizierten Blase.

Neben den primären, harnsauren Nierensteinen spielen Fremdkörper als Kern von Phosphatsteinen beim Weibe eine nicht zu unterschätzende Rolle. Insbesondere sind hier aus der Umgebung in die Blase eingewanderte, von gynäkologischen Operationen herrührende Seidenligaturen zu nennen, die mit den Fadenenden voran, die Blasenwand perforieren, in derselben gewöhnlich festhaften und sich in kürzester Zeit inkrustieren. Andere Fremdkörper, die sich gleichfalls rasch inkrustieren, kommen hier weniger in Betracht. Haarnadeln, Bleistifte, Halme, Federkiele u. dgl., die durch masturbatorische Manipulationen, Katheter, die beim Versuche der Fruchtabtreibung in die Blase geraten, sind trotz der Inkrustation durch ihre längliche Gestalt von den im allgemeinen rundlichen Blasensteinen sensu strictiori zu unterscheiden. Diese Fremdkörper nehmen auch bezüglich der Therapie eine besondere Stellung ein.

Die primäre Bildung von Blasensteinen ist wesentlich seltener als die vorhin beschriebene. Auch sie ist so gut wie immer an bestehende Blaseninfektionen geknüpft. Schleimflocken, Epithelschollen, Schleimhautnekrosen pflegen dann den Steinkern zu bilden. Besonders begünstigt wird die Entstehung derartiger Konkremente durch Harnretention. In ähnlicher Art und Weise wie beim Manne die Prostatahypertrophie wirken beim Weibe schwere Prolapse, die Interposition des Uterus und die Blasenlähmung nach der abdominellen Radikaloperation des Gebärmutterkrebses.

Die Symptome der Blasensteinerkrankung sind beim Weibe in der Regel weniger charakteristisch als beim Manne. Vor allem pflegt das Symptom des unterbrochenen Harnstrahles zu fehlen. Beim Weibe liegen nämlich die Steine in der Regel nicht median vor der Harnröhrenmündung, sondern von derselben entfernt seitlich in einer der beiden Blasenbuchten, die der Eindellung der hinteren Blasenwand durch den Uterus ihre Entstehung verdanken. Im allgemeinen sind die Symptome des Blasensteines beim Weibe die der chronischen Zystitis.

Auch bezüglich der Diagnose der Blasensteine bestehen gewisse Unterschiede. Die Sondenuntersuchung, der früher entscheidende Bedeutung zukam, tritt ja überhaupt gegenüber der Zystoskopie weit zurück. Hiezu kommt aber noch der Umstand, daß das Gefüge der Steine beim Weibe sehr häufig recht locker, geradezu mörtelartig ist, so daß dieselben beim Anschlagen der Sonde keineswegs den gewohnten, sonoren Klang geben.

Wenn auch, wie eben erwähnt, die Zystoskopie für die Diagnose der Blasensteine ausschlaggebend zu sein pflegt, so kann es doch vorkommen, daß ihre Ausführung an einer stark verminderten Blasenkapazität oder an einer bestehenden Inkontinenz scheitert. Dann kann es sich als notwendig erweisen, nicht nur auf die Anwendung der Steinsonde zurückzugreifen, sondern auch die Röntgenuntersuchung heranzuziehen. Gerade diese verlangt aber bezüglich der Deutung der durch sie erhobenen Befunde beim Weibe besondere Vorsicht, weil verkalkte Myome, Beckenexostosen, sowie knöcherne Bestandteile von Dermoidzysten zu Täuschungen Veranlassung geben können und auch schon gegeben haben. *Latzko*

Worin besteht die Therapie der Blasensteine beim Weib?

In der Therapie der Blasensteine ist die Prophylaxe bei der Frau von wesentlich größerer Bedeutung als beim Manne. Das hängt mit dem Umstande zusammen, daß Fremdkörper als Kerne von Blasensteinen beim Weibe um so viel häufiger beobachtet werden und daß unter ihnen Ligaturschlingen die Hauptrolle spielen. Die Einwanderung der letzteren in die Harnblase läßt sich aber mit annähernder Sicherheit vermeiden, wenn man bei gynäkologischen Operationen in der Nähe der Blase niemals Seide, Zwirn oder Silk, sondern ausschließlich Katgut verwendet. Damit wird ein nicht unbedeutender Teil der Ursachen zur Steinbildung ausgeschaltet.

Für die Entfernung von Blasensteinen stehen uns beim Weibe zum Teil andere Mittel und andere Wege zu Gebote als beim Manne. Hier sind zu erwähnen:

1. Die Entfernung unzerkleinerter und zerkleinerter Steine durch die erweiterte Harnröhre;

2. die Kolpozystotomie.

Wie schon eingangs ausgeführt, gestattet die kurze und an sich weite Harnröhre des Weibes häufig auch ohne ärztliche Intervention den Durchtritt kleinerer Steine. In Anlehnung an diesen Umstand hat man früher unter Zuhilfenahme der Simonschen Harnröhrendilatation bis auf Fingerdicke nicht allzu große Konkremente unter Leitung des Fingers extrahiert. Nachdem aber die zu weit getriebene Dilatation der Urethra mit der Gefahr der Inkontinenz verknüpft ist, begnügen wir uns heute mit einer mäßigen Erweiterung mittels Hegar- oder Dittelstiften, welche uns gestattet, Steine unter Leitung des Zystoskopes mit Hilfe einer schlanken, neben dem Zystoskop eingeführten Kornzange zu fassen und nach Entfernung des Zystoskopes zu extrahieren. Auf diese Art lassen sich natürlich nur kleine Steine entfernen, größere müssen zuerst verkleinert werden, bevor man sie durch die erweiterte Harnröhre durchziehen kann. Die beim Manne zu diesem Behufe geübte Methode der Lithotripsie ist bei der Frau etwas schwieriger, weil die Steine und Steintrümmer nicht wie beim Manne immer wieder in dieselbe mediane Lage am Boden der Blase zurückfallen, sondern entsprechend den anatomischen Verhältnissen der weiblichen Blase bald rechts, bald links von der Mittellinie zu liegen kommen.

Wesentlich leichter gestaltet sich die Verkleinerung der zumeist weichen Blasensteine bei der Frau mittels der gewöhnlichen, gynäkologischen Kornzange unter Anwendung einer Technik, die ganz an die Abortausräumung erinnert. Die weichen Trümmer werden durch die mäßig erweiterte Harnröhre gezogen, so lange die zystoskopische Kontrolle noch die Anwesenheit von Konkrementresten ergibt. Kleine Reste können ohne weiters der spontanen Ausstoßung überlassen werden.

Das Verfahren ist einfach und ungefährlich, bedarf aber selbstverständlich genau so einer speziellen Übung wie die Lithotripsie.

Steine, die so groß und dabei so hart sind, daß ihre Extraktion durch die Urethra auch in verkleinertem Zustande nicht in Frage kommt, müssen auf blutigem Wege entfernt werden. Dazu steht uns beim Weibe neben der Sectio alta der Weg durch die Scheide offen.

Die Ausführung der Kolpozystotomie geschieht so, daß nach Ablösung der Blase von der Scheide und von der Zervix von einem Sagittalschnitt aus, der Blasenfundus in der Mittellinie möglichst hoch oberhalb des Trigonums gespalten wird, worauf man den Stein unter Leitung eines Fingers entfernen kann. Die beiden Längswunden der Blase und der Scheide werden jede für sich vernäht. Der Heilungsverlauf hängt so gut wie ausschließlich von dem mehr oder weniger aseptischen Zustand der Blase ab.

Zum Schlusse soll noch auf die Kombination von Blasensteinen mit Schwangerschaft und Geburt hingewiesen werden. Unter der Geburt sind Blasensteine meist nicht rechtzeitig als solche erkannt, sondern als Exostosen oder Blasentumoren diagnostiziert worden. Das hatte zur Folge, daß die zur Beseitigung des Geburtshindernisses unternommenen Eingriffe selten zweckentsprechend waren. Bei Anwendung der Zange hat z. B. der vor dem Schädel geborene Stein Blase und Scheide perforiert.

Die richtigen Maßnahmen nach gestellter Diagnose sind entweder Extraktion oder Reposition des Steines nach Zurückschieben des Schädels, worauf die Geburt anstandslos vor sich gehen kann. Wird die Anwesenheit eines Blasensteines schon intra graviditatem konstatiert, so soll die Extraktion unter allen Umständen sofort, und zwar entweder per urethram oder durch Sectio alta ausgeführt werden. Die Kolpozystotomie ist wegen der nachträglichen Beanspruchung der Scheide kontraindiziert. Ist es unter der Geburt zur Perforation der Blase gekommen, so tut man am besten, die Vernarbung abzuwarten, um die entstandene Blasenfistel sekundär zu schließen. Die primäre Blasenscheidennaht gibt schlechte Resultate.

Latzko

Bluttransfusion und Blutproben

Wie äußert sich die Wirkung der Bluttransfusion?

Die Bluttransfusion entfaltet ihre Wirkung in verschiedener Richtung. Sie ist zunächst eine Substitutionstherapie. Es werden Erythrozyten als Sauerstoffträger überpflanzt. Sie bleiben auch noch einige Zeit im Blute des Empfängers lebens- und funktionsfähig, nach der gegenwärtigen Anschauung zwei bis drei Wochen. Dies wurde mittels verschiedener Methoden festgestellt; wir können auch aus unseren klinischen Beobachtungen diese Ansicht bestätigen, denn wir sehen immer wieder bei schweren Anämien drei Wochen nach einer Bluttransfusion wieder Verschlimmerung eintreten, wenn nicht der Knochenmarksreiz ein genügender war. Ferner erfolgt bei der Bluttransfusion auch eine Zufuhr von Hormon. Es erfolgt eine bessere Gefäßfüllung, eine bessere Durchblutung der Organe, insbesondere auch des Knochenmarks, ferner auch eine Besserung der Gerinnungsfähigkeit des Blutes, was eine bessere Blutstillung zur Folge hat.

Ganz besonders wichtig ist die Wirkung der Bluttransfusion als Knochenmarksreiz. Daß dies tatsächlich der Fall ist, ersehen wir daraus, daß wir nach einer Bluttransfusion im peripheren Blut die Zeichen erhöhter Blutregeneration finden (Erythroblasten, punktierte Erythrozyten, Polychromasie, Leukozytose, Neutrophilie, Eosinophilie und auch Ansteigen der Thrombozytenzahl).

Als weitere Wirkung der Bluttransfusion werden angegeben: Steigerung der Antikörperbildung, Erhöhung der Serumagglutinine, Umstimmung des Organismus. Bezüglich der Frage, ob für eine gute Wirkung einer Bluttransfusion das Alter des Spenders irgendwie in Betracht kommt, möchte ich Folgendes erwähnen: Es ist vielleicht besser, jüngere Individuen als alte als Spender zu verwenden. Wir sehen aber bei Verwendung von Hypertonikern als Blutspender, also bei Leuten zwischen dem 40. und 55. Lebensjahr wohl ebenso gute Erfolge wie bei Verwendung jüngerer Spender.

Die Menge des transfundierten Blutes beträgt im allgemeinen 400 bis 500 Kubikzentimeter; mehr als ein Liter wird wohl nie transfundiert, da bei Verwendung größerer Blutmengen wohl gewisse Gefahren sowohl für den Empfänger, wie auch für den Spender bestehen. Diese erwähnte Menge von zirka 500 Kubikzentimeter wirkt sowohl als Substitutionstherapie, wie auch als Reiztherapie. Wenn nur eine Reizwirkung erfolgen soll, kommt man auch mit kleineren Mengen (100 bis 200 Kubikzentimeter) aus, doch kommt es in der Praxis auf beide Wirkungen — Reiz und Substitution — an. Wenn wir noch kurz auf die Frage der Blutspender zurückkommen, möchten wir nur erwähnen, daß die Beschaffung eines passenden Spenders begreiflicherweise nicht immer leicht ist. Es kommen hier zunächst Familienmitglieder in Betracht, des weiteren Hypertoniker, Frauen im Klimakterium, bei denen ein ausgiebiger Aderlaß häufig indiziert ist und schließlich Berufsspender. In letzter Beziehung ist heute auch schon eine erfreuliche Organisation, die wir in Wien insbesondere der Klinik Eiselsberg verdanken, im Gange. Ich glaube, daß man einem kräftigen Spender ohne Gefährdung seiner Gesundheit alle drei bis vier Monate einmal einen halben Liter Blut entnehmen kann.

Jagić

Welche sind die wichtigsten Indikationen für Bluttransfusion?

1. Akute Oligämie und Anämie nach Traumen, bei Entbindungen, bei operativen Eingriffen, schweren Blutverlusten, bei ulzerösen Prozessen im Magen und Darm, schwere Lungenblutungen usw. Es kommt bei diesen Fällen auch die styptische Wirkung der Bluttransfusion in Betracht. Eine besonders günstige Wirkung sieht man in solchen Fällen auch be-

züglich eines Schocks, der infolge Vasomotorenlähmung bei schweren, plötzlichen Blutverlusten nicht selten ist. Insbesondere kommt eine Bluttransfusion auch dann in Betracht, wenn bei großen Blutverlusten ein operativer Eingriff notwendig wird, als Vorbereitung zur Operation.

2. Chronische Anämien. a) Chronische, posthämorrhagische Anämien, bei, wenn auch kleinen, so doch lange anhaltenden Blutverlusten aus Magen, Darm, Myomen und ähnliches. Insbesondere ist in solchen Fällen eine Bluttransfusion dann indiziert, wenn im noch anämischen Stadium ein operativer Eingriff notwendig wird, also wieder als Vorbereitung zur Operation. Des weiteren ist in solchen Fällen die Bluttransfusion wichtig, wenn wir es mit einer besonders mangelhaften Blutregeneration infolge konstitutioneller Knochenmarksasthenie zu tun haben. Auch bei Tumorkachexie ist besonders als Vorbereitung zur Operation eine Bluttransfusion empfehlenswert.

Auch bei Anämien infolge mangelhafter Blutbildung, also besonders schweren Fällen von Chlorose und insbesondere bei der sogenannten aplastischen Anämie, wo mitunter perniziosaähnliche Bilder beobachtet werden, können eine oder mehrere Bluttransfusionen empfohlen werden.

Ferner kommen als Indikationen in Betracht: Schwere Anämien infolge Schädigung der Erythropoese, also Anämien bei Infektionen, bei Sepsis, bei Lues, chronischer Malaria; in solchen Fällen werden wir zur Bluttransfusion greifen, wenn mit anderen Reizmethoden des Markes kein Erfolg zu erzielen ist. In allen diesen Fällen wirkt die Bluttransfusion als Substitutions- und als Reiztherapie. Letztere wird um so nachhaltiger wirken, je besser reaktionsfähig in dem betreffenden Falle das Knochenmark ist. Als Zeichen guter Knochenmarksreaktion erwähnen wir nochmals das Auftreten von Normoblasten, punktierten und polychromatischen Erythrozyten, Ansteigen der Leukozyten- und Thrombozytenwerte.

Eine weitere Indikation bilden die Anämien durch abnormen Blutzerfall. Diesbezüglich kommt vor allem die Biermersche perniziöse hämolytische Anämie in Betracht. Wir machen auch bei der perniziösen Anämie, besonders bei den schwersten Fällen, von der Bluttransfusion Gebrauch, wo wir nicht warten können, bis die Lebertherapie ihre Wirkung entfaltet. In solchen schweren Fällen ist die Bluttransfusion eine zweckmäßige Einleitung der Lebertherapie.

Ein wichtiges Indikationsgebiet für die Bluttransfusion bildet das Symptomenbild der Thrombopenie. Wir haben es zunächst mit Krankheitszuständen zu tun, die heute als essentielle Thrombopenie, thrombopenische Purpura bezeichnet werden und die zum Teil wenigstens der älteren Nomenklatur nach dem Morbus maculosus Werlhofii entsprechen. Im Vordergrunde dieser Krankheitsbilder steht der hämatologische Befund des Plättchenmangels, entsprechend einer Insuffizienz der Megakaryozyten im Knochenmark. Klinisch erwähnen wir vor allem das Vorhandensein der hämorrhagischen Diathese in allen ihren Formen. Bei der thrombopenischen Purpura wurden schon wiederholt Bluttransfusionen mit Erfolg angewendet (Krasso, Stöhr u. a.), auch dann, wenn eine Milzexstirpation vorgenommen wurde, also hier wieder als Vorbereitung zu dieser Operation. Die Wirkung der Bluttransfusion in diesen Fällen ist in mehreren Faktoren zu suchen. Die in solchen Fällen zumeist vorhandene Anämie wird günstig beeinflußt, der Knochenmarksreiz führt zu einer Steigerung der Thrombozytenbildung, die styptische Wirkung und vielleicht auch die Hormonzufuhr geben Anlaß zur günstigen Beeinflussung der hämorrhagischen Diathese. Erwähnen müssen wir, daß in den beobachteten Fällen häufig die Blutungen früher sistieren als ein Ansteigen der Thrombozytenzahl erfolgt, was dafür spricht, daß verschiedene Komponenten der Transfusionswirkung hier in Betracht kommen.

Auch bei der symptomatischen Thrombopenie im Bilde septischer Infektionen leistet die Transfusion ausgezeichnete Dienste. Einzelne Beobachtungen berichten über eine auffallend günstige Wirkung einer Bluttransfusion bei echter Hämophilie. Es gelang, schwere Blutungen zum Stehen zu bringen. Hier kommt als therapeutischer Faktor wohl die gerinnungsfördernde Wirkung des Spenderblutes (Zufuhr von Prothrombin) in Betracht.

Von Blutkrankheiten, bei denen die Vornahme einer Bluttransfusion nicht selten erwogen wird, nenne ich noch die leukämischen Erkrankungen, und zwar die chronischen in Form der Myelose und Lymphadenose. Nach eigenen Beobachtungen und Mitteilungen anderer Autoren führen Bluttransfusionen bei Leukämikern zu sehr starken Reaktionen mit folgender länger dauernder Verschlimmerung des Zustandes ohne irgend einen therapeutischen Erfolg. Ich möchte die Myelose und Lymphadenose als direkte Kontraindikation für die Bluttransfusion ansprechen. Anders steht hingegen die Sache bei der akuten Leukämie in Form der sogenannten Myeloblastenleukämie. Wir zählen heute diese Erkrankung nicht mehr zu den echten Leukämien, sondern fassen sie als myeloische Reaktion im Verlaufe einer septischen Infektion auf. Mit Rücksicht auf die schwerste Knochenmarksschädigung mit ausschließlicher Produktion und Ausschwemmung von Myeloblasten und mit Rücksicht auf die in diesen Fällen meist hochgradige Anämie wäre meiner Meinung nach eine Bluttransfusion unbedingt indiziert. Es ist doch denkbar, daß durch die Bluttransfusion die abnorme Knochenmarksreaktion im günstigen Sinne einer Granulozytenbildung einsetzen könnte.

Besonders interessant sind die Mitteilungen von Bluttransfusionen im frühesten Kindes- und Säuglingsalter, die von amerikanischen Forschern und vor allem auch von Opitz zuerst durchgeführt wurden. Moll beobachtete sehr schöne Erfolge bei den schweren alimentären Anämien im Säuglingsalter, ferner auch bei hämorrhagischer Diathese, bei septischen Formen, sowie bei Zystopyelitis der Säuglinge mit Pyurie. Die infundierte Blutmenge wurde so gewählt, daß pro Kilogramm Körpergewicht ungefähr 15 Kubikzentimeter Blut infundiert wurden. Das Spenderblut wurde in die Vena jugularis oder Saphena transfundiert. Auffallend war bei den schweren Anämien der Säuglinge eine besonders rasche Besserung des Zustandes. Als Spender dienten meistens die Eltern. Die Transfusionen wurden von den Säuglingen sehr gut vertragen. Besonders auffallend war auch die rasche Hebung des Appetits und eine gute Gewichtszunahme.

Auch bei Vergiftungen, namentlich bei solchen, wo durch das Gift die Sauerstoffträger des Blutes schwer geschädigt sind, also vornehmlich bei Kohlenoxyd- und Leuchtgasvergiftung, sowie bei Einwirkung hämolytischer Gifte, kann eine Bluttransfusion versucht werden. Die dadurch erreichte

Zufuhr frischer Sauerstoffträger kann günstig wirken. Es wird sich in solchen Fällen empfehlen, der Transfusion einen Aderlaß vorangehen zu lassen.

Bei schweren Verbrennungen wurden schon wiederholt Bluttransfusionen vorgenommen. Wir können nach den bisherigen Beobachtungen wohl sagen, daß es gelingen kann, bei schwersten Verbrennungen die Patienten am Leben zu erhalten, die ohne Bluttransfusion in kürzester Zeit gestorben wären.

Erwähnen möchte ich noch, daß in Fällen von Ulcus ventriculi und duodeni auch ohne besondere Anämie eine Besserung der Beschwerden von einzelnen Autoren beobachtet wurde. Es handelt sich hier wohl um eine parenterale Eiweißwirkung.

Jagić

Wie soll die Blutprobe für forensische Zwecke durchgeführt werden?

Damit die Blutgruppenbestimmung ein beweisendes Ergebnis für das Gericht darstelle, müssen bestimmte grundsätzliche Forderungen erfüllt sein. Vor allem ist festzustellen, daß die Blutgruppen zeitlebens unverändert bleiben; die Untersuchungen über diese Frage können als abgeschlossen gelten. Die zweite Grundlage, die für forensische Zwecke gefordert werden muß, ist die Sicherheit des Untersuchungsverfahrens. Wenn Fehler, auch in geringer Zahl, unvermeidlich und mit dem Untersuchungsverfahren notwendigerweise verbunden wären, könnte unmöglich ein verläßliches Gutachten erstattet werden. Wir kennen heute die Fehlerquellen, ihre Bedingungen und die Wege, um sie zu vermeiden. Wenn mit allen Vorsichtsmaßregeln vorgegangen wird, sind falsche Blutgruppenbestimmungen nach menschlichem Ermessen ausgeschlossen. Was gewöhnlich in der ärztlichen Praxis gemacht wird — die sogenannte Moßsche Probe — nämlich die Vermischung von Vollblut und Vollserum, zeitigt einen gewissen Perzentsatz von falschen Ergebnissen. Wir haben insbesonders mit zwei Fehlerquellen, mit der Pseudoagglutination durch Geldrollenbildung und mit der unspezifischen Panagglutination zu rechnen. Eine andere Fehlerquelle ist darin gelegen, daß bei der Mischung von Vollblut und Vollserum Gerinnungen auftreten können, die das deutliche Auftreten der Agglutination zu verdecken vermögen. Für forensische Zwecke fordern wir die gesonderte Untersuchung der Blutkörperchen und zur Kontrolle die Untersuchung des Serums (die vollständige Gruppenbestimmung). Es gibt zweifellos Fälle, in denen es sich um sogenannte Defektgruppen handelt, wo das entsprechende Agglutinin oder auch ein Agglutinogen fehlt oder so schwach entwickelt ist, daß es sich dem Nachweis entzieht. Geht man so vor, daß man die Agglutinine und die Agglutinogene getrennt bestimmt, so werden die Defektgruppen aufgedeckt. Die dritte Grundlage, die bei forensischen Begutachtungen gegeben sein muß, ist die Zuverlässigkeit der Vererbungsregeln. Bisher ist nur eine Regel mit Bestimmtheit angewendet worden: Ein Kind mit der Eigenschaft A (oder B), dessen Mutter diese Eigenschaft nicht besitzt, kann nur von einem Manne gezeugt worden sein, der jene Eigenschaft aufweist. Hier taucht nun die Frage auf, ob dieser Schluß absolut sicher ist, und damit berühren wir die Frage der prozeßrechtlichen Wertung naturwissenschaftlicher Beweise. Erst jüngst wurde ein Urteil des Oberlandesgerichtes Berlin bekannt, in dem erklärt wurde, daß durch die Gruppenzugehörigkeit kein Beweis gegen die Zeugung erbracht werden könne. In der Urteilsbegründung wurde unter anderem auch angeführt, daß die Zahl der untersuchten Fälle im Vergleiche zur Grundzahl der Zeugungen in derselben Zeit verschwindend klein sei! Die Frage, ob vielleicht einmal (unter vielen tausenden Fällen) bei einem Kinde die Eigenschaft A (oder B) auftreten könne, obwohl sie den Eltern fehlt, kann nicht mit unbedingter Gewißheit verneint werden, denn die naturwissenschaftliche Forschung kann selbstverständlich niemals den Beweis erbringen, daß im gesetzmäßigen Ablauf natürlicher Vorgänge eine Ausnahme unmöglich sei. Eine sichere Ausnahme der oben angeführten Erbregel ist bisher noch nicht nachgewiesen worden. Die bei Vaterschaftsklagen jetzt häufiger angewendeten Blutproben haben wohl das eine Gute gezeitigt, daß die Mütter der Kinder bei der Angabe des Kindesvaters sich strenger an die Wahrheit halten als bisher, wie aus den am Gerichtlichmedizinischen Institut in Wien untersuchten Fällen deutlich hervorgeht.

Werkgartner

Nach welchen Gesetzen vererben sich die Blutgruppen und sind die Vererbungsregeln in Vaterschaftsprozessen anwendbar?

Janski hat die Blutgruppen mit den Ziffern 1 bis 4 bezeichnet und kurze Zeit darauf hat Moß die vier Gruppen wieder anders gereiht. v. Dungern hat eine sehr praktische Bezeichnung vorgeschlagen, und zwar die für die Isoagglutinogene und für die Isoagglutinine gebräuchlichen Buchstaben: A und B, a und β.

I (IV) = O, a β (O = Null: keine Isoagglutinogene); II (II) = A, β; III(III) = B, a; IV(I) = A B, O (O = Null: keine Isoagglutinine). Die Symbole für die Isoagglutinine können, ohne die Deutlichkeit zu beeinträchtigen, weggelassen werden. Zufolge eines Beschlusses der gerichtlich-medizinischen Sektion auf der Düsseldorfer Tagung der deutschen Naturforscher und Ärzte wird von den Vertretern der gerichtlichen Medizin nur mehr die Bezeichnung nach v. Dungern gebraucht. Diese Bezeichnung ist auch von der Hygiene-Kommission des Völkerbundes angenommen und zum allgemeinen Gebrauch empfohlen worden. Die Gruppenforschung hat sehr bald die auffallende Tatsache festgestellt, daß innerhalb eines Volkes die Verteilung der einzelnen Gruppen unveränderlich ist. Diese und andere Beobachtungen ließen den Gedanken aufkommen, daß die Blutgruppen einer gesetzmäßigen Vererbung unterliegen. Die erste größere Untersuchungsreihe zum Zwecke der Erbforschung wurde von v. Dungern und Hirszfeld veröffentlicht. Sie konnten die interessante Tatsache feststellen, daß Eltern der Gruppe O nur Kinder der Gruppe O haben. Elternpaare, die kein Isoagglutinogen B besitzen, haben niemals Kinder der Gruppen B und A B. Elternpaare, die kein Isoagglutinogen A besitzen, zeugen keine Kinder der Gruppe A und A B. Aus einer Zusammenstellung aller bisher bekannt gewordenen Gruppenvererbungsforschungen geht hervor, daß ein Kind nur jene Isoagglutinogene aufweisen kann, welche auch bei den Eltern vorhanden sind. Bei den wenigen regelwidrigen Fällen ist die Unstimmigkeit damit zu erklären, daß diese Erbforschungen mit unzulänglichen Untersuchungsverfahren angestellt wurden; die Gruppenzugehörigkeit wurde nämlich fast ausnahmslos nur dadurch bestimmt, daß Blutserum bekannter Gruppenzugehörigkeit mit den Blutkörperchen gemischt wurde. Daß diesem Verfahren erhebliche Fehlerquellen anhaften, ist durch umfangreiche Untersuchungen erwiesen. Diese Fehlerquellen und die Tatsache, daß wir nie mit voller Sicherheit wissen, ob der Mann, der zur Untersuchung kommt, auch wirklich der Kindesvater ist, lassen es ganz erklärlich erscheinen, daß in größeren Untersuchungsreihen immer wieder regelwidrige Fälle (scheinbare Ausnahmen) auftauchen. Auch Fehler in der Aufzeichnung und Einreihung der Untersuchungsergebnisse wirken sich im gleichen Sinne aus. Eines geht aus den Forschungsergebnissen klar hervor, daß nämlich die Isoagglutinogene als dominante Merkmale nach der Mendelschen Spaltungsregel vererbt werden. Dungern und Hirszfeld nahmen an, daß die beiden Isoagglutinogene als zwei allelomorphe Merkmalspaare A — a (a = nicht A) und B — b unabhängig voneinander nach der Regel Mendels vererbt werden. Diese Theorie war sehr bestechend und hat ausgezeichnete Dienste geleistet, bis sie durch die Theorie Bernsteins mehr und mehr verdrängt wurde. Bernstein sagt, daß die Vererbung nicht auf dem Vorhandensein zweier allelomorpher Genpaare beruht, sondern auf drei voneinander unabhängigen Genen, A, B und R. Der praktisch wichtigste Unterschied zwischen der Lehre Bernsteins und der von v. Dungern und Hirszfelds besteht darin, daß nach v. Dungern-Hirszfeld in der Elterngruppe A B × O (außer Kindern der Gruppen A und B), sowohl Kinder der Gruppe O, als auch der Gruppe A B auftreten können; nach Bernstein können Kinder dieser Elternpaare nur der Gruppe A oder B angehören. Nach v. Dungern und Hirszfeld müßte im vorstehenden Falle ungefähr ein Viertel der Kinder zur Gruppe O, ungefähr ein Viertel zur Gruppe A, ungefähr ein Viertel zur Gruppe B und ungefähr ein Viertel der Kinder zur Gruppe A B zählen. Damit stehen die tatsächlichen Beobachtungen in scharfem Widerspruch. Nach dem jetzigen Stande der Forschungen kann man wohl schon sagen, daß Bernsteins Theorie über die Vererbung der Isoagglutinogene den Tatsachen vollauf gerecht wird. Die Frage, ob sie nach dem heutigen Stande der Forschungen auch schon genügende Tragfähigkeit für die forensische Anwendung besitzt, ist vielleicht noch nicht ganz spruchreif. Unberührt von dieser Streitfrage bleibt aber das Gesetz von der Dominanz der Isoagglutinogene A und B.   *Werkgartner*

Bronchiektasie

Wie diagnostiziert und behandelt man Bronchiektasien im Kindesalter?

An Röntgenbildern von Bronchiektasien nach Füllung mit Jodöl ist der Sitz, die Ausdehnung und ganz besonders die räumliche Anordnung von Bronchiektasien schöner zu sehen, als selbst von einer anatomischen Untersuchung erwartet werden kann. Leider ist die Methode der Jodfüllung bei kleineren Kindern nur mit großen Schwierigkeiten anwendbar und sie wird in diesem Alter auch von französischen Autoren widerraten. Es scheint mir daher wichtig hervorzuheben, daß beim Säugling und Kleinkind Bronchiektasien auch ohne Jodfüllung radiologisch nachweisbar sind: Zylindrische, sackförmige und spindelförmige Bronchiektasien. Die Behandlung multipler, diffus angeordneter Bronchiektasien besteht außer in der Quinckeschen Hängelage und ihren weniger radikalen Modifikationen in Freiluftbehandlung, Atemübungen nach Hofbauer mit exspiratorischem Summen bis zur maximalen Austreibung der Luft aus den Lungen, in Terpentininhalationen oder Einreibungen. Größere lokalisierte Bronchiektasien sind Gegenstand schwerer chirurgischer Eingriffe (Pneumothorax, Phrenikusexhairese, Pneumotomie nach Brauer). Doch ist über diese Methoden im Kindesalter noch kein abschließendes Urteil möglich.

Frage: Wie wird die Quinckesche Hängelage durchgeführt? — Antwort: Die Lagerung ist abhängig vom Sitze der Bronchiektasien; überwiegend in den Unterlappen lokalisiert, ist die geeignete Lage somit meistens durch hängenden Kopf und Hochlagerung des Beckens charakterisiert; bei einseitiger Bronchiektasie kommt eine entsprechende Änderung der Lage ergänzend hinzu. *Rach*

Was leistet die Behandlung der Bronchiektasien?

Die Bronchiektasien sind in einer großen Anzahl von Fällen angeboren, doch kann durch eine möglichst genaue Anamnese der Beginn der Krankheit des öfteren in der Kindheit aufgedeckt werden.

Die häufigste Ursache der Bronchiektasien sind:

1. Verengerung der großen Bronchien infolge von Narben, und zwar nach Fremdkörperaspirationen, bei Lues, bei Tuberkulose. Eine rechtzeitige kausale Therapie kann die Narbenbildung mit der folgenden Stenose und Stauung des Bronchialinhaltes verhüten.

2. Erkrankungen der kleinen Bronchien und des Lungengewebes, und zwar: Chronische Bronchitis, chronisch indurierende Pneumonie, Influenza, Masern, Keuchhusten. Wir müssen darauf Gewicht legen, bei Kranken, insbesondere bei Kindern mit oft wiederkehrender Bronchitis durch Freiluft, Bäderbehandlung, durch Abhärtung, Entfernen von Schädlichkeiten, die zur Bronchitis führen, den Katarrh rechtzeitig zum Schwinden zu bringen. Nach Pneumonien darf man die Kranken nicht zu früh aufstehen lassen. Die Resorption des Exsudates durch Wärme und physikalische Methoden anregen! Dasselbe gilt von den oft wiederkehrenden Influenzaerkrankungen, von Masern und Keuchhusten.

3. Erkrankungen der Pleura mit nachträglicher Zugwirkung auf das Lungengewebe oder langandauernde Atelektasen der Lunge (bei Exsudaten) mit Schädigung der Bronchialwand durch mangelhafte Expektoration und Druck. Unsere Aufgabe wird darauf beruhen, die pleuritischen Verwachsungen nach Möglichkeit zu verhüten, den Druck auf das Lungengewebe zu verringern. (Öftere Punktionen des Exsudates mit Lufteinblasung, rechtzeitiges Einsetzen der Atemgymnastik usw.)

Sind die Bronchiektasien bereits ausgebildet, dann tritt an uns die Aufgabe, das Fortschreiten des Prozesses durch folgende Maßnahmen zu verhüten: Einschränken der Auswurfmenge, Erleichterung der Expektoration, Mittel gegen Gangrän.

Eine der wichtigsten Maßnahmen zur Einschränkung der Auswurfmenge sind die Durstkuren. Man bewilligt die ersten Tage zirka 600 Kubikzentimeter Flüssigkeit, schaltet am vierten Tag einen Trinktag ein und schränkt sukzessive die Flüssigkeitsmenge auf 300 und 200 Kubikzentimeter per Tag ein. Zum Stillen des Durstes gibt man dem Patienten mehrmals des Tages dünne Schnitten von Zitrone oder Orange, läßt auch den Mund mit

Sodawasser spülen. Die Erfolge sind unverkennbar. Öfters sah ich die Sputummenge fast um die Hälfte sinken, z. B. von 250 Kubikzentimeter pro Tag auf 150 Kubikzentimeter. Folgende Medikamente können zur Einschränkung der Expektoration verabreicht werden: Atropin, Belladonna (ohne besondere Wirkung), ätherische Öle. Zu den letzteren gehören: Ol. Terebinthinae, Ol. Eukalypti, Menthol. Die Mittel können intern verabreicht und intramuskulär injiziert werden. Neuere Präparate der letzten Gruppe sind: Transpulmin (Chinin, Kampfer in Öl gelöst), das von verschiedenen Autoren gelobt wird und sich auch uns manchmal bewährt hat; Eukalyptosan (Ol. Eukalypti mit Kaseosan emulgiert) oder Kaseoterpol; endlich Supersan (Eukalyptol, Menthol in Öl gelöst).

Zur Erleichterung der Expektoration dienen verschiedene Maßnahmen: Verflüssigung des Sputums durch Trinkkuren mit alkalischen Wässern (Ems, Gleichenberg, Reichenhall), Inhalationen, meist mit ätherischen Ölen, mit Sauerstoff; intern kann man es mit kleinen Jodmengen versuchen. Die wichtigste Methode, das Sputum zu entleeren, ist die bekannte Quinckesche Lage und die Atemgymnastik. Man darf sich nicht mit der einfachen Hochlagerung des Unterkörpers begnügen, sondern jeder Patient muß durch Beobachtung selbst entscheiden, in welcher Lage (Rücken-, Seiten-, Bauchlage usw.) er am leichtesten den angesammelten Auswurf entleeren kann. Ähnliche physikalische Behandlungsmethoden (Summtherapie, Atemstuhl usw.), einige Male des Tages durchgeführt, können einen leidlichen Zustand herbeiführen, so daß die Patienten, vom lästigen Husten und Auswurf befreit, wieder arbeitsfähig werden. Leider müssen zeitweise diese Maßnahmen bei sehr starkem Hustenreiz und bei Hämoptoe ausgesetzt und Narkotika verabreicht werden (Kodein, Dikodid, Eukodal usw.).

Bei Schmerzen in der erkrankten Thoraxhälfte bringen wir die Salizylate und Hautreizmittel (Prießnitzumschläge, Diathermie, Quarzlampe) in Verwendung.

Zeigt das Sputum Zeichen der beginnenden Gangrän, dann versuche man es rechtzeitig mit Neosalvarsaninjektionen oder Gomenolinhalationen. Nützen sechs bis acht Salvarsan-Injektionen nichts, dann ist es zwecklos, weitere Versuche zu unternehmen und man entschließe sich rechtzeitig zum operativen Eingriff. Die Folgezustände der Bronchiektasien — Appetitlosigkeit, Abmagerung, Kachexie, Amyloidose — treten ein, wenn die beschriebenen Methoden versagen. Man kann immer noch versuchen, durch Landaufenthalt (im Winter im Süden, Wüstenklima, Seereisen, im Sommer Höhenklima) den allgemeinen Zustand der Patienten zu heben, doch sind auch dann die Erfolge nur gering. So sind wir gezwungen, rechtzeitig die Vornahme einer Operation zu erwägen. Die Indikationen der operativen Behandlung sind: Große putride Sputummengen (Gangrän), Progredienz des Prozesses mit Störungen des Allgemeinbefindens, Neigung zu öfteren Hämoptöen, öfters rezidivierende, reaktive Pneumonien. Voraussetzung der Operation sind einseitige gut lokalisierte Prozesse, die mit der Lipojodolfüllung recht sicher diagnostiziert werden können. Die ausgeführten Operationen sind Pneumothorax mit und ohne Phrenikotomie, Thorakoplastik, Pneumotomie, totale Resektion und Querresektion des Unterlappens. Einzig der Pneumothorax gehört noch zur Methodik des Internisten, ist aber leider durch längst ausgebildete Pleuraverwachsungen nur selten ausführbar. Die anderen Methoden müssen im Einvernehmen mit einem erfahrenen Chirurgen gewählt werden.

Strisower

Cholelithiasis

Was versteht man unter Stauungsgallenblase?

Wohl alle Chirurgen, welche auf eine große Zahl von Gallenoperationen zurückblicken, haben die Erfahrung gemacht, daß in vereinzelten Fällen, bei denen die Diagnose Cholelithiasis auf Grund aller typischen Symptome festgelegt war, bei der nun folgenden Operation eine vollständig normale, steinleere, unverwachsene Gallenblase gefunden wurde. Es konnte ferner beobachtet werden, daß mit der Entfernung dieses scheinbar normalen Organteiles in der großen Mehrzahl der Fälle vollständige Heilung eingetreten ist. Diese einander widersprechenden Beobachtungen fanden erst in den letzten Jahren ihre, allerdings auch heute noch nicht vollständige Aufklärung, insbesondere seit Schmieden eine Klinik der sogenannten S t a u - u n g s g a l l e n b l a s e geschrieben hat. Es sei daran erinnert, daß ja die ganze Lehre von der Entstehung der Gallensteine in einer abnormalen Stauung der Galle in der Gallenblase ihre wichtigste Stütze findet, wobei bekanntlich A s c h o f f die Bildung des reinen, meist solitären Cholesterinsteines nur auf vorausgegangene Stauung im Gallensystem zurückführt, während N a u n y n neben der Stauung für die Steinbildung einen gleichzeitigen bakteriellen Infekt verantwortlich machte; es ergibt sich demnach der Gegensatz zwischen aseptisch und septisch entstandenem Gallenstein.

So viel ist sicher, daß bloße Stauungszustände im gesamten Gallensystem ohne eine Spur von Konkrementen und Entzündungen Schmerzanfälle hervorrufen können, welche vollständig unter dem Bilde eines typischen Steinanfalles verlaufen und u. a. auch das Rezidivieren mit der Steinkolik gemeinsam haben. Da die Gallenblase infolge ihrer topographischen Lage und ihrer, zahlreiche kontraktile Elemente beherbergenden Wand besonders erweiterungsfähig ist, bildet sie gewissermaßen das Zentrum der Gallenanschoppung und damit auch der den Schmerzanfall hervorrufenden Kontraktionen.

Die Erklärung der Ursache dieser ,,Gallenkoliken ohne Stein" bewegt sich in zwei Richtungen, der mechanischen und funktionellen, wobei es sicher zu stehen scheint, daß es zwischen beiden zu Kombinationen kommt. Nach Schmieden beruht die sogenannte Stauungsgallenblase u. a. auf einem akut eintretenden Verschluß des D. cysticus, welcher durch bestimmte anatomische Abweichungen vom häufigsten Normaltyp des Abganges des D. cysticus aus der Gallenblase hervorgerufen wird. Es handelt sich um richtige Abflußbetriebsstörungen, die durch die entgegengesetzte Funktion des Zystikus besonders kompliziert werden können. Besonders bei seitlichem Austritt des Zystikus aus der Gallenblase ist mit Abflußbetriebsstörungen zu rechnen, wobei ein stark gewundener, spiraliger Verlauf als erschwerender Faktor hinzukommen kann. Weitere Abnormitäten bilden die Zystikusknickungen am Kollum, posthornförmiger, schwanenhalsförmiger, bajonettförmiger Verlauf. Hiezu kommen noch Vorbuchtungen am Gallenblasenhals, welche als Divertikel oder B a s s i n e t bezeichnet werden. Auch die abnorme Bau- und Wirkungsart der Zystikusklappen und Falten, welche teils angeboren, teils erworben sein können, bilden gegebenenfalls zu vehementer Stauung führende Abflußverhältnisse. Die Kolik ohne Stein wird nun in der Weise erklärt, daß bei plötzlich einsetzenden tonischen Kontraktionen der Gallenblase ein „Knikkungsverschluß" im Bereiche des Zystikus an seinem Austritt aus dem Kollum entsteht, der so lange unter heftigsten Schmerzsymptomen anhält, bis infolge Erschlaffung der Gallenblasenmuskulatur die Kontraktionen aufhören und der Abfluß wieder frei wird.

Andere Forscher glauben, die Ursache der schmerzhaften, anfallsweisen Gallenstauung in einer Dysfunktion des Sphinkter Oddi zu finden. Nach J. Berg findet die Regulierung der Sekretion im Gallensystem teils durch Resorption der Galle in der Gallenblase, teils durch Sistierung der Lebersekretion durch vermehrte Schleimsekretion statt, welchen Vorgängen sich unter normalen Verhältnissen das Spiel des Schließmuskels des Sphinkter Oddi anpaßt. Störungen im Bereiche des Sphinkters, welche zu spastischen, lang dauernden Kontraktionen desselben führen und neurogen oder endokrin bedingt sein können, können im Augenblick auch bei anatomisch vollkommen normalem Gallensystem wieder zu Gallenkoliken führen.

Gelegentlich von Wiedereröffnungen des Bauches nach Gallenoperationen finden wir mitunter als Folge einer Stauung eine mächtige Dilatation des Choledochus, welche so hochgradig sein kann, daß sich der seinerzeit ligierte kurze Zystikusstumpf infolge des Überdruckes blasenartig erweitern kann, was zu der fälschlichen Bezeichnung Gallenblasenregeneration geführt hat. Ich konnte diese unter 56 Relaparotomien bereits siebenmal feststellen. So sehen wir, daß die vom Gallensystem ausgehenden Schmerzanfälle keineswegs immer an das Vorhandensein von Konkrementen gebunden sind.

Hinsichtlich der Diagnose wird sich bei dem oft gleichen Verlaufe der Symptome der Stauungsgallenblase mit den echten Steinkoliken differentialdiagnostisch wenig herausholen lassen. Auffallend ist das oft plötzliche Verschwinden des Anfallschmerzes, wobei im Gegensatz zur entzündlichen Steinkolik auch der lokale Druckpunkt meist augenblicklich schwindet. Ikterus ist bei Stauungsgallenblasen nie beobachtet worden. Die radiologische Untersuchung hat uns wiederholt wertvollste diagnostische Winke gegeben.

Bezüglich der Therapie wäre folgendes zu sagen: Haben wir unter allen Zeichen einer Cholelithiasis eine Laparotomie ausgeführt und finden wir eine makroskopisch vollkommen normale Blase, so ist ihre Entfernung berechtigt, wenn die Absuchung des übrigen Abdomens nicht eine pathologische Veränderung zeigt, die gegebenenfalls ähnliche Schmerzsymptome verursachen kann (Appendix, Duodenum, Niere, Pankreas). Wie Oehlecker richtig bemerkt, wird uns der Erfolg post operationem oft erst zeigen, ob unsere, bei der Operation schließlich gestellte Diagnose „Stauungsgallenblase" berechtigt war. Andernfalls müssen wir den Organrespekt wahren und unverrichteter Dinge das Abdomen wieder schließen, um nicht den von einem Autor geprägten Namen „Gallenblasenwilderer" zu verdienen.   *Walzel*

Wie weit ist der Gallensteinnachweis durch die moderne Röntgenuntersuchung der Gallenblase gefördert worden?

In jedem Röntgeninstitute wurden die Bilder, welche die Cholelithiasis direkt nachzuweisen vermochten, noch bis vor wenigen Jahren als Raritäten demonstriert. Die Aufnahmetechnik hat jedoch während des Krieges und nachher in Amerika einen bedeutenden Aufschwung gewonnen. Vor allem war es die Überlegenheit des doppelt begossenen Films gegenüber der Platte, die der so wichtigen Kontrastverbesserung diente, die Einführung der Bucky-Potter-Blende, welche dieses Ziel durch Beseitigung der störenden Streustrahlen förderte und die Verbesserung der Apparate, Röhren und Verstärkungsschirme mit dem Erfolge der Verkürzung der Exposition. Diese ist bei der Gallenblasenuntersuchung und dem Gallensteinnachweis von besonderer Wichtigkeit, da die Gefahr der Verwacklung der Konturen durch Atmung bei dem respiratorisch so beweglichen Organ und den verhältnismäßig geringen Kontrastdifferenzen gegenüber der Umgebung besonders groß ist. Alle diese Fortschritte, die von der deutschen Industrie sehr rasch nachgeholt wurden, waren aber nicht von so entscheidender Bedeutung wie die Entdeckung, daß es durch Einverleibung des für die Leberfunktionsprüfung empfohlenen Natriumsalzes des Tetrachlorphenolphthalein, eines Stoffes, der fast ausschließlich durch die Leber mit der Galle ausgeschieden wird, gelinge, die Gallenblase sichtbar zu machen. Man ersetzte das Chloratom durch die spezifisch schwereren Brom- und Jodatome (Atomgewicht von Chlor 35, von Brom 80, von Jod 127). Später wurde außer dem intravenösen Injektionsverfahren auch die perorale Einverleibung zu einer brauchbaren Methode gestaltet und jetzt stehen somit zwei Wege zur Verfügung, die beide als ungefährlich zu bezeichnen sind, gar keine oder nur geringe Nebenerscheinungen im Gefolge haben und sehr ergebnisreich sind, mit einem kleinen Plus hinsichtlich Verläßlichkeit für die intravenöse Injektion. So ist das Verfahren der Cholezystographie als unentbehrlich und leicht anwendbar dem Rüstzeug der medizinischen Diagnostik einverleibt worden.

Für den Gallensteinnachweis liegt der Gewinn in zweifacher Richtung. Die Zahl der direkt sichtbaren Konkremente ist stark angestiegen. Die Verbesserung der Aufnahmetechnik, der Kunst des Filmlesens und die weit häufigere Anwendung der Gallenblasenphotographie haben hiezu beigetragen. Zumeist ist die Gallenblase infolge des Verschlusses ihes Halses oder des Ductus cysticus durch einen Stein oder, weil im Gefolge der Cholelithiasis eine entzündliche Wandinfiltration platzgegriffen hat, kontrastfrei geblieben, aber auch in dem mehr oder weniger dichten Schatten der Gallenblase hebt sich der Schatten des Konkrementes als Aussparung oder wegen seines in der Schale manchmal beträchtlichen Kalkgehaltes deutlich ab.

Diese direkt sichtbaren Steine gehören entsprechend der Einteilung von Aschoff zu den Cholesterinpigment-Kalksteinen oder den erdigen Pigmentsteinen. Die Zahl, Größe und Form, der Kalkgehalt und die Kalkverteilung, Schichtung, schließlich auch die Lage der Konkremente kann beurteilt werden.

Es wäre noch die Frage zu erörtern, ob Gallensteine bei der Röntgenuntersuchung entgehen können. Für kleine und nicht kalkhältige Konkremente kann diese Möglichkeit zugegeben werden, doch kann man annehmen, daß dieser Fall selten vorkommen dürfte.

Zusammenfassend läßt sich sagen: Der direkte Nachweis der Gallensteine durch Kalkschatten gelingt gelegentlich. Weit zahlreicher sind aber die Fälle von direktem Nachweis durch Schattenaussparungen in der kontrastgefüllten Gallenblase nach Cholezystographie; am häufigsten gelingt die Diagnose der Cholelithiasis durch den negativen Ausfall der Cholezystographie.

Fragen: Ist aus dem Röntgenbild ein Schluß möglich auf die Art des chirurgischen Vorgehens oder in welcher Weise die internistische Behandlung zu erfolgen hat? Kann man Fiebernde bei Verdacht auf Cholangitis cholezystographieren? Kann man in einer Sitzung eine Röntgenaufnahme des Magens und der Gallenblase vornehmen? — Antworten: Das Röntgenverfahren eignet sich besonders, um die internen Behandlungsmethoden auf ihre Wirkung zu prüfen. So kann man feststellen, ob nach einer Kur Steine abgegangen sind oder der Befund unverändert geblieben ist. An Stelle einer abnorm schwachen oder verspäteten Füllung kann nach einer Kur eine vollkommen normale treten. Fiebernde in einem schlecht transportfähigen Zustand kommen nicht zur Untersuchung, wohl aber zwischen den Attacken; jedenfalls sind Kranke in akutem Zustand sehr schonend zu untersuchen. Man kann den Kranken am Nachmittag zur Cholezystographie vorbereiten und sie am nächsten Morgen ausführen, ihn dann zur Magen-Duodenumuntersuchung vorbereiten und diese nachmittags vornehmen und abschließen.

Haudek

Darmbad

Was sind Darmbäder und wann werden sie verwendet?

Von Brosch und Aufschnaiter wurde im Jahre 1912 ein Verfahren angegeben, das als Darmbad oder subaquales Innenbad bezeichnet wird. Sein Zweck ist, bei einem in einem warmen Bad sitzenden Kranken den Dickdarm mit großen Mengen (25 Liter und darüber) isotonischer Kochsalzlösung zu spülen und so zu reinigen. Durch eine Apparatur, die Brosch als Enterocleaner bezeichnet, wird es möglich, diese Darmwaschung ohne Verunreinigung des Badewassers und ohne Belästigung der Geruchsorgane in hygienisch einwandfreier Weise vorzunehmen.

Das Darmbad findet seine häufigste Anzeige bei den verschiedenen Arten chronischer Verstopfung, besonders den atonischen Formen derselben. Es wirkt hier nicht nur symptomatisch, indem es den Darm von den oft massenhaft angehäuften Kotmengen befreit, sondern es wirkt durch die periodische Anregung der Peristaltik wie eine Art Übungstherapie, welche den Darm kräftigt und zu einer späteren spontanen Arbeit geneigt macht. Dadurch wird es erklärlich, daß nach mehreren Darmbädern nicht selten sich wieder normaler Stuhlgang einstellt. Auffallend ist das rasche Nachlassen der subjektiven Beschwerden, über welche solche Kranke klagen, besonders das Verschwinden der Kopfschmerzen. Auch bei den leichteren Formen von Dickdarmkatarrhen, Colitis mucosa, bei Beschwerden nach Ablauf einer Ruhr u. dgl. sind Darmbäder am Platze. Vorsicht ist geboten bei schweren ulzerösen Prozessen. Manche Erkrankungen der Gallenblase und Gallenwege, sowie Frauenleiden, die häufig mit Obstipation einhergehen, werden durch die Darmwaschung gleichfalls günstig beeinflußt. Nicht zu unterschätzen ist auch der diagnostische Wert der Darmbäder, wenn es sich darum handelt, zum Zwecke einer Röntgenaufnahme oder Rektoskopie den Darm von den störenden Kotmassen zu befreien.

Fragen: Warum muß der Kranke bei der Darmwaschung in einem warmen Bade sitzen? Läßt sich bei der Darmspülung der Zufluß des Wassers entsprechend regulieren? Wie oft und wie lange sollen die Spülungen gemacht werden? Kann man durch die Darmspülungen bei chronischer Obstipation auch Dauerheilungen erzielen? — Antworten: Durch das warme Wasser wird die Muskelspannung im allgemeinen, wie die der Bauchdecken im besonderen, herabgesetzt und dadurch die Spülung erleichtert. Ja, die Regulierung erfolgt durch geringeres oder stärkeres Öffnen des Zuflußhahnes. Die Spülungen werden meist in Abständen von zwei bis drei Tagen wiederholt und können bis zu einer Anzahl von sechs und mehr Spülungen fortgesetzt werden. Wenn in vielen Fällen die Erfolge auch nur vorübergehende sind, so kann man doch auch Dauerheilungen beobachten. *Kowarschik*

Was ist der Enterocleaner und was versteht man unter Darmbad?

Vor allem ist zu bemerken, daß die Worte: subaquales Innenbad, Innenbad, subaquales Darmbad, Darmbad, Sudabad, Intestin Bath, High Colon Bath, Colonic Irrigations, Bain intestinal subaqueux Synonyme für die gleiche Behandlungsmethode sind. Der hiezu erforderliche Apparat heißt „Enterocleaner". Derzeit gibt es drei Arten von Enterocleaner: einen deutschen, einen amerikanischen und einen österreichischen. Allen dreien gemeinsam ist das Prinzip, daß der Patient in einem warmen Vollbad auf einem mit Zu- und Ablauf versehenen Spülkörper sitzt, von welchem nur das Zuflußröhrchen in den Darm hineinreicht, während der Ablauf durch einen die Analgegend umschließenden Hohlkörper bewirkt wird, welcher den Analsphinkter in seiner natürlichen physiologischen Funktion in keiner Weise behindert. Bei dem deutschen und amerikanischen Enterocleaner befindet sich zum Zwecke der Abdichtung zwischen dem Spülsattel und dem Gesäß des Patienten ein aufblasbarer Luftpolster. Dieser erfordert aber eine Fixierung des Spülsattels an dem Patienten, welche beim deutschen Enteroeleaner durch einen kumetartigen auf den Hüftbeinhöckern aufliegenden Hüftgurt und beim amerikanischen Enterocleaner durch breite hosenträgerähnliche, über die Schultern des Patienten laufende Gurten erfolgt.

Im Gegensatze zu diesen ziemlich komplizierten Einrichtungen stellt der neue österreichische Enterocleaner die auf die einfachste Form reduzierte Lösung des Problems der Abdichtung des verbrauchten kotführenden Spülwassers gegen das Badewasser dar. Der neue österreichische Enterocleaner besitzt weder einen Schulter- noch einen Hüftgurt. Der Patient ist überhaupt nicht mehr an den Apparat angegurtet, sondern er sitzt frei auf dem Spülkörper, welcher vorne und rückwärts von je einem quer über die Badewanne gespannten elastischen Kabel getragen wird. Infolge des elastischen Kabelzuges ist auch der Luftpolster zur Abdichtung ganz überflüssig geworden. Der Patient hat nicht mehr das Gefühl des „Gefesseltseins" und kann sich durch einfaches Erheben von der ganzen Apparatur befreien. Bei allen drei Apparaten wird das verbrauchte kotführende Spülwasser zwecks Kontrolle durch ein Schauglas geleitet, um durch die Beobachtung des ausgespülten Darminhaltes die Diagnose zu bestätigen, zu korrigieren oder überhaupt erst zu stellen. Der österreichische Enterocleaner besitzt außerdem noch zur Einlaufkontrolle eine große, in den Irrigatorschlauch eingeschaltete Glaskugel, welche anzeigt, ob der Darmeinlauf frei oder durch spastische Spannungen behindert ist. Alle Apparate besitzen in der Zuflußleitung ein Rückschlagventil, welches die Strömung des Irrigationswassers nur in der Richtung zum Darm, nicht aber umgekehrt gestattet. Das in den Darm eingeführte Afterröhrchen ist bei allen drei Apparaten ein starres, aber nach allen Richtungen frei bewegliches Metallröhrchen, welches nicht mehr als 4 bis 5 Zentimeter weit in den Darm hineinreicht. Auch diese Anordnung ist erprobt und hat sich bewährt, denn weiche Gummiröhrchen werden durch harte Kotballen mit herausdefäziert.

Eine Anstrengung ist das Darmbad im allgemeinen nicht. Jene Patienten, welche sich beim Darmbad anstrengen, sind Analspastiker. Für diese ist der österreichische Enterocleaner ausgestattet mit einer besonderen Art von Afterröhrchen, den sogenannten Rücklaufröhrchen, bei welchen zwei Drittel des Röhrchendurchmessers zum Einfließen und ein Drittel zum Ausfließen dient. Bei dieser Anordnung zirkuliert das Spülwasser kontinuierlich, gleichviel, ob der Patient preßt oder nicht. Da aber stets mehr Wasser einfließt als in derselben Zeit ausfließen kann, so steigt auch bei dieser Zirkulationsspülung das Wasser im Darm allmählich höher und man kann auch mit dieser Anordnung bei Spastikern schöne Erfolge erzielen.

Über die Indikationen und Kontraindikationen für das Darmbad ist folgendes zu sagen:

Kontraindikationen sind alle ausgesprochenen Kreislaufschwächen; ausgesprochene Atherosklerose; die meisten Nephritiden und Nephrosen; die meisten Hypertonien; die Mehrzahl der Zustände des Basedowschen Syndroms; und noch Darmzustände mit Perforationsmöglichkeit.

Indikationen sind u. a. fast sämtliche atonischen und ein guter Teil der spastischen Obstipationen; akuter und besonders chronischer Dickdarmkatarrh jeder Ätiologie, besonders nach bazillärer und protozooischer Ruhr; Proktitis; Flatulenz; Würmer; aber auch viele Leber- und Gallenblasenstörungen; Gärungs- und Sekretionsanomalien des Dünndarms und des Magens; Anorexie, chronische Intoxikationszustände (Tabak, Morphin, Brom usw.); psychogene Erkrankungen der vegetativen Organe; manches Asthma; manche klimakterischen Zustände und andere endokrine Störungen; fast alle Stoffwechselkrankheiten usw. usw.

Die Dauer eines Darmbades beträgt 20 bis 40 Minuten. Erfolge treten bei Obstipationen nicht selten schon nach einem einzigen Darmbad auf. In der Regel ist die erforderliche Anzahl 4 bis 6 Darmbäder, in zwei- bis dreitägigen Intervallen verabfolgt.

Mit unerwünschten Folgen muß man fallweise bei Primiparen rechnen, während Multipare, welche ihre bisherigen Graviditäten ausgetragen haben, Darmbäder bis zum siebenten Monat nicht nur ohne Schädigung, sondern meistens mit ersichtlichem Nutzen für Mutter und Kind vertragen.

Brosch

Darmkrankheiten

Zu welchen Folgekrankheiten führt die chronische Obstipation?

Die Hindurchbeförderung eingedickter harter Skybala durch den distalen Dickdarm, wie dies bei unbehandelten Fällen von chronischer Obstipation erfolgt, erzeugt stellenweise Erosionen, Verletzungen, Entzündungen. Der häufigste Sitz dieser Läsionen sind die Stellen, die ein relatives Passagehindernis bilden, die Flexura lienalis, die Flexura sigmoidea, der Anus. Bei jedem muskulösen Hohlorgan hat die Entzündung der Schleimhaut eine Steigerung der durch ihre Vermittlung ausgelösten motorischen Reflexe der Muskularis zur Folge. Daher kommt es an der verletzten Stelle des Darmrohres bei Durchtritt des Darminhaltes zur Hypermotilität, zu Spasmen. Die Beobachtung solcher Fälle hat zur Konstruktion des Begriffes einer spastischen Obstipation geführt, wobei man sich vorstellte, daß die Spasmen die primäre Ursache der Obstipation bilden. Nach meinen Erfahrungen kann man aber bei jedem Falle von sogenannter spastischer Obstipation anamnestisch eruieren, daß eine mehr oder weniger lange Periode von gewöhnlicher Obstipation voranging, die zum Unterschiede von der spastischen Obstipation von keinerlei Kolikschmerzen begleitet ist. Für meine Auffassung zeugt auch, daß bei der spastischen Obstipation die Spasmen nur im distalen Dickdarm von der Mitte des Transverum angefangen gefunden werden, nie im proximalen Dickdarm, denn dort ist der Darminhalt noch nicht so eingedickt und verhärtet, daß er Verletzungen erzeugen könnte. Daß aber auch der proximale Dickdarm zu Spasmen befähigt ist, beweist der Befund solcher motorischer Reaktionen bei verschiedenartigen Erkrankungen dieses Darmteiles. Für die Spasmen des Sphincter ani ist übrigens der geschilderte Entstehungsmodus unbestreitbar. Hier werden sie wohl von allen Autoren auf Erosionen und Fissuren und nicht auf nervöse Störungen zurückgeführt. Im übrigen mögen die Spasmen selbst wieder ein Passagehindernis bilden und die Obstipation verstärken.

Kommt es nun zur Intensivierung der Schleimhautentzündung, zu größerer Ausbreitung der Affektion der Fläche nach, so ist die Folge vermehrte Schleimsekretion, Steigerung der Hypermotilität. Auf dem Wege der Lymphbahnen greift der Entzündungsprozeß auch auf die Serosa visceralis über, es kommt zu zirkumskripter Pericolitis, damit zu Schmerzen, die sich namentlich zur Zeit der Spasmen als Kolikschmerz äußern. Es tritt dann jene Form der sogenannten Colitis mucosa in Erscheinung, bei der unter Kolikschmerzen harte Skybala mit Schleim entleert werden. Im Anus kann es in analoger Weise im Zusammenhang mit den Erosionen zur Proctitis sphincterica und deren Folgezuständen kommen.

Bis zu einem gewissen Grade unabhängig von diesen Affektionen des distalen Dickdarmes erkrankt häufig der proximale Dickdarm, das Coecum und das Colon ascendens. Da der Dickdarm eine funktionelle Einheit ist, so greift die ursprünglich auf den Enddarm beschränkte Stagnation des Darminhaltes bei mangelnder Entleerung auch auf das Coecum und Aszendens über. Durch Stagnation der Gase kommt es daselbst zur Überdehnung, zur Atonie, es entwickelt sich die sogenannte Aszendensform der Obstipation. Der aus dem Dünndarm im Gefolge von Mahlzeiten immer wieder zugeführte Chymus findet im Coecum stagnierenden, mit Fäulniskeimen angereicherten Inhalt vor, wodurch die Gärung des Chymus unterdrückt, seine Fäulnis befördert wird. Es werden Fäulnisprodukte in abnormer Menge gebildet, welche die Darmschleimhaut reizen, die darauf mit vermehrter Sekretion antwortet. Dieses Sekret ist wieder ein günstiger Nährboden für Fäulniskeime, es bildet sich ein Circulus vitiosus aus; die Fäulnisprodukte reizen den Darm zu vermehrter Sekretion, die Sekrete unterhalten und fördern die Fäulnis. Diese Entzündung der Coecumschleimhaut, die Typhlitis, schreitet auf dem Wege der Lymphbahnen zur Serosa visceralis fort, es kommt zur Perityphlitis, damit zur Druckempfindlichkeit und zu Spasmen des Coecums. Nicht selten greift der Prozeß vom Coecum auf die Schleimhaut und Wand der Appendix über, es kommt zur Appendicitis, die in dieser Art häufig auf dem Boden einer chronischen Obstipation entsteht. Zuweilen wird aber die Typhlitis selbst für Appendicitis gehalten, ohne daß eine Erkrankung der Appendix vorliegt, da die Druckempfindlichkeit in der Ileocoecalgegend beiden gemeinsam ist. Bei solchen Fällen bestehen die Beschwerden nach der Appendektomie weiter. Die Typhlitis und Perityphlitis erzeugt Spasmen, die als kolikartige Schmerzen empfunden werden; sie werden häufig als Appendicitis, Appendikularkolik gedeutet.

Greift der Prozeß auf das Aszendens und seine Serosa über, so kann es zu Verwachsungen mit den Nachbarorganen kommen. Verwachsung mit der Gallenblase bewirkt Schmerzen, die als Gallenkoliken, Cholelithiasis, gedeutet werden. Die Schmerzen treten meistens einige Stunden nach der Mahlzeit zur Zeit der Anfüllung des Coecums auf. Sie werden deshalb auch mitunter als Ulcus duodeni diagnostiziert, zumal wenn der Röntgenbefund infolge Verwachsungen mit dem Duodenum eine Deformität des Bulbus duodeni zeigt. Es gibt aber auch Gallenkoliken, die ohne anatomische Grundlage reflektorisch vom Coecum aus erzeugt werden. Ich habe in der ersten Zeit meiner diesbezüglichen Beobachtungen den einen oder anderen Fall operieren lassen. Es zeigten sich keine Gallensteine, kein Ulcus duodeni, jedoch mitunter Verwachsungen zwischen Kolon und Gallenblase oder Duodenum.

Die vermehrte Bildung und Resorption von Fäulnissubstanzen im Coecum kann zu Intoxikationssymptomen führen, wie Übelkeit, Appetitlosigkeit, Kopfschmerzen. Leichte Temperatursteigerungen sind nicht selten. Bei den Kranken wird mitunter fälschlich ein Lungenspitzenkatarrh diagnostiziert, sie kommen in Heilstättenbehandlung, die erfolglos bleibt. Bei disponierten Personen erzeugt die Resorption der Fäulnisprodukte Pruritus, Urtikaria, Ekzeme. Vielen chronischen enterogenen Dermatosen liegt eine Typhlitis zugrunde.

Besteht bei derselben Person gleichzeitig eine auf Basis von Obstipation entstehende Typhlitis und Colitis mucosa und breitet sich der Prozeß gegen die Mitte des Dickdarmes zu aus, so kommt es zu Diarrhöen, welche zunächst nur anfallsweise auftreten und mit Obstipation wechseln. Je weiter der Prozeß im Darm ausgebreitet ist, desto mehr überwiegt die Wirkung der entzündeten hypermotorischen Darmabschnitte, desto eher kommt es zu Diarrhöe. Die Enteritis membranacea ist eine Erkrankung dieser Ätiologie.

Die Entzündung des distalen Dickdarmes erzeugt bei dieser Krankheit die vermehrte Schleimbildung und die Koliken. Im Anschluß an eine solche Kolik greift die Hypermotilität auch auf das proximale Kolon über, es kommt zu einigen Diarrhöen, durch die das proximale Kolon gereinigt wird, worauf wieder die Torpidität des unteren Dickdarms eine Periode der Obstipation herbeiführt. Daß bei dieser Krankheit auch nervöse Störungen zum Auftreten der Anfälle beitragen, soll nicht in Abrede gestellt werden. Bei einzelnen Fällen steigert sich die Erkrankung mit der Zeit, die Perioden der Diarrhöen werden länger und häufiger, die der Obstipation seltener und kürzer, bis schließlich eine dauernde unstillbare Diarrhöe entsteht. Es ist damit zur Gesamtkolitis gekommen, deren Stuhlgänge den Charakter der sogenannten Fäulnisdyspepsie zeigen.

Bei anderen Fällen wieder steigert sich die Erkrankung nicht so sehr der Extensität als der Intensität nach; namentlich im distalen Dickdarm kommt es zu tiefergreifender Entzündung der Schleimhaut, zur Colitis suppurativa und ulcerosa. Von den Fällen von Colitis ulcerosa tritt wohl ein großer Teil im Gefolge einer chronischen Obstipation auf.

So sehen wir, daß die chronische Obstipation sehr ernste Krankheitsfolgen nach sich ziehen kann, und dies viel häufiger, als gewöhnlich geglaubt wird. Dabei haben wir hier nur die wichtigsten Fälle kurz besprochen, dagegen verschiedenartige Begleitsymptome, wie ischiasartige Schmerzen, Neuralgien, sowie entfernte Folgekrankheiten nicht berücksichtigt. Man muß also dem Leiden der chronischen Obstipation mehr Beachtung schenken, dem Zustand beizeiten entgegenwirken und durch Aufklärung des Publikums und Erziehung zu einer entsprechenden Hygiene den Folgen vorbeugen.

Porges

Welche Behandlung ist bei Obstipation zu empfehlen?

Es gibt Menschen, denen selbst eine eintägige Obstipation große Beschwerden (Schwindel, belegte Zunge, Blähungsgefühl usw.) verursacht. Diese Menschen müssen behandelt werden. Ehe man jedoch die Behandlung einer Obstipation einleitet, muß eine genaue Anamnese aufgenommen werden. Vor allem hat man die Dauer der Obstipation festzustellen, denn es ist anders zu werten, ob jemand seit jeher obstipiert ist, oder es erst seit kurzer Zeit an sich wahrnimmt; es ist notwendig zu wissen, ob dem Eintritt der Obstipation eine Änderung der Lebensweise, eine Krankheit, eine größere Aufregung usw. vorangegangen ist. Dann kennen wir auch Fälle von Obstipation, bei denen Zeiten mit gutem Stuhl und solche mit Obstipation abwechseln. Darunter finden sich viele Menschen mit Ulcus ventriculi, ferner Personen, die an manisch-depressiven Zuständen leiden. Nach Aufnahme der Anamnese ist vor allem darauf zu achten, ob nicht Härten, die Kotknollen sein könnten, oder ob entsprechend dem Colon descendens und S. romanum nicht das kontrahierte Kolon als daumendicker Strang zu tasten sind. Besteht die Obstipation erst kürzere Zeit, so ist eine Rektumuntersuchung angezeigt, eventuell kommt auch Röntgenuntersuchung und Rektoskopie in Betracht. Besichtigung und auch genauere Untersuchung des Stuhls ist notwendig, wenn sich der Gedanke regt, daß die seit kürzerer Zeit aufgetretene Verstopfung eine neoplasmatische Stenose anzeigen könnte, oder wenn anamnestisch erhoben wird, daß mit dem Stuhl zeitweilig Blut oder Schleim, Eiter, abgeht. Der allgemeine Habitus, Ptose, die Anämie, sitzende Lebensweise können auf die Art der Obstipation ein Licht werfen.

Hinsichtlich der Behandlung nehmen manche Autoren den Standpunkt ein, daß alle Abführmittel, Klysmen u. dgl. schädlich und nur diätetische Maßnahmen zulässig seien. Das ist natürlich in dieser Form weder richtig noch haltbar. Es gibt viele alte Leute, die ihr ganzes Leben lang, ohne Schaden zu leiden, Abführmittel in kleinen Dosen genommen haben, oder sich mit täglichen Einläufen behelfen. Richtig ist auf jeden Fall, daß die Regulierung des Stuhles auf diätetischem Wege ein Ideal darstellt; man darf jedoch nicht vergessen, daß die Grobkost nicht jedermanns Sache ist. Am allerwenigsten werden wir dieselbe kranken Menschen zumuten können. Es ist unzulässig, inkompensierten Herzkranken, frischoperierten Magenkranken, Fällen von Magengeschwür, wie ich es wiederholt sah, Grobkost zu geben. Selbstverständlich ist, daß die für die Grobkost als geeignet erscheinenden Individuen nebst gesundem Magen und Darm auch keine Anomalien aufweisen dürfen, welche die Respiration und Zirkulation erschweren. Akute Erkrankungen, desgleichen alle raumbeengenden Bildungen im Thorax und im Bauchraum schließen diese Kost gleichfalls aus.

Wir ersehen aus all dem, daß die diätetische Verordnung der Überlegung bedarf, und nicht schematisch geschehen darf und daß es nicht möglich ist, Abführmittel, Klysma grundsätzlich in Acht und Bann zu erklären.

Hier ist auch noch über die Gleit- und Schiebemittel zu sprechen. Unter Schiebemittel verstehen wir das Agar-Agar, z. B. in Form von Agarase, Regulin, welches dem Kot ein größeres Volumen gibt und den Darm zur Funktion anreizt, desgleichen Flohsamen, Senfkörner usw. Als Gleitmittel kommt Olivenöl in Betracht und das Paraffinum liquidum. Sie sind besonders bei starker Eindickung des Kots infolge spastischer Zustände angezeigt und werden oft sehr vorteilhaft per os und in Form von abendlich zu gebenden Dauerklysmen (50 bis 200 Kubikzentimeter ansteigend) gebraucht. Vor einem jahrelangen Gebrauch des Paraffin möchte ich jedoch in Anbetracht des ziemlich häufigen Vorkommens von Karzinom bei Paraffinarbeitern warnen. Da Olivenöl so ziemlich dasselbe leistet, so gebe ich diesem den Vorzug.

Bezüglich der übrigen Methoden wird bei uns von der physikalischen Therapie derzeit viel zu wenig Gebrauch gemacht. Die Massage wird hierzulande bei der Obstipation fast gar nicht verwendet, während sie in Schweden ein alltägliches, bewährtes Verfahren darstellt; sie muß aber, um wirksam zu sein, monatelang täglich fortgesetzt werden. Hervorgehoben sei auch, daß nur die manuelle Massage von Vorteil ist und daß Kugelmassage und instrumentelle Vibration wenig Wirkung haben. Neben der Massage kommt auch die Faradisation und Übung der Bauchmuskulatur in Betracht. Man muß sich vor Augen halten, daß die Defäkation nicht nur eine Funktion des Darmes, sondern daß auch die Arbeit der Bauchmuskulatur in Betracht kommt. In letzter Zeit wurde zur Behebung der spastischen Obstipation die Diathermie und die Anodengalvanisiation mit großer Platte über den ganzen Bauch empfohlen. Hier ist auch noch der Wert hydrotherapeutischer Maßnahmen (schottische Dusche usw.) anzuführen.

Wenn ich nun zu den pharmazeutischen Abführmitteln übergehe, so kann ich nur sagen, daß die individuelle Ansprechbarkeit eine sehr verschiedene ist. So wird als einfachstes Abführmittel von dem einen das Trinken eines Glases kalten Wassers auf nüchternen Magen hervorgehoben, während der andere zu demselben Zwecke Wasser von der Temperatur des Karlsbader Sprudels, ein dritter Oberskaffee, ein anderer das Rauchen einer Zigarre als wirksam ansieht. Bei der Wahl eines Abführmittels trachte man zunächst die Genese der Obstipation im gegebenen Falle zu ergründen. Man gebe sich darüber Rechenschaft, ob die Obstipation auf Fehler in der Ernährung, auf mangelhafte Körperbewegung, psychische Verstimmung, Zerstreutheit, Anämie, Neurasthenie, Schwäche der Bauchmuskulatur, Superazidität (Ulcus ventriculi), Achylie, chronischen Darmkatarrh, Atonie oder Spasmus der Darmmuskulatur, Störungen im sympathischen und parasympathischen Nervensystem (so bei Tabes usw.), Bleivergiftung, Darmstenosen, Megakolon, Kompression des Darms, Darmlähmung (Peritonitis) zurückzuführen ist. Man halte sich auch vor Augen, daß gewisse Zustände, wie Gravidität, Nephritis usw. gewisse Pharmaka ausschließen.

Bei bettlägerigen Herzkranken empfiehlt es sich, die Obstipation mit Irrigation, Dickdarmmitteln (Senna, Rheum, Phenolphthalein) oder auch Glaubersalz zu behandeln, bei inkompensiertem Herzfehler wirkt gelegentlich eine Dose Kalomel sehr gut, da es nebst Stuhl auch eine diuretische Wirkung entfaltet. In diesen Fällen hüte man sich jedoch vor der Grobkost. Bei Magengeschwüren gebe man Magnesia usta, carbonica oder citrica. Enteritis chronica mit Obstipation wird durch Glaubersalzquellen günstig beeinflußt. Bei Graviden sind drastische Dickdarmmittel zu meiden und Paraffin, Rizinusöl, eventuell Kalomel, Irrigationen von Wasser, Kamillentee am Platze. Menschen mit Hämorrhoiden dürfen keine drastischen Dickdarmmittel bekommen und wird in diesen Fällen die Irrigation nicht am Platze sein, hier sind die Glaubersalzquellen, Magnesiapräparate, Schwefel angezeigt. Bei Nephritis ist Kalomel zu meiden, ebenso bei akutem Darmverschluß. Bezüglich der Irrigationen möchte ich nur bemerken, daß sie ganz harmlos sind, wenn sie nicht mit reizenden Substanzen vorgenommen werden. Namentlich bei nervösen Frauen besteht die Gefahr, daß sie infolge häufiger Irrigationen mit reizenden Lösungen, wie Seife, Essig, Salz, den sehr qualvollen Zustand der Colica mucosa erwerben, der die Einstellung dieser Einläufe und Ersatz durch passende Maßnahmen wie Belladonna, Öl, Diathermie, Galvanisation, Grobkost notwendig macht. Ein einfaches Wasser- oder Kamillenteeklysma in nicht zu großer Quantität kann in jenen Fällen, wo sich der Kot in den unteren Partien angesammelt hat, dauernd sehr gute Dienste leisten. Sowohl bei atonischen als auch bei spastischen Fällen von Obstipation leistet das Extractum Belladonnae gute Dienste dadurch, daß es den Vagustonus entspannt und den Auerbachplexus anregt. Zum Schlusse möchte ich noch die sogenannten Nothnagelschen Pillen erwähnen (Extractum Aloes, Extractum Rhei aa 3,0, Podophyllin 0,3, F. pil. Nr. 40, jeden Abend eine bis drei Pillen), die bei habitueller Obstipation, wo eine Dickdarmwirkung erwünscht ist, eine günstige Wirkung entfalten. *Mannaberg*

Nach welchen Grundsätzen soll sich der praktische Arzt der verschiedenen Abführmittel bedienen?

Bei akuten Vergiftungen ist, falls dies nicht spontan geschieht, durch

„Entleerung nach oben und nach unten" das in den Magen oder Darm gelangte Gift zu entfernen. Hier sind Rizinusöl und salinische Mittel am Platze, die gründliche Auswaschung des Magens kann auch durch Eingießen von Seignettesalzlösung mit Aqua laxativa Viennensis (= Infusum Sennae cum Manna) in den Magen beendet werden. Durch intramuskuläre Injektion von Peristaltin „Ciba", das glykosidisch gebundene Anthrachinonderivate enthalten soll, kann häufig innerhalb weniger Stunden Stuhl herbeigeführt werden, was von Wichtigkeit ist, wenn die Einführung von Mitteln in den Magen nicht erfolgen kann. Die Bekämpfung der Obstipation im Verlaufe von akut fieberhaften Erkrankungen, von Verletzungen oder von Unfällen, die zur Bettruhe zwingen, kann durch alle möglichen Mittel erfolgen. Hier ist Gewöhnung nicht zu befürchten, es handelt sich zumeist um einen vorher gesunden Darm, die Auswahl unter den zahllosen zur Verfügung stehenden Mitteln kann nach Gutdünken geschehen. Drastika (Krotonöl, Koloquinten) sollen ganz vermieden, die Unterscheidung in Dünndarm- und Dickdarmmittel sollte aber beibehalten werden, wenngleich manchen Dickdarmmitteln (Senna) von einzelnen Seiten auch Dünndarmwirkung zugeschrieben wird. Brauchbare Dünndarmmittel sind Ol. Ricini, Jalapa, Glaubersalz, Bittersalz, Seignettesalz, gute Dickdarmmittel sind Folia Sennae, Aloe, Cortex Rhamni Purshianae (Extractum Cascarae Sagradae), Cortex Frangulae, die Faulbaumrinde. Diese Mittel enthalten sämtlich Anthrachinonderivate (Emodine). Emodine werden derzeit auch synthetisch in völlig reinem Zustande dargestellt, solche ausgezeichnete Mittel sind Istizin, Isacen. Das gute und billige, chemisch reine Dickdarmmittel Phenolphthalein verbirgt sich hinter dem bekannten Purgen und Darmol, sowie hinter zahlreichen anderen Mitteln, in denen die Silben „Purgo" oder „Lax" vorkommen. Gut sind auch die offizinellen Arzneikombinationen Infusum Sennae cum Manna (Wiener Trank), Pulvis Liquiritiae compositus (Kurellasches Brustpulver), Pilulae laxantes, Species laxantes St. Germain. Das Kurellasche Brustpulver enthält auch Schwefel, der im Dickdarme zu Schwefelwasserstoff reduziert wird und die Peristaltik des Dickdarmes unmittelbar anregt. Kalomel wäre ein ausgezeichnetes Abführmittel, das sowohl auf Dünndarm wie Dickdarm einwirkt und im Gegensatze zu vielen anderen Mitteln den gesamten Darm völlig und gründlich zu reinigen vermag. Es ist aber mit der Möglichkeit einer Quecksilbervergiftung, zunächst mit Stomatitis, aber auch mit Kolitis, selbst mit Nephritis zu rechnen. Vorsichtigerweise sollte es nur Patienten gegeben werden, die bereits bei früheren Anlässen Kalomel ohne Schaden eingenommen haben. Gesunde Nieren sind unerläßliche Vorbedingung jeder Kalomelmedikation, die von den Kinderärzten weniger gefürchtet wird. Offenbar ist die Gefahr einer Quecksilbervergiftung beim kindlichen Organismus, dessen Darm das Kalomel rasch und gründlich nach außen befördert, wesentlich geringer.

Durch Volumvermehrung des Darminhaltes werden peristaltische Bewegungen ausgelöst und begünstigt. Dies kann durch Mittel, die quellende Substanzen enthalten, geschehen, wie Regulin und Normacol. Ihre Wirkung scheint an sich nicht immer auszureichen, denn Regulin enthält daneben noch Extractum Cascarae Sagradae, Normacol geringe Mengen von Cortex Frangulae.

Es wird angenommen, daß die Gleit- und Schiebemittel, die mineralische

Fette (flüssige Vaseline, Paraffinöl) enthalten, dadurch wirken, daß sie allzuharte, eingetrocknete Kotmassen mit einem schlüpfrigen, nicht resorbierbaren Überzuge versehen; neue Untersuchungen haben aber dargetan, daß es sich auch hier um innige Vermischung der Fäzes mit dem Paraffinöl, demnach zum Teile auch um eine Volumvermehrung handelt. Das Mittel Cristolax enthält zu 50% trockenes Malzextrakt, das durch Wasserentziehung den Darm anregt. Purgiolax besteht zu 100% aus reinstem Paraffinöl, hier ist der fade Geschmack geschickt verdeckt. Daß in manchen Fällen mit einer ungenügenden Wirkung zu rechnen ist, beweist der Umstand, daß Purgiolax compositum auch Magnesiumhydroxyd enthält. Die Magnesiumperoxyde, z. B. Magnesium-Perhydrol sind ausgezeichnete milde Abführmittel.

Regeln für die Anwendung der Abführmittel bei habitueller Obstipation können nicht gegeben werden, hier sind im Gegenteile Abführmittel zu vermeiden. Patienten, die damit Mißbrauch getrieben und dadurch bereits gegen viele Mittel abgestumpft sind, ist der Gebrauch von Abführmitteln wieder abzugewöhnen. Sie sind höchstens im Beginne einer Behandlung zulässig und durch organische Säuren, wie Milchsäure (Yoghurt, Kefir), Äpfelsäure, Zitronensäure (frisches Obst, Obstweine), Zucker (Honig, Feigensyrup, Kompott) und allgemeine diätetische Maßnahmen zu ersetzen. Für Entfettungskuren eignen sich nur die salinischen Mittel (Glaubersalz, Bittersalz, Seignettesalz, natürliche Glaubersalzwässer) und Pflanzensäuren (Obst, Salat).

Die spastische Obstipation wird mit spasmolytischen Mitteln (Atropin, Belladonnaextrakt), welche die Endigungen der parasympathischen Nerven lähmen, und mit Mitteln, die den Tonus der glatten Muskelfasern schwächen (Papaverin, Akineton), behandelt. Die vegetativen Pharmaka Pilokarpin und Physostigmin, welche die Darmtätigkeit durch Beeinflussung der Endigungen der viszeralen parasympathischen Nerven anregen, werden nur bei postoperativer Darmlähmung, bei beginnender Peritonitis oder bei Ileus verwendet. Beiden Mitteln wird nachgesagt, daß sie ungeordnete Darmbewegungen ohne regelmäßig fortschreitende Peristaltik erzeugen, was durch Pituitrin (auch Pituisan, Pituigan) möglich ist. Durch Physostigmin wird der Tonus des Darmes gesteigert, eine wichtige Vorbedingung für das Entstehen peristaltischer Bewegungen. Besteht bei Formes frustes von Myxödem, bei Hypothyreoidismus Obstipation, so ist die Zufuhr des fehlenden Hormons in Gestalt von Schilddrüsensubstanz das beste Abführmittel. *Fröhlich*

An welche Erkrankungen muß der praktische Arzt bei der Diagnose Ileus denken?

Die Diagnose auf Ileus setzt uns wohl in Kenntnis von einem Hindernis im Verlauf der Darmtätigkeit, über Ursache und Sitz der Störung wissen wir da aber meist noch wenig.

Der chronische Ileus läßt uns meist hinreichend Zeit zur Beobachtung, zur Untersuchung z. B. mit dem Röntgenverfahren. Wir können ihn hier außer acht lassen, er wird für uns erst wichtig, wenn er in das akute Stadium übergeht. Hier zeigt sich, wie wertvoll die Anamnese ist. Sie kann uns aufklären darüber, daß schon öfters krampfartige Schmerzen

im Bauch vorausgegangen sind, da müssen wir an chronische Stenose
denken durch Entzündung (Tuberkulose) oder Tumor.

Die Tuberkulose des Dünndarms betrifft meist junge Leute und führt
selten zum akuten Ileus. Im Coecum kann man meist den Tumor tasten.
Die Karzinome sind dagegen sehr oft nicht zu palpieren, z. B. in der Flexura
lienalis oder im tieferen Sigma. Die letzteren treten meist erst nach dem
50. Lebensjahre auf, die höheren kommen auch schon nach dem 30. Jahr
vor. Beim Sigma kann uns die Rekto-Romanoskopie Aufklärung bringen.
Außerdem sehen wir hier oft deutliche Darmsteifung, die beweist,
daß die Muskulatur hypertroph ist. Das kann sie nur, wo der akute aus
dem chronischen Ileus hervorgegangen ist. Ferner finden wir Blähung des
Dickdarms, meist aber nicht in dessen ganzer Ausdehnung, sondern besonders
als „Coecumblähung".

Hier möchte ich für die Lokalisation des Darmverschlusses ein Zeichen
erwähnen, das uns oft gute Dienste geleistet hat. Bei der Auskultation
hört man an der Stelle der Stenose den Aortenpuls sehr deutlich, an einem anderen Ort nicht. Nach der Operation war er stets auch
dort verschwunden, wo man ihn zuvor gehört hatte.

Manchmal können natürlich auch Tumoren, die außerhalb des Darmes
liegen, zu Ileus führen durch Kompression, man wird sie aber als Geschwulst meist nachweisen können.

Die Darmkarzinome haben längere Zeit den Kot anstandslos durch-
gelassen, plötzlich werden sie verstopft, man hat also eigentlich einen
Fremdkörperileus vor sich. Ich habe gesehen, daß z. B. ein Traubenkern
das Krebslumen verschlossen hat. Der wahre Fremdkörperileus ist nicht
gar so häufig, immerhin habe ich ein paar gesehen, z. B. durch ungekaute
Feigen oder durch Sojabohnen (sog. Saubohnen).

Eine besondere Form des Fremdkörperileus ist der Gallensteinileus,
er betrifft vorwiegend Frauen. Die Anamnese ergibt, daß Gallensteinanfälle
vorausgegangen sind. Es muß dabei nicht zu Ikterus gekommen sein,
meist ist der Stein, der ja ziemlich groß sein muß, nach Anlötung der Gallenblase ans Duodenum in dieses direkt eingebrochen. Er kann schon an der
Plica duodenojejunalis stecken bleiben, doch soll er häufiger im Ileum sich
befinden, diese Schlinge soll ins Becken sinken, man soll sie per rectum
tasten können. Ich habe nur hohen Darmverschluß gesehen, d. h. also
anhaltendes Erbrechen von Mageninhalt und Galle, die Massen riechen
nicht fäkal.

Das gleiche Erbrechen finden wir auch bei der angeborenen Duodenal-
oder Jejunal-Atresie, die also in den ersten Lebensstunden oder
höchstens -tagen in Frage kommt; ferner bei dem seltenen arteriomesen-
terialen Darmverschluß nahe der Plica duodeno-jejunalis. Dieser findet
sich wieder bei abgemagerten skoliotischen oder spondylitischen Individuen.

Der Verschluß sitzt auch an der gleichen Stelle bei der Inkarzeration
des Dünndarms im Recessus duodeno-jejunalis (der sog. Treitzschen
Hernie). Hier finden wir auch meist einen mehr oder minder deutlichen
Tumor, wenn die Leute nicht gar zu dick sind. Bei all diesen hochsitzenden
Formen des Darmverschlusses fehlt der Meteorismus im Bauch, wir
haben nur Magenblähung.

Sehr oft wird die akute Pankreatitis für einen Ileus gehalten. Vor allem findet man aber eine quer verlaufende Schmerzzone, die der Lage des Pankreas entspricht, dabei ist der Schmerz gegen die linke Flanke hin am stärksten. Außer diesem „Flankenschmerz" ist noch charakteristisch ein Schmerzpunkt unter dem linken Schlüsselbein, vor dem Processus coracoideus (der „Präkorakoidschmerz").

Ist der Verschluß tiefer im Dünndarm, meist Ileum, so riecht das Erbrochene sehr bald fäkulent. Dabei ist auch die grüne oder schwarzgrüne Farbe des Gallenfarbstoffes in ein schmutziges Gelb oder Braun übergegangen. Es kommt durch Blähung des Dünndarmes zu einer mehr diffusen Auftreibung des Bauches; dafür findet man aber hier öfter die metallisch klingenden Darmgeräusche; auch die Stäbchen-Plessimeter-Perkussion zeigt uns oft metallisches Klingen oberhalb der Stelle des Hindernisses. Zur Unterscheidung von tiefer im Dickdarm sitzender Störung kann es auch von Wert sein, zu wissen, daß die Schmerzanfälle im Dünndarm heftiger sind als jene im Dickdarm, was ja ganz begreiflich ist, da der erstere sich viel lebhafter bewegt und daher die Zerrung an den Nerven des Mesenteriums viel intensiver ist.

Um das Bild nicht zu stören, vermeide man schon beim bloßen Verdacht auf Ileus Abführmittel, man gebe nur Einläufe. Gehen nur 200 bis 300 Kubikzentimeter hinein beim Erwachsenen, fließt alles weitere sofort ab, so ist es wahrscheinlich, daß der Darmverschluß sehr tief sitzt, z. B. im S Romanum. Werden drei Viertel Liter Wasser vertragen, aber nicht mehr, so ist das Kolon meist bis zur Flexura lienalis frei.

Eine zweite Stelle für innere Einklemmung bietet der Recessus ileo-coecalis, auch ileo-appendicularis genannt. Eine Inkarzeration des Dünndarms an dieser Stelle kann, auch wenn sie nur kurze Zeit besteht, dazu führen, daß der danebenliegende Wurmfortsatz gereizt oder gar entzündet wird.

Will man die Diagnose auf Ileus durch innere Inkarzeration stellen, so muß man natürlich zuerst alle Bruchpforten untersuchen und äußere Einklemmung ausgeschlossen haben. Man muß auch darauf achten, ob nicht der Patient selbst vielleicht seinen Bruch zurückgeschoben und dabei eine Reposition en bloc vorgenommen hat.

Findet man eine irreponible, aber nicht inkarzerierte Hernie, so soll man trotzdem Ileus nicht ausschließen. Ich habe vor kurzem einen Fall gesehen, bei dem das Ileum an einem in der Hernie angewachsenen entzündeten Netz adhärent war, wobei es zu Knickungsileus gekommen war. Der Knickungsileus entsteht in selteneren Fällen durch Verlötung des Darmes bei Entzündungen, sehr oft aber nach Operationen; hier wird uns also die Anamnese wertvoll sein.

Bei dem ganz akut beginnenden Ileus, also insbesondere bei der Strangulation, zu der man auch die innere Inkarzeration rechnen muß, ist der wie ein Blitz aus heiterem Himmel plötzlich einsetzende Schmerz besonders charakteristisch. Die Stränge bilden sich in überwiegender Mehrzahl nach Operationen oder nach Entzündungen. Manchmal findet sich ein lokaler Meteorismus nur in der inkarzerierten Dünndarmschlinge (das sog. Wahlsche Symptom). Diese Schlinge ist dann auch deutlich zu tasten und empfindlich. Bei der Strangulation kann man oft schon nach wenigen Stunden freie Flüssigkeit im Abdomen nachweisen. Volvulus findet sich manchmal am Dünndarm, wenn dieser ein abnormes, nicht breit angeheftetes Mesenterium besitzt, manchmal auch am Coecum mobile, vorwiegend aber am Sigma. Beim Coecum-Volvulus ist die Auftreibung nur rechts im Bauch, das Sigma steigt über den Nabel hinauf bis zum Processus xyphoideus. Der Schmerz zieht aber beim Sigmavolvulus meist mehr gegen das Kreuz hin, bei den anderen Formen wird er um den Nabel herum lokalisiert. Ist die Drehung sehr hochgradig (360 Grad), so kann direkt das Bild einer Strangulation auftreten, weil ja auch hier die Gefäße und Nerven des Mesenteriums schwer geschädigt werden.

Einen ähnlichen Erfolg kann es geben, wenn die Gefäße auf anderem Wege verschlossen werden, z. B. bei Arteriosklerose. Oft handelt es sich nur um Gefäßkrämpfe, hier kann Bettruhe, Anwendung gefäßerweiternder Mittel (Koffein, Lichtbogen, eventuell Rhodapurin) manchmal die Restitutio in integrum erzielen. Sind die Gefäße endarteriitisch verstopft, so kommt es zu Gangrän und auch die Operation nützt meist nichts, weil man zu ausgedehnte Resektionen machen müßte, welche solche Kranke nicht mehr aushalten.

Die Invagination ist bei uns nicht so häufig wie in anderen Ländern. Die Hälfte der Fälle betrifft Kinder bis zu zehn Jahren. Bei mehr als 80% der Kranken findet man blutigen Schleim oder reines Blut im Mastdarm. Der Tumor der Invagination ist oft deutlich zu tasten, z. B. bei der Einstülpung der Ileocoecal-Grenze, oder bei Erwachsenen, wenn ein Tumor die Ursache ist. Liegt die Invagination tief, so kann die Rekto-Romanoskopie von Vorteil sein.

Ich möchte dringend empfehlen, das Krankheitsbild nicht durch Morphium- oder Modiskopinjektionen zu trüben, lieber gegen die Schmerzen Cibalgin, Pyramidon u. dgl. zu verwenden, da sonst oft die wichtigsten Symptome zum Verschwinden gebracht werden. *Lotheißen*

Diabetes

Wie soll der Diabetiker ernährt werden und welche Fehler sind dabei zu vermeiden?

Die Ernährung des Diabetikers soll sich womöglich an die für die Ernährung des gesunden Menschen geltenden Regeln halten. Es muß also nicht nur auf die Kohlehydrate, sondern auch auf den Kalorienwert und den Eiweißgehalt, ferner den Gehalt der Nahrung an Wasser und Salzen, an Vitaminen, nicht zuletzt auf die Bekömmlichkeit und den Sättigungswert der Diät Rücksicht genommen werden. Vor allem ist notwendig, die Stoffwechsellage des Patienten kennen zu lernen. Dies geschieht am besten durch Verabreichung einer sogenannten Probediät. Eine solche Diät hält sich soweit als möglich an das Diätschema des gesunden Menschen, enthält aber eine restringierte Menge von Kohlehydrat. Man gibt also als Probediät so viel Gramm Eiweiß als Kilogramm Körpergewicht, doppelt so viel Gramm Fett plus 40 bis 60 Gramm Kohlehydrat. Eine solche Diät setzt sich für einen Patienten von 60 Kilogramm folgendermaßen zusammen: Rindsuppe, 200 Gramm Fleisch, zwei Eier, 5 Dekagramm Butter, eventuell plus 3 dkg Käse, 0,50 kg Gemüse mit 5 dkg Fett, Tee, Kaffee, ein Aleuronatwecken oder statt dessen einen halben Aleunoratwecken plus einen Apfel plus ein Achtel Liter Milch plus 25 g Luftbrot (zirka 1700 Kalorien), wenn möglich ein Viertel Liter Wein. Diese Probediät muß aber m e h r e r e Tage hindurch gegeben werden und wird dann je nach Stoffwechsellage des Patienten insbesondere bezüglich Kohlehydratwertes erweitert oder restringiert. Entsprechend der Eigenart des Patienten bezüglich seiner Ernährungsgewohnheiten läßt sich aber die Diät innerhalb der angegebenen Werte beliebig variieren. Mit Hilfe der auf der beigefügten Tabelle verzeichneten Werte der einzelnen Nahrungsbestandteile ist es leicht, auch eine andere Zusammensetzung der Diät zu treffen. In der Praxis aber hat sich das geschilderte Diätschema als das beste bewährt. Diese Diät stellt auch sozusagen eine Grenzdiät dar, indem wir Patienten, die bei derartiger Nahrungszufuhr zuckerfrei bleiben, als nicht insulinbedürftig betrachten. Tritt trotz dieser restringierten Diät dauernd Zucker oder gar Azeton auf, so wird der Patient eine wenigstens vorübergehende Insulinkur nicht entbehren können. Aus dem ketogenen Faktor,

$$K = \frac{g\ Fett \times 3{,}4 + \dfrac{g\ Eiwei\beta \times 10}{6{,}25}}{g\ KH \times 5{,}5 + \dfrac{g\ Eiwei\beta \times 20}{6{,}25} + \dfrac{g\ Fett}{2}}$$

soll normalerweise kleiner als 2, ungefähr 1·5 sein.

der keineswegs als absolut richtige mathematische Formel betrachtet werden darf, der sich aber doch als brauchbar erwiesen hat, erkennen Sie ohneweiters durch Einsetzen der entsprechenden Werte, daß bei Ausscheiden der Kohlehydrate aus der Diät der Faktor sich bedenklich der Größe von 2 nähert, was K e t o n u r i e bedeutet. Tatsächlich haben wir beobachtet, daß Patienten, deren Probekost bei ausreichender Kalorienzahl weniger als 40 Gramm Kohlehydrat oder gar weniger als 20 Gramm enthalten mußte, mit der Zeit azidotisch wurden. Deshalb wird in der Regel solchen Patienten soviel Insulin gespritzt, daß eine Toleranz von 40 Gramm Kohlehydrat erreicht wird. Eine einfachere Berechnung einer antiketogen wirkenden Diät ist folgende: Man wählt die tägliche Eiweiß- und KH-Menge und berechnet daraus die zulässige Fettmenge:

$$g\ Fett = 2 \times g\ KH + \frac{g\ Eiwei\beta}{2}$$

$$z.\ B.\ 110\ g\ Fett = 2 \times 40\ g\ KH + \frac{60\ g\ Eiwei\beta}{2}$$

Bevor man sich aber entschließt, Insulin zu spritzen, orientiert man sich erst, ob nicht durch Diätkuren eine höhere Toleranz erzielt werden kann. Unter Toleranz des Diabetikers versteht man nämlich heute nicht mehr nur die Toleranz für Kohlehydrat, sondern die Toleranz für Kohlehydrat, Eiweiß und Fett zusammen. Die Erfahrung hat auch gelehrt, daß der Diabetiker eine Kost, die nur aus zwei dieser Bausteine zusammengesetzt ist, besser verträgt und um so besser, wenn man diese Bausteine in gewissen Abständen austauscht. Das soll also heißen, daß ein Diabetiker bei einer fettfreien Eiweiß-Kohlehydraternährung eine bessere Toleranz für Kohlehydrate erreicht, ebenso nach längerer Fettdiät mit wenig Eiweiß und geringem Kohlehydratgehalt, und ebenso ließ sich erweisen, daß eine eiweißarme und mäßig fetthältige Kohlehydratkur nicht nur gegen die Azidosis wirksam ist, sondern auch die Gesamttoleranz erhöht. Wahre Hungertage, für die noch immer die Amerikaner sehr warm eintreten, verwenden wir nur selten, am ehesten bei sehr fetten Patienten; es läßt sich aber die Gemüsekost durch Reduktion des Fettgehaltes einer Hungerkost sehr ähnlich gestalten. Wenn also ein Patient eine geringere Toleranz, als der Probekost entspricht, aufweist, so wird man nicht sofort mit Insulin beginnen, sondern versuchen, durch Einschaltung von mageren Tagen, Gemüsetagen, Hafertagen, die zusammengenommen gewöhnlich eine Woche dauern, die Toleranz des Patienten zu heben. Es folgt dann wieder die Probekost, und wenn die gewünschte Toleranz noch immer nicht erzielt ist, eventuell die Wiederholung der Schonungskur. Auch dort, wo eine entsprechende Dauerdiät ohne Glykosurie erreicht ist, sind einmal wöchentlich Schonungstage, z. B. 1 Gemüsetag pro Woche, dauernd beizubehalten. In der Kalorienberechnung ist auf Beschäftigung und Ernährungszustand Rücksicht zu nehmen. Bei normaler geistiger Beschäftigung genügen 30 Kalorien, bei Schwerarbeitern bis 50 Kalorien pro Kilogramm Körpergewicht, bei Fettleibigen kann man zeitweise viel tiefer heruntergehen. Bei allen diesen Maßnahmen ist aber immer auf jene Regeln Rücksicht zu nehmen, die für die Ernährung des normalen Individuums gültig sind und denen man dadurch am ehesten gerecht wird, daß man bei den Schonungstagen den Körper in bezug auf Fett, Eiweiß und Kohlehydrat abwechselnd immer wieder aufzufüllen versucht. Auch auf die Anordnung der Mahlzeiten ist möglichst insoferne Rücksicht zu nehmen, als man sich der gewohnten Ernährung des Patienten womöglich anzupassen versucht. Ehe man den dauernden Widerstand des Patienten ignoriert und sich darüber hinwegsetzt, daß der Patient körperlich und geistig herunterkommt, soll man lieber früher mit der Insulinzufuhr beginnen. Wir erblicken den Hauptwert der Insulintherapie darin, daß jene unmenschlichen, den Patienten peinigenden Gewaltkuren, wie insbesondere die Aneinanderreihung von Hungertagen jetzt immer mehr vermieden werden können. Es muß hervorgehoben werden, daß wir vor allem bei den schweren Fällen auch mit dem Insulin nicht immer das gewünschte Resultat erzielen können. In diesen Fällen ist es notwendig, auf die Schonungstage zurückzugreifen, an welchen dann gewöhnlich die halbe Menge Insulin verwendet werden kann. Es hat sich auch herausgestellt, daß eine Diät, die zur Verabreichung großer Insulinmengen (100 Einheiten) zwingt, unzweckmäßig ist, weil selbst bei bestehender Glykosurie und Hyperglykämie nach Injektion einzelner großer Insulindosen sehr unangenehme Zeichen von Hypoglykämie auftreten können. *R. Bauer*

Wie berechnet man die Kost des Diabetikers?

Die Berechnung der Kost eines Diabetikers sollte jedem Arzte geläufig sein, weil sie sich in kurzer Zeit erlernen läßt. Am leichtesten überblickt man eine solche Kost, wenn man sie aus einfachen Bausteinen zusammensetzt. Ich meine damit aus Fleisch, Eiern, Käse, Milch, Gemüse, Mehl, Brot und Obst. Diese wenigen Werte lassen sich rasch erlernen und genügen für die erste Orientierung in der Praxis durchaus. Mit der Zeit lernen die meisten

Patienten sich entsprechend den ärztlichen Vorschriften zu ernähren. Schwierigkeiten und Kosten erwachsen nur daraus, daß man in der Familie nicht dauernd für den Diabetiker separat kochen kann. Hier empfehle ich folgenden Vorgang: Der Arzt muß sich die Mühe nehmen, mit der Hausfrau die Diät zu beraten, und zwar in folgender Weise: Man erkundige sich, wie in der betreffenden Familie gewohnheitsmäßig gekocht wird; man erfrage, wie viel von den einzelnen Nahrungsmitteln für ein Familiengericht verwendet werde und dividiere die Gesamtzahlen durch die Zahl der Familienmitglieder. Auf diese Weise läßt sich mit annähernd genügender Genauigkeit der Anteil berechnen, der auf das diabetische Familienmitglied entfällt. In bezug auf Mehlspeisen läßt sich so das Gewicht einer Portion leicht eruieren und der Zuckergehalt leicht berechnen. Dieser beträgt für gewöhnliche Mehlspeisen ungefähr so viel wie der des Brotes, bei besonders gesüßten allerdings bis zu 80%. In den meisten Fällen gelingt es so, durch Zusammenwirken des Hausarztes, der Hausfrau und des Patienten im Rahmen der häuslichen Diät die richtige Kost für den betreffenden Diabetiker einzuhalten. Es sei aber wiederholt, daß es vergeblich ist, auf die Dauer gegen den Patienten zu ordinieren, es führt nur dazu, daß der Patient endlich den Arzt zu täuschen versucht oder, falls er doch folgt, zwar in der Glykosurie und vielleicht auch Azetonurie gebessert wird, aber körperlich und geistig leidet. Es muß dann kontrolliert werden, ob nicht ein Verstoß gegen die eingangs erwähnten allgemeinen Ernährungsgesetze gemacht wurde. Insbesondere halten wir es für schädlich, die Eiweißzufuhr dauernd allzu stark zu reduzieren, vielmehr soll als Regel gelten, den Patienten $^2/_3$ bis 1 Gramm Eiweiß pro Kilogramm Körpergewicht zuzuführen; größere Eiweißbeschränkungen sind höchstens auf kurze Zeit, am wenigsten bei geistigen Arbeitern, zu empfehlen.

Fragen: Welche peroralen Insulinpräparate sind zu empfehlen und welche Dosierung soll eingehalten werden? Ist es angezeigt, lange Zeit reine Fleischkost zu verordnen? — Antworten: Die orale Zufuhr des Insulins ist wirkungslos, auch die Kombination mit Saponinen hat sich nicht bewährt; das Synthalin schien anfangs eine brauchbare Ergänzung der Insulintherapie zu bilden und mit Vorteil nach Abbruch der Insulininjektionen verordnet zu werden. 1 Milligramm Synthalin entspricht einer Einheit Insulin. Die kleinen Synthalintabletten enthalten 10 Milligramm, die großen 25 Milligramm, entsprechen also 10 und 25 Insulineinheiten. Man gibt pro die 10 bis 40 Milligramm Synthalin und pausiert für einen Tag nach Verabreichung von insgesamt 130 bis 150 Milligramm, an welchem Tage auch die Diät restringiert wird. Neuere Erfahrungen zeigen, daß der Nutzen der Synthalintherapie gering und die Störungen des Verdauungstraktes oft beträchtlich sind. Die reine Fleischkost läßt sich gewiß gegen Glykosurie und Azetonurie für einige Zeit mit Vorteil verwenden; sie ist aber äußerst kalorienarm und verstößt auch gegen die oben geschilderten allgemeinen Ernährungsgesetze. Sie soll daher nur als zeitweilige Entlastungsdiät im Rahmen der allgemeinen Schonungsdiät gegeben werden. *R. Bauer*

Nach welchen Tabellen können diätetische Verordnungen berechnet werden?

Die Zusammensetzung der einfachen Nahrungsmittel (in runden Werten) ist folgende:

1 g Fett = 9 (.3) Kalorien   1 g Kohlehydrat = 4 (.1) Kalorien
1 g Eiweiß = 4 (.1) Kalorien   1 g Alkohol = 7 (.2) Kalorien

	Eiweiß	Fett	Kohlehydrat
Fleisch (Wild)	20%	3 bis 6%	
Fische	etwas weniger	etwas mehr	
1 Ei (zirka 50 g)	6 g	5 g	
Milch	3,5%	3%	4,5%
Obers (Rahm)	3%	10%	4%
Schlagobers	3%	30%	3%
Saure Milch	3%	3%	3%
Käse rund	25%	25%	
(Gervais)	16%	35%	
(Emmentaler)	26%	30%	
Magerkäse	36%	3%	
Fette { Butter, Margarine (wasserhaltig)	—	85%	
Fette { andere Fette	—	95%	
Mehl { Weizen, Roggen	7%	—	70%
Mehl { Hafermehl	13%	—	64%
Mehl { Aleuronatmehl	15%	—	40%
Reis	7%	—	75%
Brot { 1 Semmel = 42 g	7%	—	60% = 24 g KH
Brot { Aleuronatbrot (1 Wecken = 100 g)	15%	—	40% = 40 g KH
Brot { Grahambrot	7%	—	44%
Brot { Luftbrot	30%	—	20%
Kartoffel	2%	—	20%
Grüne Gemüse, wie Kohl, Kraut, Kochsalat, Spinat, Karfiol, ferner Spargel, Zwiebel, Tomaten, Gurken, Rhabarber	1%	—	zirka 3%
Trockene Erbsen, Linsen, Bohnen	20%	—	50%
Nüsse, Mandeln	15%	50%	12%
Haselnüsse	15%	50%	6%
Edelkastanien	5%	4%	30%
Pilze	5%	—	—
Obst	—	—	zirka 10%
Bananen	—	—	zirka 20%
Kakao, gewöhnlich	9%	bis 28%	35%
Kakao, rein, entölt	25%	13%	25%
Bier zirka 4% Alkohol	4% Kohlehydrat		
Wein zirka 10% ,,			
Schnaps 30 bis 50% ,,			

Nahezu kohlehydratfreier Mehlersatz: Nutrose, Lezithineiweiß, Parmesan, gut gewaschene Mandeln und Nüsse.

1 Ei = 50 g = 75 Kalorien.
1 Apfel, 1 Orange rund 100 bis 120 g = 10 bis 12 g Kohlehydrat.
1 Stück Würfelzucker = 5 g.   *R. Bauer*

Tabelle für Diabetikerkost

Normal- oder Probediät	Gemüsetag	Hafertag (wenig Salz geben wegen ev. Ödeme)	Strenger Tag	Hungertag
1 schwarzer Kaffee oder Tee mit Saccharin 2 St. Eier 5 dkg Butter $^1/_8$ l Wein 1 Aleuronatwecken à 100 g = = 40 g KH 1 klare Suppe 1 Gemüse mit 25 g Fett*) 1 Braten (100 g roh gewogen) 1 klare Suppe 1 Gemüse mit 25 g Fett 1 Braten 100 g $^1/_8$ l Wein + Mineralwasser	1 schwarzer Kaffee oder Tee mit Saccharin 4 Eier 1 klare Suppe 6 Gemüse mit 150 g Fett $^1/_8$ l Wein + Mineralwasser 25 g Kognak Zitronenlimonade ohne Zucker	1 schwarzer Kaffee oder Tee mit Saccharin 1 klare Suppe 4 Haferlaibchen von: 150 g Hafer 100 ,, Fett 1 Ei 2 Gemüse mit je 25 g Fett $^1/_4$ l Wein + Mineralwasser Zitronenlimonade ohne Zucker	1 schwarzer Kaffee oder Tee mit Saccharin 2 Eier 5 dkg Butter mit etwas Luftbrot $^1/_8$ l Wein + Mineralwasser 1 klare Suppe 1 Gemüse oder Salat mit 25 g Fett 1 Braten (100 g) 1 klare Suppe 1 Gemüse mit 25 g Fett 1 Braten (100 g) $^1/_8$ l Wein + Mineralwasser	1 schwarzer Kaffee und Tee mit Saccharin 1 Ei 1 grüner Salat (Gurken, Tomaten mit Zitronensaft) 2—3 klare Suppen 2 Gemüse mit 50 g Fett Tee mit Zitrone und etwas Kognak Mineralwasser
Kohlehydrate: 40 g Eiweiß: ca. 60 ,, Fett: 110 ,, Kalorien: ca. 1700	Kohlehydrate: 0 Eiweiß: 24 g Fett: 170 ,, Kalorien: ca. 1900	Kohlehydrate: 96 g Eiweiß: 26 ,, Fett: 155 ,, Kalorien: 2000—2200	Kohlehydrate: 0 Eiweiß: 50 g Fett: 110 ,, Kalorien: ca. 1600	Kohlehydrate: 0 Eiweiß: 6 g Fett: 55 ,, Kalorien: ca. 600
Abänderungen: a) statt 1 Aleuronatbrot event. $^1/_2$ Aleuronatwecken + $^1/_8$ l Milch + 1 Apfel + etwas Luftbrot; b) statt 2 Gemüse mit 50 g Fett: 1 Gemüse mit 25 g Fett + Gurken, Tomaten oder grünen Salat + 25 g Öl; c) Zulage 5 dkg Käse = 12,5 g Fett + 12,5 g Eiweiß, bedeutet + 160 Kalorien. *) 1 Gemüse = $^1/_4$ kg KH-Gehalt ist vernachlässigt.	Abänderungen: a) statt 6 Gemüse mit 150 g Fett: 4 Gemüse mit 100 g Fett + Salat von Gurken, Tomaten, grünem Salat + 50 g Öl; b) statt 6 Gemüse + 150 g Fett: 4 Gemüse mit 100 g Fett + 50 g frische Butter; c) ev. Zulage für Gemüseauflauf, ev. Gemüse au gratin: etwas Parmesan, Luftbrotbrösel, etwas saurer Rahm.	Abänderungen: a) statt 150 g Hafer mit 100 g Fett: 150 g Hafer mit 50 g Fett (bedeutet ein Minus von 450 Kal.); b) statt 2 Gemüse mit 50 g Fett: Gurken, Tomaten, grüner Salat + 50 g Öl; c) Zulage: zu 2 Gemüse mit Fett + Gurken, Tomaten, grüner Salat ohne Öl mit Zitrone	Abänderungen: a) ev. ohne 5 dkg Butter (bedeutet ein Minus von 450 Kal.); b) ohne Butter + 5 dkg Käse (bedeutet ein Minus von 300 Kal., siehe Kost I c!).	

R. Bauer

Welche Indikationen und Kontraindikationen bestehen für die Insulinbehandlung beim Diabetes?

Die Hauptindikation für die Insulinbehandlung beim Diabetes läßt sich in folgendem Satze zusammenfassen:

„Insulinisieren sollen wir dann, wenn wir durch diätetische Behandlung allein den Ernährungszustand und damit die körperliche und geistige Leistungsfähigkeit des Diabetikers nicht mehr auf entsprechender Höhe halten können." Um nun dieses Ziel zu erreichen, ist es mit der Insulinisierung allein nicht getan, sondern wir werden vielmehr nur dann den gewünschten Erfolg haben, wenn wir den Diabetiker auch entsprechend ernähren. Ich glaube, daß wir uns in dieser Frage von allen vorgefaßten Meinungen freimachen und an den gesunden Menschenverstand appellieren sollten. Wenn es richtig ist, daß wir den Mangel an Insulin durch eine entsprechende exogene Zufuhr von Insulin decken können, dann ist nicht einzusehen, warum wir den Diabetiker nicht auf eine Kost von normaler Zusammensetzung setzen. Wir werden ihm also eine Kost geben, die mittlere Mengen von Kohlehydraten (zirka 200 Gramm), mittlere Mengen von Eiweiß und den normalen Verhältnissen entsprechende Mengen von Fett enthält. Jedes Abweichen von dieser Regel hat seinen Nachteil. Zu wenig Kohlehydrate in der Kost erzeugt Anfälligkeit für hypoglykämische Symptome. Zu wenig Eiweiß und zu wenig Fett erzeugt einen Zustand von Unterernährung, welcher die körperliche und geistige Leistungsfähigkeit des Diabetikers herabsetzt. Es ist auch gar nicht einzusehen, warum wir die Fettmenge beim insulinisierten Diabetiker knapp halten sollen, da ja bei entsprechender Insulinisierung und entsprechendem Gehalt von Kohlehydraten eine Azidose überhaupt nicht existieren darf. Auch die Einschaltung von Schontagen ist unnötig, da sie die genaue Einstellung auf Insulin nur erschwert. Es ist selbstverständlich, daß, wenn wir den Diabetiker während der Insulinbehandlung gut ernähren, wir mehr Insulin brauchen, aber das spielt gar keine Rolle, wenn wir dadurch den Diabetiker zu einem leistungsfähigen, allen Anforderungen des Lebens gewachsenen Individuum machen.

Von diesen Regeln gibt es natürlich Ausnahmen, so besonders im Anfang der Behandlung bei schweren Fällen mit subkomatösen oder komatösen Erscheinungen. Hier ist es zweckmäßig, für den Anfang überhaupt keine Nahrung zu geben, sondern gleich große Dosen von Insulin zu verabfolgen und wegen der Azidose später nur ganz langsam mit Kohlehydraten ohne Fett zu beginnen. Sobald aber einmal die Azidose überwunden ist, strebe ich normalen Ernährungsbedingungen zu. Ferner pflege ich auch heute noch bei Patienten mit Magen-Darmstörungen gerne die Mehlfrüchte-Gemüse-Kost vorübergehend anzuwenden, da eine solche Kost vom kranken Magen-Darm viel leichter vertragen wird.

Bei schweren Fällen mit einer bereits hochgradig vorgeschrittenen Degeneration des Inselorganes müssen wir dauernd insulinisieren, da jedes Weglassen von Insulin sofort zu rascher Abmagerung und zum Auftreten komatöser Symptome führt. Bei mittelschweren Fällen können wir zwar das Insulin zeitweise weglassen, dann müssen wir aber auch eine knappe Kost geben. Hier heißt es also: Entweder gute Ernährung und

Insulin oder knappe Ernährung ohne Insulin. Bei leichten Fällen, bei denen wir durch diätetische Behandlung allein den Kranken zuckerfrei und bei gutem Ernährungszustand erhalten können, ist eine Insulinbehandlung natürlich nicht notwendig. Hingegen ergibt sich bei den leichten Fällen öfter die Indikation für die Insulinbehandlung, wenn Komplikationen hinzukommen. So die bereits erwähnte Komplikation mit Magen-Darmstörungen oder die Komplikation mit einer fieberhaften Erkrankung oder, wenn die Vornahme einer Operation notwendig wird oder bei dem Auftreten von Furunkulose, von Ekzemen, von Neuritiden oder von Gangrän.

Kontraindikationen gegen die Insulinbehandlung gibt es eigentlich nicht. Die anaphylaktischen Erscheinungen, welche uns früher viel zu schaffen machten und manchmal zum Aussetzen der Insulinbehandlung zwangen, sind heute bei Verwendung sehr gut gereinigter Insulinpräparate nahezu verschwunden.

Auch von der Anwendung von Insulin bei Fällen von Angina pectoris habe ich nie einen Nachteil gesehen. Voraussetzung ist in solchen Fällen allerdings eine sehr sorgfältige Einstellung und die Vermeidung jeder Überdosierung. Nicht unerwähnt darf ich allerdings eine Nebenwirkung des Insulin lassen, nämlich das Auftreten von lokalisiertem Fettschwund an den Injektionsstellen, das uns zwingt, die Injektionsstellen zu wechseln. Auch die erhöhte Anfälligkeit für hypoglykämische Erscheinungen, die meist auf einer Schwäche der Nebennierenfunktion beruht, ist bei Diabetikern keine Kontraindikation, da es meist bei sorgfältiger Dosierung noch gelingt, den Zucker stark herabzudrücken oder sogar Zuckerfreiheit zu erzielen, ohne daß hypoglykämische Erscheinungen auftreten. Was endlich die sogenannten insulinresistenten Fälle anbelangt, so besteht hier meist auch keine Kontraindikation, da bei Anwendung höherer Dosen schließlich doch meistens die Entzuckerung gelingt. In solchen Fällen beruht diese Resistenz meist auf einer erhöhten nervösen Erregbarkeit, die sehr häufig passagerer Natur ist. Nur in solchen Fällen kann es bisweilen angezeigt sein, falls keine Lebensgefahr droht, das Insulin für eine Zeitlang wegzulassen und erst später, wenn der Patient wieder ruhiger geworden ist, die Behandlung wieder aufzunehmen.

Fragen: Gibt es Gegenanzeigen der Insulinbehandlung in der Kindheit und Schwangerschaft? Ist das Bestehen einer Tuberkulose beim Diabetes der Jugendlichen eine Kontraindikation der Insulinbehandlung? Soll man die zu verabreichende Insulinmenge nach der Höhe des Harnzuckers oder nach der dargereichten Kohlehydratmenge bestimmen? An welcher Körperstelle soll injiziert werden? Soll man die notwendige Insulindosis auf einmal oder in kleinen Einzeldosen verabfolgen? — Antworten: Sowohl beim Diabetes in der Kindheit als bei dem während der Schwangerschaft kann von einer Kontraindikation nicht gesprochen werden; schwere Fälle von Diabetes verhalten sich unter Insulinisierung während der Schwangerschaft wie Normale. Tuberkulose ist keine Kontraindikation. Die Menge des zu verabreichenden Insulins wird am besten empirisch in der Weise bestimmt, daß man den Kranken so viel Gemüse und Fett, als er will, zu sich nehmen läßt und Eiweißsubstanzen und Kohlehydrate in einer bestimmten Menge verabfolgt; bei dieser Kostform gibt man, von kleinen Mengen beginnend, so viel Insulin, bis der Harn zuckerfrei wird; Blutzuckerbestimmungen sind nicht nötig. Die beste Injektionsstelle ist die Glutaealgegend, dann die Vorderseite des Oberschenkels und endlich die Arme, die sich jedoch für die Einspritzung am wenigsten eignen, da man ziemlich tief (0,75 bis 1 Zentimeter) subkutan injizieren soll. Bei schweren Fällen ist es am besten, vor den drei Hauptmahlzeiten das Insulin zu verabfolgen; bei leichteren Fällen injiziert man nur zweimal — früh und abends —; jedesmal wird zirka eine Viertelstunde vor der Mahlzeit eingespritzt.

Falta

Welche Indikationen bestehen für die Insulinbehandlung bei nichtdiabetischen Individuen?

Die wichtigste Indikation für die Insulinbehandlung bei nichtdiabetischen Individuen ist die Magersucht. Nicht alle Fälle von Magersucht, bzw. schlechtem Ernährungszustande sind aber in gleicher Weise für die Insulinmastkur geeignet. Am geeignetsten hiefür ist der asthenische Typ der Magersucht, d. h. Individuen, die ohne eigentlich magendarmkrank zu sein, durch den Mangel an Appetit und durch das Gefühl der Völle, welches sich nach jeder etwas reichlicheren Nahrungsaufnahme einstellt, einer diätetischen Aufmästung oft unüberwindliche Schwierigkeiten bereiten. In solchen Fällen erzeugen wir durch das Insulin Appetit, ja oft Heißhunger, außerdem beschleunigen wir die Resorption im Magendarmkanal und mit der reichlicheren Nahrungsaufnahme steigt dann das Körpergewicht rasch an. Wird dann später das Insulin ausgesetzt, so geht das Gewonnene in der großen Mehrzahl der Fälle nicht wieder verloren. Wir sehen sogar häufig dann das Körpergewicht noch weiter ansteigen. Natürlich müssen wir dafür sorgen, daß nicht nur Fett zum Ansatze kommt, sondern daß sich auch das schwache Muskelsystem durch allmähliches Training kräftigt. Bei dem zweiten Typ von Magersucht ist der Erfolg der Insulinbehandlung meist nicht so eklatant, ja manchmal fehlt jeder Erfolg. Es ist das der erethische Typ, das sind Individuen, die trotz reichlicher Nahrungsaufnahme mager sind und mager bleiben. Infolge ihres außerordentlich lebhaften Temperaments und infolge des Umstandes, daß bei ihnen jede vermehrte Nahrungsaufnahme sofort zu einer Steigerung der Verbrennungen, zu einer richtigen Luxusverbrennung führt. Solche Fälle können auf die Insulinbehandlung mit einer Steigerung ihrer Unruhe, ja sogar, wie wir beobachten konnten, mit einer Erhöhung des Grundumsatzes antworten, so daß man gezwungen ist, die Insulinbehandlung abzubrechen. Auch Fälle mit chronischen Infektionsprozessen, insbesonders mit aktiver Tuberkulose eignen sich nicht zur Insulinbehandlung. Bei Fällen mit Karzinom kann man oft vorübergehend eine Besserung des Ernährungszustandes, Hebung des Appetites sehen. Wenn aber einmal die Fälle kachektisch geworden sind, dann finden wir unter Insulin zwar auch häufig Gewichtszunahmen, die aber auf Wasseransammlung beruhen. Gibt man solchen Fällen eine Salyrganinjektion, so kommt es unter reichlicher Diurese sofort wieder zum Gewichtssturz.

Außer bei Magersucht hat man Insulin bei den verschiedensten Krankheiten angewandt. Hier wäre vor allem anderen zu erwähnen das sogenannte azetonämische Erbrechen. Es ist dies ein Zustand, der sowohl bei Kindern wie bei Erwachsenen vorkommt. Unter kollapsähnlichen Er-

scheinungen kommt es zum unstillbaren Erbrechen, dadurch zu enormem
Wasserverlust, so daß die Kranken ein Aussehen wie bei Cholera gewinnen;
manchmal wird ein ileusartiger Zustand vorgetäuscht, so daß man sich
in manchen Fällen zur Laparatomie verleiten ließ. Dieser Zustand geht
mit hochgradiger Azetonurie und Azetonämie einher. Man hat sogar die
Azetonämie als das primäre und den ganzen Zustand als eine Azetonver-
giftung aufgefaßt. Es ist aber viel wahrscheinlicher, daß die Azetonbildung
nur eine Folgeerscheinung der Inanition und der abnormen Einschmelzung
von Eiweißkörpern ist. Früher hat man solche Fälle mit intravenöser
Injektion von hochkonzentrierter Traubenzuckerlösung behandelt und
davon mancherlei ganz gute Erfolge gesehen. Durch Zugabe von Insulin
zur Traubenzuckerlösung erzielt man noch bessere Erfolge.

Ferner hat man das Insulin bei Lebererkrankungen, die mit Ikterus
einhergehen, angewendet. Insbesonders wurde es bei Fällen von akuter,
bzw. subakuter gelber Leberatrophie empfohlen. In den von mir selbst
beobachteten Fällen war der Erfolg allerdings nie so rech ütberzeugend. Da
wir aber dieser Erkrankung machtlos gegenüberstehen, so kann diese Behandlung, die bei geeigneter Dosierung nicht schaden kann, versucht werden.

Endlich möchte ich noch erwähnen, daß durch die Aufpinselung von
Insulin auf torpide Geschwüre sehr häufig die Heilungstendenz
außerordentlich gebessert wird.

Fragen: Wie lange soll man bei Magersucht mit Insulin behandeln?
Wie soll man bei tuberkulösen mageren Individuen die Insulinbehandlung
ausführen? Ist bei konstitutioneller Magerkeit der Kinder Insulin aussichtsreich? Wie ist es zu erklären, daß Zuckerkranke, deren Inselorgan
insuffizient ist, an Hunger leiden? Wie ist die Technik des Zuckerfrüh-
stücks? — Antworten: Manche Fälle reagieren auf Insulin sehr schnell
und sehr gut, in anderen dauert es oft Monate, bis man einen Erfolg erzielen kann; wenn der gewünschte Fettansatz erreicht ist, so ist es unbedingt nötig, daß auch ein Muskeltraining einsetzt. Bei Tuberkulösen ist
die Insulinbehandlung genau so wie bei anderen Mageren durchzuführen,
nur hat man auf hypoglykämische Zwischenfälle besonders zu achten. Kon-
stitutionell magere Kinder reagieren auf Insulin in gleicher Weise wie Erwachsene. Bei Diabetikern fließt der Zucker an den Zellen vorbei, ohne daß
Zucker aufgenommen wird, und ist wahrscheinlich darin der Grund gelegen,
daß die hier in Frage kommenden Zentren doch an Zuckermangel leiden, obwohl sie vom Zucker umspült werden. Wenn man dem normalen Organismus
Zucker darreicht, so reagiert er mit überschießender Insulinproduktion.

Die Technik des Zuckerfrühstückes: Morgens auf nüchternem Magen
12 Würfel Zucker (zirka 80 Gramm) in 2 Tassen Tee. Nach 2 bis 3 Stunden
pflegt sich dann starker Hunger einzustellen (Hypoglykaemie). Dann
kann Nahrung genommen werden. *Falta*

Diphtherie

**Welche sind die Grundlagen der prophylaktischen Impfung gegen
Diphtherie?**

Die Diphtherie wird durch das Gift der Löfflerschen Bazillen hervorgerufen. Nicht nur im tierischen und im menschlichen Organismus bilden

die Diphtheriebazillen das Toxin, sondern auch in verschiedenen Nährböden, wie man sie für bakteriologische Zwecke verwendet.

Injiziert man dieses Gift in steigenden Mengen Tieren, z. B. einem Pferd in die Blutbahn, dann bilden die Körperzellen dieses Tieres gegen das Toxin gerichtete Antikörper, die Antitoxine. Das Diptherieheilserum ist nichts anderes als Serum derart aktiv immun gewordener Tiere; es enthält Antitoxine in großer Menge. Mit dem Diphtherieheilserum immunisiert man passiv.

Eine weitere Verwendung findet das Diphtherietoxin bei der Schickschen Reaktion. Diese Probe beruht auf der Eigenschaft des Diphtherietoxins, an der Injektionsstelle Entzündung mit nachfolgender Nekrose hervorzurufen, wenn man es in einer bestimmten Menge einem diphtherieempfänglichen Individuum intrakutan appliziert. Bedient man sich der von den einzelnen Fabriken hergestellten „Trockentoxine", dann bereitet es auch dem Praktiker wenig Mühe, die Reaktion auszuführen. Die Methodik ist in der jeder Packung beigegebenen Gebrauchsanweisung genau beschrieben.

Positive Toxinreaktion bedeutet, daß das Individuum diphtherie-empfänglich ist, negative, daß es unempfänglich für Diphtherie ist. Die negativ reagierenden besitzen genügende Mengen von Antitoxin und sind erfahrungsgemäß im Falle einer Infektion gute Antitoxinbildner, so daß sie „gegen Infektion mäßigen Grades" (v. Behring) gefeit sind. Nur Säuglinge bilden eine Ausnahme; sie reagieren manchmal negativ, auch wenn sie über keine Antitoxine verfügen.

Wichtig ist die Tatsache, auf deren Bedeutung besonders Hamburger aufmerksam gemacht hat, daß es aus unbekannten Gründen zu Senkungen der Immunität kommen kann; vorerst Schick-negative Kinder reagieren auf einmal positiv. Diese Immunitätssenkung erklärt das nicht so selten beobachtete Erkranken von Personen, welche Jahre hindurch mit Diphtheriepatienten zu tun hatten.

Nicht alle Menschen sind diphtherieempfänglich. 85% der Erwachsenen sind Schick-negativ, also immun; ebenso viele der Neugeborenen besitzen von der Mutter her Schutzstoffe. Die Immunität der Neugeborenen ist eine passive, sie geht innerhalb des ersten Lebensjahres verloren. Im Laufe der späteren Lebensjahre entwickelt sich aktive Immunität: zum geringen Teil durch Überstehen der Diphtherie, welche mitunter durch das während der Krankheit gebildete Toxin aktiv immunisiert, zum Teil auch durch sogenannte stumme Infektionen. Immer gibt es Diphtheriebazillenträger, bald mehr, zu Zeiten von Epidemien, bald weniger, in epidemiefreien Perioden. Von diesen Personen aus erfolgen die Erkrankungen, aber auch die stummen Infektionen, die zwar nicht zu klinisch feststellbarer Diphtherie führen, wohl aber aktive Immunität hinterlassen. Je nach der Wahrscheinlichkeit, mit Diphtheriekranken oder Keimträgern zusammenzukommen, findet diese Immunisierung bald früher, bald später statt.

Da es durch keines der vielgepriesenen Mittel gelingt, die Keimträger bazillenfrei zu machen, muß man auf andere Weise trachten, Erkrankungen zu verhüten. Dies vermag man sowohl durch passive, als auch durch aktive Immunisierung der diphtherieempfänglichen Personen. *Orel*

Wie geschieht die passive Immunisierung gegen Diphtherie?

Will man passiv immunisieren, dann injiziert man entsprechend der Dosierung von Schick 50 A. E. Diphtherieheilserum pro Kilogramm Körpergewicht subkutan oder intramuskulär. Sehr praktisch und nicht teurer sind die sogenannten „Serülen", welche ein bestimmtes Quantum Diphtherieheilserum enthalten; die Serüle trägt eine Injektionsnadel, das Serum steht in der Ampulle unter Druck. Zur Injektion genügt Reinigung der Injektionsstelle mit Äther, Entfernen der Nadelhülle, Einstich. Man soll nicht mehr als 1000 Antitoxineinheiten geben, denn auch durch größere Mengen kann man die Dauer des Schutzes nicht verlängern und die genannte Höchstdosis genügt vollkommen. Die Schutzwirkung tritt wenige Stunden post injectionem ein; das Maximum des Antitoxingehaltes im Empfängerserum wird bei subkutaner Injektion allerdings erst am dritten Tag erreicht, um anfangs rasch, dann langsam abzusinken. Nach drei bis vier Wochen ist das eingeführte Antitoxin in der Regel wieder völlig ausgeschieden und der Schutz erloschen. In der Regel in drei bis vier Wochen, denn die Dauer des Schutzes ist, wie ich mich in zahlreichen Versuchen überzeugt habe, großen individuellen Schwankungen unterworfen.

Immunisiert man wenige Monate nach einer Serumapplikation mit einem Serum, welches von der gleichen Tierart gewonnen ist, dann währt der Schutz wesentlich kürzer, er hält bloß etwa zwei Wochen. Diese experimentell fundierte Tatsache wird viel zu wenig beachtet.

Zur Vermeidung der Sensibilisierung gegen Pferdeserum, das vielleicht später einmal in größerer Menge als Heilserum injiziert werden muß, bedient man sich gerne bei prophylaktischer Injektion eines Heilserums, welches vom Rind oder vom Hammel stammt. (Diphtherieheilserum vom Rinde: Serotherapeutisches Institut in Wien, „Hoechst", Behringwerke usw.; Diphtherieheilserum vom Hammel: Behringwerke, Sächsisches Serumwerk Dresden, ferner „Hoechst").

Die passive Immunisierung wird trotz zufriedenstellender Resultate nicht sehr gerne vorgenommen. Erstens wegen der eben erwähnten kurzen Dauer des Schutzes, zweitens wegen der Sensibilisierung des Organismus gegen artfremdes Eiweiß und endlich auch aus ökonomischen Gründen.

Orel

Wie geschieht die aktive Immunisierung gegen Diphtherie?

Von Behring stammt das speziell in Amerika an Hunderttausenden von Kindern erprobte unterneutralisierte Toxin-Antitoxingemisch, kurz „T. A." genannt („Diphtherie-Toxin-Antitoxingemisch", Methode von Behring „Neutral", Sächsisches Serumwerk Dresden. Diphtherie-Schutzimpfstoff „Hoechst". — „Behrings Original-Diphtherie-Schutzmittel T. A." Behringwerke, Marburg-Lahn; leicht überneutralisiert, mit antitoxischem Rinderserum hergestellt. Zwei bis drei Einspritzungen von 0,4 Kubikzentimeter in Abständen von je acht bis zehn Tagen.) Das Behringsche Präparat wurde später insofern modifiziert, als es neutral eingestellt wurde; Busson und Löwenstein gaben sogar einen Überschuß an Antitoxin. Der Immunisierungseffekt war auch bei diesen Gemischen ausgezeichnet, die Reaktionen des Organismus auf die Injektionen jedoch geringer. In Deutschland hat man in den letzten Jahren ziemlich viel mit T. A. immunisiert.

Anfangs wurden große Mengen neutralisierten Toxins injiziert. Park und Zingher fanden dann, daß die Immunisierung auch mit geringen Mengen gelingt. Diese erfordern auch weniger Serum, wodurch die Häufigkeit der Lokal- und Allgemeinreaktionen im Anschluß an die Impfung herabgesetzt wird. Die Impfreaktionen, die seinerzeit v. Behring veranlaßt haben, tuberkulöse Individuen von der aktiven Immunisierung auszuschließen, sind vom Gehalt des Impfstoffes an Proteinen abhängig. Je weniger Serum im Gemisch enthalten ist, desto weniger leicht kommt es zur Sensibilisierung des Organismus gegen Pferdeeiweiß. Auch dies ist von Bedeutung.

Hinsichtlich des Immunisierungseffektes erzielt man, wie aus zahlreichen Arbeiten hervorgeht, ähnliche Erfolge bei Anwendung eines Präparates, das Ramon als Anatoxin, Rudolf Kraus als Toxoid bezeichnet haben. Durch Zusatz von Formol zu Diphtherietoxin und Aufbewahren desselben bei zirka 42° erhält man ein Präparat, das völlig ungiftig ist, jedoch seine immunisierende Fähigkeit behalten hat. (Diphtherie-Anatoxin „Behringwerke", subkutan in Abständen von 8 bis 10 Tagen 1 Kubikzentimeter zu injizieren. — Diphtherie-Toxoid nach Kraus. Serotherapeutisches Institut in Wien.)

Nach Injektion von 0,5 Kubikzentimeter, drei Wochen später von 1,0 Kubikzentimeter Anatoxin, eventuell zwei Wochen später einer dritten Injektion reagieren im Laufe von zwei Monaten an die 90% vorerst Schick-positiver Kinder nicht mehr auf das Diphtheriegift. Dieser Schutz währt nach Angaben in der Literatur mehrere Jahre. (Von den an der Kinderklinik immunisierten Kindern waren sechs Monate später 86% der nachgeprüften Kinder Schick-negativ.)

Entsprechend seinem Gehalt an proteinartigen Substanzen wird das Anatoxin speziell von tuberkulose-infizierten Kindern und Erwachsenen nicht immer reaktionslos vertragen. Mitunter kommt es zu stärkeren Schmerzen, Fieber, Allgemeinerscheinungen. Darum ist vor Allem bei Immunisierung von Tuberkulösen Vorsicht am Platze. Da die Immunität erst im Laufe mehrerer Wochen eintritt, kommt es vor, daß Kinder während oder knapp nach den unbedingt notwendigen zwei Injektionen erkranken.

Das neueste und meiner Meinung nach empfehlenswerteste Präparat ist das T. A. F. nach Schmidt: Bringt man Diphtheriegift mit optimalen Mengen von Diphtherie-Antitoxin zusammen, dann treten Flocken auf, welche aus den beiden fest aneinander gebundenen Stoffen bestehen. Eine Suspension dieser Flocken in karbolisierter physiologischer Kochsalzlösung ist das T. A. F. Es wird praktisch reaktionslos vertragen, es ist ja entsprechend seiner Herstellung frei von allen Bouillonbestandteilen, frei von Formol usw., welche am Immunisierungsprozeß nicht beteiligt sind. Vom Diphtherie-Schutzmittel T. A. F. (Toxin-Antitoxin-Flockensuspension nach Schmidt) der Behringwerke werden zwei Injektionen von je 1 Kubikzentimeter im Abstande von 3 bis 4 Wochen vorgenommen.

Im Organismus kommt es — diese Vorstellung hat man auch bei der Immunisierung mit T. A. — langsam zur Spaltung der Bindung Toxin-Antitoxin. Gegen die freiwerdenden Toxinmolekel bildet der Körper aktiv Antitoxin.

Der Höhepunkt der Immunität ist bei T. A. F.-Immunisierung wie bei jeder aktiven Methode erst nach einigen Monaten erreicht. In jüngster Zeit wird von Löwenstein die perkutane Immusierung mit „Diphtherieschutzsalbe" propagiert, eine unschädliche Methode, welche für den Impfling zwar angenehmer ist — er muß sich nicht „stechen" lassen —, die aber auch wesentlich weniger wirksam ist als die eben aufgezählten Verfahren. *Orel*

Sind die Toxin-Antitoxingemenge ungefährlich?

Anläßlich der Todesfälle, welche sich in einem Kinderheim ereignet haben und welche Graßberger auf Verwechslung mit reinem Diphtheriegift zurückführt, wurde die Frage viel diskutiert, ob es im Organismus aus irgendwelchen Ursachen zu plötzlicher Spaltung der Toxin-Antitoxinbindung kommen kann. Es ist bisher keine Beobachtung bekannt geworden, nach welcher dies eingetreten wäre.

Tatsächlich lassen sich aber die Zwischenfälle bei T. A.-Impfung, so weit sie überhaupt kontrollierbar sind, auf Verwechslung mit Toxin, auf bazilläre Verunreinigung des Impfstoffes, auf unspezifische Reaktionen bei Tuberkulösen zurückführen. Solche Unglücksfälle dürfen aber nicht der Methode an sich zur Last geschrieben werden, sie lassen sich durch verläßliche staatliche Kontrolle bzw. durch Beachtung der bestehenden Vorschriften vermeiden.

Immunisierungsversuche mit T. A. F., hier an der Kinderklinik durchgeführt, haben die Unschädlichkeit der Impfung erwiesen und günstige Resultate gezeitigt. *Orel*

Wie wird die prophylaktische Immunisierung gegen Diphtherie mit T. A. F. nach Schmidt ausgeführt?

Zur Imunisierung genügen nach den neuesten Vorschriften subkutane Injektionen von je 1,0 Kubikzentimeter T. A. F., vorausgesetzt, daß der Organismus überhaupt die Fähigkeit besitzt, Diphtherieantitoxin zu bilden. Man darf von keiner Impfung mehr verlangen, als die Krankheit selbst zu leisten imstande ist. Wie wir aus den Untersuchungen von Hamburger erfahren haben, bleiben nach Diphtherie — auch ohne Serummedikation — nicht wenige Kinder diphtherieempfänglich. Allerdings gelingt es in vielen Fällen, auch schlechte Antitoxinbildner durch mehrfache Injektionen zur Antitoxinproduktion zu bringen. Es fragt sich aber, ob die aufgewendete Mühe und die Belästigung der Kinder dem erreichten Resultate entspricht.

Der Höhepunkt der Immunität ist bei T. A. F.-Immunisierung wie bei jeder aktiven Methode erst nach einigen Wochen erreicht.

T. A. F. ist arm an Proteinen, in 5 Kubikzentimetern ist deren Menge gerade an der Grenze der Nachweisbarkeit; es wird darum auch von tuberkulose-infizierten Kindern, welche auf T. A. oder auf Anatoxin stark reagieren, fast reaktionslos vertragen. Bei aktiver Tuberkulose wird man durch Teilung der Injektionsdosis jede Gefährdung vermeiden, falls überhaupt eine zu befürchten ist. *Orel*

Wie soll der Praktiker Diphtherieprophylaxe betreiben?

Erkrankt ein Familienmitglied an Diphtherie, dann trachtet man seine Abgabe an ein Infektionsspital durchzusetzen; Zweit- und Mehrfacherkrankungen kommen übrigens innerhalb einer Familie nicht häufig vor. Hat man Gelegenheit, die Wohnungsgenossen des Erkrankten täglich mindestens einmal zu sehen, dann kann man sich in seinen Maßnahmen darauf beschränken, Naseneingang und Rachenorgane jedesmal genau zu inspizieren; vorteilhaft ist es, Löffler-Kulturen anzulegen und die Schicksche Probe auszuführen. Kinder der ersten drei Lebensjahre wird man besonders im Auge behalten. Bei diesem Vorgehen wird man eine eventuell auftretende Diphtherie in ihren ersten Anfängen erkennen und als solche behandeln. Bei Anginen, bei besonders schwerer Form des ersten Diphtheriefalles, wird es jedoch angezeigt sein, die vermutlich diphtherieempfänglichen Individuen sofort passiv zu immunisieren, ebenso wenn tägliche Familienuntersuchung undurchführbar ist.

Handelt es sich um Erkrankungen in Kinderheimen, Krippen usw., dann müssen die Erkrankten selbstverständlich entfernt werden. Im übrigen wird es empfehlenswert sein, sich an die für die Familienprophylaxe vorgeschlagenen Richtlinien zu halten. Will man sicher gehen, dann immunisiere man passiv, in Ausnahmsfällen gibt es allerdings auch dabei Versager.

Sobald die einzelnen Mittel zur aktiven Immunisierung in Österreich freigegeben werden — derzeit ist die aktive Immunisierung nur in öffentlichen Heilanstalten, bzw. über Erlaubnis des Bundesministeriums für soziale Verwaltung gestattet — wird man im Anschluß an Diphtheriefälle oder besser schon vor der Aufnahme in ein Kinderheim, Heilanstalt usw. mit der aktiven Immunisierung beginnen.

Wichtig ist es, eine Methode zu besitzen, welche bei geringstem Risiko und größter Einfachheit die besten Erfolge verspricht. Derzeit scheint diese Methode die Immunisierung mit T. A. F. zu sein. Es würde sich in Kinderheimen, Heilanstalten, überhaupt dort, wo viele Kinder längere Zeit hindurch gemeinsam verpflegt werden, empfehlen, die Kinder womöglich vor oder spätestens bei Aufnahme auf Diphtherieempfänglichkeit zu prüfen und die positiv reagierenden der Impfung zu unterziehen.

Folgendes ist zu beachten: Passive Immunisierung erschwert innerhalb der nächstfolgenden Monate die aktive Immunisierung. Man soll mit dieser nicht früher als acht Wochen nach der Seruminjektion beginnen.

Gerade jene Kinder sind im Falle einer Erkrankung an Diphtherie besonders gefährdet, welche sich aktiv nicht immunisieren lassen. Diesen ist bei Gelegenheit zu Diphtherieinfektion oder bei Diphtherieverdacht besondere Aufmerksamkeit zuzuwenden.

Aktive Immunisierung im Privathaus ist bei dem jetzt herrschenden, im allgemeinen leichten Charakter der Diphtherieepidemie nicht anzustreben und nur unter besonderen Umständen durchzuführen.   *Orel*

Elektrotherapie

Wann faradisiert, wann galvanisiert man?

Im allgemeinen wird viel mehr faradisiert als galvanisiert. Das hat keine wissenschaftlichen, sondern rein äußere Gründe. Ein faradischer Schlittenapparat ist ein verhältnismäßig billiges Instrumentarium, ist auch in seiner Handhabung und Wartung einfacher als eine galvanische Batterie oder ein Anschlußapparat, der galvanischen Strom liefert. Dazu kommt, daß die Ärzte sich meist nicht den Kopf darüber zerbrechen, welche Wirkungen der faradische, welche der galvanische Strom auf den menschlichen Körper ausübt, sondern häufig der Ansicht sind, Elektrisieren sei Elektrisieren. So einfach ist allerdings die Sache nicht. Es bestehen nicht unwesentliche Unterschiede in der biologischen und therapeutischen Wirkung beider Stromformen.

Der faradische Strom übt im Gegensatz zum konstanten Gleichstrom schon in ganz geringen Stromstärken eine Reizwirkung auf den Muskel aus, er bringt ihn zur Kontraktion. Wir werden daher überall dort, wo wir vorwiegend auf die Muskeln wirken wollen, wo wir die Muskeln üben und kräftigen wollen, uns des faradischen Stromes bedienen. Einen therapeutischen Erfolg werden wir aber nur dann erwarten dürfen, wenn wir deutlich sichtbare und fühlbare Muskelkontraktionen auslösen. Da die faradische Reizung des Muskels einen Tetanus erzeugt, der während der ganzen Stromdauer anhält, so erschöpft sie den Muskel leicht. Es ist deshalb zweckmäßig, den faradischen Strom zur Muskelübung (Elektrogymnastik) mit Hilfe von automatischen Stromunterbrechern oder Schwellstromapparaten anzuwenden.

Gering ist die Wirkung des faradischen Stromes bei Erkrankungen der sensiblen Nerven. Wohl kann man gewisse Parästhesien, Myalgien und Neuralgien mit Hilfe des faradischen Stromes bessern, in der Behandlung dieser Erkrankungen ist ihm dagegen der galvanische Strom weit überlegen. Ja man kann sagen, daß der galvanische Strom besonders bei Neuralgien und Neuritiden eine geradezu spezifische Wirkung entfaltet und in dieser Hinsicht jede andere Form der Elektrotherapie einschließlich der Diathermie übertrifft. Im allgemeinen ist also der faradische Strom vorwiegend bei Erkrankungen der motorischen Nerven und Muskeln, der galvanische bei Erkrankungen der sensiblen Nerven am Platz.

Fragen: In welcher Stromstärke soll der galvanische Strom angewendet werden? Muß man beim Auftreten von Augenflimmern mit dem Strom heruntergehen? Kommt dem Tonisator eine schmerzstillende Wirkung zu? Soll man bei zentral verursachten Lähmungen drei Wochen warten, bis man die elektrische Behandlung beginnt? Welche Stromstärke soll bei der Kopfgalvanisation verwendet werden? — Antworten: Das hängt wesentlich von der Größe der verwendeten Elektroden ab; je größer diese, um so mehr Strom wird von dem Patienten vertragen. — Es ist zweckmäßig, überflüssige Reizerscheinungen der Hirnnerven zu vermeiden und den Strom so weit zu vermindern, daß diese nicht auftreten. — Auch den Tonisatorströmen, die ja faradische Ströme sind, kommt wie jeder elektrischen Stromform eine gewisse schmerzstillende Wirkung zu. — Ein solches Zuwarten ist nur dann geboten, wenn die zerebralen Erscheinungen sehr schwere sind oder die Gefahr einer Nachblutung befürchten lassen. Man soll bei der Galvanisation des Kopfes keine Stromstärke verwenden, die von dem Kranken als unangenehm empfunden wird; durchschnittlich kann man 5 bis 10 M. A. anwenden. *Kowarschik*

Was ist der Tonisator und welche Vorzüge hat er gegenüber anderen faradischen Apparaten?

Der Tonisator ist ein kleiner, von vier hintereinander geschalteten

Trockenelementen von je $1^1/_2$ Volt Spannung gespeister, leicht transportabler Apparat, welcher die Hauptaufgabe hat, eine neue Art von schwellenden Gleichströmen aus der Primärspule eines Induktoriums zu erzeugen und daneben auch schwellende, induzierte (faradische) Wechselströme aus der Sekundärspule. Die Intensität der Ströme hängt von der Zahl der gebrauchten Elemente und von der Größe der eingeschalteten Widerstände ab. Sie kann an einem Voltmeter abgelesen und in weiten Grenzen abgestuft werden. Das An- und Abschwellen der Stromintensität wird durch ein etwa 25 Minuten laufendes Uhrwerk bewerkstelligt, welches einen federnden Kontaktstab um einen kreisförmigen Rheostaten schleifen läßt. Dieses An- und Abschwellen des Stromes spielt sich in einem automatischen Rhythmus ab, dessen Tempo durch einen an der Rotationsvorrichtung angebrachten Knopf zu regulieren ist. Gleichzeitig mit dem rhythmischen An- und Abschwellen der Stromstärke findet durch einen eigenartigen Unterbrecher eine Verdichtung und Verdünnung der Unterbrechungsintervalle statt; beim Ansteigen der Stromintensität nimmt die Unterbrechungsfrequenz ab, beim Sinken der Stromstärke nehmen die Unterbrechungen an Häufigkeit zu. Dieser Unterbrecher unterscheidet sich in seiner Konstruktion und Wirkung vielfach von dem bislang verwendeten Wagner-Neefschen Hammer. Letzterer hat den Nachteil, daß er einerseits auf das Solenoid anderseits auf den starren Kontaktstift aufschlägt, und neben seiner Eigenschwingung durch den harten Aufschlag Vibrationen erfährt, welche brüske Stromunterbrechungen zur Folge haben, die im Sekundärkreis exzessiv hohe Spannungen und beim Patienten schmerzhaft stechende Sensationen hervorrufen, während der auf einer Achse zart suspendierte Hammer des „Tonisators" auf der einen Seite zwischen den Polen des Solenoids in das Magnetfeld hineinschwingt, auf der anderen Seite durch eine Reihe zweckdienlich angeordneter Blattfedern beim Schließen und Öffnen des Stromes ein weich-elastisches Funktionieren des Hammers zuläßt und eine funkenlose Stromführung zu dem in einer Hülse federnd gelagerten Kontaktstift ermöglicht, wodurch eine schmerzfreie, von den meisten Patienten als angenehm bezeichnete Behandlung zustande kommt. Beim Neefschen Hammer kann die Unterbrechungsfrequenz durch Drehen des Kontaktstiftes nur in sehr engen Grenzen beeinflußt werden, während sie beim Tonisator-Hammer durch horizontale Verschiebung des Kontaktstiftes auf einer mit einem Knopfe leicht fortschaltbaren Zahnstange in beträchtlichem Maße regulierbar ist. Häufige Unterbrechungen, bis zu 300 in der Sekunde, bewirken das Gefühl des „Rieselns", seltenere Unterbrechungen bis zu etwa 5 in der Sekunde, dasjenige des „Schüttelns". Durch Gabelung der Pole können von jedem derselben drei Elektroden abgeleitet werden, es können daher mit schmiegsamen Plattenelektroden oder mittels Metall-Elektroden für Nase, Ohr, Vagina, Rektum gleichzeitig sechs Körperstellen zur Behandlung kommen. Das hat den Vorzug, daß man überall den Patienten auch in Form eines Vier- und Sechszellenbades (vier Extremitäten, Nacken und Kreuz) einer allgemeinen Tonisierung unterziehen kann.

Der wesentlichste Unterschied gegenüber den anderen faradischen Instrumenten besteht in der Qualität der vom Tonisator gelieferten Ströme und in ihrer therapeutischen Wirksamkeit. Bei den anderen faradischen Apparaten wird fast ausnahmslos von dem induzierten, sekundären, tetanisch

wirkenden, daher unphysiologischen und schmerzhaften Wechselstrom
Gebrauch gemacht, dagegen kommt beim Tonisator in erster Reihe der aus
der primären Spule fließende, wegen seiner Hauptkomponente chemisch-
physikalisch als Gleichstrom gekennzeichnete Schwellstrom zur Anwendung,
welcher durch den Rhythmus in der Zu- und Abnahme der Stromintensität
dem physiologischen Ablauf der Körperfunktionen entspricht, schmerzlos
ist und durch harmonische Abstimmung der Stromintensität und der
Unterbrechungsfrequenz optimal abgestuft werden kann.   *Ebel*

Welche sind die Indikationen des Tonisators?

Der Tonisator wirkt tonisierend auf Innervation, Zirkulation, Nutrition,
sedativ und analgesierend. Daraus ergibt sich sein weites Indikationsgebiet:
Schwäche- und Reizzustände in motorischen, sensiblen und vasomotorischen
Bahnen (Lähmungen, Paresen, Atrophien, Krampfzustände, Schmerzen,
Parästhesien in Nerven, Muskeln, Gelenken), funktionelle Neurosen, ins-
besondere solche, die mit Schmerzen einhergehen (Herz, Magen-Darmtrakt,
Blase), lokale und allgemeine Debilitätszustände, Torpiditäten des Stoffwechsels, der Resorption und lokalen Ernährung (Lymphstauuugen, passive
Hyperämien, angiospastische Zustände: Intermittierendes Hinken, initiale
arteriosklerotische Gangrän), rheumatische, traumatische und postoperative
Schmerzen in Weichteilen und Knochen. Als besonders dankbare Behand-
lungsobjekte gelten: Subakute und chronische Erkrankungen der Muskeln
und Gelenke, Erschlaffungszustände der Bauch-Beckenorgane, namentlich
die atonische und spastische Obstipation, sowie Kompressionsneuralgien
bei inoperablen Neoplasmen.   *Ebel*

Epilepsie

**Welche neuen Gesichtspunkte gibt es in der Erkenntnis der Epilepsie
und in ihrer Behandlung?**

Der allgemeinen Zeitrichtung in der Gesamtmedizin folgend, hat sich auch
die Epilepsieforschung mehr einem biologischen Funktionsproblem zugewendet, nämlich dem der Krampfbereitschaft. Der Krampf ist eine
spezifische Reaktionsform des nervösen Systems der höheren Wirbeltiere;
jeder Versuch eines therapeutischen Eingriffes kann nur darin bestehen,
den Bedingungskomplex der zellulären Erregbarkeit zu modifizieren.

Die Sedativa wirken auf die Zelle dadurch ein, daß sie eine abdichtende
Schicht um die Zelloberfläche legen, wodurch sie den Austausch der Ionen
und somit den Erregungsablauf behindern. Ihre Bedeutung in der Epilepsiebehandlung begründet sich einzig und allein darin, daß sie durch die Anfalls-
unterdrückung einem sehr maßgebenden biologischen Grundgesetz, der
Bahnung, entgegenwirken.

Die Bedeutung der kochsalzarmen Diät ist zwiefach: Erstens bewirkt
sie eine rasche Saturation des Körpers mit Brom und wirkt zweitens erreg-
barkeitsdämpfend, indem der Kochsalzentzug Entquellung hervorruft.
Ähnliche Wirkung entfaltet die Kalktherapie. Sie entquillt und dämpft
damit die Erregbarkeit.

Es ist wohl leicht einzusehen, daß die besprochenen therapeutischen
Maßnahmen den Anfall wohl unterdrücken können, daß sie aber niemals

im Sinne einer ätiologischen Therapie zu werten sind, denn die primären Störungen, welche zur krankhaften Erhöhung der Krampfbereitschaft des Epileptikers Anlaß geben, werden durch sie nicht im geringsten beeinflußt.

Während bei konsumierenden Krankheiten die Zeichen eines vermehrten Zellverfalles und beschleunigten Eiweißabbaues nachweisbar werden, zeigen die Epileptiker in der kritischen Zeit ein entgegengesetztes Verhalten. Der Arzt, der vor der Aufgabe einer Epilepsiebehandlung steht, soll sich bewußt sein, daß die ambulatorische Behandlung unzulänglich ist und daß die Sedativa keine Heilmittel der Epilepsie sind.

Fragen: Welche Keimdrüsenpräparate sind zu verwenden und in welcher Art? Was für Erfahrungen wurden mit dem Epileptol Rosenberg gemacht? Soll regelmäßig Luminal gegeben werden? Kann das Epileptol nicht durch das Urotropin ersetzt werden? Gibt es ein Ersatzpräparat für das Gynergen? Besteht ein Unterschied zwischen den epileptischen Anfällen bei der Jackson-Epilepsie und der genuinen Epilepsie? Welche Erfahrungen wurden mit dem Kalium tartaricum boraxatum gemacht? — Antworten: Die Eierstockpräparate, wie z. B. das Ovosan haben sich als sehr wirksam erwiesen; geringeren Erfolg hatten die Testikelpräparate; es kann aber auch bei einem männlichen Epileptiker Ovosan gegeben werden, da es sich ja nicht um eine Substitutionstherapie handelt, sondern um die Einwirkung der Hormone auf das vegetative Nervensystem. Das Epileptol Rosenberg hat in hiefür geeigneten Fällen einen guten Erfolg, und zwar ist es dort anzuwenden, wo in der kritischen Zeit Blutdrucksteigerung herrscht und schwere Gefäßkrisen auftreten, da es den Vasomotorentonus dämpft und den Blutdruck senkt. Ist der Epileptiker schon in einen besseren Zustand gebracht worden, so kann man das Luminal versuchsweise weglassen; es macht jedoch nichts, wenn dauernd kleine Dosen Luminal gegeben werden; Luminal soll nie in größeren Dosen als 0,3 Gramm gegeben werden. Das Urotropin kann das Epileptol nicht ersetzen; dieses ist ein Kondensationsprodukt der Amidoameisensäure. Ein Ersatzpräparat für Gynergen ist bisher nicht bekannt geworden. Die Unterscheidung zwischen genuiner und Jackson-Epilepsie ist eigentlich eine Verlegenheitsdiagnose, und wird als genuine Epilepsie diejenige bezeichnet, bei der kein anatomisches Substrat gefunden werden kann; zweifellos gibt es jedoch keine organische Epilepsie, bei der nicht die erwähnten Stoffwechselerscheinungen anzutreffen sind. Bezüglich des Borax fehlen in Österreich entsprechende Erfahrungen; es ist jedoch möglich, daß Borax wie etwa auch Zinkoxyd in einzelnen Fällen Erfolg erzielen möge.

F. Frisch

Erbrechen

Wie kommt zentrales Erbrechen zustande?

Die Seekrankheit (ebenso natürlich auch die Eisenbahnkrankheit und die Luftkrankheit) sind Formen von zentralem Erbrechen. Die Seekrankheit wird nach der heute allgemein angenommenen Ansicht auf eine ungewohnte und abnorme Reizung des Gleichgewichtsorganes, also des Labyrinths und Vestibularapparates zurückgeführt; die von hier kommenden Impulse springen auf die vegetativen Zentren des verlängerten Markes über und bedingen die bekannten Erscheinungen der Seekrankheit, wie Schweißausbruch, Blässe, veränderte Atmung und Pulsfrequenz, und namentlich Übelkeit und Erbrechen. Neben den hier vornehmlich in Betracht kommenden Reizen von Seite des Gleichgewichtsapparates spielen als ursächliche Momente noch optische Eindrücke (z. B. die ständige Veränderung der Horizontlinie, Fehlen eines Ruhepunktes für das Auge) und Erregungen der Großhirnrinde, wie Aufregung, Angst usw. eine Rolle. Das Erbrechen selbst ist ein recht verwickelter Reflexvorgang; die zuführenden Schenkel des Reflexbogens verlaufen zum Teil in den vom Magen kommenden emetiko-sensiblen Bahnen, zum Teil in Bahnen, welche vom Vestibularapparat und Kleinhirn ziehen, zum Teil endlich in den vom Großhirn kommenden Nervenbahnen. Dementsprechend führt sowohl unmittelbare Reizung der Magenschleimhaut oder des Ösophagus zu reflektorischem Erbrechen, wie auch Erregung von Seiten des Vestibularapparates, wie man sie experimentell durch Drehen der Versuchsperson im Drehstuhl bei gleichzeitigem Bewegen des Kopfes erzielt; endlich läßt sich auch Erbrechen rein psychogen herbeiführen durch Impulse von der Großhirnrinde aus, z. B. Ekel. Das Zentrum des Brechreflexes liegt im verlängerten Mark, in der Nähe der übrigen vegetativen Zentren, z. B. des Atem- und Vasomotorenzentrums; die efferenten Bahnen ziehen im Vagus zum Magen.   *Molitor*

Wie kann man zentrales Erbrechen, Seekrankheit, Labyrinthschwindel wirksam beeinflussen?

Ein so zusammengesetzter Reflex wie das Erbrechen wird sich naturgemäß auch von den verschiedensten Stellen aus beeinflussen lassen. Im zuführenden Teil durch Herabsetzung der Empfindlichkeit der Magenschleimhaut mittels Kälte (Schlucken von Eispillen) oder Anästhesie (Kokain, Anästhesin), falls das Erbrechen von hier aus seinen Ausgang nimmt; durch Blockierung der Bahnen vom Vestibularapparat oder Kleinhirn, so daß von hier einlangende Reize das Brechzentrum nicht erreichen können, oder durch Herabsetzung der Erregbarkeit der Großhirnrinde durch Sedativa oder auch durch geeignete Suggestion oder Hypnose, falls die Ursache des Erbrechens psychogen war. Sodann kann der efferente Teil des Reflexbogens durch geeignete Arzneimittel (Atropin, Hyoszyamin) unterbrochen oder zumindest gestört werden. Endlich können wir versuchen, das Brechzentrum selbst außer Tätigkeit zu setzen und damit eine wirklich kausale, ätiotrope Therapie zu treiben.

Da sowohl die zuführenden wie die abführenden Bahnen im Vagus ziehen, unterbrechen wir durch Anwendung von vagalen Giften beide zu gleicher Zeit. Es müßte also scheinen, daß es ein Leichtes wäre, mit Sicherheit auch das schwerste Erbrechen durch Darreichung genügend großer Atropinmengen aufzuheben, sofern man gewillt wäre, die nicht unerheblichen Begleiterscheinungen einer kräftigen Atropinisierung in Kauf zu nehmen. Aber abgesehen davon, daß wohl kein Arzt solches tun wird, nur um lediglich antiemetische Therapie zu treiben, ginge es schon deshalb nicht, weil das Atropin und seine Verwandten zwar den peripheren Vagus lähmen, gleichzeitig aber die vegetativen Zentren erregen; die Anregung des Atemzentrums durch Atropin, von der man bei der Morphiumvergiftung vielfach therapeutischen Gebrauch macht, ist ein wohlbekanntes Beispiel hiefür (allerdings gibt es zur Anregung des Atemzentrums weit zweckmäßigere Mittel, z. B. das Lobelin oder das Kardiazol). Da also mit der Blockierung der abführenden Bahn des Reflexbogens gleichzeitig eine Empfindlichkeitssteigerung des Brechzentrums selbst einhergeht, läßt sich auch durch hohe Atropingaben ein Überspringen des Reizes vom Brechzentrum auf das Erfolgsorgan niemals mit Sicherheit verhindern.

Man hat daher versucht, das seit langem als Nauseamittel und Antiemetikum benützte Atropin mit Mitteln zu kombinieren, welche eine zentral beruhigende Wirkung besitzen. Zunächst versuchte man hiefür die verschiedenen Sedativa und Schlafmittel, namentlich Brom, Baldrian, Luminal und Dial. Das Brom als Sedativum scheidet hier zumeist aus, weil bis zum Eintritt der Bromwirkung bekanntlich längere Zeit vergeht; Baldrian und die von ihm abgeleiteten Präparate, wie Validol, Bornyval, Gynoval usw. sind zu schwach, um in einer Mischung mit dem so stark wirksamen Atropin dessen Wirkung wesentlich abändern zu können. Dagegen haben sich manche Schlafmittel in dieser Indikation sehr gut bewährt; ein derartig zusammengesetztes Präparat ist beispielsweise das Thalassan, das aus Atropin, Dial und Strychnin besteht, letzteres um den Kollaps, der beim Symptomenkomplex der Nausea so oft beobachtet wird, zu bekämpfen.

Einen anderen Weg, um die zentral erregende Wirkung des Atropins abzuschwächen, versuchte Starkenstein, indem er an dessen Stelle das Hyoszyamin verwendete, dessen zentral erregende Wirkung an sich schwächer ist und dieses mit dem zentral beruhigenden Skopolamin im Verhältnis von 3 : 1 mischte. Da Skopolamin außerdem auch den peripheren Vagus lähmt, schien diese Arzneikombination zweckmäßiger als die von Atropin mit einem Schlafmittel, weil hier zwei Nebenwirkungen, nämlich die zentral erregende des Atropins, bzw. Hyoszyamins und die zentral beruhigende des Skopolamins einander aufhoben, während ihre erwünschten peripheren Wirkungen sich durch Addition verstärkten. Tatsächlich liegen über dieses unter dem Namen Vasano in den Handel gebrachte Präparat eine Reihe von günstigen Beobachtungen vor. Selbst wenn dieses Mittel aber in jedem Fall von Erbrechen mit Sicherheit wirksam wäre, wäre es nicht das ideale Antiemetikum, da ihm wie allen Atropin und Skopolamin enthaltenden Mitteln ein großer Nachteil anhaftet: Der verhältnismäßig hohe Alkaloidgehalt, der pro Tablette $^1/_2$ Milligramm, mithin pro dosi, da je zwei Tabletten genommen werden müssen, 1 Milligramm beträgt. Nachdem aber die nötige Tagesmenge mindestens vier Tabletten beträgt, so bedingt dies eine Darreichung von $^1/_2$ Milligramm Skopolamin und $1^1/_2$ Milligramm Atropin, eine Menge, die durchaus nicht frei von unerwünschten Begleiterscheinungen ist, wie z. B. Trockenheit im Hals und Rachen, Versiegen der Schweißsekretion und des Speichelflusses.

Der zweite Weg, den Reflexbogen des Erbrechens zu unterbrechen, besteht darin, daß wir das Brechzentrum selbst auszuschalten trachten. Dies gelingt z. B. leicht durch Allgemeinnarkose, die jedoch in diesem Fall von einer beträchtlichen Tiefe sein muß; ist es doch wohl bekannt, daß vielmehr in leichterer Äthernarkose gerade häufig störendes Erbrechen auftritt, weil das in tieferen Hirngebieten gelegene Brechzentrum erst viel später als die Großhirnrinde vom Äther betäubt wird. Ganz ungeeignet für diesen Zweck ist auch das Morphium, welches in normalen Dosen im Gegenteil das Brechzentrum erregt und es erst in sehr hohen, bereits für das Atemzentrum toxischen Gaben lähmt.

Um das Brechzentrum auszuschalten, müssen wir uns eines Narkotikums bedienen, welches vorwiegend die tiefer gelegenen Hirngebiete betäubt und erst dann, aufsteigend, auch das Großhirn ergreift. Ein derartiges Mittel ist der Trichlorisobutylalkohol, der unter dem Namen Chloreton seit langem in England und Amerika zur Bekämpfung des zentralen Erbrechens nach Äthernarkosen verwendet wird. Chloreton ist auch ein wesentlicher Bestandteil des bekannten englischen Geheimmittels gegen Seekrankheit, Mothersill seasick remedy, das außerdem noch Koffein, Skopolamin und Atropin enthält, also jene Alkaloide, deren Verwendung wir durch die unmittelbare Ausschaltung des Brechzentrums mittels geeigneter Narkose gerade umgehen wollen.

Um ein Aufsteigen der Narkose vom Zwischen- und Nachhirn auf das Großhirn zu verhindern, kann man gleichzeitig mit dem Narkotikum Trichlorisobutylalkohol eine kleine Menge von Koffein darreichen, das bekanntlich auf die Großhirnrinde erregend wirkt. Ein derartig zusammengesetztes Präparat ist das Nautisan; nach dem Gesagten ist ohneweiters ersichtlich, daß diese Kombination das Zweckmäßigste in der Therapie des zentralen Erbrechens darstellt, da sie unmittelbar, kausal durch Narkose des Brechzentrums wirkt, keinerlei Alkaloide enthält und das in ihr enthaltene Narkotikum, der Trichlorisobutylalkohol, zudem nach zahlreichen experimentellen Untersuchungen selbst in sehr großen Gaben die lebenswichtigen vegetativen Zentren, vor allem Vasomotoren- und Atemzentrum unbeeinflußt läßt, so daß man dieses Mittel wohl als praktisch völlig ungiftig bezeichnen kann. Durch den Koffeinzusatz wird überdies ein Übergreifen der Narkose auf das Großhirn bei Anwendung der normalen Dosen mit großer Wahrscheinlichkeit vermieden. Die einzige Nebenwirkung, die bei Anwendung allerdings sehr großer Dosen (über 2 Gramm der wirksamen Substanz) zu gewärtigen ist, ist die schlafmachende, die aber bei postoperativem Erbrechen oder bei zentralem Erbrechen im Gefolge einer sonst schweren Erkrankung, jenen Fällen also, wo allein das Mittel in so großer Dosis gegeben werden muß, kaum störend ins Gewicht fallen dürfte.

Für die Applikation aller zur Bekämpfung des Erbrechens bestimmter Mittel gilt die Regel, sie bei Brechreiz oder schon bestehendem Erbrechen nicht peroral zu geben, da sie dann nicht zur Resorption gelangen können, sondern entweder parenteral oder rektal. *Molitor*

Ernährung

Welche Erkrankungen sind durch einen Mangel an Nahrung bedingt?

Zur Lebenserhaltung sind fünf große Gruppen von Nahrungsmitteln notwendig: Eiweiß, Fett, Kohlenhydrate, Salze und Wasser. Dauerndes Ausfallen einer dieser Gruppen hat den Tod zur Folge. Aber auch die Stoffe innerhalb einer Gruppe sind gegenseitig nicht unbeschränkt vertretbar. So kann z. B. eine Nahrung sehr eiweißreich sein, enthält sie aber nicht gewisse Bestandteile, wie Tryptophan, Tyrosin, Cystin, so ist sie insuffizient, da der Körper diese zyklischen Verbindungen nicht aufzubauen vermag. In ähnlicher Weise treten Erkrankungen auf, wenn biologisch aktives Eisen, Kalzium oder Phosphor fehlen. In der letzten Zeit hat das Interesse an den Mangelkrankheiten weite Kreise ergriffen, als man die durch Vitaminmangel bedingten Leiden näher erfassen lernte. Wir wissen, daß bei Mangel des Vitamins A Nachtblindheit auftritt, bei Fehlen von B Beri-Beri; ist C nicht in der Nahrung, kommt es zu Skorbut; wird D vermißt, entwickelt sich Rachitis. Ob damit die Zahl der Avitaminosen abgeschlossen ist, erscheint durchaus zweifelhaft. Man kann aber bei der Ernährung des Mitteleuropäers der mittleren Volksklassen die Gefahr dieser Mangelkrankheiten nicht allzu hoch einschätzen, da die Kostform der meisten Leute so gemischt ist, daß schwere Schädigungen nicht zu erwarten sind. Eine Ernährung, die reich an Milch und Blättergemüsen ist, dürfte fast stets die nötige Vitaminmenge enthalten.

Nicht selten wird man eine allgemeine Unterernährung infolge kachektisierender Zustände finden. Ganz abgesehen von der Hinfälligkeit solcher Kranker kann diese Unterernährung auch die Ursache für Komplikationen werden; z. B. werden gewisse Heilverfahren durch die Schwäche der Patienten unmöglich gemacht. In solchen Fällen vermag eine zuckerreiche Kost, besonders wenn ihr Insulininjektionen beigefügt werden, den Schaden wesentlich zu mindern. In dringenden Fällen wird man die Zuckerzufuhr sogar intravenös durchführen können.

Es gibt weiters eine Reihe von Krankheiten, welche zu einer schweren Schädigung des Körpers führen, die wir nach dem heutigen Stande unserer Kenntnisse nicht einfach als Mangelkrankheiten bezeichnen können, bei denen aber Zufuhr einer gewissen Diät eine augenscheinliche Besserung herbeiführt. Das derzeit am meisten studierte Beispiel hiefür ist die perniziöse Anämie, die bekanntlich durch reichliche Leberzufuhr wesentlich gebessert werden kann. Ebenso interessant, aber weniger bekannt ist die Behandlung der Hämophilie. Durch Zufuhr von Vitamin A + B + C + D — das Präparat Nateina enthält diese vier Stoffe — läßt sich, soweit die derzeitigen Kenntnisse gehen, ein auffälliger Rückgang der Neigung zu Blutungen bewirken.

Auch in der Geburtshilfe hat in der letzten Zeit das Problem der Unterernährung plötzlich an Bedeutung gewonnen. Es scheint zunächst, daß reichliche Zufuhr von Lebertran und damit von Vitamin A und D in der Schwangerschaft die intrauterine Entwicklung der Früchte wesentlich begünstigt und so dem habituellen Sterben der Kinder entgegenwirkt. Anderseits dürfte eine vitaminarme Ernährung — wobei besonders die Milch und die Milchprodukte in Betracht kommen — die Entwicklung der Kinder hemmen und damit das Geburtsgewicht der Kinder senken. Es ist nicht ausgeschlossen, daß man dies für Fälle mit engen Becken eventuell systematisch ausnützen kann.

Die einzelnen Fragen über den Einfluß der Vitamine sind noch vielfach ganz ungeklärt. Es braucht nur daran erinnert zu werden, daß die Abtrennung der einzelnen Vitamine voneinander noch im Argen liegt, daß wir über die Beziehungen zwischen Vitaminen und endokrinen Funktionen noch kaum über die ersten Schritte hinaus sind. Dennoch scheint dieses Gebiet in rascher Entwicklung zu sein und verdient wegen der Ausblicke, die sich für rein praktische Fragen ergeben, auch jetzt schon die Aufmerksamkeit des am Krankenbette arbeitenden Arztes. Nur diesem Zwecke sollen diese Worte dienen.

Fragen: Hat sich das Dinutron bewährt? Stellt das Promonta ein wirksames Präparat zur Behandlung der Hämophilie dar? Haben wir bereits ein gutes Leberextraktpräparat? Ist die Milztherapie auch bei Tuberkulose der Lunge angezeigt? Soll Nateina bei schweren Gelenksblutungen verwendet werden? Welchen Zweck verfolgen die austrocknenden Ernährungsmethoden? — Antworten: Das Dinutron ist bei schwer zu ernährenden Kranken von großem Vorteil, doch kommt es nicht selten bei seiner Anwendung zu Muskelschmerzen, wodurch die weitere Applikation erschwert wird. Es ist mir nicht bekannt, daß Promonta bei Hämophilie verwendet wurde. Wir führen die Lebertherapie an der Klinik noch immer mit Leber in gekochter Form durch und geben erst dann, wenn die Patienten die Annahme derselben verweigern, Ersatzpräparate, die jedoch meines Erachtens nicht als vollkommen vollwertig anzusehen sind. Die Milztherapie ist noch zu kurz bekannt, um zu entscheiden, ob sie sich auch für Lungentuberkulose eignet; wenn es sich, wie vermutet wurde, um eine Anregung der darniederliegenden Knochenmarksfunktion handelt, so könnten einzelne Fälle von Lungentuberkulose auch auf diese Weise gebessert werden. Nateina dürfte sich bei Blutungsneigung empfehlen, mir fehlen darüber noch eigene Erfahrungen. Die Trockenkost ist sicher bei solchen Hypertonikern, die exzessive Wassertrinker sind, von großem Nutzen; sehr gut hat sich in dieser Hinsicht die Schroth'sche Kur bewährt, nur möchte ich hier keine strikten Indikationen geben; bei kardialen Beschwerden ist eine Trockenkost in sehr milder Form angezeigt. *Kollert*

Welche Krankheiten werden durch Überernährung ausgelöst?

Daß Überernährung schädlich ist, ist eine jedem Laien bekannte Tatsache. Meist gilt dies allerdings nur für die akute Überernährung, die sich als Gastritis oder Enteritis drastisch bemerkbar macht. Dagegen wird der chronischen Überernährung relativ wenig Aufmerksamkeit geschenkt, vielleicht abgesehen von dem Problem der Adipositas. Doch fiel schon lange den Ärzten ein Zusammenhang zwischen reichlicher Ernährung und dem Auftreten gewisser Krankheiten auf; nicht mit Unrecht wurde z. B. die Gicht als Arthritis divitum bezeichnet. Mir selbst kam die Bedeutung der Überernährung erst klar zum Bewußtsein, als ich erkannte, daß der Verlauf mancher innerer Krankheiten von der vor Ausbruch des Leidens stattgehabten Ernährung in weitgehendem Maße abhängig ist. Dies zeigte sich mir zuerst beim Studium der Entstehungsbedingungen der eklamptischen Urämie und der Ausscheidung von Fett im Harn solcher Kranken. Bei Beginn der Untersuchungen hatte ich ein Krankenmaterial vor mir, das in gesunden Tagen mit Fleisch und Fett reichlich ernährt worden war; in dieser Gruppe war die Ödembildung sehr ausgesprochen, eklamptische urämische Anfälle ein fast tägliches Ereignis. Später, zu Ende des Krieges und in der ersten Friedenszeit, beobachtete ich ebenfalls zahlreiche Nephritiker, aber diese waren vor Ausbruch ihrer Erkrankung auf schmale Rationen gesetzt gewesen; nun konnte ich durch über ein Jahr nicht ein Lipoidtröpfchen im Sediment auffinden, nun sah ich nicht eine eklamptische

Urämie. Als sich die Ernährungsverhältnisse wieder besserten, Fett wieder erhältlich war, traten auch die genannten Erscheinungen wieder auf, allerdings in einem wesentlich milderen Ausmaß, welches im Zusammenhang mit der allgemeinen Lage der Volkswirtschaft war.

Diese Beobachtung, daß eine Krankheit je nach dem Ernährungszustand des Patienten in der Vorperiode einen wechselnden Verlauf nimmt, ließ mich nach anderen analogen Schilderungen suchen. Da zeigte sich zunächst — leicht verständlich — daß die Leberzirrhosen in der ersten Nachkriegszeit ein Rarissimum geworden waren; wichtiger aber war es, daß Diabetes mellitus und Basedowsche Krankheit anscheinend ebenfalls wesentlich an Häufigkeit zurückgegangen waren. Meines Erachtens sind wir in der Frage der Folgen der Überernährung noch ganz am Anfang der Kenntnisse; ich möchte nur darauf hinweisen, daß nach Beobachtungen bei Kirgisen, aber auch in Südafrika usw. eine fast exklusive Fleischnahrung zu Apoplexien disponiert und ein frühzeitiges Auftreten von Arteriosklerose zu fördern vermag. Die Entdeckung der Vitamine hat einen neuen Komplex von hieher gehörigen Fragen, die für die Praxis von Wichtigkeit sind, entstehen lassen. Zum Beispiel: Kann eine Überernährung mit Vitaminen ebenfalls Krankheitserscheinungen hervorrufen? Auch hier verfügen wir kaum über die primitivsten Kenntnisse. Es scheint beispielsweise, daß reichlichste Zufuhr von Vitamin B übermäßige Drüsenschwellung und Milzvergrößerung erzeugt, also ein dem lymphatischen Habitus der älteren Autoren analoges Bild, bei dem schon lange fehlerhafte Ernährung als auslösender Faktor vermutet worden war. Ganz unsicher sind andere Beziehungen, wie etwa die Förderung der Verkalkung großer Gefäße durch reichliche Ernährung mit Vitamin D.

Kollert

Auf welchen Beobachtungen und Versuchen beruht die Lehre von den Vitaminen?

Die Annahme, daß gewisse Krankheiten, wie z. B. der Skorbut, mit der Ernährungsart in Zusammenhang gebracht werden müssen, erhielt eine wissenschaftliche Grundlage durch die Beobachtung von Ejkmann, der die „Polyneuritis gallinarum" beschrieb, ihre Entstehung auf Ernährung der Hühner mit poliertem Reis zurückführte. Viele Arbeiten haben daran angeknüpft und endlich zur Feststellung geführt, daß diese Krankheit, sowie die Beri-Beri der asiatischen Völker auf unzweckmäßiger Ernährung, auf dem Mangel einer Substanz, die beim Schälen des Reises in Verlust gerät, beruhen muß. Beim maschinellen Reisschälen wird nämlich das „Silberhäutchen" mitgerissen, an diesem hängen die Aleuronzellen und in dieser Zellschicht und im Keimling ist die lebensnotwendige Substanz, die wir heute mit Funk als Vitamin B bezeichnen. War es ja Funk u. a. gelungen, mit dem Extrakt aus der Reiskleie die Beri-Beri der Tauben zu heilen.

So ist, von einer klinischen Beobachtung ausgehend, die ganze Frage der lebenswichtigen Nährstoffe der Untersuchung zugeführt worden.

Anderseits ist im Laboratorium die Frage studiert worden, ob es mit möglichst reinen Nährstoffen gelingen kann, Tiere aufzuziehen. Die ersten Untersuchungen sind von Stepp ausgeführt worden. Sie haben dann eine ungeahnte Erweiterung gefunden, als Hopkins, Osborne und Mendel und vor allem Mc. Collum in systematischen Ernährungsversuchen den Nachweis erbrachten, daß die möglichst gereinigten Nahrungsmittel nicht genügen, um Tiere aufziehen zu können, sondern daß gewisse Ergänzungsstoffe notwendig sind, um das Leben und Gedeihen der Tiere zu sichern. Diese Stoffe werden mit verschiedenen Namen bezeichnet, z. B. als Ergänzungsstoffe, allgemeiner nach Funk als Vitamine, in England als Faktor A, B, C, D, E.

Diese Vitamine entstehen zumeist in den Pflanzenzellen — aber die Annahme, daß sie im Tierkörper nicht gebildet werden können, ist wenigstens für einzelne von ihnen sicher unrichtig. Sie sind in ihrer chemischen Natur noch recht unbekannt, entfalten ihre Wirksamkeit in minimalen Dosen; im allgemeinen scheinen sie den Stoffwechsel, namentlich der Kohlenhydrate, zu steigern, die Sekretion der Drüsen anzuregen. Wir kennen jetzt eine Reihe von Störungen, welche der Mangel an diesen Körpern bewirkt, und diese Krankheiten bezeichnen wir als Avitaminosen, Mangelkrankheiten. *Knoepfelmacher*

Welche Avitaminosen muß der Arzt kennen?

Wir kennen gegenwärtig eine bestimmte Gruppe von Krankheiten, die auf Vitaminmangel beruht. Vor allem wird durch Entziehung des fettlöslichen Vitamin A, das namentlich im Lebertran und auch in der Butter und vielen pflanzlichen und tierischen Substanzen vorkommt, Xerosis der Kornea und Konjunktiva und Keratomalazie erzeugt. Das ist am Tiere, das ist am Menschen beobachtet. Dann wissen wir, daß Hemeralopie mit A-Mangel in Beziehung steht. Auch mangelhaftes Wachstum, sogar der Mehlnährschaden junger Säuglinge wird damit in Beziehung gebracht. Die innersekretorischen Drüsen stehen mit dem Vitamin A in innigem Zusammenhang; die Leber vermag große Mengen davon zu speichern. Bei Leberschädigung (Ikterus) tritt dann leicht Keratomalazie auf. Auch die Entstehung des Schichtstars ist mit A-Mangel der Mütter in Beziehung gebracht worden.

Dann muß ich kurz die Beri-Beri erwähnen, welche wir auf den Mangel an Vitamin B beziehen dürfen.

Es wird auch der Versuch gemacht, Ernährungsstörungen junger Kinder auf den Mangel an Vitamin B zurückzuführen, wir halten die einschlägigen Versuche für nicht beweisend.

Da das Vitamin B reichlich in den tierischen und pflanzlichen Nahrungsmitteln verbreitet ist, ist es verständlich, daß nur unter besonderen Lebensbedingungen der B-Mangel deutlich zum Ausdruck kommt.

Sehr bedeutungsvoll ist der Mangel an Vitamin C, dessen Ausfall zu Skorbut führt. Wir können annehmen, daß der Mangel an Vitaminen zunächst zu einer Ernährungsstörung der Gewebe führt, die wir als Dysergie bezeichnen. Ein geringer Infekt genügt dann, um die Avitaminose zum Ausdruck kommen zu lassen. Der Skorbut der Erwachsenen spielt nur unter besonderen Bedingungen eine Rolle, bei Seefahrern, Nordpolexpeditionen, bei Gefängnisinsassen usw. Wir haben leider in den Kriegs- und Nachkriegsjahren allzu reichliche Erfahrungen darüber sammeln können. Die Krankheit verläuft mit Initialsymptomen, wie Abgeschlagenheit, Ermüdung, Blässe, Appetitlosigkeit, Knochenschmerzen, Ödemen, Pulsbeschleunigung;

dann gesellen sich die typischen Kennzeichen dazu: Gingivitis, Blutungen
ins Zahnfleisch, in die Haut, die Muskeln, Zahnausfall, Dilatation des
Herzens, blutiger Harn, Fieber, verschiedenartige Entzündungen an den
inneren Organen; Knochenblutungen sind beim Erwachsenen selten, wenn
sie auftreten, am häufigsten an den Rippen, und zwar an den Knochen-
Knorpelfugen.

Viel häufiger ist bei unseren Ernährungsbedingungen der Skorbut des
Säuglings, die Möller-Barlowsche Krankheit, deren Identität mit dem
Skorbut der Erwachsenen erwiesen ist. Das Krankheitsbild ist insofern
verschieden, als beim Säugling die subperiostale Blutung und die Blutung
an der Metaphyse der langen Röhrenknochen, die Blutungen in die Haut
und in die Harnwege, neben Blässe, Knochenschmerzen und Fieber prä-
valieren.

Unser Interesse wendet sich in den letzten Jahren ganz besonders der
Rachitis zu. Der notwendige Rachitisschutzstoff wird als Vitamin D
bezeichnet. Er ist jetzt chemisch bestimmt, es ist ein durch Bestrahlen mit
ultravioletten Strahlen aktiviertes Ergosterin, welches als Begleiter der
Cholesterine in geringen Mengen auftritt.

Die Symptome der Rachitis hier zu besprechen, erübrigt sich. Nur daß
wir eine Hypophosphatämie als klassisches Symptom der Rachitis
finden, muß betont werden.

Frage: Gibt es eine Hypervitaminose? — Antwort: Die Hypervitaminose ist klinisch manchmal erfaßbar und es konnte tierexperimentell und
auch am Menschen eine Schädigung nach Zufuhr großer Mengen von D-
Vitamin beobachtet werden.   *Knoepfelmacher*

Welche Mittel haben wir zur Heilung der Avitaminosen?

Da ist es selbstverständlich, daß wir die in den genannten Mangelkrankheiten fehlenden oder an Menge unzureichenden Vitamine geben. So bei der
Xerophthalmie das Vitamin A, am besten in Form von Lebertran, der
dann auch fast immer heilend wirkt; auch große Mengen von Butter sind,
wenn sie vertragen werden, angezeigt. Endlich auch grüne Gemüse, respektive deren Preßsaft, am einfachsten roher Karotten- und Tomaten- (Para-
deis-) Preßsaft in der Menge von ein bis zwei Eßlöffeln täglich. Möglicherweise hat auch die Bestrahlung mit Quarzlampe da einen besonderen Wert.

Bei der B-Mangelkrankheit ist am besten geeignet die Zufuhr von Hefe
und von Hefeextrakten, weil gerade sie Vitamin B besonders reichlich
enthalten. Es ist auch verständlich, daß man das Vitamin B in Fällen von
chronischer Ernährungsstörung junger Kinder vermehrt.

Beim Skorbut sind die altberühmten Antiskorbutika neben frischen
Gemüsen, am besten Zitronen-, Orangensaft, roher Fleischsaft, angezeigt.
Beim Säugling mit Möller-Barlowscher Krankheit ist das gleiche Verfahren
anzuwenden. Hier handelt es sich auch um die Prophylaxe. Und da ist
es von Vorteil, schon jungen Säuglingen täglich ein bis zwei Kaffeelöffel
Orangen- oder Zitronensaft zur Milch beizulegen und vor allem dafür zu
sorgen, daß die Milch nicht wiederholt abgekocht, auch nicht erst in der
Molkerei pasteurisiert und dann zu Hause neuerlich abgekocht wird. Denn
es ist sicher, daß wiederholtes Erhitzen der Milch ihren Gehalt an C-Vita-
minen wesentlich herabsetzen kann.

Etwas kompliziert liegen die Heilungsbedingungen für die Rachitis. Wir wissen jetzt, daß Zufuhr des Vitamin D, das ist des bestrahlten Ergosterins, in kleinen Mengen die Rachitis heilt. Es genügen 10 bis 20· klinische Einheiten, d. i. 5 bis 10 Tropfen öliger Vigantollösung. Ebenso kann natürlich Lebertran gegeben werden, dessen Gehalt an D ziemlich hoch, aber stark schwankend ist. Man kann auch an dessen Stelle Milch geben, welche durch genügend intensives Bestrahlen mit der Quecksilberquarzlampe an Vitamin D angereichert wird. Das kann mit Trockenmilch oder mit Frischmilch geschehen. In der Regel genügen 400 Kubikzentimeter wirksam bestrahlter Milch, um die Rachitis zu heilen. An deren Stelle ist auch bestrahltes Trockeneigelb empfohlen, die erforderliche Menge desselben beträgt ein bis drei Kaffeelöffel.

Da das Vitamin D, der Rachitisschutzstoff, durch Bestrahlen des Provitamins mit kurzwelligen Ultraviolettstrahlen entsteht, und dieser Körper in der Haut des Kindes vorhanden ist, erklären sich die ausgezeichneten Erfolge, welche das direkte Bestrahlen der Kinder mit der Quecksilberquarzlampe erzielt. Es ist dies zweifellos eine vortreffliche Methode, welche nicht nur zur Behandlung, sondern auch zur Prophylaxe herangezogen werden soll. Der Arzt hat also jetzt verschiedene Mittel, um die Prophylaxe und die Heilung der Rachitis wirksam zu betreiben: Die Verabreichung des reinen Vitamin D, das unter den Namen Vigantol (Radiostol, Praeformin) in den Handel kommt, des Lebertrans oder seines unverseifbaren Anteils oder der genügend bestrahlten Milch oder der direkten Quecksilber-Quarzlampenbestrahlung des Kindes.

Fragen: Hat das Abkochen der Milch einen Einfluß auf seinen D-Vitamingehalt? Wirken Phosphor und Arsen als antirachitische Faktoren? Gelingt es, durch Bestrahlung der Kühe einen Einfluß auf die Milch zu nehmen? — Antworten: Einfaches Abkochen beeinflußt den D-Vitamingehalt der Milch nicht. Die D Avitaminosen sind so kompliziert, daß man wohl als möglich ansehen kann, daß eine Stoffwechselsteigerung, wie sie z. B. durch das Arsen erzeugt wird, zu einer günstigen Beeinflussung führt. Auf der Klinik Pirquet wurden Versuche mit der Milch bestrahlter Kühe gemacht. Man konnte damit Rachitis im Rattenversuch verhüten und heilen. Für die Prophylaxe bei Säuglingen, die in der Entwicklung zurück sind, besonders für Frühgeburten, debile Kinder und Zwillingskinder empfiehlt es sich jedoch, eine andere, sicher wirksame Form der Prophylaxe durchzuführen (direkte Bestrahlung, Ergosterin u. dgl.). Milch soll zur Behandlung der Rachitis lieber nicht verwendet werden. Zur Zeit der Untersuchungen an der Klinik Pirquet war das Ergosterin noch nicht bekannt. Da die Milch einen bestimmten Gehalt an Vitamin D aufweisen müßte, so wäre das mit bedeutenden Kosten verbunden, die sicher höher wären als die Kosten des jetzt käuflichen Ergosterins. *Knoepfelmacher*

Fluor

Wie diagnostiziert und behandelt man den Fluor kleiner Mädchen?

Die Angaben, wie viele Fälle von Fluor kleiner Mädchen gonorrhoischer Natur sind, schwanken zwischen 25 bis 100%. Weder das akute Stadium noch das chronische unterscheidet sich klinisch, ob es gonorrhoischer Natur oder anderer Provenienz ist, denn auch in jenen Fällen, wo der Fluor nicht bakterieller Natur ist, entwickelt sich, wenigstens sekundär, eine Entzündung und ein Reizzustand des äußeren Genitales. Differentialdiagnostisch kommen hauptsächlich in Betracht: Reizzustand durch Darmparasiten, dann Bakteriurie oder Pyodermien, die das Genitale infizieren, schließlich die konstitutionelle Hypersekretion, die sekundär zu Reizzuständen des Genitales führt und einen Infektionsfluor bis ins letzte Symptom vortäuschen kann.

Der **konstitutionelle Fluor** darf wohl nur per exclusionem diagnostiziert werden. Klinisch am ähnlichsten sehen sich die Koli-Erkrankung, die aufsteigenden Hautinfektionen und die Gonorrhoe. Die Diagnose, bzw. Differentialdiagnose ist nur im Mikroskop zu stellen. In Zukunft wird uns die **Komplementablenkungsreaktion** gerade hier sicherlich große Dienste leisten. Bis dahin sind wir auf die genaueste mikroskopische, eventuell **kulturelle Sekretuntersuchung** angewiesen. Im allgemeinen beschränkt man sich bei der Sekretentnahme auf die Untersuchung der Vagina; man muß in das Scheidengewölbe vordringen und aus dem Fornix das Sekret herausholen. Urethra und Rektum sind als sehr häufige Lokalisationen des Prozesses zu besichtigen und ist bei verdächtigem Aussehen auch von hier Sekret zu entnehmen. Bei negativem Ausfall der Untersuchung soll man ein Kind mit verdächtigem Fluor mindestens drei Monate in Beobachtung halten. Als Erkrankungsherd bei Gonorrhoe hat wie beim Erwachsenen die Urethra, die Paraurethralgänge, das Rektum, vor allem aber, zum Unterschied vom Erwachsenen, die Scheide in Betracht gezogen zu werden, die durch ihr zartes Epithel in diesem Alter für Gonokokken sehr empfänglich ist. Die Hauptursache der schweren Heilbarkeit der Gonorrhoe der Kinder ist die häufige Miterkrankung der Zervix. Auch eine Aszension soll beim Kinde nicht so selten vorkommen.

Die **lokale Behandlung** wird sich bei allen Fluorarten, bei der Gonorrhoe und auch bei anderer bakterieller Provenienz gleich bleiben. Die Urethritis heilt auch beim Kinde meist auf Harndesinfizientien aus; man wird selten in die Lage kommen, mit der **Neisserschen** Trippersspritze die Urethra des Kindes zu behandeln. Die Rektalgonorrhoe heilt am raschesten auf Instillationen von organischen Silberpräparaten, und zwar am besten durch Applikation in Salbenform nach Reinigung der Ampulle durch Einläufe. Die Behandlung der **Kolpitis**, **Vulvitis** und **Zervizitis** kann beim Kind, bei dem der Hymen geschont werden muß, eigentlich nur durch Spülungen erfolgen. Auf die Technik der Spülungen kommt es hier besonders an. Die Spülflüssigkeit (wir bevorzugen hier ebenfalls organische Silberlösungen, bzw. in manchen Fällen zur Abwechslung Salbei- oder Kamillentee) soll sehr langsam durchfließen; wir empfehlen Dauerspülungen von viertel-, halbstündiger und längerer Dauer; man erreicht dies, indem man die Kinder ordentlich lagert, mittels elastischen Katheters die Spülungen ausführen läßt und den Zufluß stark drosselt, so daß die Flüssigkeit fast nur tropfenweise durchgeht, somit das Medikament lange in Berührung mit den erkrankten Schleimhäuten bleibt. Gerade bei Kindern ist auch der Allgemeinzustand und dessen Beeinflussung von ganz besonderer Wichtigkeit (hygienische Lebensweise, roborierende Diät u. dgl. m.). In allen hartnäckigen Fällen, die durch ihre Hartnäckigkeit auf eine Mit-

beteiligung der Zervix und tieferer Gewebspartien schließen lassen, ist
Vakzinebehandlung auch bei Kindern angezeigt.

Fragen: Welche Spülflüssigkeit soll bevorzugt werden? Wie kann bei
einem kleinen Mädchen das Sekret aus der Fornix entnommen werden?
Muß die Untersuchung auf Gonokokken immer nach Gram ausgeführt
werden? Warum muß als Spülflüssigkeit eine 5%ige Kollargollösung
verwendet werden, wenn es sich hier um eine rein mechanische Maßnahme
handelt? Hat sich Gonotest bewährt? — Antworten: Es ist ganz belanglos,
welches Desinfiziens man zur Spülflüssigkeit verwendet, da das Mittel
sicher nicht in die tieferen Partien eindringt und der Zweck der Spülung:
die Entfernung von Schleim und gonokokkenführendem Sekret, durch
jedes Mittel erreicht wird. Ich entnehme bei kleinen Mädchen das Sekret
aus der Fornix mittels einer biegsamen Sonde, die an ihrer Spitze einen
Knopf trägt; man kann zu diesem Zwecke wohl auch eine gedrehte Platin-
öse oder einen kleinen Löffel benützen. Die Untersuchung auf Gonokokken
beim Weib hat immer nach Gram zu erfolgen, da das Verfahren mit Methy-
lenblau oft zu Fehlschlüssen Anlaß gibt. Der Spülflüssigkeit wird das
Kollargol wegen seiner desinfizierenden Kraft zugesetzt, die bei der mechanischen Reinigung sicher von Vorteil ist. Das Gonotest hat sich nicht
bewährt. *Bucura*

Frakturen

Wie behandelt der praktische Arzt die Schlüsselbein-, Speichen- und Knöchelbrüche?

Diese drei Brüche können vom praktischen Arzt in einwandfreier Weise
auch ambulatorisch behandelt werden.

Für die Knöchelbrüche mit Subluxation ist eine Röntgenkontrolle unbedingt erforderlich, bei Brüchen des Schlüsselbeines und bei typischen
Speichenbrüchen kann man im Notfall auch ohne Röntgenkontrolle auskommen, sie sollte aber — wenn irgend möglich — nicht versäumt werden.

Diese drei Brüche machen ungefähr die Hälfte aller Knochenbrüche aus.
Das genaue Einrichten des Bruches und das Festhalten desselben bis zur
knöchernen Vereinigung der Bruchstücke ist die Grundbedingung für jede
Knochenbruchbehandlung. Die Einrichtung ist nur bei entspannter Muskulatur möglich. Da die reflektorische Muskelspannung durch den Schmerz
hervorgerufen wird, muß dieser zuerst ausgeschaltet werden. Durch Einspritzen von 20 Kubikzentimetern einer 2%igen Novokainlösung zwischen
beide Bruchstücke erreicht man sofort vollständige Schmerzfreiheit, und
die Einrichtung gelingt verhältnismäßig leicht.

Bei Schlüsselbeinbrüchen legen wir eine einfache Schiene an, welche
den adduzierten Arm vom Brustkorb weghält und den Schultergürtel hebt.
Die eingerichteten Bruchstücke werden durch diese Schiene in der guten
Stellung erhalten und dabei bleiben alle Gelenke von den Fingern bis zur
Schulter frei. Die Schiene wird drei bis vier Wochen getragen.

Bei gewöhnlichen Speichenbrüchen legen wir den Verletzten auf den
Operationstisch, legen oberhalb des rechtwinkelig gebeugten Ellbogens eine
Gurte an, die an der nächsten Türschnalle befestigt wird, richten den Bruch
durch starke Volarbeugung ein und legen dann unter starkem Längszug

bei gestrecktem, nicht bei volargebeugtem Handgelenk eine dorsale ungepolsterte Gipsschiene an, die von den Fingergrundgelenken bis zum Ellbogen geht. Sofort Beginn mit Bewegungen der Finger, des Ellbogens und der Schulter. Nach drei bis vier Tagen pflegen alle Gelenke aktiv frei zu sein. Die Hand kann zu leichten Arbeiten verwendet werden. Die Schiene wird bei leichteren Brüchen drei Wochen, bei schwereren mit starker Splitterung, wie es bei alten Leuten vorkommt, vier Wochen getragen.

Knöchelbrüche mit Subluxation werden durch starkes Zusammenpressen der Knöchel, nicht durch Supinationsdrehung des Vorfußes eingerichtet. Dann wird die Schwellung, besonders um die Knöchel herum, wegmassiert und ein ungepolsterter Gehgipsverband angelegt. Die ersten 24 Stunden muß peinlich auf die Zirkulation geachtet werden. Sollten sich Störungen einstellen, Blau- oder Kaltwerden der Zehen, so muß der Gipsverband gespalten, aber nicht vollständig entfernt werden. Gewöhnlich ist dies nicht notwendig. Dann wird ein eiserner Gehbügel angelegt und die Verletzten können am zweiten oder dritten Tag gehen. Der Gipsverband bleibt sechs Wochen liegen, wenn keine Verschiebung der Bruchstücke vorhanden ist, bei Subluxation sieben bis zehn Wochen, je nach dem Grad der Bänderzerreißung. Wenn die Verletzten fleißig herumgegangen sind, wird das Sprunggelenk nie steif. Zur Verhütung von nachträglichen Schwellungen wird für ein bis drei Monate ein Zinkleimverband angelegt. Massage und mediko-mechanische Nachbehandlung ist nicht notwendig. Modelleinlagen sind empfehlenswert.

Fragen: Wie nennt sich die Schiene gegen Klavikularfraktur, aus welchem Material ist sie hergestellt und wo ist sie erhältlich? Zu welchem Zeitpunkt wird bei Knochenbrüchen der eiserne Gehbügel angelegt? Was versteht man unter Modelleinlagen? — Antworten: Die bei Schlüsselbeinbrüchen verwendete Schiene heißt: Schlüsselbeinschiene. Sie besteht aus einem Holzstück von 30 : 15 : 5 Zentimeter Stärke, das oben in einen Spitzbogen verläuft. An seinem unteren Ende ist im rechten Winkel ein zweites Holzstück von 40 : 6 : 1 Zentimeter Stärke befestigt, als Stütze für den Vorderarm. Je nachdem dieses Stück von der einen oder anderen Seite eingeschoben wird, kann der Apparat für rechts oder links verwendet werden. Mit zwei Bandeisen und vier Gurten wird er am Körper befestigt. Die Schlüsselbeinschiene wird hergestellt von Odelga und vom Medizinischen Warenhause (Wien, Spitalgasse). — Bei Brüchen ohne Schwellung kann der eiserne Gehbügel nach dem Erhärten des Gipsverbandes, das ist nach einer Stunde, angelegt werden; bei Brüchen mit stärkerer Schwellung wartet man bis zum nächsten Tag oder bis keine Zirkulationsstörungen zu befürchten sind. Einlagen, welche nach Gipsabdrücken und Gipsmodellen, also individuell hergestellt werden, bezeichnet man als Modelleinlagen.   *Böhler*

Kann man die Kallusbildung fördern?

Die Infektion ist der größte Feind der Kallusbildung. Daß die Splitter, wenn sie sich nicht abstoßen, die Bildung von Pseudarthrosen fördern, ist nicht der Fall. Aber außer der Infektion ist es noch die Interposition von Muskeln, Faszien und die zu starke Diastase der Fragmente, die ein Sich-Annähern der Enden verhindern. Daß die Kallusbildung ein wichtiger

Faktor ist und daß man sie oft fördern muß, will ich an folgendem Beispiele demonstrieren: Es handelte sich um eine Gravide mit einer Radiusfraktur, die eine ganz geringe Dislokation an typischer Stelle zeigte. Eine nach drei Monaten vorgenommene Röntgenuntersuchung ließ Kallusbildung vermissen, obzwar eine solche in diesen Fällen sonst innerhalb von acht bis zehn Tagen eintritt. Diese verzögerte Kallusbildung hängt möglicherweise mit der Gravidität zusammen. In einem anderen Falle, wo es infolge Überfahrens zu einer Fraktur des Metatarsus I gekommen war und bei der sich Metatarsus II und III ohne Besonderheiten erwies, gab eine nach einiger Zeit vorgenommene Röntgenkontrolle eine ordentliche Kallusbildung auf Metatarsus II und III (wo auf der ersten Aufnahme keine wahrnehmbaren Frakturen bestanden hatten), Metatarsus I ließ Kallusbildung vermissen.

Bezüglich der Förderung der Kallusbildung ergibt sich die Frage, wie eine solche möglich sei. Wir müssen uns vorstellen, daß sich alle knochenbildenden Elemente an der Kallusbildung beteiligen. Im allgemeinen kann man sagen, daß, wenn es sich um gut genährte gesunde Individuen handelt, Kallusbildung eintreten wird. Dies ist jedoch auch nicht immer der Fall. Es hat sich gezeigt, daß die Blutzirkulation bei diesen Fällen eine große Rolle spielt. Auf dieser Erwägung beruht die Biersche Stauung. In der Praxis hat sich aber dieses Verfahren nicht bewährt. So konnte im Experimente durch Venenunterbindung die Kallusbildung verhindert werden. Die Schädigung der peripheren Nerven beeinflußt die Kallusbildung scheinbar in keiner Weise. Handelt es sich um Frakturen bei normal konstituierten Menschen, so werden wir unsere therapeutischen Maßnahmen dahin richten, daß die Stauung in der betroffenen Extremität behoben wird. Wir werden daher den Gipsverband so anlegen, daß tatsächlich keine Stauung resultiert. Während des Krieges haben die Franzosen die Schußfrakturen der unteren Extremitäten zum Zwecke der ungehinderten Zirkulation ohne Verband behandelt. Bedingung für eine derartige Therapie ist, daß ein sich ausbildender Kallus unter keinen Umständen zerrissen werden darf. Es kann durch das Aneinanderreiben der Stümpfe die Kallusbildung bis zu einem gewissen Grade gefördert werden, solange nämlich der frische Kallus dieser Reibung stand hält.

Der zerrissene Kallus führt fast immer zur fibrösen Pseudarthrose. Es gibt eine Beeinflussung der Kallusbildung, die im Gesamtzustande des betreffenden Individuums gelegen ist. Von Lokalmaßnahmen, die hier in Betracht kommen, ist die Lerichesche Operation, als neues Mittel das Ossophyt das ist eine vierprozentige Lösung von Dinatriumphosphat zu erwähnen, das in die Frakturstelle eingespritzt wird. Auch die Röntgenbestrahlung mit Reizdosen wurde versucht. Die lokale Injektion von Blut, Fibrin, hat auch versagt, und zwar aus dem Grunde, weil der Knochen, der regenerieren soll, nicht in direkter Abhängigkeit von der Frakturstelle, sondern vom ganzen Körper steht. Daß die Schilddrüse mit der Knochenbildung etwas zu tun hat, ist bekannt. So berichtet Kutscha über einen Fall von Fraktur, bei dem die Kallusbildung ausblieb. Er implantierte eine Schilddrüse hinter dem Rektus; bald nachher setzte reichliche Kallusbildung ein, die Knochenenden wuchsen zusammen. Der Kranke bekam jedoch einen Basedow, es mußte daher die eingepflanzte Schilddrüse wieder exstirpiert werden. Die Fraktur blieb geheilt. Von den Epithelkörperchen wissen wir, daß sie einen großen Einfluß auf die Knochenbildung haben. Entfernt man im Tierexperiment die Epithelkörperchen, so kommt es wohl nicht zu einem Zurückbleiben der Kallusbildung, aber der Kallus ist nicht tragfähig. Als logische Schlußfolgerung des eben Gesagten wurden Parathyreoideatabletten verabfolgt. Die Kallusbildung ist — wenn sie durch myelogene oder periostale Prozesse verhindert wird — nicht nur örtlich bedingt, sondern in dem Allgemeinzustande des betreffenden Individuums verankert. Man muß daher für gute Zirkulation in der Extremität und im Stoffwechselhaushalt des übrigen Körpers (Quarzlicht, Lebertran, Vitamine) Sorge tragen.

Goldschmidt

Geburtshilfe

Welche sind die Ursachen der Hyperemesis gravidarum und welche Behandlung ist zu empfehlen?

Das physiologische Schwangerschaftserbrechen tritt gewöhnlich morgens auf, ohne Nausea und Würgen und fördert meist nur eine ganz geringe Flüssigkeitsmenge zutage. Meist besteht es nur in den ersten drei Monaten der Schwangerschaft. Kommt es in der zweiten Hälfte der Gravidität zu übermäßigem Erbrechen, so lassen sich daraus gewisse diagnostische Schlüsse ziehen; es kann dadurch der Verdacht auf Pyelitis erweckt werden, während Erbrechen unmittelbar ante partum, verbunden mit Diarrhöe und Druckgefühl in der Magengegend. den Eintritt einer Eklampsie anzeigen kann. Nicht jedes gehäufte Erbrechen während der Schwangerschaft darf ohneweiters als Hyperemesis bezeichnet werden, denn man darf nicht vergessen, daß das Erbrechen nicht immer in der Schwangerschaft seinen Grund haben muß, sondern daß auch ganz banale Magenstörungen, Infektionen, Intoxikationen, meningeale Reizerscheinungen, Erkrankungen des Gallensystems ein solches auslösen können. Bevor wir die Diagnose auf Hyperemesis stellen, müssen wir das Bestehen anderer Erkrankungen ausschließen und dürfen erst dann von einem gesteigerten Schwangerschaftserbrechen sprechen. Im Gegensatz zum gewöhnlichen Schwangerschaftserbrechen tritt bei der Hyperemesis das Erbrechen nicht frühmorgens ein, sondern zumeist im Anschluß an die Nahrungsaufnahme, ist dann mit starken Übelkeiten verbunden und bringt auch keine Erleichterung. Die Zahl der Brechakte kann so gesteigert sein, daß das Leben direkt gefährdet ist. Wir haben zwei Formen der Hyperemesis zu unterscheiden: eine leichtere, deren Ursache in einer gesteigerten Motilität des Magens zu suchen ist, und eine zweite, ernster zu nehmende, die schwer toxische. Die leichtere Form geht nur mit gehäuftem Erbrechen einher und reagiert gut auf therapeutische Maßnahmen. Bei ihr stehen die Zeichen der schweren Toxikose nicht so im Vordergrund wie bei der zweiten Form. Diese manifestieren sich in hoher Pulszahl, belegter Zunge, Foetor ex ore, Salivation, in Hautveränderungen, wie Erythem, Akne und Furunkulose und in neuralgischen Symptomen. Signa mali ominis sind Somnolenz, Delirien, Koma, Ikterus und als wichtigstes ein Versiegen oder eine starke Herabminderung der Harnsekretion mit positivem Nachweis von Eiweiß, Zylindern, Azeton, Leuzin und Tyrosin.

Gibt es eine Prophylaxe gegen die Schwangerschaftstoxikosen und die Hyperemesis im Speziellen? Die prophylaktisch-diätetischen Maßnahmen beinhalten eine Herabsetzung der Fett- und Eiweißzufuhr und eine Steigerung der Kohlehydratnahrung, ferner die Verabreichung von Fruchtsäften, Limonaden u. dgl. Von einigen Autoren wurde die prophylaktische Anwendung von Organpräparaten empfohlen (Ovar, Corpus luteum, Thyreoidea usw.); ich habe von diesen weder eine vorbeugende noch kurative Wirkung gesehen.

Bekommt man eine Schwangere mit bereits bestehendem Erbrechen zur Behandlung, so soll man anfangs abwarten und beobachten. Erst wenn die Beobachtung ergibt, daß tatsächlich eine Hyperemesis vorliegt, so können wir mit der Behandlung beginnen. Als erste therapeutische Maßnahme kommt ein Milieuwechsel in Frage, und zwar am besten Transferierung in ein Krankenhaus mit gänzlichem Besuchsverbot. Oft gelingt es durch diese Maßnahme allein, die Hyperemesis zum Versiegen zu bringen. Ist dies nicht der Fall, so verordne man, wenn gewöhnliche Schonungsdiät versagt, massive Kost. Kommt es auch damit nicht zum gewünschten Erfolg, so muß medikamentös vorgegangen werden. Es ist hier die parenterale oder rektale Anwendungsform vorzuziehen, weil per os ein Teil der Medikamente erbrochen wird und dadurch keine Kontrolle über die Wirksamkeit des betreffenden Mittels möglich ist. Als modernste Medikamente kommen Nautisan und Vasano in Betracht, die bei postnarkotischem Erbrechen ebenso wie bei Seekrankheit sehr gut wirken, bei der Hyperemesis jedoch nach meinen Erfahrungen völlig versagen. Ferner sind anzuwenden: Sedativa und Narkotika (Brom, Valeriana, Luminal, Veronal), wobei sich das letztgenannte am besten bewährt. Durch Verabreichung von 2 bis 4 Veronalzäpfchen à 0,25 gelingt es, innerhalb drei bis vier Tagen die Hyperemesis zum Stillstand zu bringen oder das Erbrechen auf ein erträgliches Maß herabzudrücken. Es kann dann allmählich zu einer geregelten Nahrungsaufnahme geschritten werden. Ist die Dosis zu gering, so können auch 5 bis 6 Zäpfchen gegeben werden. Ist eine natürliche Ernährung nicht möglich, so werden wir zur rektalen greifen müssen. Besonderes Augenmerk ist auf genügende Flüssigkeitszufuhr zu lenken. Gewöhnlich ist durch drei bis vier Tage rein rektale Ernährung nötig. Am besten eignet sich hiezu das Tröpfchenklysma, weil bei rascher Einbringung eines größeren Quantums ein bedeutender Teil wieder ausgestoßen wird. Die Tropfenfolge soll so geregelt werden, daß in $1^1/_2$ bis 2 Stunden 1 Liter Flüssigkeit einfließt. Man soll dem Tropfklysma auch Nahrungsstoffe (Zucker, Alkohol) beifügen. Langsam kann bei günstiger Wirkung der rektalen Ernährung wieder mit der additionellen Zufuhr per os begonnen werden. Auch intravenös können Heilmittel zugeführt werden. Die von Freund angegebenen Injektionen von Normalschwangerenserum können mit gleicher Wirkung durch intravenöse Zufuhr von Kochsalz- oder Ringer-Lösung ersetzt werden. Man gibt jetzt allgemein statt großer Mengen niedrig konzentrierter Lösungen hochkonzentrierte Lösungen in geringer Menge (Kochsalz, Traubenzucker). In letzter Zeit wird diese Traubenzuckerbehandlung der Hyperemesis häufig mit Insulininjektionen kombiniert. Am zweckmäßigsten ist es, früh und mittags je 10 Einheiten Insulin zu verabreichen, welche Dosis bis auf 40 Einheiten pro Tag gesteigert werden kann. Nebenbei soll man täglich zweimal je 500 Kubikzentimeter 5%iger Kaloroselösung, am besten intravenös, injizieren. Wie bei jeder Insulintherapie an Nichtdiabetikern, ist besonders auf die Zeichen der Hypoglykämie zu achten. Bei allen therapeutischen Maßnahmen ist auf die klinische Beobachtung großes Gewicht zu legen. Man hat vor allem den Allgemeineindruck der Schwangeren auf sich einwirken zu lassen, und wird dann binnen kurzem eine Entscheidung treffen können, ob eine Schwangerschaftsunterbrechung zu erfolgen hat oder nicht. Tritt Delirium, Koma, ein starker Azetongeruch aus dem Mund, Temperatur über 38°, Pulszahl über 120 ein, sind im Harn große Eiweiß- und Zylindermengen oder gar Leuzin, respektive Tyrosin nachweisbar, so ist die Schwangerschaft unverzüglich zu unterbrechen. *Köhler*

Welche sind die Indikationen der Sectio caesarea?

Die fortschreitende Technik und Lebenssicherheit der Sectio caesarea hat es mit sich gebracht, daß die Operationsmethode selbst einen gewissen Einfluß auf die Indikationsstellung ausübt, da sie bei gleichen oder sogar geringeren Gefahrenquotienten den Konkurrenzmethoden in vielen Belangen überlegen ist. Als bedeutendsten Fortschritt der letzten Zeit können wir die **subvesikale intraperitoneale Technik** vermerken, welche eine wichtige Errungenschaft des extraperitonealen Kaiserschnittes darstellt, und die Anwendung der Lokalanästhesie, die nicht nur durch Ausschaltung des Narkotikums für Mutter und Kind segensreich wirkt, sondern auch lokal operationstechnische Vorteile schafft. Auch Anhänger der Kaiserschnittmethode müssen dem Grundsatz huldigen, möglichst wenig in der Geburtshilfe zu operieren. Die erweiterte Indikation zum Kaiserschnitt darf die Anzahl der operativen Entbindungen nicht vergrößern, sondern geht auf Kosten anderer geburtshilflicher Operationen. Unbeschadet der Sorge um die Mutter tritt die Erhaltung des Lebens des Kindes in den Vordergrund.

Die Einteilung der Indikationen lautet folgendermaßen:

1. Absolute Gebärunfähigkeit (Konjugata 6 Zentimeter, rein materne Indikation).

2. Ausschaltung des Geburtsaktes im Interesse teils der Mutter, teils des Kindes. Hieher gehören u. a. Gebärende mit einem inkompensierten Herzfehler. Auch die Placenta praevia centralis, bei welcher durch die Sectio caesarea nicht nur die mütterliche Mortalität herabgemindert wird, sondern auch die kindliche.

3. Rasche Ausschaltung der Schwangerschaft (rein materne Indikation).

4. Auschaltung voraussichtlicher Gefahren für das Kind (nur im Interesse des Kindes).

Die Geburtsleitung beim engen Becken gründet sich unabhängig von Beckenmessungen auf der Geburtsbeobachtung und hier tritt die Sectio caesarea in siegreiche Konkurrenz mit der aus verschiedenen Gründen nicht recht beliebten Beckenerweiterung und mit dem für Mutter und Kind in gleicher Weise gefährlichen hohen Forzeps. Wir kommen nun zur letzten Indikation, der prophylaktischen. oder, wie sie in letzter Zeit genannt wurde, der primären. Jeder Praktiker kennt aus seiner Sprechstunde die schwerdepressiven Gefühle älterer Frauen, welche nach langjähriger steriler Ehe ihren Wunsch, ein Kind zu bekommen, fast erfüllt sehen, dieses stirbt aber unter der Geburt ab. Bei Eintritt neuerlicher Gravidität besteht die wohlbegreifliche Angst vor ähnlichem Mißgeschicke. Hier setzt die sogenannte prophylaktische Indikation ein, deren Ausführung aber, soll die Indikation kein Unfug werden, an Regeln geknüpft werden muß. Ich führe sie nur aus, wenn eine oder zwei wohl geleitete Geburten mit unglücklichem Ausgang für das Kind stattgefunden haben, wenn eine gewisse Altersgrenze überschritten ist, und die Frau erwiesenermaßen schwer konzipiert. Dann entschließe ich mich aber rasch bei Wehenbeginn, natürlich ganz unabhängig von den Beckenmaßen, zum Eingriff, denn dann ist er ja auch möglichst gefahrlos.

Frage: Besteht bei der Sectio caesarea eine Infektionsgefahr, wenn vorher die Blase gesprungen ist und bei häuslicher Behandlung vielfach intrauterin oder vaginal untersucht wurde. — Antwort: Die Gefahr ist bei der tiefen Sectio wesentlich eingeschränkt, von mancher Seite wird bei Fieber der Kaiserschnitt direkt empfohlen, man kann sich ja auch der extraperitonealen Methoden bedienen.   *Schiffmann*

Gefäßerkrankungen

Welche Schädigungen entstehen an den Gefäßen durch Nikotinabusus?

Meiner Erfahrung nach wird dem Nikotin als Gefäßgift zu wenig Beachtung geschenkt. Dies dürfte vielleicht auch darauf zurückzuführen sein, daß in der letzten Zeit die entnikotinisierten Zigaretten besonders beliebt wurden. Nun ist es sicher, daß bei der Entnikotinisierung nur ein geringer Teil des Nikotins entfernt wird, und daß bei übermäßigem Genuß entnikotinisierter Zigaretten gleichfalls eine Vergiftung zustande kommen kann. Es ist sicher nicht das Nikotin allein, das diese Giftwirkung auslöst, sondern auch die Pyridinbasen. Besonders gefährlich ist das Inhalieren beim Rauchen, ferner das Rauchen in geschlossenem Raum. Oft handelt es sich bei durch Nikotin bedingten Schäden um Personen, die einem zweiten Gift (Lues, Blei, Alkohol) ausgesetzt sind. Können wir nur ein Gift ausschalten, so ist schon sehr viel getan. Das Nikotin macht vor allem Gefäßkrämpfe in allen Organen; besonders häufig ist das Gehirn betroffen. Eine ganze Reihe von Migränefällen wird durch Nikotinmißbrauch hervorgerufen. Wir sehen aber gar nicht so selten auch dauernden Kopfschmerz, Schwindel, vorübergehende Bewußtseinsstörungen, so daß der Verdacht auf einen Hirntumor erweckt wird. Aber auch Aphasie und vorübergehende Lähmungserscheinungen, selbst Augenmuskellähmungen wurden nach Nikotinabusus beobachtet. Es können sich alle auf Gefäßkrämpfe zu beziehenden lokalen zerebralen Störungen finden, die wir bei essentieller Hypertonie und Nephritiden als pseudourämische Symptome anzusprechen gewöhnt sind, die aber auch ohne Hochdruck bei Rauchern vorkommen. Eine ganze Reihe von Störungen von seiten des Herzens (Tachykardie, Bradykardie), vor allem aber die Angina pectoris vasomotoria kann durch starkes Rauchen ausgelöst werden, Symptome, die nach Entzug desselben sofort verschwinden. Doch spielt das Nikotin auch unter den Ursachen der echten Angina pectoris, bei Koronarsklerose usw. eine große Rolle. Krampfartige, durch den Tabak ausgelöste Zustände von seiten der Darmgefäße (Dyspraxia arteriosclerotica intermittens) verlaufen manchmal unter dem Bild einer Cholelithiasis oder eines Ileus. Am Magen-Darmtrakt kommen durch Nikotinabusus eine Reihe von Symptomen zustande, welche nicht durch Gefäßwirkung bedingt sind; vor allem spastische Zustände (Oesophagospasmus, Pylorospasmus, spastische Obstipation), ferner Hyperazidität mit den ihr folgenden subjektiven Erscheinungen; in manchen Fällen kann das Bild eines Ulcus ventriculi oder duodeni vorgetäuscht werden. Bei bestehender Disposition kann auch ein echtes Ulkus durch Nikotin mit verursacht sein. Gar nicht so selten kommt es nach Nikotinmißbrauch zu Impotenz. Schwere Erscheinungen ruft der Tabakmißbrauch an den Extremitäten hervor. Nicht selten wird das intermittierende Hinken hiedurch ausgelöst. Im Anfang handelt es sich um vorübergehende angiospastische Gefäßaffektionen, die bei Nikotinabstinenz einer Rückbildung fähig sind, im weiteren Verlauf treten an den Extremitätengefäßen sklerotische Veränderungen auf, die auch mit Gangrän einhergehen können und selbst eine Amputation notwendig machen. Schweres intermittierendes Hinken mit Gangrän und gleichzeitiger Thrombophlebitis an den Beinen und hochgradigen Beinödemen wird in letzter Zeit aus Amerika mehrfach als „Bürgersche Krankheit" beschrieben. Entzug des Nikotins bringt oft auffallend schnelle Besserung, wovon ich mich in einigen Fällen selbst überzeugen konnte. Beim Morbus Raynaud spielt ebenso wie bei der Erythromelalgie der Tabakmißbrauch gleichfalls eine große Rolle.

Bezüglich der Therapie ist wohl als Wichtigstes das Aussetzen des Rauchens zu erwähnen. Ich stehe auf dem Standpunkt, bei starken Rauchern den Tabakgenuß nicht nur einzuschränken, sondern denselben strikte zu verbieten. Mit den entnikotinisierten Erzeugnissen ist nicht viel getan, da es bei chronischem Nikotinabusus oft zu enormer Überempfindlichkeit kommt, die schon bei Genuß von ein bis zwei Zigaretten zu schweren Störungen Anlaß gibt. Bei intermittierendem Hinken werden wir Papaverin und subkutane Injektionen von Natrium nitrosum, Höhensonnenbestrahlung, Diathermie, unter Umständen auch Röntgenbestrahlungen des Rückenmarks verordnen. *Kahler*

Gelenkerkrankungen

Wie sind fehlerhafte Beurteilungen von Gelenkskrankheiten zu vermeiden?

Die Gelenkserkrankungen werden in sehr vielen Fällen nur als eine rein örtliche Erkrankung aufgefaßt, obzwar sie der Ausdruck einer Allgemeinerkrankung sind. Speziell bei monartikulären Erkrankungen wird sehr oft dieser Fehler begangen. Stets soll nicht nur das betreffende Gelenk, sondern der ganze Kranke untersucht werden. Es seien hier nur einige wenige Beispiele angeführt. So ist der Schmerz im Großzehengelenk das Zeichen einer bestehenden Gicht; der Anfall kann jedoch auch im Sprunggelenk oder im Metatarsus vorkommen; dann ist die Erkennung nicht mehr so leicht. Da kann ein Tophus am Ohr den richtigen Weg weisen. Manchmal verläuft die Gicht auch unter dem Bilde einer Polyarthritis, dann ist die Diagnose oft sehr schwer. Genaue Anamnese und Heranziehung der

Harnsäureuntersuchung im Blute, des Stoffwechselversuches und Röntgenbildes sind dann nötig. Gar nicht selten finden wir bei älteren Leuten Zeichen, die auf eine luetische Aortitis hinweisen. Dadurch kann man auf die Möglichkeit einer luetischen Ätiologie eines Gelenksleidens aufmerksam werden.

Ein zweiter Punkt darf nicht außeracht gelassen werden, nämlich bei Erkrankungen des Skelettes und der Wirbelsäule das betreffende Organ als funktionelle Einheit zu betrachten. So kann uns bei einer Erkrankung des Knies oder des Hüftgelenks, wenn wir die Füße nicht entblößen lassen, ein Plattfuß entgehen, der die Knieschmerzen erklären könnte. Aber auch Haltungs- und Stellungsanomalien können so unberücksichtigt bleiben. Stets ist die Extremität der gesunden Seite zum Vergleich heranzuziehen; nur so können Muskelatrophien, Temperaturdifferenzen usw. richtig eingeschätzt werden. Es ist, wie bereits erwähnt, der ganze Körper einer Untersuchung zu unterziehen. Temperatur und Puls sind zu berücksichtigen, die inneren Organe genau zu untersuchen. Sehr oft werden Veränderungen am Periost durch luetische Erkrankungen ausgelöst, ohne daß die Kranken von einer überstandenen Syphilis etwas wüßten. Hier werden uns nicht selten tastbare Auftreibungen den richtigen Weg weisen. Narben nach abgeheilten tuberkulösen Prozessen im Nacken und am Rumpf werden die Vermutung einer tuberkulösen Erkrankung nahelegen. In anderen Fällen werden Narben nach Verbrennung auf eine Syringomyelie hinweisen. Erkrankungen der Gelenke können aber auch vorgetäuscht werden durch Skelettanomalien, Ostitis fibrosa, Osteomalazie, Rachitis tarda, Osteomyelitis und Tumoren. Sehr häufig wird die Osteomalazie der Wirbelsäule als Lumbago diagnostiziert. Die Diagnose ist aber wegen der einzuschlagenden Therapie von besonderer Wichtigkeit. Bei Osteomalazie findet sich Stauchungsschmerz und die Röntgenuntersuchung läßt eine Kalkarmut erkennen. Durch Verabreichung von Vigantol, Lebertran, Ultraviolettbestrahlungen, Stützapparate, ist in diesen Fällen meist Heilung zu erreichen. Die richtige Beurteilung des Röntgenbildes ist von ausschlaggebender Bedeutung. Eine große Anzahl von Erkrankungen kann überhaupt nur durch das Röntgenbild erkannt werden. Auch zentrale Abszesse und Tumoren sind ausschließlich durch das Röntgenbild zu erkennen; anderseits muß jedoch vor einer Überschätzung desselben gewarnt werden. Nicht immer ist das, was uns das Röntgenbild zeigt, die Ursache der Beschwerden. So können Kranke mit Beschwerden von seiten nur eines Hüft- oder Kniegelenkes bei der Durchleuchtung auf beiden Seiten Veränderungen aufweisen. Hier werden die Schmerzen häufig durch Veränderungen an den Weichteilen ausgelöst. Aus dem Gesagten ergibt sich, daß alle Hilfsmittel heranzuziehen sind, um durch ihren Zusammenhalt ein richtiges Bild von dem Gesamtbefund zu bekommen. Dasselbe ist nicht nur vom Standpunkt der Diagnose, sondern auch von dem der Therapie von Wichtigkeit. So werden wir manchmal wegen bestehender Herzanomalien eingreifende Prozeduren unterlassen müssen.

Fragen: Welche Aufschlüsse ergibt die Blutuntersuchung bei Gelenkserkrankungen? Was zeigt uns Harnsäure oder Reststickstoff im Blute an? In welchem Ausmaß ist der sogenannte Rheumatismus auf tuberkulöse Erkrankungen zurückzuführen? — Antworten: Es wäre verfehlt, bei positivem

Wassermann die betreffende Gelenkserkrankung unbedingt auf Lues zurückzuführen, aber auch ein negativer Ausfall spricht nicht gegen Lues; in der letzten Zeit hat die Komplementreaktion bei der Diagnose der Gonorrhoe eine gewisse Bedeutung erlangt. Das Bestehen einer Leukozytose oder Leukopenie gibt uns gewisse Direktiven. Die Bestimmung der Blutsenkungsgeschwindigkeit kann in zweifelhaften Fällen zur Entscheidung herangezogen werden, ob wir es mit einer entzündlichen oder degenerativen Form der Gelenkserkrankung zu tun haben. Bei bestehender Entzündung (Tuberkulose, infekt. Arthritis) ist die Senkungsgeschwindigkeit beschleunigt, bei degenerativen Formen (A. def.) eher verzögert. Nach Ablauf eines entzündlichen Prozesses kann die früher beschleunigte Reaktion wieder normal werden. Von diesem Gesichtspunkte aus kann diese Untersuchungsmethode auch prognostisch verwertet werden. Bei infektiösen Arthritiden kommt es nicht selten zu Leukozytose und Linksverschiebung im weißen Blutbilde, doch kann auch bei ausgesprochen septischen Affektionen gelegentlich einmal Leukopenie angetroffen werden. Mehr als 4,5 Milligramm Prozent Harnsäure im Blute bei nüchterner Entnahme spricht für Gicht. Die Harnsäureuntersuchung im Harn ist nur bei entsprechender Diät zu verwerten. Durch tuberkulöse Infektion können rheumatische Erkrankungen nachgeahmt werden; es kann sich um alle Abstufungen von den leichtesten bis zu den allerschwersten handeln.   *Freund*

Worin besteht die äußerliche Behandlung der Fußgicht?

Nebst der internen Behandlung verfolgen gewisse Maßnahmen den Zweck, auf mechanischem Weg die Schwellung und Schmerzen zu beseitigen, sowie die Belastungsfähigkeit des kranken Fußes zu verbessern.

Gleich nach Einsetzen des akuten Anfalles wenden wir Hochlagerung des Fußes und kühlende Umschläge an, um sodann nach dem Abflauen der stürmischesten Erscheinungen zu feuchtwarmen Einpackungen überzugehen, die nach weiterer Besserung des Zustandes durch lokale Wärmeprozeduren ersetzt werden.

Da der Gichtiker im Interesse der Stoffwechselregelung Bewegung machen und sich betätigen soll, ist es erwünscht, ihn möglichst bald gehfähig zu machen. Sobald die akuten und schmerzhaftesten Erscheinungen vorüber sind, lassen wir den Patienten aufstehen.

Nachdem im akuten Anfall, meist über Nacht, das Großzehengrundgelenk unter starker Rötung — von Fieber begleitet — angeschwollen ist, breitet sich dann die Schwellung nicht nur über die ganze Zehe aus, es schwillt auch der Mittelfuß an, so daß schließlich die Zirkumferenz des Fußes bedeutend zugenommen hat. Die Folge hievon ist, daß der Patient, der Gehversuche machen will, keinen seiner Schuhe anziehen kann, weil sie zu klein sind, und irgendeinen Hausschuh tragen muß. Unter dem Einfluß der Belastung stellen sich alsbald Belastungsschmerzen ein, die von den eigentlichen gichtischen Schmerzen wohl zu unterscheiden sind. Den festen Halt, den ein Schuh dem Fuß gibt und der im Hausschuh fehlt, müssen wir, solange der Patient keinen Schuh trägt, anderweitig zu ersetzen suchen. Wir erreichen dies dadurch, daß wir den Fuß, beim Ballen anfangend, mit einer 6 cm breiten Idealbinde elastisch umwickeln, auch das Knöchelgelenk durch Achtertouren umfassen und schließlich ober den

Knöcheln durch Zirkeltouren abschließen. Dadurch halten wir den Fuß in seinem Gefüge zusammen und verhindern das Entstehen einer sonst rasch eintretenden Fußsenkung, die das Längsgewölbe, noch mehr aber das quere Fußgewölbe betrifft und schließlich nach Ausheilung des Gichtanfalles einen schmerzhaften Querplattfuß zur Folge hat. Daher verordnen wir sowohl prophylaktisch, als auch bei schon eingetretener Fußsenkung aus dringender therapeutischer Indikation eine nach Modell gearbeitete Einlage, die der Gegend der Fußsenkung entsprechend geformt ist.

Der Schuh selbst soll einen niedrigen Absatz haben und im Bereich der Zehen geräumig sein, nicht zu spitz zulaufen, weil sonst die große, entzündete und verdickte Zehe nur zu leicht in Adduktion gedrängt wird und überdies ein schmerzhafter Hallux valgus entstehen kann. *A. Saxl*

Wie äußert sich die Arthritis deformans der großen Zehe?

Die Klagen dieser Patienten beziehen sich hauptsächlich auf Schmerzen in der großen Zehe, vor allem im Grundgelenk. Die Schmerzen treten anfangs nur bei Belastung des Fußes auf, später können sie auch bei unbelastetem Fuße bestehen; sie strahlen in den Fußrücken, ja bis in den Unterschenkel aus und machen sich besonders beim Gehen, beim Abwickeln des Fußes vom Boden bemerkbar. Manchmal suchen sich die Patienten dieses Schmerzgefühl zu erleichtern, indem sie mit supiniertem Fuß auftreten und so den inneren Fußrand von der Belastung ausschalten.

Untersucht man die schmerzhafte Zehe, so zeigt das Großzehengrundgelenk in leichten Fällen keine Veränderung; bei Vorhandensein stärkerer Beschwerden ist fast stets eine Verdickung dieses Gelenkes nachweisbar. Die Dickenzunahme betrifft weniger die Weichteile um das Gelenk, als vielmehr die Gelenkskörper selbst. Das Köpfchen des ersten Metatarsus ist durch leistenförmige, wulstige oder kleine knopfförmige Randwucherungen verdickt. Diese Exostosen prägen sich im Röntgenbilde deutlich aus und lassen die für Arthritis deformans charakteristischen seitlichen Zuspitzungen an den Gelenkskanten erkennen.

Mit Zunahme des Gelenksprozesses geht eine Einschränkung der Dorsal- und Plantarflexion im Grundgelenk einher, die aber nicht in gleichmäßiger Weise vor sich zu gehen pflegt, sondern stärker die Dorsal- als die Plantarflexion betrifft. In diesem Stadium der Erkrankung bestehen beim Abwickeln des Fußes starke Stauchungsschmerzen dorsal und ebensolche Zerrungsschmerzen plantar am kontrakten Grundgelenk. Schließlich ist die Dorsalflexion gesperrt und nur geringe Plantarflexion möglich; in schwersten Fällen versteift die Zehe in Beugestellung. Dann ist das Gelenk dorsal und plantar recht druckempfindlich. *A. Saxl*

Wie behandelt man die Arthritis deformans der großen Zehe?

Die Behandlung dieses unscheinbaren, aber doch schmerzhaften und funktionell so behindernden Leidens besteht in mechanischen und operativen Maßnahmen, die durch die üblichen physikalischen Heilmethoden unterstützt werden können. Vor allem muß der Schuh so gebaut sein, daß das verdickte Großzehengrundgelenk von schmerzhaftem Schuhdruck geschützt ist, es muß also der Schuh vorne an dieser Stelle entsprechend hoch und breit sein, denn jeder Druck auf die Randwucherungen wirkt nicht nur schmerzhaft, sondern fördert auch durch produktive Periostitis deren Wachstum. Ferner soll das Gelenk vor unzweckmäßiger Bewegung und vor zu starker Belastung geschützt sein; wir suchen zu diesem Zwecke den Schuhabsatz möglichst niedrig zu halten, denn mit der Höhenzunahme des Absatzes wird die Körperlast mehr und mehr auf den empfindlichen Vorfuß übertragen. In dieser Lage wird aber das erste Metatarsophalangealgelenk bei Dorsalflexion belastet, was gerade wegen Hemmung dieser Bewegung recht schmerzhaft ist. Ein Schritt weiter auf diesem Wege führt zum „vorderen" Absatz, einer ungefähr 1 Zentimeter hohen, 2 Zentimeter breiten, vorne und hinten abgerundeten Leder- oder Gummileiste, welche unter den Metatarsalköpfchen quer über die Fußsohle verläuft und die Abwicklung des Fußes erleichtert. Ist das Gelenk noch frei beweglich, so wirkt auch eine gewöhnliche Plattfußeinlage günstig ein, da durch sie die Körperlast von den Hauptstützpunkten des Fußes mehr auf die ganze Sohle verteilt wird.

Wenn die Dorsalflexion der großen Zehe Schmerzen verursacht, dann sucht man diese Bewegung durch Versteifung der Schuhsohle zu hemmen. Schon eine dicke Ledersohle entspricht dieser Forderung teilweise, weshalb solche Patienten in ihren schweren Touristenschuhen mit dicker Sohle und niedrigem Absatz noch recht gut gehen, während das Gehen in gewöhnlichen Schuhen schon unerträglich ist. Demselben Zwecke dient eine Einlage, die sich entsprechend der großen Zehe in eine bis zum Zehengelenk reichende Versteifungsfeder fortsetzt: „Überbrückung" des erkrankten Gelenkes. Besteht schon eine Beugekontraktur der großen Zehe im Grundgelenk, so daß der Fuß nicht mehr mit dem ersten Metatarsusköpfchen, seinem natürlichen Stützpunkt, sondern mit dem Nagelglied der großen Zehe auftritt, dann muß bei der eben erwähnten Einlage der Zwischenraum zwischen Köpfchen und Schuhsohle durch ein entsprechend geformtes Zwischenpolster ausgeglichen werden.

Die operative Therapie hat die Aufgabe, schmerzhafte Enchondrome oder Exostosen an der Zirkumferenz des Großzehengrundgelenkes zu beseitigen. Für schwerste Fälle bleibt die Resektion vorbehalten. Die das Gehen so behindernde Beugekontraktur der großen Zehe kann durch einfaches Redressement, eventuell unter Zuhilfenahme der Tenotomie der Sehnen des Musculus flexor hallucis brevis behoben werden. *A. Saxl*

Glaukom

Was ist von der medikamentösen Therapie des Glaukoms zu erwarten?

Beim kongestiven (inflammatorischen) Glaukom ist im Anfall unbedingt vorerst zu versuchen, durch Miotika (Pilokarpin 1 bis 2 %, Eserin 0,5 bis 1 %) den Druck herabzusetzen, ehe man zur Operation schreitet, da die Operation nach Abklingen des Anfalles weniger gefährlich ist. Die erwähnten Lösungen sind wiederholt (alle 5 bis 10 Minuten) einzutropfen oder als Augenbad mittels eines eigenen becherartigen Gefäßes anzuwenden. Wenn es gelingt, den Anfall zu beseitigen, soll gleichwohl in der Regel die Operation durchgeführt werden, da sonst die Gefahr besteht, daß sich die Anfälle wiederholen und schließlich auch durch Miotika nicht mehr beseitigt werden können, so daß man gezwungen ist, die Operation im

Anfall durchzuführen und damit das Auge einer größeren Gefahr auszusetzen. In Fällen, wo die erwähnten Miotika versagen, kann durch ein starkes Miotikum, Histamin 10% (= Aminglaukosan) die Pupille zur Verengerung gebracht und der Anfall beseitigt werden. Da dieses Mittel stark brennt und schmerzt, soll es erst nach vorausgegangener Instillation von 2% Holocainlösung in den Bindehautsack eingetropft werden. Eine unerwünschte Nebenwirkung des Histamins ist die starke Erweiterung und Erschlaffung der Gefäße, die in jenen Fällen, wo auch dieses Mittel versagt, bei der nunmehr im Anfall durchzuführenden Operation sehr stört. Außerdem beobachtet man manchmal unerwünschte Allgemeinwirkung (Schwindelgefühl, Blutdrucksenkung).

Für die mehr chronischen Formen des Primärglaukoms sind Miotika, wie Pilokarpin, Eserin, mit Erfolg oft dauernd anzuwenden und sollen, wenn sie den Druck so weit herabzusetzen imstande sind, daß Sehschärfe und Gesichtsfeld nicht verfallen, versucht werden, ehe man zur Operation schreitet. In derartigen chronischen Fällen von Glaukom ohne Neigung zu Anfällen und bei nicht seichter Vorderkammer können auch Adrenalinpräparate herangezogen werden. (Bei kongestiven Glaukomformen mit seichter Vorderkammer kontraindiziert wegen der Gefahr, einen akuten Glaukomanfall bei der durch das Adrenalin erfolgenden Pupillenerweiterung hervorzurufen.) Adrenalin wird entweder subkonjunktival 0,1 bis 0,2 Kubikzentimeter einer Lösung 1 : 1000 eingespritzt oder in starker Konzentration (Glaukosantropfen nach Hamburger) in den Bindehautsack eingeträufelt. Es gelingt mit diesen Adrenalinpräparaten, den Augendruck in geeigneten Fällen herabzusetzen und die Wirkung der Miotika zu verstärken, doch ist es leider nur selten möglich, durch derartige medikamentöse Maßnahmen die Operation dauernd zu vermeiden.

Erfolgreich ist die Anwendung dieser Adrenalinpräparate in manchen Fällen von Sekundärglaukom bei Iritis, wo es sehr wünschenswert ist, mit der Drucksenkung eine Pupillenerweiterung zu verbinden.

Fragen: Können auch einige Tropfen Adrenalin in höherem Alter gefährlich sein? Ist bei der operativen Behandlung des Glaukoms ein Eingriff in der Wohnung des Patienten möglich? Wenn nach zwei bis drei Stunden die Miotika nicht gewirkt haben, welche Therapie ist dann einzuschlagen? Wie lange soll Pilokarpin allein und wann Eserin gegeben werden? — Antworten: Wenn nur wenige Tropfen Adrenalin in geringer Konzentration den Augentropfen zugesetzt werden, so wird wohl keine ungünstige Beeinflussung zu beobachten sein. Sind die hygienischen Verhältnisse im Hause des Patienten entsprechende, so ist gegen eine Operation daselbst nichts einzuwenden. Wenn nach zwei bis drei Stunden keine Druckherabsetzung eintritt, so muß auch im akuten Stadium operiert werden, besonders in Fällen von fulminantem Glaukom. Tritt trotz wiederholter Pilokarpinmedikation kein wesentlicher Erfolg ein, so ist Eserin zu geben.   *Safar*

Gonorrhoe

Was leistet die Komplementbindungsreaktion nach Müller-Oppenheim bei der Diagnose der Gonorrhoe?

Die Komplementbindungsreaktion (M. O. R.) beruht darauf, daß das

Serum von Gonorrhoekranken mit einem Antigen, d. i. Gonokokkenvakzine unter Komplementbindung reagiert. Der Wert dieser Reaktion ist vor allem ein diagnostischer in bezug auf die Komplikationen der Gonorrhoe. Dabei ist schon jetzt zu betonen, daß die Resultate nur dann verwertbar sind, wenn keine Vorbehandlung mit Gonokokkenvakzine erfolgt ist. Hat eine solche stattgefunden, so können solche Seren noch monatelang positiv reagieren. Wenn dies nicht der Fall gewesen ist, so bedeutet der negative Ausfall der Reaktion bei Epididymitis, daß es sich nicht um eine gonorrhoische Epididymitis handeln könne. Denn sämtliche Fälle z. B. von rein tuberkulöser Epididymitis ergaben ein negatives Resultat. Der positive Befund spricht natürlich zugunsten einer gonorrhoischen Komplikation, ist aber nicht mit derselben Sicherheit zur Diagnose verwertbar, weil ja außer der Epididymitis aus anderen Ursachen gleichzeitig auch noch eine Gonorrhoe bestehen kann. Noch bedeutungsvoller ist die Anstellung dieser Reaktion bei Gelenksentzündung. Hier beweist unbedingt der negative Ausfall der Probe das Nichtbestehen einer Arthritis gonorrhoica. Der positive Ausfall bestätigt in der Regel die Gonokokkenätiologie einer Gelenksentzündung. Die Anstellung dieser Reaktion in jedem Falle von Gelenksrheumatismus ist deshalb wichtig, weil ich in jüngster Zeit Fälle von Polyarthritis beobachten konnte, die sicher durch Gonokokken verursacht war. Bei positivem Ausfall der Komplementbindungsreaktion muß dann die wirksamste spezifische Behandlung mit Gonokokkenvakzine durchgeführt werden. Auch bei Iritis soll die Reaktion angestellt werden, denn auch bei der Iritis gonorrhoica ist die Reaktion konstant positiv. Bei der Diagnostik der weiblichen Gonorrhoe mit Adnexerkrankungen scheint die Reaktion Wertvolles zu leisten, doch ist diesbezüglich mein Material bis jetzt zu gering. Es gibt Autoren, welche der Meinung sind, daß auch in bezug auf die Feststellung der Ausheilung einer Gonorrhoe die Methode dem mikroskopischen und kulturellen Nachweis der Gonokokken überlegen ist. Nach Kunewälder bleiben klinisch geheilte Fälle dann rezidivfrei, wenn sie am Ende der Behandlung von positiver zu negativer Reaktion abgesunken waren. Dagegen zeigten Fälle, die nach klinischer Heilung durch mehrere Wochen noch positive Reaktion zeigten, unerwartet klinische Rezidive. Es bildet also die Komplementbindungsreaktion bei der Gonorrhoe ein wertvolles diagnostisches Hilfsmittel, dessen Bedeutung in einzelnen Richtungen feststeht, in anderen Richtungen aber erst durch große Reihen klinischer Untersuchungen erforscht werden muß. *Oppenheim*

Gynäkologische Fragen

Wie behandelt man Blutungen in der Pubertät und im Klimakterium?

Sowohl die Blutungen in der Pubertät als auch die Blutungen im Klimakterium beruhen auf einer Insuffizienz der Ovarialtätigkeit. Sie sind nicht der Ausdruck einer Hyperfunktion, sondern einer Hypofunktion der Ovarien.

Wollte man also bei Blutungen, die auf einer gestörten Ovarialfunktion beruhen, kausale Therapie treiben, müßte man in erster Reihe die Störung im Ovarium zu beheben suchen. Von diesem Gesichtspunkt aus scheint die Behandlung ovariogener Blutungen mit Ovarial- und speziell mit Corpusluteum-Präparaten durchaus berechtigt. Unter den älteren derartigen Medikamenten wäre in erster Reihe das Sistomensin zu erwähnen, welches zwar nicht regelmäßig, aber doch in einer Reihe von Fällen einen günstigen Einfluß auf die Blutungen ausübt. Es bewährt sich jedenfalls besser als die meisten anderen aus dem Corpus luteum hergestellten älteren Handelspräparate. In neuester Zeit ist es gelungen, Präparate aus dem Ovarium und aus der Plazenta zu erzeugen, welche nachweisbar größere Mengen von weiblichem Sexualhormon (Feminin nach Fellner) enthalten (Progynon, Menformon-Follikulin, Hogival). Wir stehen derzeit am Anfang einer neuen Ära in der Organotherapie und können deshalb über größere Erfahrungen mit der Hormontherapie ovariogener Blutungen nicht berichten. Hervorheben möchte ich hier nur, daß das Sexualhormon zunächst eine Hyperämie des Genitales hervorruft, ein Umstand, der uns bei der Behandlung von Genitalblutungen nicht erwünscht sein kann. Man kann dadurch zum vorzeitigen Abbruch dieser Therapie genötigt werden. Als Kausaltherapie kann auch die sogenannte Röntgenreizbestrahlung gelten. Man hat mit ihr wohl bei Amenorrhöen, aber nicht bei ovariogenen Blutungen Erfolge erzielt.

Da wir über keine zuverlässige kausale Therapie verfügen, müssen wir zur symptomatischen Behandlung greifen. Diesem Zweck dienen die verschiedenen Styptika, die in der Praxis die dominierende Behandlungsmethode bei ovariogenen Blutungen darstellen. Unzweckmäßig ist aber das so häufig verordnete Ergotin, da die ovariogenen Blutungen ganz anders zu beurteilen und zu behandeln sind als die Nachgeburtsblutungen. Das gleiche gilt von allen Ergotinderivaten. Weit besser ist die Wirkung von Hydrastis, namentlich in ihrer Kombination mit Pituitrininjektionen. Etwas weniger wirksam als das Extractum fluidum Hydrastidis Canadensis erscheint mir das Stypticin, das Hydrastinin, das Styptol und andere der Hydrastis nahestehende Präparate. Auf eine recht interessante Gruppe styptischer Mittel hat Wermer aus meiner Abteilung verwiesen. Er fand, daß alle starken Diuretika Uterusblutungen günstig beeinflussen. Am wirksamsten hat sich uns die Urea (20 bis 30 Gramm pro die) erwiesen.

Als Styptikum dient auch einfaches Pferdeserum oder ein Diphtherieheilserum (subkutan oder intramuskulär). Es handelt sich hiebei um eine unspezifische Wirkung von körperfremdem Eiweiß. Nicht geklärt ist der mitunter, aber nicht allzu oft beobachtete günstige Einfluß des Eigenblutes, welches in Mengen von 10 bis 20 Kubikzentimeter unverändert oder mit destilliertem Wasser versetzt zu intramuskulären Injektionen verwendet wird. Unzuverlässig ist auch die Wirkung von Injektionen mit Koagulen und mit dem bei lokaler Anwendung so bewährten Stryphnon. Ich beobachtete in der Regel nur ein Nachlassen der Blutungen, aber keinen Stillstand.

Wenn wir mit den Styptizis nicht zum Ziele kommen, so werden wir eine Röntgenbestrahlung der großen parenchymatösen Organe (Leber, Milz) versuchen. Namentlich in Fällen, die mit Thrombopenie einhergehen, wäre eine Leber-Milzbestrahlung angezeigt. Eine Methode, die wir bei Blutungen jugendlicher Personen vermeiden, aber bei klimakterischen häufig anwenden, ist die Röntgenbestrahlung der Ovarien. Diese wird am besten nicht während der Blutung selbst, sondern im Intervall vorgenommen. Bei der Röntgenbestrahlung ist darauf zu achten, daß man mit der Dosis nicht übers Ziel hinausschießt, sondern streng individualisierend vorgeht.

Sind alle bisher aufgezählten Mittel erfolglos geblieben, dann wird man sich zu einem operativen Eingriff entschließen müssen. Ich möchte hier in erster Reihe die Kurettage anführen, die man bei einiger Vorsicht auch bei virginellen Individuen ausführen kann. Handelt es sich um Frauen im klimakterischen Alter, dann scheuen wir auch vor größeren Eingriffen (supravaginale Amputation des Uterus, vaginale Totalexstirpation) nicht zurück. Bei der supravaginalen Amputation des Uterus kann man manchmal einen Rest von Korpusschleimhaut zurücklassen, der eine leichte menstruelle Blutung garantiert. Eine operative Methode, die man auch bei jugendlichen Individuen in Anwendung bringen kann, ist die Keilexzision der Ovarien, die selbst in verzweifelten Fällen manche schöne Erfolge zu verzeichnen hatte. Bei lebensbedrohlichen Blutungen wirkt eine Bluttransfusion oft lebensrettend. Man gewinnt durch sie auch Zeit zur Anwendung blutstillender Mittel oder einer Kurettage und wird auf diese Weise auch in schweren Fällen verstümmelnde Operationen vermeiden können.

Fragen: Kann man bei Pubertätsblutungen Diathermie zur Anregung der Ovarialtätigkeit anwenden? Soll Hydrastis und Pituitrin nur während der Blutung oder auch in der blutungsfreien Zeit angewendet werden? — Antworten: Die Diathermie kann aus dieser Indikation nur in der blutungsfreien Zeit angewendet werden, da es sonst zu einer Verstärkung der Blutung kommen kann. Die Hydrastis wende ich auch im Intervall in kleineren Dosen (dreimal täglich 10 Tropfen) an, das Pituitrin aber nur während der Blutung.

Novak

Hat die Behandlung der entzündlichen Adnextumoren entscheidende Fortschritte gemacht?

Als oberster Grundsatz gilt der Konservativismus. Bei akuter Entzündung wäre nur die allgemeine Peritonitis Indikation zu einem Eingriff. Bettruhe, Eisblase oder, wenn Kälte nicht gut vertragen wird, Dunstumschläge, Regulierung der Darmtätigkeit und schmerzlindernde Mittel werden, auch bei Vorhandensein von Zeichen einer Pelveoperitonitis, die richtige Behandlungsmethode darstellen. Doch soll hier nicht näher auf das Verhalten bei akuter Adnexentzündung eingegangen, sondern der Therapie chronischer entzündlicher Prozesse das Hauptaugenmerk zugewendet werden. Man wird es in keinem Falle verabsäumen, eine Sekretuntersuchung (Urethra, Vagina, Zervix) vorzunehmen, da die ätiologische Klärung des Falles (Gonorrhöe!) auch für unser therapeutisches Verhalten wichtig sein kann. Im Vordergrund unseres Strebens steht auch heute noch die Hyperämisierung. Die beiden, an unserer Klinik gebräuchlichsten Verfahren sind Heißluft und Diathermie. Die Heißluftbehandlung wird in der Weise durchgeführt, daß man die Frau unter einen sogenannten Lichtbogen legt. Die Wärme wird durch Einschaltung elektrischer Birnen hervorgerufen und die Temperatur kann auf diese Weise reguliert werden (60 bis 100 Grad). Man kann aber auch ein anderes Verfahren wählen, z. B. die Diathermie. Wir haben den Eindruck, daß Diathermie wirksamer ist als Heißluft. Wir applizieren täglich oder jeden zweiten Tag eine dorsale und eine ventrale Platte und leiten so die Wärme durch das kleine Becken. Schreitet der Besserungsprozeß bei dieser Art des Vorgehens nicht rasch vorwärts, so kann und soll man auch von der vaginalen Elektrode Gebrauch machen.

In Fällen von Perimetritis, in welchen ja so häufig eine Retroversio uteri fixata vorhanden ist, sowie auch bei entzündlichen Schwellungen, die hauptsächlich vom hinteren Scheidengewölbe aus palpatorisch zugänglich sind, also weit hinten liegen, verwenden wir die sogenannte Belastung. Ein gewöhnlicher Gummiballon (Braunscher Kolpeurynter) wird zusammengerollt, mit dem Finger oder auch nach Spiegelentfaltung der Scheide mit einer gebogenen Kornzange eingeführt und nun mit Quecksilber aufgefüllt. Man bringt die Patientin, welche auf dem gynäkologischen Untersuchungstisch liegt, in Beckenhochlagerung und legt auf den unteren Abschnitt ihrer Bauchdecken Sandsäcke. Man läßt die Belastung 10 bis 30 Minuten lang einwirken und entfernt dann die belastenden Gegenstände. Ihr Hauptwert liegt wohl in der der Belastung, der Anämisierung folgenden reaktiven Hyperämie. Ihr schreiben wir den Hauptanteil des Erfolges zu.

Ausgedehnter Gebrauch wird an unserer Klinik auch von der Hydrotherapie gemacht, da sowohl gewöhnliche warme Sitz- und Vollbäder eine gewisse Wirkung ausüben, wobei Salz- und andere Zusätze sehr beliebt sind, als auch sehr gute Erfolge von Moor und Schlamm zu sehen sind, wobei wir das Moor in Form von Bädern und Packungen, den Schlamm nur in Form von Packungen applizieren. Wenn es die sozialen Verhältnisse erlauben, wird gewiß eine Durchführung dieser Prozeduren in Badeorten (Franzensbad, Pistyan usw.) schon deshalb wirksamer sein, weil hier auch noch mächtige psychische Faktoren auf die Frau einwirken.

Von der Behandlung mit künstlicher Höhensonne kann man sich nicht viel versprechen. Die bisher genannten Verfahren werden nun gewöhnlich kombiniert mit der sogenannten Proteinkörpertherapie, die dadurch wirken soll, daß sie die natürlichen Abwehrkräfte des Organismus fördert, die Zelltätigkeit aktiviert und so den Heilungsvorgang beschleunigt. Es wird sich also bei Kombination dieser beiden Verfahren um Wirkungen von Hyperämie und Protoplasmaaktivierung handeln. Wir verwenden das Caseosan und injizieren es, bei liegenden Fällen gewöhnlich intravenös, in Intervallen von je zwei Tagen (0,5, 1,0, 1,5, 2 Kubikzentimeter), wobei die zuletzt genannte Dosis nach der üblichen Pause wiederholt wird. Man kann auch intramuskulär injizieren, muß aber dann größere Dosen verabfolgen. Von Terpentinöl machen wir nur bei wirklich chronischen Fällen Gebrauch, während sich das Caseosan auch für subakute, fieberhafte Entzündungen eignet. Wir verwenden in letzter Zeit nur mehr Terpichin intramuskulär, gewöhnlich jeden zweiten Tag 1 Kubikzentimeter, wobei im ganzen sechs bis acht Injektionen gemacht werden.

An die Proteinkörpertherapie anzuschließen aber mit ihr wohl kaum identisch ist die Gonokokkenvakzinebehandlung gonorrhoischer Adnextumoren. Eine spezifische Wirkung der Vakzine ist immerhin möglich. Wir verwenden die im Wiener Serotherapeutischen Institut angefertigte Vakzine, deren kleinste Dosis 5 Millionen Keime, deren größte 2 Milliarden beträgt. Bei liegenden Kranken machen wir die Einspritzungen intravenös, in Pausen von ein bis zwei Tagen. Tritt eine Fieberreaktion ein, so wird die Entfieberung abgewartet und dieselbe Dosis wiederholt. Doch legen wir Wert darauf, jedenfalls auch die Serie 2, d. h. die großen Dosen bis zu 2000 Millionen Keime, zu verabfolgen. In besonders hartnäckigen Fällen kommt die von Bucura empfohlene Injektion in die Portiosubstanz in Frage, die wir auch bei einigen Fällen durchgeführt haben. Doch konnten wir uns von der besseren Wirkung bei dieser Applikationsart nicht recht überzeugen. Die in neuerer Zeit empfohlene Lebendvakzine (Gonovitan) wurde bisher noch nicht erprobt.

Von der Röntgenbestrahlung entzündlicher Adnextumoren sind wir fast ganz wieder abgekommen. Es handelt sich doch meist um junge Individuen, deren Ovarien man nicht gerne bestrahlt, da auch bei vorsichtiger Dosierung Ausfallserscheinungen auftreten können und auch Schädigung eventueller Nachkommen nach Ausheilung des Prozesses in Betracht gezogen werden muß.

Wir wollen uns jetzt der operativen Therapie zuwenden. Bei uns ist eine Operation wegen entzündlicher Adnextumoren geradezu eine Seltenheit geworden. Wir behandeln zunächst grundsätzlich, auch durch viele Jahre hindurch, konservativ und wählen das operative Verfahren nur bei älteren Frauen, bei welchen durch die übliche Behandlung keine oder nur wenige Erfolge zu erzielen sind, die Patientinnen selbst den Eingriff wünschen, wobei wir auch soziale Momente mitsprechen lassen. Wenn wir wegen entzündlicher Adnextumoren überhaupt operieren, so entfernen wir das ganze innere Genitale, exstirpieren also den Uterus im Zusammenhang mit beiden Adnexen, da wir bei konservativer Operation durchaus keine günstigen Heilresultate erzielen konnten. Im allgemeinen sind Ausfallserscheinungen durchaus unangenehm und lassen sich oft nur schwer beeinflussen.

Ich sehe vielleicht den Hauptfortschritt gegenüber früheren Jahrzehnten darin, daß man mit der Operation so zurückhaltend geworden ist. Dadurch, daß uns so viele Behandlungsmethoden zur Verfügung stehen (besonders Diathermie, Bäderbehandlung), sind wir in der Lage, die Operation, die ja auch nicht immer alle Beschwerden beseitigt (Stumpfexsudate!) und eine keineswegs gering zu achtende Mortalität hat, nur als ultima ratio in Betracht zu ziehen.

Fragen: Ist die Vakzinetherapie als Proteinkörpertherapie aufzufassen? Ist die Radikaltherapie so zu verstehen, daß bei einseitiger Adnexitis beide Adnexe zu entfernen sind? Soll mit der Proteinkörpertherapie auch Fieber erzeugt werden? Wird die Tamponbehandlung noch geübt? Lassen sich Ausfallserscheinungen durch das Cyclushormon (Progynon) günstig beeinflussen? — Antworten: Gonorrhoische Adnextumoren werden mit Gonokokkenvakzine (beginnend mit 5 Millionen Keimen und steigend bis 2000 Millionen Keimen) behandelt; ob es sich tatsächlich um eine spezifische Therapie handelt oder vielleicht um eine protoplasma-aktivierende, ist noch nicht entschieden. Auch bei einseitiger Adnexitis sind beide Adnexe zu entfernen, da früher oder später die Adnexe der anderen Seite erkranken. Mit der Proteinkörpertherapie muß nicht immer Fieber erzeugt werden. Ein mit Protargol getränkter Vaginaltampon wird kaum eine Wirkung entfalten, er sorgt jedoch für sexuelle Ruhe und ist von diesem Gesichtspunkt aus zu rechtfertigen. Vom Cyclushormon Progynon sieht man bei Ausfallserscheinungen oft ausgezeichnete Erfolge.   *Heidler*

Was leistet die Hysterosalpingographie?

Der Gegenstand, über den ich Ihnen einen Überblick verschaffen soll, fällt in das Grenzgebiet zwischen Gynäkologie und Röntgenologie. Wenn auch die Durchführung der Methode einem verhältnismäßig kleinen Kreis von Ärzten vorbehalten bleiben wird, so empfiehlt es sich doch, alle tätigen Ärzte über die Zwecke und die Leistungsfähigkeit der Methode zu orientieren. Für uns, die wir uns schon längere Zeit mit der Röntgendarstellung des inneren weiblichen Genitaltraktes befassen, ist es kein Zweifel, daß wir durch die Hysterosalpingographie eine nicht unwesentliche Bereicherung der diagnostischen Behelfe in der Gynäkologie erfahren haben. War doch bisher dem Gynäkologen bei der Diagnose der Erkrankungen des inneren weiblichen Genitales das wichtigste diagnostische Instrument — der Gesichtssinn — nur mit derselben Einschränkung anwendbar wie bei allen inneren Erkrankungen und war dieser Sinn ausschließlich durch den tastenden Finger, die palpierende Hand zu ersetzen, so müssen wir jetzt sagen, daß wir nun wenigstens teilweise die in Frage stehenden Organe uns auch sichtbar machen können. Wie in so vielen anderen Disziplinen hat auch hier der Röntgenschatten neues Licht gebracht.

Die technische Ausführung der Untersuchung erfolgt in der Weise, daß mittels einer eigens für diesen Zweck konstruierten Füllvorrichtung das schattengebende Kontrastmittel (Jodipin 20%) in die Uterushöhle eingebracht wird (Demonstration des Apparates, der bei der Firma Odelga hergestellt wird). Die Menge der injizierten Flüssigkeit schwankt zwischen 2 bis 15 Kubikzentimeter. Ein Zurückfließen des Öles in die Vagina wird mittels eines luftdicht das Orificium externum abschließenden Gummikeils verhindert. Der Druck, mit dem das Öl in das Kavum gespritzt wird, kann an einem Manometer ständig kontrolliert werden und darf nicht mehr als 200 Millimeter Hg betragen. Die diagnostische Leistungsfähigkeit der Methode erstreckt sich auf die Darstellung von angeborenen Uterusdeformationen (Uterus bicornis usw.), von Kavumveränderungen durch submuköse Myome, Polypen und intramurale Myome; die Lokalisation des Uterus bei Konglomerattumoren und bei solchen Patientinnen, bei welchen wegen dicker Bauchdecken oder starker Bauchdeckenspannung der Uterus der Palpation nicht zugänglich ist; die Darstellung der Tuben; die Prüfung der Tubendurchgängigkeit (Sterilität) auf salpingographischem Wege; die differentialdiagnostische Bedeutung der Tubendarstellung bei Adnextumoren, Ovarialtumoren, Myomen und Tubargravidität; schließlich auf die frühzeitige Diagnose der Intrauteringravidität, welche mit Sicherheit von der fünften bis sechsten Woche ab möglich ist. Kontraindikationen dieser Untersuchungsmethode bilden akute Entzündung, maligne Neoplasmen und bedingte Kontraindikation Gravidität.   *Paul Schneider*

Was leisten die verschiedenen Antikonzipientien?

Sie lassen sich in drei Gruppen einteilen:

1. solche, die die Deponierung des Ejakulates verhindern oder den Muttermund verlegen und damit das Eindringen der Spermatozoen in den Uterus verhindern;

2. chemische Agentien, welche geeignet sind, die in die Scheide deponierten Samenfäden, bevor sie noch die Gebärmutter erreichen, unschädlich zu machen;

3. jene, die durch Beeinflussung des Ovars, sei es auf physikalischem, medikamentösem oder immunbiologischem Weg, zur Verhütung der Schwangerschaft beitragen.

Die gebräuchlichsten sind die der ersten Gruppe: Gummi- oder Fischblasenkondoms, Coitus interruptus, Okklusivpessare, Schwämme, Intrauterinstifte. Es ist gegen die Anwendung des Kondoms und der verschiedenen Arten von Pessaren vom ärztlichen Standpunkt keinerlei Einwand zu erheben, nur kommen hie und da Versager durch Zerreißen des Kondoms oder durch mangelhaften Sitz des Pessars vor. Aber auch bei richtig sitzender Kappe gibt es hie und da Versager, besonders häufig dann, wenn post coitum eine Spülung vorgenommen wurde, durch die das diluierte Sperma zwischen Kappenrand und Zervix noch leichter als das visköse, unverdünnte eindringen kann. Sitzt die Portiokappe zu fest, so kann es zu Dekubitalgeschwüren und Ulzerationen kommen, der dichte Abschluß führt zu Sekretretention. Es ist daher vorteilhafter, statt der kleinen Portiokappe größere Kappen zu verwenden, die das ganze Vaginalrohr abschließen. Besonders günstig ist in dieser Beziehung das alte Mensingasche Gummipessar; infolge des schlechten Materials sind jedoch Versager nicht selten. Zu warnen ist vor der Anwendung der Intrauterinstifte, da sie häufig zu Dekubitalgeschwüren und im Anschluß daran zu Adnexitis, Pelveo-, ja universeller Peritonitis führen. Gegen die zeitweilige Anwendung des Coitus interruptus ist wohl nichts zu sagen, dauernde Praktizierung desselben stellt jedoch an die Nervenkräfte zu große Anforderungen und führt zu mannigfachen Schädigungen.

Als zweite Form der Antikonzipientien kommen die chemischen in Betracht. Bekanntlich ist zur Erhaltung der Lebens- und Bewegungs- und damit auch der Imprägnationsfähigkeit der Spermatozoen ein alkalisches oder höchstens schwachsaures Medium nötig. Jedes antikonzeptionelle Mittel muß daher den Säuretiter des Vaginalsekretes beträchtlich erhöhen. Zu diesem Zwecke werden vorteilhaft post coitum Spülungen mit einer sauren Lösung (Toilette-Essig, 1 Kaffeelöffel bis 1 Eßlöffel auf 1 Liter Wasser, 3%ige Borsäure) vorgenommen. Diese Spülungen haben jedoch sehr bald nach dem Koitus zu erfolgen, da sonst die Spermatozoen schon in den Uterus gelangt sind. Besser ist es, Mittel anzuwenden, die schon ante actum in die Vagina eingebracht werden. Hieher gehören die verschiedenen Vaginalzäpfchen oder Globuli, deren Grundsubstanz Glyzerin, Gelatine oder Kakaobutter ist, denen das entsprechende Medikament zugesetzt wurde. Besonders bewährt haben sich die gasbildenden Präparate, weil durch ihren Schaum ein besonders guter Abschluß des Muttermundes herbeigeführt wird. Alle derartigen Präparate bestehen in der Hauptsache aus Acid. bor. oder citric. und einem Desinfiziens (Hydrarg. oxycyanat., Natr. sozojodol.) mit Kakaobutter als Grundsubstanz. Die Einführung dieser Präparate hat zirka eine halbe Stunde ante coitum zu erfolgen.

Als dritte Gruppe antikonzeptioneller Maßnahmen habe ich jene genannt, bei welchen getrachtet wird, durch Einwirkung auf das Ovarium die Schwangerschaft zu verhüten. Durch Röntgenbestrahlung gelingt es zwar, die Eierstöcke zu zerstören und so Sterilität herbeizuführen, jedoch kommt es dadurch oft zu schweren Ausfallserscheinungen. Bei Anwendung kleinerer Dosen ist es wohl möglich, eine temporäre Sterilisierung mit späterer Regenerationsfähigkeit der Ovarien zu erzielen, jedoch soll bei Frauen, die noch gravid werden können, von der Anwendung der Röntgenstrahlen überhaupt Abstand genommen werden, da die Kinder derartig behandelter Frauen nicht selten schwere Störungen (Turmschädel, Mikrozephalie, Idiotie usw.) aufweisen. Die auf immunbiologischem Weg zu erreichende Sterilisierung hat mehr theoretisches Interesse.

Nach dem Ausgeführten muß betont werden, daß als Antikonzipientien nur die Mittel der ersten zwei Gruppen in Frage kommen.

Soll eine Schwangerschaft aus medizinischen Gründen sicher verhütet werden, dann treten vorteilhaft die operativen Maßnahmen in ihre Rechte.

Fragen: Haben sich die aus Deutschland eingeführten Pessare bewährt? Läßt sich ein Zusammenhang zwischen Okklusivpessar und Karzinom nachweisen? Welche Erfahrungen hat man mit der Tubenunterbindung gemacht? — Antworten: Das aus Deutschland eingeführte Kayfer-Pessar ist nicht immer wirkungsvoll und habe ich bereits einen Versager beobachten können. Durch das Okklusivpessar kommt es manchmal zu Ulzeration und Dekubitalgeschwür, was vielleicht eine Prädisposition für Karzinom abgeben könnte. Die Tubenunterbindung gibt bekanntlich sehr gute Resultate der Dauersterilisation; für temporäre Sterilisierung ist sie jedoch nicht zu empfehlen, da die Wiederimplantation der Tuben keine zuverlässigen Resultate gibt. *Köhler*

Welche Methoden der künstlichen Sterilisierung der Frau sind vorläßlich?

Daß es heute niemandem einfallen wird, eine Frau durch Exstirpation der Ovarien oder des Uterus zu sterilisieren, brauche ich wohl kaum zu betonen. Jedes rationelle Sterilisierungsverfahren kann seinen Angriffspunkt nur an den Eileitern haben. Die an der Klinik seinerzeit am meisten geübte Methode war die Tubenresektion, die gewöhnlich nicht als selbständiger Eingriff, sondern gelegentlich anderer Operationen, am häufigsten wohl bei der wegen Prolaps vorgenommenen Interpositio uteri vesico-vaginalis ausgeführt oder an eine operative Schwangerschaftsunterbrechung angeschlossen wurde. Die einfache Eileiterunterbindung muß als Sterilisierungsverfahren gänzlich abgelehnt werden, da die Tube trotz Unterbindung fast immer wieder wegsam wird und so eine neuerliche Befruchtung zustande kommt. Man hat aber gesehen, und auch wir konnten solche Erfahrungen machen, daß auch das Herausschneiden eines Stückes der Tube und die Abbindung der Stümpfe mit Seide nicht genügt. Man hat deshalb auf die subperitoneale Verlagerung der Tubenstümpfe Wert gelegt. Von den Tubenresektionen ist wohl jene die beste, welche verbunden wird mit einer keilförmigen Exzision des uterinen Eileiterabschnittes aus dem Gebärmutterhorn mit folgender exakter Naht der Wunde und Versenkung des distalen Tubenstumpfes. Welche Methode man übt, hängt sehr davon ab, ob man vaginal oder abdominell operiert. Hat man nichts anderes zu machen als eine Sterilisierung, so wird man wohl den vaginalen Weg wählen. Wir führen die vaginale Sterilisierung auch bei gleichzeitig vorhandener Schwangerschaft durch, sofern die Indikation gegeben ist, nicht nur den Uterus zu entleeren, sondern auch weitere Schwangerschaften zu verhüten. Man kann diese Methode bis in den dritten Monat der Schwangerschaft ausführen, ja sogar bei vorgeschrittener vaginaler Operationstechnik ausnahmsweise auch in späteren Phasen der Gravidität wagen. Gerade bei der unmittelbar an die Unterbrechung der Gravidität angeschlossenen Sterilisierung schwangerer Frauen hat man bei der Tubenresektion, die mit Exzision aus dem Uterushorn verbunden wird, mit der Blutstillung gar nicht so selten Schwierigkeiten, da eine hochgradige Hyperämie, oft geradezu variköse Venen vorhanden sind, so daß ·postoperative Hämatome, die später infiziert werden (Stumpfexsudate), zur Beobachtung gelangen und den Verlauf nach der Operation oft in recht unangenehmer Weise komplizieren. Man wird daher gerade in diesen Fällen Methoden vorziehen, bei welchen es fast überhaupt zu keiner Blutung kommt oder eine Blutung sich sogar völlig vermeiden läßt.

Wir haben in den letzten Jahren, übrigens auch bei abdominellen Operationen, von einem neueren Verfahren der Sterilisierung, nämlich von der Tubenquetschung Gebrauch gemacht, allerdings selten von dem Originalverfahren. Wir halten das Prinzip der Tubenquetschung für sehr gut, kombinieren es aber mit der Tubenresektion. Der Eingriff spielt sich bei Schwangerschaftsunterbrechung in der Weise ab, daß man nach Vollendung der Zervixspaltung und Naht der Uterusschnittwunde, die Plica vesico-uterina eröffnet, mit Häkchen an der Uterusvorderwand emporklettert und jetzt die Abgangsstelle der Eileiter einstellt. Mit zwei anatomischen Pinzetten zieht man eine Schlinge der Tube vor. Der Uterus wird in der Weise gehalten, daß man einen Péan an das Ligamentum rotundum anlegt und das Instrument durch einen Assistenten zart und vorsichtig halten läßt. Die vorgezogene Tubenschlinge wird an ihrer Basis mit einem für vaginale Operationen eigens konstruierten Tubenquetscher (Salpingotrib) gequetscht. Der aus der Quetsche herausragende Teil der Tube wird mit einem Scherenschlag abgetrennt; hierauf ersetzt man die Quetschklemme durch eine verläßliche Seidenligatur. Das Verfahren ist, wenn sich alles typisch abspielt, vollständig unblutig, es wird auf diese Weise jede Naht, jede Umstechung vermieden und so einem postoperativen Hämatom fast mit Sicherheit vorgebeugt. Wir haben von dieser Methode in einer ganzen Reihe von Schwangerschaftsunterbrechungen mit sofort angeschlossener Sterilisierung Gebrauch gemacht und haben fast ausnahmslos glatte postoperative Verläufe gesehen. Keine der auf diese Weise unfruchtbar gemachten Frauen ist bisher schwanger geworden. Es muß aber betont werden, daß es eine absolut verläßliche Sterilisierungsmethode, welche nur an den Tuben angreift, nicht gibt. Es sind Schwangerschaften nach Tubenresektion bekannt geworden, auch nach Resektion mit Keilexzision, ja selbst nach Totalexstirpation beider Tuben, trotz anscheinend richtiger Technik, trotz Versenkung beider Stümpfe. Man darf sich darüber um so weniger wundern, als ja auch Konzeptionen (Eileiterschwangerschaft) nach Amputatio uteri supravaginalis gesehen worden sind.

Man hat begreiflicherweise das Bedürfnis gehabt, die Sterilisierung der Frau nicht als etwas Definitives, sondern als temporäre Maßregel auszuführen. Wir haben über dieses Verfahren keine eigene Erfahrung. Am aussichtsreichsten scheint noch die Verlagerung der Eierstöcke in Bauchfelltaschen zu sein.

An diese operativen Methoden der Sterilisierung wäre anzuschließen die Erörterung der Unfruchtbarmachung der Frau durch Röntgen oder Radium. Auch hier sind Möglichkeiten der Dauersterilisierung (Röntgenkastration) und der temporären Unfruchtbarmachung gegeben. Diese wird wohl heute von den meisten Autoren abgelehnt, da man doch den Zusammenhang zwischen Entstehung von Mißbildungen und vorausgegangener Röntgenbestrahlung der Ovarien nicht von der Hand weisen kann und auch wir selbst Gelegenheit hatten, solche Schädigungen an Kindern röntgenbestrahlter Frauen zu sehen. Die definitive Sterilisierung in Form der Röntgenkastration ist wegen der oft recht schweren Ausfallserscheinungen durchaus nicht zu empfehlen.

Zum Schlusse hätten wir noch die sogenannte hormonale Sterilisierung (Haberlandt) zu besprechen. Ich muß aber betonen, daß Erfahrungen an Menschen bis jetzt ausstehen, und es sich ausschließlich um die Sterilisierung weiblicher Tiere gehandelt hat. Es ist tatsächlich gelungen, durch Transplantation von Ovarien schwangerer Tiere eine temporäre Unfruchtbarkeit zu erzielen. Dasselbe konnte man erreichen durch Injektionsbehandlung, wobei man Ovarialopton, das aus Ovarien trächtiger Kühe hergestellt worden war, oder Plazentaopton verwendete. In der letzten Zeit gelang die Sterilisierung weißer Mäuse auch durch Fütterungsversuche, wobei wieder dasselbe Ovarialopton zur Anwendung gelangte. Die Beschaffung des aus Eierstöcken trächtiger Tiere hergestellten Extraktes stößt begreiflicherweise auf große Schwierigkeiten; es ist gewiß bemerkenswert, daß in neuester Zeit im Harn schwangerer Frauen eine neue Hormonquelle gefunden worden ist. Von einer Übertragung dieser am Tier gesammelten Erfahrungen auf den Menschen kann vorläufig noch keine Rede sein. Es würde aber gewiß Erfüllung fast idealer Ansprüche bedeuten, wenn es durch orale Applikation von Tabletten gelänge, eine Frau verläßlich zu sterilisieren, wobei die Möglichkeit der temporären Unfruchtbarkeit, die sich bei Tieren herstellen ließ, als besonderer Vorteil angesehen werden müßte. *Heidler*

Harnretention

Wodurch entsteht die Harnverhaltung beim Weibe und wie soll sie behandelt werden?

Beim Weibe sehen wir relativ häufig Harnverhaltung im Wochenbett und in der Rekonvaleszenz nach gynäkologischen Operationen. Über die Ursachen der puerperalen Harnretention sind die Akten noch nicht geschlossen. Neben mechanischen Momenten, wie Abknickung der Harnröhre und Ödem der inneren Harnröhrenmündung spielen funktionelle eine wichtige Rolle. Hieher gehört der Sphinkterkrampf und die psychisch bedingte Unfähigkeit mancher Menschen, in Rückenlage zu urinieren. Von besonderer Bedeutung ist die Herabsetzung der Blasensensibilität im Wochenbett, durch welche die Blasenkapazität auf das Vierfache, die Schwelle für den Harndrang auf das Dreifache erhöht wird.

Nach gynäkologischen Operationen kommt es zur Harnverhaltung durch direkte Schädigung des Detrusors infolge von Blasenablösung durch Zerstörung der die Harnblase versorgenden Nerven oder infolge Setzung künstlicher Hindernisse für die Blasenentleerung. Das letztere Moment kommt für die Ischurie nach der Wertheim-Schautaschen Interposition, das vorhergehende für die Harnverhaltung nach der abdominellen Radikaloperation des Gebärmutterkrebses in Betracht. Diese beiden Operationen stellen nicht nur das Hauptkontingent der postoperativen Harnverhaltungen, sondern sind auch bezüglich der Dauer dieses Zustandes am schwersten belastet.

Die Hauptgefahr der Harnretention besteht in der Katheterzystitis. Daraus ergibt sich die Forderung, den Katheterismus mit allen Kautelen der Asepsis zu umgeben und so weit als möglich auszuschalten. Erster Katheterismus nicht vor 24 Stunden post partum oder operationem! Füllung der Blase mit 20 Kubikzentimetern Borglyzerin; subkutane Pituitrin- oder intravenöse Urotropin- oder Cylotropininjektion können versucht werden, um die spontane Blasenentleerung in Gang zu bringen.

Intra partum hat die Retention Erschlaffung des Uterus zur Folge. Wehenschwäche in der Austreibungsperiode, Uterusatonie in der Nachgeburtsperiode kann die Folge sein.

Während der Schwangerschaft kann es durch Einklemmung des retroflektierten, graviden Uterus dadurch zur Harnverhaltung kommen, daß die nach oben und vorne gedrängte Portio die Harnröhre komprimiert und maximal in die Länge zerrt. Die hiedurch verursachte Harnsperre führt zu den höchsten, uns bekannten Graden der Harnretention. 2,3, 4 Liter Inhalt gehören bei der Retroflexio uteri gravidi nicht zu den Seltenheiten. Überschreitet die Ausdehnung der Harnblase ein bestimmtes Maß, so wird die Harnsperre durchbrochen, es entsteht das Bild der sogenannten „paradoxen Inkontinenz“ oder „paradoxen Ischurie“, indem der Harn bei überfüllter Blase unwillkürlich tropfenweise abgeht. Wie bei jeder Harnverhaltung, die zur Überdehnung der Harnblase geführt hat, ist auch hier die plötzliche Entleerung der Blase in einer Sitzung mit der Gefahr lebensbedrohlicher Blutung „ex vacuo“ verbunden. Die Ursache der Blutungen liegt darin, daß die überdehnten Blutgefäße im unmittelbaren Anschluß an die Blasenentleerung ihre Kontraktilität nicht sofort wieder gewinnen; ihre Wand bleibt so dünn und ist in ihrem Gefüge so geschädigt, daß sie dem Druck des wieder einschießenden Blutes nicht widerstehen kann und birst. Es ist daher notwendig, die Entleerung der Blase äußerst langsam oder absatzweise vorzunehmen. Mir hat sich als einfachstes Mittel die Einführung eines Ureterenkatheters in die Blase bewährt.

Ähnliche Verhältnisse wie bei der Retroflexio uteri gravidi können durch die Rückwärtsbeugung des myomatösen Uterus entstehen.

Fragen: Ist es notwendig, bei Katheterismus einen Restharn zu belassen? Darf man bei Retention intra partum, wenn der kindliche Schädel fest eingeklemmt ist, einen elastischen oder festen Katheter einführen? — Antworten: Für gewöhnlich ist in der Blase kein Restharn zu lassen, nur bei maximaler Überdehnung soll man von diesem Prinzip abweichen; sonst ist der Restharn täglich wegzuschaffen. In der Austreibungsperiode soll man den Katheterismus mit dem elastischen englischen Katheter ausführen. *Latzko*

Harnwegeerkrankungen

Was versteht man unter Purpura der Harnwege?

Als Purpura der Blase bezeichnet man eine hämorrhagische Erkrankung der Schleimhaut derselben, bei der sich verschieden geformte und zahlreiche Blutungen finden, ohne daß klinisch und zystoskopisch irgendwelche Zeichen von Entzündung nachweisbar sind.

Als Teilerscheinung einer allgemeinen hämorrhagischen Diathese findet man solche Blutungen in der Blasenschleimhaut, auch wenn klinisch keine Anzeichen dafür vorhanden sind; die Hämaturie bei der hämorrhagischen Diathese ist ja längst bekannt, wenn man vielleicht auch in der vorzystoskopischen Zeit eher an die Niere als Quelle der Blutung gedacht hat. Doch sind das nicht die Formen, die wir heute als sogenannte lokalisierte Purpura der Blase, bzw. der Harnwege bezeichnen.

Diese vielleicht mit Unrecht so genannte hämorrhagische Erkrankung der Blase unterscheidet sich in ihren Krankheitserscheinungen gewöhnlich kaum von der akuten hämorrhagischen Zystitis, mit der sie auch von manchen zusammen genommen wird; sie ist aber von dieser durch das zystoskopische Bild und den Harnbefund verschieden. Denn zwischen den Blutungsflecken erscheint die Schleimhaut völlig normal und im Sediment finden sich nur rote Blutkörperchen. Es kann allerdings aus einer solchen unkomplizierten Purpura eine Zystitis werden, bei der dann sowohl zystoskopisches Bild als auch Harnbefund entsprechend verändert sind. Diese Purpura der Blase wird als eine rheumatische Erkrankung aufgefaßt und wurde von manchen Autoren gleichzeitig mit Erkältungskrankheiten beobachtet. Ob es sich um eine isolierte Erkrankung der Harnwege oder um eine Allgemeinerkrankung mit besonderer Beteiligung des Harnapparates handelt, müssen erst weitere Beobachtungen zeigen.

Die Erkrankung beginnt gewöhnlich plötzlich; das Hauptsymptom ist die Blutung, die sich meistens am Ende der Miktion zeigt, seltener total, gelegentlich ziemlich stark ist, ohne aber zu Gerinnselbildung zu führen. Oft wird vermehrter, noch öfter schmerzhafter Harndrang angegeben, auch Frösteln und andere Beschwerden, wie Kreuzschmerzen usw., pflegen vorhanden zu sein. Die Diagnose erfolgt durch Zystoskopie; unkomplizierte Fälle erfordern eigentlich keine Behandlung, sonst bei stärkerer Dysurie und anderen Beschwerden entspricht die Behandlung der bei der Zystitis.

Einige Autoren haben Fälle beobachtet, bei denen außer den typischen Erscheinungen der Blasenpurpura Blutungen aus der Niere festgestellt wurden. Die Erscheinungen dabei entsprachen einer Steinkolik, doch war ein Stein nicht nachweisbar. Immerhin geht aus dieser Tatsache hervor, daß so wie in der Schleimhaut der Blase, auch in der des Ureters und Nierenbeckens die Veränderungen vorkommen, die wir Purpura nennen. *Paschkis*

Woran erkennt man frühzeitig Koli-Infektionen der Harnwege beim Kinde?

Man kann ohne Übertreibung sagen, daß im Kindesalter etwa neun Zehntel aller Harninfektionen dem Kolibazillus zuzuschreiben sind. In der überwiegenden Mehrzahl befällt die Erkrankung kleine Mädchen. Die Infektion erfolgt entweder auf dem Wege der Blutbahn oder aszendierend von einer Vulvitis oder Balanitis oder endlich durch Durchwanderung der Bakterien aus dem Darme in die benachbarten Harnorgane. Die einfache Einwanderung der Bakterien in die Blase genügt noch nicht, um eine Kolizystitis oder Pyelozystitis hervorzurufen. Gewisse pathologische Momente begünstigen die Entwicklung der Schleimhauterkrankung, und zwar Harnstauung, Obstipation, kongestive Zustände in den Harnorganen nach Erkältung, Darmkatarrh und Traumen.

Die Koliinfektion der Harnwege beim Kinde tritt in zwei Formen auf: 1. Schwere Allgemeinerscheinungen, hohes Fieber, Blässe, Hinfälligkeit, Appetitlosigkeit und kein subjektives Zeichen weist auf die Erkrankung der Harnorgane hin. 2. Fälle mit Harndrang, Dysurie, Harnzwang, Druckschmerzhaftigkeit der Blasengegend, Schwellung und Rötung der Harnröhrenmündung, Vulvitis, Fluor. Bei der ersten Form ist die Diagnose außerordentlich schwierig, nur sehr erfahrene Kinderärzte sind in der Lage, schon auf den ersten Blick an der eigentümlichen schweren Blässe der Kinder bei hoher Temperatur und den schmerzlich verzerrten Zügen die Diagnose zu stellen. Die schwere Prostration der Kinder, die häufig vorhandene Nackensteifigkeit, wird aber immer an die Möglichkeit anderer Erkrankungen, namentlich der tuberkulösen Meningitis, denken lassen.

In der zweiten Gruppe von Fällen, wo schon die subjektiven Beschwerden auf die Erkrankung der Blase hinweisen, wird die Diagnose leicht zu stellen sein. Differentialdiagnostisch kommen wohl die äußerst seltenen tuberkulösen Zystitiden und die organischen Nieren- und Nierenbeckenkrankheiten in Betracht: Nephrolithiasis, Tuberkulose und infizierte Hydronephrose.

Die chronischen Fälle sind häufig charakterisiert durch die typische Symptomentrias: Fieber, trüber Harn und Harndrang und drittens auffallende Anämie und Prostration.

Das Fieber tritt in Form von plötzlich mit Schüttelfrost einsetzenden Temperatursteigerungen bis gegen 40 Grad auf und zeigt in der Regel intermittierenden Charakter.

Es gehört zu den charakteristischen Zeichen des Verlaufes der Koliurie bei Kindern, daß die Erkrankung wiederholt mit dem gleichen Fiebertypus rezidivieren kann. Es gibt aber auch Fälle, in denen eine an Abdominaltyphus gemahnende Kontinua die Koliinfektion begleitet. Der Urin ist trübe, in der Regel sauer, zum Unterschied von den Harninfektionen durch Kokken, bei denen der Harn alkalisch ist; er hat einen charakteristisch faden Geruch und bei der mikroskopischen Untersuchung findet man eine Reinkultur Gram-negativer Stäbchen, zahllose Eiterkörperchen. Der Urin enthält immer wechselnde Mengen von Eiweiß und häufig auch rote Blutkörperchen im Sediment.

Es ist wichtig zu wissen, daß nicht alles Koliinfektion ist, was mit trübem Harn, Fieber und Anämie einhergeht. Alle anderen Infektionen des Harntraktes können die gleichen Erscheinungen hervorrufen. So die Infektion mit einem Parakolistamm, mit Typhus, Paratyphus, Pyocyaneus und auch mit Kokkenprozessen.

Alle mit Fieber einhergehenden Harntrübungen sind nicht auf eine Zystitis allein zu beziehen, sondern man muß in solchen Fällen eine Zystopyelitis annehmen.

Eine dauernde, nicht gerade in Form von Anfällen auftretende Harninfektion wird uns immer veranlassen, an andere Arten der Harninfektion zu denken, so z. B. an Typhus, Proteus und Kokkenprozesse. Die großen Schwierigkeiten der Diagnose, namentlich in den Fällen der ersten Gruppe, mahnen mit aller Entschiedenheit dazu, in Fällen von Unstimmigkeit zwischen der äußersten Schwere des Krankheitsbildes und den relativ geringfügigen Organsymptomen immer eine sofortige Untersuchung des zentrifugierten Harnes vorzunehmen.

Wohl ist zur exakten bakteriologischen Diagnose entweder das Kulturverfahren des Harnes oder die Agglutinationsprobe des Blutserums notwendig; aber bei der unermeßlichen Häufigkeit der Koliinfektionen des Harntraktes ist dringend daran zu erinnern, daß der behandelnde Arzt bei allen fieberhaften Zuständen und bei zystitischen Beschwerden der Kinder an die Möglichkeit einer Koliinfektion zu denken habe.

Die Koliinfektion des Harntraktes ist auch durchaus keine harmlose Erkrankung. Im Säuglingsalter entstehen durch die Koliinfektion der Harnorgane und die sie begleitenden Darmkatarrhe schwerste Gesundheitsstörungen. Echte Kolimeningitis kann den Tod der Kranken herbeiführen.

Frage: Wie soll die Koliinfektion der Kinder behandelt werden? — Antwort: Zunächst Versuch mit innerlicher Darreichung von Urotropin und Salol, bzw. Injektion von Cylotropin. Durch Medikamente suchen wir den Harn alkalisch zu machen, da der Kolibazillus optimales Wachstum in sauren Nährböden zeigt, daher Natrium bicarbonicum, Magnesiasalze und alkalische Mineralwässer. Brüsker Wechsel der Medikamente, um die Harnreaktion wiederholt zu ändern. Kolivakzine, Yatren, eventuell auch lokale Behandlung der Blase: Spülungen mit Argentum nitricum-Lösungen oder Pregls Jodlösung, *Blum*

Hautkrankheiten

Welche Hautkrankheiten kommen in Strandbädern vor?

Die häufigste Hauterkrankung ist das Erythema solare, von dem wir verschiedene Grade unterscheiden, von eben beginnender Rötung bis zur Schwellung und Blasenbildung. Die Disposition dazu ist eine verschiedene; es gibt Menschen, die sehr lange in der Sonne und im Wasser sich aufhalten können, ohne ein Erythem zu bekommen. In schwereren Fällen kommt es hiebei zu Fiebererscheinungen und zu einem Gefühl der Unruhe, zu Schlaflosigkeit, Kopfschmerzen und zu dem Erscheinungskomplex des Sonnenstiches. Als Prophylaktikum gegen das Erythema solare gilt das Bestreichen der Haut mit Antilux, Zeozon, Äskulinsalben, oder mit anderen, die kurzwelligen Strahlen des Sonnenspektrums abhaltenden Mitteln. Weitere Hautschädigungen, die in Strandbädern vorkommen, sind **Insektenbisse** (Ameisen, Spinnen, Zecken, Milben, Wespen, Bienen usw.). Eine Hautkrankheit, auf die man in den letzten Jahren aufmerksam wurde, findet man bei Leuten, die nach dem Bade im Grase längere Zeit gelegen hatten. Nach einer Inkubationszeit von 24 bis 48 Stunden entwickeln sich eigentümliche, **strichförmig angeordnete** Knötchen, Papeln und Bläscheneruptionen, die sich oft vielfach überkreuzen und oft den ganzen Körper bedecken können. **Philadelphy** führt diese Erkrankung auf Überempfindlichkeit gegen **Achillea millefolium** zurück. Wir sind der Ansicht, daß es sich nach Untersuchungen **Fesslers** und mir vielleicht um eine Überempfindlichkeit gegen **Kieselsäureverbindungen**, die ja in den scharfkantigen Gräsern vorhanden sind, handelt. Die Affektion, die oft ganz erschreckend aussieht, heilt nach kurzer Zeit unter milder Salbenbehandlung ab. Die subjektiven Beschwerden, namentlich Jucken und Brennen, sind dabei ganz beträchtlich.

Eine andere Hauterkrankung sind die durch Pflanzen, wie Pastinak, Primeln usw. hervorgerufenen **Toxikodermien**, die diffus sind und gewöhnlich Rötungen, Ödeme und Blasenbildung zeigen. Nur Überempfindliche erkranken daran.

Die **Milbenerkrankungen** der Haut, deren Vorkommen in Strandbädern möglich ist, sind follikuläre, disseminierte, unregelmäßig verteilte Dermatitiden, die zum Teil nur durch den Aufenthalt im Grase ganz bestimmter Gegenden entstehen, wie z. B. der Gaadner Beiß. Als Ursachen kommen verschiedene Milbenarten in Betracht, wie Acarus hordei, Pediculoides ventricosus usw. Auch **Trichophytien**, durch Badewäsche und Badeschuhe bedingt, kann man nach Benützung öffentlicher Strandbäder nicht so selten beobachten. *Oppenheim*

Wie ist Pruritus zu behandeln?

Eine ganze Reihe von Krankheitszuständen geht mit mehr oder minder heftigem Juckreiz einher. So tritt Juckreiz bei Mycosis fungoides, Lymphogranulom, Lichen ruber, bei Pemphigus, bei gewissen Formen von Ekzemen, Dermatitis herpetiformis usw. auf; er begleitet ferner eine Reihe von Hautveränderungen, die wir heute als Äußerungen eines überempfindlichen Organismus ansehen, in wieder anderen Fällen ist der Juckreiz durch die Anwesenheit von Epizoen oder Pilzen bedingt. Ferner gibt es Juckzustände, ohne daß äußere, an die Haut gelangende Ursachen oder Erscheinungen einer Hautkrankheit nachweisbar wären, so bei Ikterus, Diabetes, Nephritis, Leukämie, Asthma, bei Karzinomatose, endlich auch bei Verdauungsstörungen. Vielfach wurde auch ein nervöser Pruritus angenommen, doch handelt es sich meistens dabei um Paraesthesien verschiedenster Art. Veränderungen in der Funktion der endokrinen Drüsen können ebenfalls mit Juckerscheinungen einhergehen. Endlich hat man auch einen regelmäßig mit Eintritt der kalten (Pruritus hiemalis), bzw. in der warmen (P. aestivalis) Jahreszeit auftretenden Pruritus beobachtet, wie auch einen im Greisenalter mitunter auftretenden universellen Juckreiz, den **Pruritus senilis**. Während aber der Pruritus hiemalis mit der verringerten Schweißabsonderung in der kalten Jahreszeit zusammenhängt, ist der Pruritus aestivalis vielleicht auf die Einwirkung von Wärmestrahlen zurückzuführen.

Die Therapie hat nun vor allem den erwähnten Momenten Rechnung zu tragen; in symptomatischer Hinsicht kommt zunächst lokale Applikation juckstillender Mittel in Betracht, von welchen Acid. carbolicum (1 bis 2%), Anaesthesin (10%), Bromocoll, Chloralhydrat (10%), Menthol (1 bis 2%), Thymol (0,25 bis 1%), Tumenolammonium (1 bis 3%) hier angeführt seien; sie können ebenso wie Zusätze von Teer (Liquor carbon. detergens, Anthrasol usw.), teils alkoholischen Lösungen, teils Trockenpinselungen, Pasten oder auch Salben zugesetzt werden. Karbolsäure, Menthol, Thymol werden zweckmäßig in Form von alkoholischen Pinselungen verwendet. Erwähnenswert wäre auch das aus letzter Zeit stammende Calmitol (jodiertes Kampferaldehyd mit Menthol und Hyoscin), das unverdünnt oder als 10%iger Zusatz oft gute Dienste leistet. Eine günstige juckstillende Wirkung entfalten auch vielfach Kühlsalben (Lanolini, Liquor alumin. acet. 1% aa 40,0, Vasel. opt. 20,0). Von Injektionen kommen vor allem die intravenöse Darreichung von Brom, sowie von Kalk in Betracht; ersteres wird in Mengen von 5 bis 10 Kubikzentimeter einer 10%igen wässerigen Lösung von Natrium bromatum zwei- bis dreimal wöchentlich durch längere Zeit hindurch gegeben, letzteres in Mengen von 5 bis 10 Kubikzentimeter einer 10%igen wässerigen Lösung von Calcium chloratum jeden zweiten oder dritten Tag. Von Fertigpräparaten wären Afenil, Ekzebrol (Strontiumbromid in Traubenzuckerlösung) und Ektobrom (Natr. brom. in Caloroselösung), ferner Strontiuran (Strontium chlorat + Harnstoff) und Bromostrontiuran zu nennen, welche ebenfalls intravenös verabreicht werden, während Calcium-Sandoz sowie das von Bruck empfohlene Magnobrol intramuskulär und gleichzeitig peroral zur Anwendung gelangen. Intravenöse Kalkinjektionen sind nicht selten von einem unangenehmen Hitzegefuhl im ganzen Korper, einer eigenartigen Geschmacksempfindung und einer lebhaften Rötung des Gesichtes gefolgt, Erscheinungen, die nach wenigen Minuten zu verschwinden pflegen. Mitunter greift man jedoch, um diesen Erscheinungen aus dem Wege zu gehen, zur oralen Darreichung von Kalk in Form von Calc. lact. (sechsmal täglich 1,0 und mehr), Kalzan (Calc. natr. lactat.), Kalzimellen, Kalzine (Chlorcalciumgelatine 5%) usw. Manche Autoren verordnen dreimal täglich einen Eßlöffel von Solutio aquosa calc. chlorat. crystall. 50 zu 250,0. Vielfach werden auch zur Bekämpfung des Pruritus Röntgenbestrahlungen empfohlen, die teils lokal, teils als Rückenmarksbestrahlungen durchgeführt werden. Es werden ferner Röntgenbestrahlungen der innersekretorischen Drüsen, namentlich der Hypophyse und der Thyreoidea, bei Pruritus senilis vorgeschlagen, zu dessen Bekämpfung Luithlen seinerzeit Injektionen von 1 bis 2%igem Natrium silicicum puriss. angegeben hat. Luithlen verdanken wir ferner die Bekämpfung des Juckreizes durch die von ihm eingeführte Kolloidtherapie, insbesondere die Entnahme größerer Mengen von Blut durch Punktion der Vena cubitalis; nach Absetzen des Serums werden in den nächsten Tagen steigende Mengen desselben (0,5 bis 5 Kubikzentimeter) subkutan, eventuell sogar intravenös reinjiziert. Gute Erfolge sieht man mitunter auch bei der Anwendung der sogenannten Organismuswaschung, bei welcher gleichfalls größere Mengen von Blut durch Venaepunctio entleert und sterile physiologische Kochsalzlösung injiziert wird. Klingmüller hat auch von intramuskulären Terpentininjektionen Erfolg gesehen, doch sind diese mitunter etwas schmerzhaft (0,25 Kubikzentimeter einer 20%igen Lösung von Ol. terebinthinae rectific. in Ol. olivar.). Einer Substitutionstherapie entspricht die von Ehrmann bei vorhandenen Verdauungsstörungen empfohlene Darreichung von Acidol-Pepsin, bzw. Pankreon, ebenso wie die Darreichung von Keimdrüsenpräparaten in Fällen, in welchen man den Pruritus auf Ausfallserscheinungen von seiten der Keimdrüsen zurückführen zu können glaubt. In manchen Fällen leisten auch Bäder (mit oder ohne Zusatz, Schaumbäder usw.) gute Dienste. Beim Pruritus hiemalis kommen neben häufigen Waschungen alkoholische Betupfungen, Röntgenbestrahlungen, namentlich Einfetten der Haut, sowie Vermeidung von wollenen Kleidungsstücken in Betracht.

Von den umschriebenen Pruritusformen wäre insbesonders der **Pruritus analis** anzuführen, der bei Hämorrhoiden, Fissura ani, Periproktitis, auch bei Eingeweidewürmern und bei Obstipation beobachtet wird; Beseitigung der angeführten krankhaften Veränderungen wie auch einer eventuell bestehenden Oxyuriasis, Mastdarmspülungen, Applikation von juckstillenden Salben und Pasten, auch Röntgenbestrahlungen, Hochfrequenzstrom, filiforme Duschen kämen hier in Betracht; auch operative Eingriffe (Exzision, Durchschneidung der Nerven, Wurzelresektion usw.) wurden vorgeschlagen. Der Pruritus genitalis, der bei Frauen mit bestehendem Fluor, bei Anwesenheit von Parasiten (Trichomonas vaginalis), im Klimakterium, bei Ovarialtumoren und bei Diabetes, sowie bei Männern im Gefolge einer Zystitis, Prostatahypertrophie, Strikturen usw. beobachtet werden kann, wird in analoger Weise behandelt. In symptomatischer Hinsicht ist auch die in letzter Zeit angegebene lokale Diathermiebehandlung der Vulva erwähnenswert, die von guten Resultaten gefolgt sein soll, aber nur angewendet werden darf, wenn die Haut weder ekzematöse noch pyogene Veränderungen aufweist.

In jenen Fällen, in welchen der Juckreiz so quälend wird, daß er die Nachtruhe stört, wird man auch zu **Beruhigungsmitteln** greifen müssen und Adalin, Brom-Antipyrin, Brom-Validol, Luminal (in kleinen Dosen), Veronal usw. verordnen. *Brünauer*

Herzerkrankungen

Welche klinischen und röntgenologischen Zeichen bietet der beiderseitige Zwerchfellhochstand?

Der beiderseitige Zwerchfellhochstand wird in der Regel nicht so weitgehend beachtet wie der beiderseitige Zwerchfelltiefstand. Die Krankheitsbilder, bei denen letzterer beobachtet wird, sind sehr häufig. Der beiderseitige Zwerchfellhochstand wird wohl oft erkannt, aber erst bei genauer klinischer und röntgenologischer Untersuchung als Ursache von Krankheitserscheinungen gefunden. Die Patienten sind in zwei große Gruppen einzuteilen, und zwar in Fettleibige und in solche, die an einer Affektion im Abdomen leiden. Die Krankheitssymptome dieser zweiten Gruppe werden von der Grundkrankheit beherrscht.

Ich möchte vorerst über die Patienten sprechen, die sonst gesund sind und nur über Beschwerden klagen, die infolge der Zunahme ihres Bauchinhaltes hervorgerufen werden. Kommt es infolge Vermehrung des Fettes zu einer Vergrößerung des Bauchinhaltes, so werden die muskulären Bauchwände ausweichen müssen und das Diaphragma wird nach oben gedrängt. Hiedurch kommt es zu zweierlei Erscheinungen: Zu Erscheinungen von seiten des Kreislaufapparates und von seiten der Atmung. Besteht ein Zwerchfellhochstand, so kommt es dadurch zu einer Erschwerung der Exspiration, da ein weiteres Höhergehen des Zwerchfells unmöglich wird. Aber auch die Inspiration ist bei diesen Patienten behindert. Man würde wohl erwarten, daß, wenn das Diaphragma hoch steht, eine Abwärtsbewegung in größeren Exkursionen als beim normalen Menschen möglich ist. Das ist jedoch nicht richtig. Es wird im Gegenteil die Inspiration schlechter. Wir wissen, daß das Diaphragma nicht durch lange Zeit eine vermehrte Arbeit leisten kann; es kommt dann zu einer Erschwerung der Inspiration und dadurch zu Atembeschwerden. Es ist nun sehr merkwürdig, daß es Patienten mit Zwerchfellhochstand gibt, die eine geradezu erstaunliche Beweglichkeit zeigen. Wir können die Fettleibigen in drei Gruppen einteilen: In solche, die schon in der Ruhe über Atembeschwerden klagen, in solche, die nur bei Anstrengung Atembeschwerden bekommen und in solche, die trotz ihrer Fettleibigkeit und des Zwerchfellhochstandes keine Beschwerden haben. Dietlen fand, daß die Leute ohne Atembeschwerden eine gute Beweglichkeit des Diaphragmas aufweisen, während die anderen eine Einschränkung derselben zeigen. Bei fettleibigen Patienten mit großem Bauch erkennt man den Zwerchfellhochstand schon bei bloßem Aspekt. In anderen Fällen ist der Zwerchfellhochstand erst bei der Röntgendurchleuchtung zu diagnostizieren. Es gibt Fälle, die bei der klinischen Untersuchung einen Zwerchfellhochstand nicht erkennen lassen, auf dem Röntgenschirm aber dann einen solchen zeigen, der bereits in den Bereich des Pathologischen gehört.

Von großem Interesse und praktischer Wichtigkeit sind die Beschwerden von seiten des Herzens bei Zwerchfellhochstand. Sehr häufig werden Herzveränderungen als solche primärer Natur gedeutet, während sie durch Zwerchfellhochstand hervorgerufen sind. Durch Zwerchfellhochstand kommt es zu einer Verlagerung des Herzens, zu einer Verbreiterung seines Durchmessers und dadurch zu einer Veränderung der Perkussionsfigur. Der Spitzenstoß wird im vierten Interkostalraum gefühlt, die Aorta erscheint verbreitert und bei der Auskultation findet man systolische akzidentelle Geräusche. Man glaubt, daß der Hochstand des Zwerchfells die Ursache derselben ist. Bei Patienten mit beiderseitigem Zwerchfellhochstand kann es zu ähnlichen Zuständen wie bei der Angina pectoris kommen. Man darf in solchen Fällen die Diagnose Angina pectoris nur dann stellen, wenn die klinischen Symptome einer solchen einwandfrei vorhanden sind, da, wie gesagt, auch Zwerchfellhochstand ähnliche Erscheinungen verursachen kann.

Frage: Können bei Frauen mit Hängebauch und Zwerchfelltiefstand durch Tragen eines Mieders die Verhältnisse gebessert werden? — Antwort: Der durch Hängebauch bedingte Zwerchfelltiefstand kann zu bedenklichen Komplikationen von seiten der Atmung und des Kreislaufes führen, die durch das Tragen eines Mieders sehr gebessert, ja vollkommen behoben werden können. *Hitzenberger*

Worauf stüzt sich die Diagnose Concretio cordis cum pericardio?

Die unkomplizierte Konkretio, die einfache Obliteration der Perikardialhöhle, entzieht sich in der Mehrzahl der Fälle unserer Diagnose. Was wir als Symptom der Konkretio anzusprechen gewohnt sind, ist meist Zeichen einer bestehenden Accretio cordis, einer fibrösen Mediastinitis mit allen ihren Folgezuständen.

Die Thoraxsymptomatologie kann in ausgeprägten Fällen eine eindeutige Diagnose gestatten: Plurikostale systolische Einziehung oder auch umschriebene, schwieriger zu beurteilende lokale Retraktion an der Herzspitze, eventuell Fehlen des Spitzenstoßes, diastolisches Vorschleudern des unteren Sternums, Zurückbleiben des Thorax bei der Atmung und Einengung desselben in posterio-anteriorer Richtung, die von Broadbent beschriebene dorsale systolische, pulsrhythmische Einziehung, Mangel einer Verlagerung des Herzens, fehlende respiratorische Verschieblichkeit der vorderen Lungenränder in der Präkordialgegend, das Auftreten von Pendelrhythmus, Zurückbleiben der Dilatation der Herzhöhlen trotz bestehender, eine solche provozierender valvulärer Läsionen.

Von größter Bedeutung ist der abdominelle Symptomenkomplex: Der Ascites praecox, die im Vordergrunde stehende Stauungsleber, letztere gelegentlich sekundär im Sinne der Pickschen Pseudoleberzirrhose verändert, Zurücktreten der peripheren Ödeme der unteren Extremitäten. Gegenüber ähnlichen Stauungstypen, welchen wir bei der Trikuspidalinsuffizienz, in manchen Fällen von Mitralstenose und bei der exsudativen Perikarditis begegnen, wird das Fehlen von Subikterus, die Gedunsenheit des Gesichtes als Ausdruck einer angedeuteten Cava-superior-Stauung diagnostisch zu berücksichtigen sein. Die Röntgenuntersuchung kann in einzelnen Fällen die Diagnose indirekt stützen: Nachweis mediastinischer oder auch basaler, namentlich rechtseitiger Adhäsionen. Fehlen des Czyhlarzschen Symptomes (infrakardiale Aufhellung bei tiefer Inspiration).

Bei Gegenwart von Verkalkungen der perikarditischen Schwarte sichert die Röntgenuntersuchung die Diagnose. *Luger*

Gibt es eine relative Aorteninsuffizienz?

Während es sich bei der relativen Mitral- oder Trikuspidalinsuffizienz um allgemein bekannte Tatsachen handelt, ist die Frage nach einer relativen, d. h. nicht organisch valvulär bedingten Aorteninsuffizienz vielfach umstritten, nach meinem Dafürhalten jedoch gleichfalls in positivem Sinne zu beantworten.

Grob-anatomische Veränderungen können zur Dehnung und damit zum ersten Typus der relativen Aorteninsuffizienz, der Dehnungsinsuffizienz führen (Mesaortitis, Aneurysma, Zug von außen). Eine solche Dehnungsinsuffizienz kann sich aber anscheinend auch auf rein funktioneller Basis entwickeln (Relaxation der Gefäßwand, nicht organisch fixierte Dehnung). Letzteres etwa bei der Isthmusstenose der Aorta, während die erste Erklärung für das Verständnis der diastolischen Aorteninsuffizienzgeräusche beim Morbus Basedow herangezogen wird.

Wir kennen ferner relative Aorteninsuffizienzen bei schweren Anämien, sekundären Anämien, beim hämolytischen Ikterus und vor allem bei der

Anaemia perniciosa. Im letzteren Falle und auch sonst teilweise muskulär bedingt durch Nachlassen des Tonus der subvalvulär gelegenen Muskelmassen: Muskuläre Insuffizienz.

Vielleicht spielt namentlich bei den anämischen Insuffizienzen auch ein anderes Moment eine wesentliche Rolle, der Mangel einer entsprechenden Vorbereitung des Aortenklappenschlusses. Wir wissen, daß schon während der Systole durch die rückläufige Randströmung eine Annäherung der Klappen zustande kommt. Fällt diese durch geänderte Strömungsverhältnisse weg, so haben wir mit der Möglichkeit einer, wie ich es bezeichnet habe, Stellungsinsuffizienz zu rechnen.

Schließlich wird auch angenommen, daß der Hochdruck unter Umständen genügen kann, um einen ausreichenden Schluß der Aortenklappen zu verhindern: Hochspannungsinsuffizienz.

Wir sehen tatsächlich wiederholt Patienten, bei welchen schon die Inkonstanz des Geräusches an die Möglichkeit einer relativen Insuffizienz denken lassen muß. Namentlich prognostisch kann die Differenzierung zwischen organischer und relativer Aorteninsuffizienz naturgemäß von wesentlicher Bedeutung sein. *Luger*

Welche Bedeutung hat das Kalzium in der Herztherapie?

Die experimentelle Prüfung der Wirkung des Kalziums auf das Herz und den Kreislauf zeigt in kleinen Dosen Erregung, in großen Lähmung des parasympathischen Systems; die spezielle Herzwirkung äußert sich in Senkung des Blutdruckes, Pulsverlangsamung, Steigerung der Schlagfrequenz, in großen Dosen Tendenz zum systolischen Stillstand. Die Untersuchungen experimenteller Pharmakologen haben gezeigt, daß das Kalzium eine der Digitalis analoge Wirkung auf das Herz hat.

Im Anschluß an Untersuchungen von O. Löwi wurde eine Kombination von Digitalis mit kleinen Dosen von Kalzium (0,05) zur Behandlung der Grippepneumonie empfohlen, wobei die gefäßabdichtende Eigenschaft des Kalziums verwertet wurde.

Der Vortragende hat alte klinische Versuche über die Wirkung von Kalziumsalzen mit Digitaliskörpern wieder aufgenommen, ursprünglich in kleinen Dosen (1 Kubikzentimeter der 10%igen $CaCl_2$-Lösung intravenös), und zunächst solche Kalziumlösungen ohne Digitalis verwendet. Es zeigte sich im Sinne der Experimente auch bei der bloßen Kalziuminjektion eine der Digitalis analoge Wirkung. In methodischer Weise wurde späterhin bei ausgeprägter Kreislaufschwäche des Herzens das Kalzium in großen Dosen intravenös verabfolgt, weil Vortragender aus früheren Erfahrungen bei der Therapie der Blutungen den guten und gefahrlosen Effekt größerer Kalziumdosen kennen gelernt hat. Er verwendet Dosen von 0,5 Gramm intravenös, d. h. 5 Kubikzentimeter einer 10%igen Lösung, und in lebensbedrohlichen Fällen zur raschen Erzielung einer ausgiebigen Herzwirkung dasselbe kombiniert mit Digitaliskörpern (1 bis 2 Kubikzentimeter Digipuratlösung). Die Kuppelung zweier synergischer Pharmaka macht eine summierte und verstärkte Wirkung. In eindrucksvoller Form zeigt sich das an dem raschen Anstieg der Diurese, die Mengen bis zu 5000 bis 6000 Kubikzentimeter ergeben hat. Schon in seiner ersten Mitteilung konnte Vortragender über Fälle berichten, bei welchen die Quecksilberdiurese (Novasurol) versagte und die Kombination von Kalzium mit Digitalis eine rasche Entwässerung herbeiführte. Bei Orthopnoe und schwersten bedrohlichen Stauungszuständen wirkt diese Therapie geradezu lebensrettend. Ihr Hauptwirkungsbereich sind Fälle von allgemeiner Stauung, kardialem Hydrops, Myokardschwäche und kardiorenalem Syndrom. Aber auch bei Stauung im kleinen Kreislauf, bei akut entzündlichen Erkrankungen der Lunge (Pneumonie, Bronchiolitis, Emphysem mit akuter Bronchitis), mit den Zeichen der Kreislaufschwäche wirkt diese Behandlung gut, geradezu kupierend bei akuten solchen Lungenprozessen mit den Zeichen der Asthmabereitschaft. Hier kommt neben der Stimulierung der Herzaktion die anti-exsudative Wirkung des Kalziums prompt zum Vorschein.

Bei chronischen Stauungszuständen gibt Vortragender das Kalium und die Digitaliskörper alternierend, letztere per os. Als ausgeprägtes Zeichen der guten Wirksamkeit dienen die Harnkurven, der Einfluß auf Pulsfrequenz, Atmungsfunktion, Rückgang der Stauungsphänomene und vor allem auch die schon in den ersten Stunden unter Röntgenkontrolle nachweisbare Verschmächtigung der Herzsilhouette. Diese guten Behandlungsresultate beziehen sich auf zwei wichtige Kategorien, die unter dem Sammelnamen der „Myodegeneratio cordis" geführten Herzkranken und die dekompensierten Aortenfehler, welch letztere bekanntlich schwer zu beeinflussen sind.

Für diese Fälle mit chronischem Verlauf wurde ein Behandlungstypus geschaffen, der eine wochenlange Applikation von Herzmitteln alternierend mit Kalziumpräparaten ermöglicht. Gerade für die Digitaliskörper erweist sich dies von großem Wert, da sonst toxische Nebenwirkungen auftreten. Für viele Fälle von Herzmuskeldegeneration, Hochdruckstauung, kardialem Asthma, bedeutet diese kombinierte Behandlung einen wichtigen Vorteil: sie ermöglicht die so oft erwünschte, nicht selten aber erschwerte chronische Digitalisbehandlung.

Das Kalzium erhöht und beschleunigt also die Digitaliswirkung am Herzen; es dämpft aber anderseits bei fortgesetztem Gebrauch die Nebenwirkungen der Digitaliskörper auf das parasympathische System. Es ist, wie der Vortragende sich ausgedrückt hat, „die Peitsche und der Zügel für die Digitalis".

Fragen: Kann man das Kalzium auch per os geben? Ist bei dieser Kombination eine interne Digitalismedikation zu empfehlen? — Antworten: Wird Kalzium per os gegeben, so ist die Wirkung auf den Kreislauf nicht dieselbe, und es kommt zu unangenehmen Darmerscheinungen. Es ist gleichgültig, ob Digitalis intravenös oder per os verabfolgt wird; es empfiehlt sich jedoch bei chronischen Störungen die orale Darreichung; Digitalis kann auch durch andere Herzmittel ersetzt werden.   *Singer*

Welche Indikation ist für den Gebrauch des Morphins bei Bekämpfung der Dyspnoe Herzkranker zu beachten?

Bei den Fällen und Krankheitsbildern, die hier in Betracht kommen, handelt es sich weniger um die Bekämpfung akuter Dyspnoe, als vielmehr um die Linderung chronischer Atemnot. Hier ist das Morphin nur als unterstützendes Mittel neben oder nach der Herztherapie zu geben.

Die dekompensierten Vitien brauchen in erster Linie eine verständnis-
volle Digitalisierung. Doch scheint es, daß man diese Wirkung durch Mor-
·phin unterstützen kann. Aber während in den Fällen der zweiten Indikation,
dem akuten Herzasthma und Lungenödem, das Morphin nur subkutan
verabfolgt werden sollte, ist es bei den mehr subakut oder chronisch verlaufenden Fällen besser, das Morphin per os oder mit Digitalis per rectum
zu geben. Zur Digitalis dazu noch 0,01 bis 0,02 Morphin pro die! Diese
Dosen sind imstande, das Atem- und Hustenzentrum zu beruhigen und so
günstig zu wirken. Bekanntlich ist ja ein Teil der guten Wirkung der Digitalis
darauf zurückzuführen, daß sie den Vagus reizt und daß sie auch deshalb
auf das Hißsche Bündel zu wirken vermag. Eine Vaguswirkung kommt
aber auch dem Morphin zu und die unterstützende Wirkung des Morphins
bei Digitalisverabfolgung ist dadurch unserem Verständnis näher gebracht.
Nach kleinen Morphingaben äußert sich die Erregbarkeitsverminderung
des Atemzentrums beim Menschen in einer verlangsamten und vertieften
Atmung, welche dadurch wieder einen größeren ventilatorischen Effekt
hat, indem die Lunge besser durchlüftet wird. Man kann also bei dekompensierten Vitien, namentlich im Beginne der Behandlung, das Digitalisinfus
gleichzeitig mit 0,01 bis 0,02 Gramm Morphin verabfolgen, das man
allerdings nach drei bis vier Tagen weglassen kann. Natürlich gibt es auch
da keine starre Regel. Vielfach ist es besser, Morphin nur am Abend zu
geben oder nur eine Eukodal- oder größere Dosis Kodein zu verabfolgen.

Nicht übersehen darf man, daß nicht selten Kranke auf Morphin mit
Übelkeit und Erbrechen reagieren. Ein Zusatz von 0,0005 Atropin. sulfuric.
zur Morphinspritze ist gewöhnlich nützlich.

Erwähnen möchte ich noch die Beseitigung der bisweilen quälenden
Ischurie nach Morphingebrauch.

Nicht selten tritt nämlich nach Morphin eine Erschwerung der Urin-
entleerung ein, die auf eine stärkere Kontraktion des Sphinkters zurückzuführen ist. Verordnet man Liquor kalii acetici, so kann diese Blasen-
sperre leichter überwunden werden. Man kann diesen Liquor kalii acetici
eßlöffelweise drei- bis viermal pro die, in verdünnter Lösung, geben. Er
schmeckt meistens recht schlecht und kann dann mit Zuckerwasser genieß-
bar gemacht werden.

Herzneurosen bei gesunden Herzen oder rein nervöse Beschwerden
bei kranken Herzen sollen niemals mit Morphin behandelt werden. Hier
sind Brompräparate, Kolapräparate (Hellsicol), Adalin, Abasin, Baldriantee,
Baldriantinktur das Richtige. Vergessen wir ja nicht, daß das Morphin ein
Gift ist, das sich durch die ihm eigentümliche Euphorie der Psyche des
Kranken bemächtigen kann!   *Zak*

Hirnerkrankungen

Was sind Wesen und Folgen der Commotio cerebri?

Die Grundlagen der Hirnerschütterung sind bis heute größtenteils noch unbekannt. Im wesentlichen sind es zwei Auffassungen, welche die Grund-
symptome der Commotio erklären wollen: Die eine, welche die Erscheinungen auf Störungen des Vasomotoriums zurückführen, während die
andere eine direkte Schädigung der Nervensubstanz annimmt. Man ge-

winnt im allgemeinen den Eindruck, als ob die Erscheinungen der Hirnerschütterung durch beide Momente hervorgerufen werden. Man hat eine Hirnerschütterung der Medulla oblongata angenommen (Bewußtlosigkeit, Herz- und Atemstörungen, Erbrechen), dann Erscheinungen einer eigentlichen Hirnerschütterung, wozu Schwindel, Kopfschmerzen, Benommenheit, Schlafsucht, sensorische und motorische Störungen usw. gehören. Eine dritte Gruppe entspricht der sogenannten Contusio cerebri Kochers, bei der wir typische Herderscheinùngen (epileptiforme Krämpfe, aphasische, agnostische, apraktische Störungen usw.) finden. Hieher und zur zweiten Gruppe gehören auch jene Fälle, wo wir akut oder posttraumatisch Psychosen folgen sehen. Gewisse Ähnlichkeit gerade des Typus der letztgenannten Geistesstörungen, die dem exogenen Reaktionstypus angehören, d. h. delirante Verworrenheit, retrograde Amnesie und Störungen der Merkfähigkeit erinnern in ihrer Koppelung mit Störungen der Schlaffunktion nicht unbedeutend an jene psychotischen Syndrome, wie wir sie bei Alkoholintoxikationen beobachten. Es fragt sich, ob nicht eine gewisse Lokalisation im Mittel- und Zwischenhirn, wie bei Alkoholvergiftung, auch für die Symptomatologie der Hirnerschütterung von wesentlicher Bedeutung ist. Da wir wissen, daß diese Gegend vaskulär sehr empfindlich ist, so wäre es gar nicht ausgeschlossen, daß bei der Hirnerschütterung das vasomotorische Moment, besonders Blutungen im Mittel- und Zwischenhirn, eine wesentliche Rolle spielen, ferner daß sich dann auch Veränderungen an den Hirnhäuten einstellen (Blutungen, Oedem), daß weiter eine Hirnschwellung eine mitentscheidende Bedeutung hat und das Zusammentreffen mehrerer Komponenten wird neben den charakteristischen Hauptsymptomen auch variable Nebensysteme herbeiführen.

Die Therapie der Hirnerschütterung soll die Aufgabe haben, zunächst die lebensbedrohenden Symptome zu beseitigen, also in erster Linie die Herz- und Atemtätigkeit zur Norm zurückzuführen. Symptomatisch geschieht dies durch Darreichung von Analeptizis und Kardiazis, mit denen man im entscheidenden Momente nicht sparen soll. Dazu kommt als weiteres stets vorzunehmendes Heilmittel die Lumbalpunktion. Der erhöhte Hirndruck wird durch dieses Verfahren herabgesetzt und in den zahlreichen Fällen, wo eine Meningealblutung erfolgt ist, wird ein blutiger Liquor zutage gefördert, dessen Ablassen therapeutisch überaus wirksam ist. Außerdem wäre die Infusion größerer Mengen von Kochsalzlösung oder von hypertonischer Zuckerlösung zu empfehlen, wodurch die Hirnschwellung erheblich reduziert wird. Sonst ist es unbedingt notwendig, Patienten auch nach Ablauf der kommotionellen Erscheinungen durch lange Zeit im Bette zu halten, da sonst posttraumatische Folgezustände (Apoplexie, Malazie) einsetzen können.

Fragen: Muß die Lumbalpunktion wiederholt werden? Soll bei Hirndruck die Lumbalpunktion ausgeführt werden? — Antworten: Fließt bei der Lumbalpunktion sanguinolenter Liquor ab, so ist eine Wiederholung angezeigt, da dann die Lumbalpunktion nicht nur als diagnostischer, sondern auch als therapeutischer Behelf zu gelten hat. Bei Hirndruck ist die Lumbalpunktion mit sofort anschließender Injektion hypertonischer Zuckerlösung auszuführen.

E. Pollak

Wie äußert sich eine Hirnschwellung?

Die Hirnschwellung ist symptomatologisch im allgemeinen mit den Erscheinungen des Hirndrucks identisch. Wir müssen das deswegen annehmen, weil es eine ganze Anzahl von Fällen gibt, wo lediglich Erscheinungen des allgemeinen Hirndrucks bestehen: Kopfschmerz, Erbrechen, Schwindel, Bradykardie, Stauungspapille, sowie radiologische Zeichen am Schädel. Diese Fälle sind dadurch vollständig identisch mit den übrigen raumbeschränkenden Prozessen, so daß eine Differentialdiagnose in vita häufig unmöglich ist. Dazu kommt noch etwas Zweites. Die Hirnschwellung, die genuin als Einzelphänomen bestehen kann, ist auch koordiniertes Substrat bei fast allen pathologischen Prozessen des Zentralnervensystems — auch das Rückenmark kann eine Schwellung zeigen — z. B. Pseudotumor oder funikuläre Myelose, Myelopathien, sowie alle übrigen zu Remission neigenden Erkrankungen. Wir müssen daher auf eine große Schwierigkeit aufmerksam machen, welche für die Diagnose der Hirnschwellung gilt, nämlich jene der Unklarheit der Zugehörigkeit der einzelnen Symptome zur eigentlichen Schwellung und ihre Abgrenzung von den Symptomen des bestehenden Grundleidens. So werden wir vielfach die Erscheinungen des gesteigerten Hirndrucks, z. B. die Stauungspapille bei der epidemischen Enzephalitis, auf die begleitende Hirnschwellung zurückführen und nicht auf den Grundprozeß der Hirnentzündung beziehen. Im allgemeinen macht es den Eindruck, daß die Hirnschwellung das wesentliche Moment beim Zustandekommen der Hirndruckphänomene ist, was ja durch die Volumsvermehrung des Gehirns infolge Flüssigkeitsanreicherung der Hirnsubstanz zu erklären ist. Die Hirnschwellung beruht wohl wahrscheinlich auf einer Störung der Relation von Blut und Gewebe, und die Unfähigkeit der Wasserabgabe an die Blut- bzw. Lymphbahn oder die pathologische Steigerung der Wasseravidität des Gewebes führt zu diesem pathologischen Bild. Therapeutisch kann lediglich durch Röntgenstrahlen oder durch Infusion hypertonischer Lösungen der Versuch einer Hirnentquellung unternommen werden, doch sind diese Versuche sehr häufig nutzlos, da sie oft nicht in den Grundmechanismus der Schwellung einzugreifen vermögen.

E. Pollak

Welche Nervenstörungen treten als Spätfolgen der Enzephalitis auf?

Außer dem Bilde des Parkinsonismus, das in den Grundzügen von Bewegungshemmung und Zittern einheitlich ist, hat man noch eine große Anzahl von Innervationsstörungen als Folgezustände der Encephalitis lethargica beobachtet. Man muß sich vor Augen halten, daß die anatomischen Veränderungen, welche der Krankheit zugrunde liegen, zwar mit Vorliebe in gewissen Teilen des Zentralorgans sich ausbilden, daß aber die Ausbreitungsmöglichkeiten des Krankheitsprozesses fast unbeschränkte sind, und daß durch diese verschiedenen Lokalisationen recht verschiedenartige Krankheitsbilder zustande kommen.

So ist es fast charakteristisch, daß in der überwiegenden Zahl von Fällen des Parkinsonismus nur extrapyramidale Bewegungsstörungen auftreten, und Störungen, welche auf eine Läsion der kortiko-spinalen oder Pyramidenbahn oder der Hirnrinde hinweisen würden, fehlen, ebenso Symptome, welche auf eine zerebellare Erkrankung hinweisen würden.

Ich will aber jetzt nur noch auf zwei Typen von postenzephalitischen Störungen eingehen, die verhältnismäßig häufig und in einigermaßen typischer Weise auftreten.

So finden wir in manchen Fällen Bewegungserscheinungen, welche choreatischen oder athetotischen Charakter haben. In vielen Fällen sehen wir Bewegungen, welche den Charakter des Tic an sich haben. So findet man z. B. Lidkrämpfe, vermöge deren die Augenlider immer wieder krampfhaft geschlossen werden und oft durch lange Zeit, so daß die Kranken dadurch in jeder Verrichtung, aber auch in der Lokomotion, sehr behindert werden. Oder es handelt sich um ein unablässig sich wiederholendes, lang dauerndes Aufreißen des Mundes oder um sonst irgendwelche grimassierende Bewegungen in der mimischen Muskulatur. In diese Kategorie von Erscheinungen gehören noch eine Reihe von unwillkürlich auftretenden Bewegungen mit dem Charakter des Zwangsmäßigen, so Schreianfälle oder zwangsmäßige Produktion von allerlei unartikulierten sowie von Schnalz- und Zischlauten, Gähnkrämpfe, Anfälle, bei denen die Kranken zwangsmäßig durch längere Zeit in die Höhe blicken mußten; zwangsmäßiges Laufen oder Ausführung einzelner zwangsmäßiger, immer wiederkehrender Bewegungen eines Beines beim Gehen. Interessant ist, daß diese unwillkürlichen Bewegungserscheinungen sich in vielen Fällen durch äußere Einwirkungen beeinflußbar zeigen, z. B. durch die Körperhaltung, also etwa im Liegen aufhören und nur bei aufrechter Haltung eintreten.

In die Reihe dieser Enzephalitisfolgen gehören offenbar auch die Fälle, bei denen anfallsweise oder dauernd, aber anfallsweise gesteigert, eine bedeutende Steigerung der Atemfrequenz eintritt, bis zu 50 Atmungen in der Minute.

Von all den bis jetzt geschilderten Symptombildern unterscheiden sich Zustände, bei denen die Veränderung auf psychischem Gebiet ganz im Vordergrund steht. Es sind durchwegs jugendliche Individuen, bei denen dieses Krankheitsbild sich entwickelt. Symptomatisch deckt sich dasselbe mit dem Bild einer leichten maniakalischen Erregung, ohne Ideenflucht und ohne Annäherung an ein tobsüchtiges Gebaren. Diese Kranken sind immer heiterer Stimmung, wenn nicht infolge von Gegenreaktionen der Umgebung ganz flüchtig ein Umschlagen in zornige oder weinerliche Stimmung erfolgt. Sie sind äußerst geschwätzig, zudringlich, altklug, witzelnd, schieben sich immer in den Vordergrund des Interesses, stellen dieselbe Frage oder Bitte immer wieder. Sie singen, schwatzen, bekritzeln Wände, schreiben endlos Briefe, treiben allerlei Arten von Unfug usw. Dabei läßt sich eine Störung der intellektuellen Funktionen nicht nachweisen.

In der Schule sind sie nicht zu halten, weil sie den Unterricht stören; ebenso wenig halten sie bei irgendeiner Arbeit aus. Sie vagieren, lügen, betteln, stehlen, vernaschen Geld, laufen ins Kino, machen sich auf der Straße an Bekannte und Fremde heran, sind zudringlich, frech, verleumden, schimpfen und drohen gelegentlich, begehen geschlechtlichen Mißbrauch.

Auf diese Weise bekommt das Krankheitsbild, wie es ja auch sonst bei der hypomanischen Erregung der Fall ist, ein Gepräge von moralischer Verkommenheit; doch schützt der Nachweis des vorangegangenen, ganz anders gearteten Zustandes des Kranken vor einer Verwechslung mit einem Dauerzustand moralischen Defektes. In zwei Punkten unterscheidet sich aber dieses Krankheitsbild von einer echten Hypomanie des jugendlichen Alters. Diese Kranken haben ein ausgesprochenes Krankheitsbewußtsein. Sie empfinden selbst die Veränderung, die mit ihnen vorgegangen ist; sie bedauern es, daß sie durch ihr Benehmen der Umgebung zur Last fallen.

Der zweite Punkt, in dem sich dieser Krankheitszustand von der echten Hypomanie unterscheidet, ist seine unbegrenzte Dauer. Aber man kann das nur mit einem gewissen Vorbehalt aussprechen. Wir wissen noch nicht, was aus diesen jugendlichen Postenzephalitikern wird, wenn sie heranwachsen.

Wiederholt fand man bei diesen jugendlichen Postenzephalitikern, wie übrigens manchmal auch bei älteren Kranken, eine auffallende Fettsucht mit hypophysärem Charakter, die zu einer rasch erfolgenden Zunahme des Körpergewichtes bis zu 20 Kilogramm und mehr führt. Manchmal war diese Fettsucht auch mit Polyurie verbunden. *Wagner-Jauregg*

Wie sind die postenzephalitischen Störungen zu behandeln?

Da muß ich zunächst bekennen, daß mir ein Fall von Heilung einer einwandfrei festgestellten postenzephalitischen Störung nicht bekannt geworden ist.

Spontane Besserungen, Schwinden einzelner Symptome kommen vor, und es wird wichtig sein, nachzuforschen, unter welchen Umständen solche Besserungen zustande kommen.

Meine eigenen Erfahrungen über die Behandlung der Enzephalitisfolgen erstrecken sich auf die Verwendung der Impfmalaria, der intravenösen und intramuskulären Injektionen von Typhusvakzine und der intravenösen Injektionen von kakodylsaurem Natrium. Mit der Fieber- und Infektionstherapie wurden in manchen Fällen Erfolge erzielt; wie bereits gesagt, keine Heilungen, aber mehr weniger weitgehende Besserungen des ganzen Krankheitszustandes oder einzelner Symptome. Nicht wenige Fälle blieben unbeeinflußt.

Am flüchtigsten waren die Erfolge der Injektionen von Natrium kakodylicum. Sie überdauerten die Injektionen kaum.

Ich bin auf Grund meiner Erfolge nicht darauf erpicht, Ihnen gerade die an meiner Klinik geprüften Behandlungsmethoden besonders warm zu empfehlen, und möchte Ihnen einige andere Behandlungsmethoden, über die von vertrauenswürdigen Autoren Günstiges berichtet wird, vorführen.

So hat kürzlich Marcus in Stockholm von einer Rekurrenstherapie Günstiges berichtet, indem er unter 18 Fällen 12 zum Teil sehr weitgehende Besserungen verzeichnete. Er weist übrigens darauf hin, daß der Erfolg um so deutlicher ist, je kürzer die Krankheitsdauer, ein Gesichtspunkt, der ja bei Behandlung aller chronischen Krankheiten im Auge zu behalten ist.

Anderseits berichtet Pette in Hamburg Günstiges über endolumbale Injektionen von Eigenserum.

Ich erwähne ferner subkutane Injektionen von Terpentinöl zur Erzeugung aseptischer Eiterung, Injektionen von Schwefelemulsion, endolumbale Injektionen von Magnesium sulfuricum, intravenöse Injektionen von Natrium salicylicum in großen Dosen.

Bei der geringen Aussicht, durch eine auf Heilwirkung zielende Therapie etwas zu erreichen, tritt die symptomatische Therapie in ihre Rechte. Und in dieser Beziehung haben wir im Skopolamin ein Mittel, das wenigstens in den Fällen von Parkinsonismus ebenso wie bei der echten Parkinsonschen Krankheit oft Ersprießliches leistet sowohl gegen das Zittern, wie gegen die Muskelsteifigkeit. Da das Mittel aber nur symptomatisch wirkt, kommt es auch darauf an, es in der richtigen Weise anzuwenden. Man soll es am Morgen geben, eventuell am Morgen und Mittag, denn der Kranke will die Wirkung während des Tages haben. In der Nacht braucht er sie nicht.

Man muß dann im Einzelfall ausprobieren, wieviel Skopolamin der Kranke braucht, um eine Wirkung zu spüren, aber auch wieviel er verträgt. Und wenn man zwischen diesen Grenzen eine mögliche Dosis gefunden hat, darf man sich nicht scheuen, mit der Dosis allmählich in die Höhe zu gehen, denn es tritt mit der Zeit eine gewisse Gewöhnung ein.   *Wagner-Jauregg*

Welche Erkrankungen des Zentralnervensystems sind zu operieren? Wie sind die Erfolge und Dauerresultate der Operationen des Zentralnervensystems?

Die Erkrankungen des Zentralnervensystems zerfallen in vier Gruppen: angeborene, traumatische, entzündliche und neoplastische.

Zu den angeborenen rechnen wir in erster Linie die Hernia cerebri, die manchmal bis zur Größe eines Kindskopfes dem Hinterkopf aufsitzen kann. Die Operation der Hirnhernien weist eine große Mortalität auf. Auch bei den Fällen, bei denen die Operation gelingt, bedeutet der nachfolgende Hydrozephalus eine große Gefahr. Günstiger liegen die Fälle bei Spina bifida; ihre Operation ist dann aussichtsreich, wenn nur eine Meningokele vorliegt.

Viel häufiger als die angeborenen Mißbildungen sind die Traumen des Schädels. Wir unterscheiden Traumen, welche die Konvexität und solche, welche die Basis oder endlich beides betreffen. Bei den Schädelverletzungen mit intakter Haut kann eine Hirnverletzung fehlen oder vorhanden sein. Aktiv gehen wir unbedingt vor, wenn ein progredienter Prozeß, eine Blutung aus der Art. menigea media uns dazu zwingt, bei Fehlen von Hirnsymptomen beschränken wir uns auf konservative Maßnahmen. Sobald eine Hirnverletzung angenommen wird, dann ist auch in den meisten Fällen die Indikation zur Operation gegeben und zwar nicht nur bei geschlossenen, sondern auch und vor allem bei offenen Hirnverletzungen. Barany hat während des Krieges in Przemysl die Schädeltangentialschüsse sofort operiert und lückenlos geschlossen. Im Spital ist dies eine gute Methode, die wir auch seit Jahren anwenden. Alle offenen Schädelverletzungen erfordern aktive Behandlung und gehören darum ins Spital, da auch bei kleinen Hirnwunden ein Hirnabszeß sich anschließen kann.

Bei den Schädelbasisverletzungen und der Commotio cerebri ist zuwartendes Verhalten am Platz. Bei Schädelbasisfrakturen ist nur zu operieren, wenn sich Zeichen von zunehmendem Hirndruck oder Konvexitätssymptome zeigen. Die Schädelbasisfrakturen sind an und für sich pro-

gnostisch nicht ungünstig, nur eine Infektion, von einem akuten Mittel-
ohrkatarrh ausgehend, oder eine Eiterung im Sinus frontalis trübt die
Prognose.

Die Schußverletzungen teilen wir ein in Tangential-, Durch- und
Steckschüsse. Der Tangentialschuß ist operativ zu behandeln, ebenso
wie Schädelverletzungen durch Hufschlag usw. Es ist möglichst frühzeitig
alles Verletzte auszuschneiden, das zerfetzte Gehirn und die Dura weg-
zunehmen, um den Bakterien den günstigen Nährboden zu entziehen.
Beim Durchschuß kann man vor allem debridieren, und zwar sowohl am
Ort des Ein-, wie des Ausschusses. Eine Desinfektion des dazwischen-
liegenden Gehirns und der Meningen ist jedoch nicht möglich. Es liegen hier
ähnliche Verhältnisse vor wie bei den Thoraxschüssen; die Lunge ist gegenüber Bakterien widerstandsfähig, die Pleura hingegen sehr empfindlich.
Tritt eine Infektion des Schußkanales auf, so kommt es zum Hirnabszeß.

Die Steckschüsse bilden für den Träger eine dauernde Gefahr. Liegt
die Kugel oberflächlich, so ist sie womöglich zu entfernen. Bei tiefsitzenden
Projektilen stellt die Entfernung unter Umständen eine größere Gefahr
für den Patienten dar, als wenn sie in der Schädelhöhle verbleiben.

Bei tiefsitzenden Projektilen muß wieder der Vergleich mit den Lungen-
verletzungen herangezogen werden. Hier wie dort ist die Operation gefährlich.

Bezüglich des Hirnabszesses können wir den traumatischen (bei
Schußverletzungen usw.), den otogenen, sowie den metastatischen unterscheiden. Beim Abszeß ist es sehr schwierig, den richtigen Zeitpunkt der
Operation zu bestimmen. Hat sich noch keine pyogene Membran gebildet,
so schreitet der Abszeß trotz der Eröffnung weiter. In jedem Falle muß
man bestrebt sein, den Abszeß am tiefsten Punkt zu eröffnen. Hat die
Eröffnung an einem anderen Punkt stattgefunden, so muß man durch
passende Lagerung des Patienten die Eröffnungsstelle möglichst zum tiefsten
Punkt machen. Wenn eine pyogene Membran sich gebildet hat, so bietet
die Operation bessere Aussicht. Bei zu langem Zuwarten ist die Entstehung
eines Pyozephalus möglich, der dann den Exitus herbeiführt.

Nicht uninteressant ist der Pseudoabszeß. Ich habe fünf derartige
Fälle beobachtet. Nach Traumen typische Abszeßsymptome; bei der Operation fand sich eine Zyste mit klarem Inhalt.

Eine wahre Crux für den Operateur ist der Prolaps nach Verletzungen.

Ein besonders trauriges Kapitel stellt die Behandlung der eitrigen
Meningitis dar, weil wir dabei noch nicht über die Anfänge hinausgekommen
sind, in vereinzelten Fällen die Meningitis durch breite Freilegung zum
vorübergehenden Stillstand zu bringen.

Die Operation von Gehirntumoren ergibt eine große Mortalität, aber
die furchtbaren Symptome, Kopfschmerzen, Erbrechen, drohende Erblindung, drängen den Patienten und den Chirurgen zu einer Operation.
Es kann sich um verdrängende Tumoren (Epitheliome), substituierende
(Tuberkel) oder infiltrierende (Gliome) Tumoren handeln. Die Hirntumoren
sind in ihrer Mehrzahl bei weitem nicht so bösartig wie das Magenkarzinom
z. B. und darum bleiben die Patienten auch jahrelang am Leben, auch wenn
der Tumor nur verkleinert wird. Der Hypophysentumor ist nie radikal
zu operieren. Die Resultate werden besser, wenn man die Tumoren nur

verkleinert. Die Fälle, die wir zur Operation bekommen, sind oft längere
Zeit vorher antiluetisch behandelt worden und kommen oft zu spät zur
Operation. Wenn man sich das Elend dieser Gehirnkrüppel vor Augen hält,
so wird man auch bei geringerer Aussicht auf Erfolg die Patienten früher
operieren. Sehr traurig ist es natürlich, wenn wir operieren, dabei nichts
finden, der Patient stirbt und auch die Sektion keinen Befund ergibt. Zum
Glücke sind diese Fälle nicht zahlreich (Pseudotumor).

Während des Krieges hatte ich an meiner Klinik über 300 Rückenmarks-
schüsse, hauptsächlich im Wasserbett, zu beobachten. Über 150 mal haben
wir die Laminektomie ausgeführt und oft eine Besserung der Lähmung
erzielt. Wir können beim Rückenmarksschuß drei Formen unterscheiden:
Kompression durch Hämatom usw., Splitterverletzung und Zertrümmerung
oder Quetschung. Beim Hämatom ist der Patient nach einiger Zeit wieder
hergestellt; diese Fälle zeigen einen ähnlichen Verlauf wie die Apoplexia
cerebri. Kommt es durch eine Kugel oder einen Splitter zu einer Kompression des Rückenmarks, so ist der Fremdkörper zu entfernen. Wird das
Rückenmark im Momente der Verletzung durch die Kugel zerquetscht oder
durch ein feines Stilett verletzt, so ist an eine Wiederherstellung des Rückenmarks nicht zu denken, es kommt zur Narbenbildung, weil das Rückenmark
nicht regenerationsfähig ist.

Die Tumoren des Rückenmarks sind verhältnismäßig leicht zu diagnostizieren. Wertvolle Dienste leistet uns dabei die Injektion von auf- und ab-
steigendem Lipjodol, ein Verfahren, das an meiner Klinik jetzt sehr oft
geübt wird. Durch die frühzeitige Diagnose und die rechtzeitige Operation
konnten wir bei Rückenmarkstumoren sehr gute Resultate und auch
günstige Dauererfolge bis zu zwölf Jahren erzielen.   *Eiselsberg*

Wie erkennt man operationsfähige Erkrankungen des Gehirns?

An der Spitze der operativ zugänglichen Erkrankungen des Gehirns
steht der Tumor cerebri, dessen Diagnose durch das Auftreten von
sogenannten Allgemeinerscheinungen (Hirndrucksymptome) in Verbindung
mit Lokalsymptomen ermöglicht wird.

Unter den Allgemeinerscheinungen sind die Symptome vorherrschend,
die durch den allgemeinen Hirndruck bedingt sind. An erster Stelle der durch
den Hirndruck bedingten Allgemeinerscheinungen steht der Kopfschmerz.
Er kommt in drei Formen vor: Als klassischer Tumorschmerz, tiefsitzend,
überwältigend und bohrend, als migränoider und drittens als neuralgiformer.
Doch kommen auch Tumoren ohne wesentlichen Kopfschmerz vor. Er ist
bedingt durch den Tumor selbst und ist dann mehr lokalisiert, oder aber
durch einen begleitenden Hydrozephalus, wobei er dann oft mehr diffusen
Charakter annimmt.

Unter Umständen ist aus einer umschriebenen Klopfempfindlichkeit
des Schädels und einer dieser entsprechenden Schalldifferenz gegenüber
der nicht empfindlichen Seite eine Seiten-, bzw. Lokaldiagnose zu stellen.
Stimmen diese zwei Symptome nämlich mit dem Röntgenbefunde einer
besonderen Verdünnung des Schädels an derselben Stelle überein, so wird
man den Tumor in der Nähe vermuten können. Die Druckerscheinungen
werden nicht durch den Tumor, sondern durch Flüssigkeitsansammlung in
den Ventrikeln oder im Gehirn selbst bedingt. Der Liquor in der Schädel-

höhle steht unter erhöhtem Druck, sucht auf dem Wege des geringsten Widerstandes auszuweichen, also entlang der Nervenscheiden, vor allem derjenigen des Nervus opticus. Es kommt zur Entstehung der Stauungspapille (90% der Fälle); sie ist in ihren Anfängen durch die Einschränkung des Gesichtsfeldes für Rot und Grün charakterisiert. Der zweite Nerv, der durch den Hirndruck in Mitleidenschaft gezogen wird, ist der Vestibularis; es kommt zu Nystagmus, Schwindel und Vorbeizeigen (70% aller Fälle). Ferner sind hier die Erscheinungen seitens des Vagus (Pulsverlangsamung) und diejenigen seitens der motorischen Nerven, vor allem des Abduzens zu nennen. Bei isolierter Abduzenslähmung kann man nicht auf einen Tumor an einer bestimmten Stelle schließen, dieselbe ist vielfach als ein generelles Symptom anzusehen. Dasselbe gilt gelegentlich auch von der Lähmung des Fazialis. Kann der Liquor nicht mehr ausweichen, so kommt es zur Stauung im Gehirn selbst, und man beobachtet dann eventuell epileptiforme Anfälle, oder es treten dann psychische Störungen auf, häufig in der Form des amnestischen Syndroms, der Korsakoffschen Psychose und fortschreitenden Somnolenz.

Neben diesen Symptomen ist es heute mit Hilfe des Röntgenverfahrens möglich, eine Reihe von Veränderungen festzustellen, die oft zur Lokaldiagnose führen. Die Vertiefung der Impressiones digitatae ist mit Vorsicht zu verwerten, da dieselben schon physiologisch bei den einzelnen Menschen verschieden tief sind. Bei Verbreiterung der Venenkanäle kann man manchmal auf einen Tumor derselben Seite schließen, es tritt jedoch die Venenstauung manchmal auch auf der dem Tumor kontralateralen Seite auf. Weiters finden wir oft Knochenappositionen (Exostosen), vor allem dann, wenn darunter ein Endotheliom oder ein superfiziell sitzender Tumor anderer Struktur sich vorfindet. Aus dem Vorhandensein von Verkalkungsherden kann man nicht nur auf den Charakter der Erkrankung, sondern auch auf die Lokalisation schließen.

Eine einfache Erweiterung der Sella beweist nichts, aber gleichzeitige Destruktion der Processus clinoidei ist ein Zeichen dafür, daß eine Affektion in der Nähe der Hypophysengrube besteht; ist der Processus clinoideus posticus antekliniert, so sitzt die Affektion kaudal, ist er rekliniert, so sitzt sie vorne oder oben. Beim Cholesteatom, das vom Ohr ausgeht, findet man gelegentlich an der Spitze des Processus petrosus einen Konsumptionsherd; bei Akustikustumoren ist der Meatus auditorius internus der kranken Seite vergrößert. Die Röntgenbilder bei diesen Fällen gewinnen an Bedeutung, wenn wir sie mit der Ventrikulographie nach Dandy kombinieren. Wir können auf diese Weise den Hydrozephalus erkennen. Aus der Füllungsform und Lagerung der Ventrikel kann man wichtige Schlüsse hinsichtlich der Lokalisation des Tumors ziehen. Ebenso ist die Sicardsche Methode der Injektion von aufsteigendem Lipojodol von großem Werte. Durch diese Methode sind z. B. die Tumoren der Hypophysengegend gelegentlich zu differenzieren.

Bezüglich der Lokaldiagnose ist folgendes zu sagen: Prozesse am Frontalpol sind schwer zu diagnostizieren. Besteht gleichzeitig homolaterale Olfaktoriusaffektion und kontralaterale Extremitätenparese leichter Art, so sitzt die krankhafte Veränderung wahrscheinlich am Frontalpol. Wir wissen heute ferner, daß das Stirnhirn den Bewegungsantrieb vermittelt. Vielleicht sind es auch die in der Tiefe gelegenen Stammganglien, die hier in Betracht kommen. Bei Stirntumoren leidet nun gelegentlich auch der Bewegungsantrieb, somit ist für Stirnhirntumoren der akinetische oder hypokinetische Zustand diagnostisch verwertbar. Auch Ataxie wie bei Kleinhirntumoren findet sich. Entwickelt sich ein Tumor in der Nähe der motorischen Region, so kommt es zu einer Jackson-Epilepsie oder zu einer isolierten Lähmung der Hirnnerven oder eines Teiles oder einer ganzen Extremität. Sitzt der Prozeß auf der linken Seite, so beobachten wir eine meist inkomplette motorische Aphasie, fast nie eine komplette. Erkrankungen der hinteren Zentralwindung zeigen das gleiche auf dem Gebiete der Sensibilität wie die Erkrankungen der vorderen Zentralwindung auf dem Gebiete der Motilität, und zwar Parästhesien der kontralateralen Extremitäten, ferner Sensibilitätsausfall entweder gliedweise oder axial (radial oder ulnar) oder segmentär, pseudosegmentär. Liegt der Tumor im Scheitellappen, dann zeigen sich Muskelsinnstörungen und solche der Stereognose. Tumoren des Schläfelappens lassen sich meist nicht direkt diagnostizieren, sondern nur aus Nachbarschaftssymptomen erschließen. Im tiefen Mark des Schläfelappens verläuft die Sehstrahlung, somit kommt es bei Schädigung derselben durch einen Tumor des Schläfelappens zur kontralateralen Hemiopie. Der Pedunculus cerebri mit dem austretenden Okulomotorius liegen in der Nähe des Schläfelappens und werden durch den Temporallappentumor ebenfalls in Mitleidenschaft gezogen. Demzufolge beobachtet man also außerdem homolaterale Okulomotoriusstörungen und kontralaterale Extremitätenparese. Sitzt der Tumor auf der linken Seite, so kommt es zu einer meist inkompletten sensorischen Aphasie; wir können hier drei Formen unterscheiden. Bei der ersten ist die sensorische Aphasie inkomplett, der Patient versteht Worte, spricht richtig, versteht aber die anderen nicht. Sitzt der Tumor im Temporalpol, so kommt es meist nur zur Paraphasie. Bei Temporallappentumoren, die mehr rückwärts sitzen, fehlen die Bezeichnungen für den Begriff; der Kranke hat die Namen vergessen (Anomie), weiß aber mit den Gegenständen gut umzugehen.

Tumoren des Okzipitallappens sind leicht durch die Sehstörungen zu diagnostizieren. Dieselben können verschiedener Art sein (Hemianopsie, Seelenblindheit, Rindenblindheit, Farbensinnstörungen). Hier finden wir auch Alexie und Agraphie; letztere wird auf eine Läsion des Gyrus angularis bezogen, ist aber wohl durch Läsionen tieferer Teile dieses Gebietes bedingt. Die Lesestörung soll ein Symptom der Schädigung des Lobulus lingualis sein.

Das Hauptsymptom von Tumoren des Kleinhirns ist die Ataxie, die in drei verschiedene Teile zerfällt: 1. in Hyper- oder Dysmetrie, 2. Instabilität der Bewegung (Astasie) — es kommt zu oszillierenden Bewegungen — und 3. in Asynergie. Weitere Erscheinungen sind darauf zurückzuführen, daß der Antagonistenreflex gelitten hat; es kommt dadurch zu einer Störung in der Sukzession der Bewegungen, zur Adiadochokinese. Auf gleicher Grundlage beruht das Rückschlagsphänomen. In manchen Fällen findet sich weiters eine Hypotonie und gewisse Störungen der Kraft (Adynamie) der tumorgleichen Seite.

Finden sich alle diese Symptome, so können wir noch immer nicht daraus auf den genauen Sitz des Tumors schließen. Trifft die Ataxie die unteren Extremitäten, so sitzt der Tumor in der Mitte des Kleinhirns; Adiadochokinese und Störungen der Bewegungen der oberen Extremitäten weisen eher auf den Sitz des Tumors in den Kleinhirnhemisphären hin, Tremor auf den Nucleus dentatus. Ist der Oberwurm affiziert, so besteht eine Tendenz nach rückwärts zu fallen, bei Läsion des Unterwurms fällt der Kranke nach vorne. Bei Kleinhirnbrückenwinkeltumoren handelt es sich vor allem um Erscheinungen von seiten des Oktavus (Hörstörung, Schwindel, Gleichgewichtsstörungen usw.). Anfallsweise Störung des Vestibularis bewirkt den sogenannten Ménièreschen Symptomenkomplex (Ohrensausen, heftigen Schwindel, Erbrechen), hie und da Blutdrucksenkung, Pulsbeschleunigung, Bewußtseinsverlust. Besonders wichtig ist hier die Sukzession der Erscheinungen. Am Beginne stehen die Vestibularsymptome bzw. jene des Kochlearis, dann kommt es zu Störungen im Bereiche des ersten Astes des Trigeminus, während die anderen Hirnnerven weniger getroffen werden, dagegen Symptome des Kleinhirns fast immer vorhanden sind (Ataxie, Adiadochokinese).

Die Tumoren des Kleinhirnbrückenwinkels geben deshalb so schlechte Resultate, weil sie zu spät zur Operation kommen. Die Gefäße sind dann so stark gestaut, daß durch die einfachsten Manipulationen oft eine enorme Blutung erfolgt.

Zum Schlusse noch einige Bemerkungen über die Tumoren der Hypophysengegend. Hier haben wir vier verschiedene Formen zu unterscheiden: 1. Das Chiasmasyndrom mit vorwiegend linksseitiger Atrophie des Sehnerven und rechtsseitiger temporaler Hemiopie; 2. die Akromegalie, 3. die Dystrophia adiposogenitalis (Fröhlich) mit Fettsucht, Genitalatrophie und Sehstörung; 4. die mit schwerster Kachexie einhergehende Simmondssche Krankheit (maligne Tumoren der Hypophyse, die zu ihrer vollständigen Vernichtung führen). Diese vier Arten von Hypophysentumoren sind der Diagnose sehr leicht zugänglich und werden vorwiegend zur Verhütung weiterer Schädigung des Sehnerven der Operation zugeführt.

Der Begriff der Pseudotumoren ist sehr schwer zu fassen. In manchen Fällen handelt es sich um eine umschriebene Flüssigkeitsansammlung in den Hüllen des Gehirns, um Meningitis serosa; dieselbe kann nur auf Grund der Anamnese (Trauma oder schwere Infektion, z. B. Tuberkulose) diagnostiziert werden. In anderen Fällen findet sich eine Enzephalitis, bei der auch, wie man jetzt weiß, in vereinzelten Fällen Stauungspapille und Hirndrucksymptome bestehen können. Endlich haben wir Fälle beobachtet, bei denen sich offenbar ödematöse Vorgänge im Gehirn entwickeln oder aber eine Hirnschwellung (kolloidale Wasserbindung im Parenchym) die Ursache der Hirndrucksteigerung ist. Fragen wir uns nun, ob wir solchen Kranken schaden, wenn wir sie operieren, so müssen wir zu dem Schlusse gelangen, daß gerade bei Hirnschwellungen infolge der Palliativtrepanation häufig Besserung eintritt.

· Die zweite Gruppe von Affektionen, die häufig zur Operation gelangen, sind die Abszesse, die nur dann diagnostiziert werden dürfen, wenn eine unzweifelhafte Ätiologie vorhanden ist: Trauma, Affektionen von Ohr, Nase, Nebenhöhlen oder metastatische Abszesse nach Endocarditis oder ulzerösen Prozessen im Körper. Der Nachweis eines Abszesses ist nicht immer leicht und gelingt gelegentlich durch die Blutuntersuchung (Leukozytose). Nicht immer besteht hohes Fieber, manchmal sogar Untertemperatur, dagegen zeigen die Kranken eine eigentümliche Stimmungslage, sie sind moros, appetitlos, traurig verstimmt.

Bezüglich des Hydrozephalus ist zu sagen, daß wir jetzt viel mehr solcher beobachten als früher, nicht etwa nur deshalb, weil die Diagnostik eine leichtere wurde. Traumen sind für seine Entstehung nicht ganz belanglos. Erleidet ein wachsendes Gehirn durch Sturz oder dergleichen eine Verletzung, die sonst ganz symptomlos verlaufen kann, so kann es zu einem viel späteren Zeitpunkt zu einem Hydrozephalus kommen. Auch bei der traumatischen Neurose spielt der Hydrozephalus eine große Rolle, wie man aus den Ergebnissen der Ventrikulographie weiß. Klinisch werden drei Symptomenkomplexe beim Hydrozephalus beobachtet: 1. Epilepsie, 2. spastische Paraparesen und 3. zerebellare Symptome (Ataxie), die sich oft mit mäßig ausgesprochenen allgemeinen Hirndruckerscheinungen verbinden.

Marburg

Wann soll man hirndrucksteigernde Prozesse operieren?

Der Zeitpunkt des Eingriffs bei den hirndrucksteigernden Prozessen wird vor allem, wenn keine anderen Gründe vorliegen, durch die Abnahme des Sehvermögens bestimmt. Unter allen Umständen soll bei Verminderung des Sehvermögens die Palliativtrepanation vorgenommen werden, an die sich dann die Entfernung des Tumors anschließen kann, da man nie weiß, wie rasch die Erblindung solcher Kranker eintritt. Eine weitere Indikation zur Vornahme der Operation bilden die subjektiven Beschwerden (Kopfschmerzen, Schwindel, Erbrechen). Bei den Tumoren findet man nicht selten die Kranken in ausgezeichnetem körperlichen Zustande, aber auch das Gegenteil, sehr heruntergekommene Patienten kommen zur Beobachtung; es ist nun oft sehr schwierig zu entscheiden, ob ein stark heruntergekommener Kranker einer so großen Operation unterzogen werden kann. Wir müssen hier also auch auf den Allgemeinzustand Rücksicht nehmen. Ein weiteres sehr wichtiges Moment gibt uns der Vagus: Ist der Puls bei Bettruhe des Patienten ruhig und schnellt er beim Aufsetzen in die Höhe, so ist das ein Zeichen von Labilität des Vagus und dann kommt der operative Eingriff oft zu spät.

Marburg

Wie sollen inoperable Hirntumoren behandelt werden?

Nun zur Frage, was wir zu tun haben, wenn nicht operiert werden kann. Die Akten über den Wert des Röntgenverfahrens sind noch nicht geschlossen, und wir stehen erst am Beginne unserer Kenntnisse. So sah ich an der Klinik Eiselsberg einen 15jährigen Jungen mit einem inoperablen Zirbeldrüsentumor; Behandlung mit Röntgenstrahlen; Schwinden der Kopfschmerzen und der Stauungspapille, drei Monate später an der Klinik Ortner moribund eingeliefert, kurze Zeit danach Exitus; Obduktion: Tumor unverändert, eine große Anzahl von Metastasen in der Oblongata. Durch die Röntgenstrahlen hatten wir den Tumor nicht beeinflußt, sondern den Hydrozephalus und damit die begleitenden Druckerscheinungen. Daraus ergibt sich: Jeder operable Tumor ist zu operieren, eventuell nachher zu bestrahlen. Da die Bestrahlung leicht eine Frühreaktion (Zunahme der

Staungserscheinungen) erzeugen kann, ist große Vorsicht notwendig. Ist der Tumor nicht operabel, so Palliativtrepanation mit nachheriger Bestrahlung. Dadurch wird eine Einschränkung der Liquorproduktion erzeugt und der Entstehung der schwersten Stauungssymptome entgegengearbeitet. Bei Prozessen vor dem Tentorium ist die Palliativtrepanation vorne zu machen, bei solchen der hinteren Schädelgrube hinten zu trepanieren, hierauf Röntgenbestrahlung.

Bei den Hypophysentumoren gehen wir anders vor. Adenome sind hier durch Röntgenstrahlen zu beeinflussen; es kommt zum Schwinden der Stauungspapille, auch die Allgemeinerscheinungen bessern sich. Doch tritt trotz der Röntgenbestrahlung in einer Anzahl von Fällen mit Hypophysentumoren der Tod ein. *Marburg*

Höhensonne

Wann bestrahlt man örtlich, wann allgemein mit der künstlichen Höhensonne?

Um diese Frage beantworten zu können, muß man sich zunächst darüber klar werden, wie und auf welchem Wege die Strahlen der k. H. auf die verschiedenen Krankheitsherde einwirken. Die ultravioletten Strahlen haben bekanntlich ein außerordentlich geringes Durchdringungsvermögen. Schon gewöhnliches Fensterglas absorbiert sie zum größten Teil, ein Stück Schreibpapier so gut wie vollkommen. Ultraviolette Strahlen, welche die Haut treffen, werden zum größten Teil in der Epidermis absorbiert, der Rest wird in der Kapillarschicht der Haut verschluckt, so daß keine Strahlen in die tieferen Teile des Körpers gelangen. Und doch benützen wir täglich zur Behandlung der verschiedensten Erkrankungen innerer Organe, wie Lungentuberkulose, Rachitis u. dgl. das Licht der k. H. und, wie heute wohl niemand mehr leugnet, mit Erfolg. Die Wirkung des Lichtes ist in allen derartigen Fällen keine direkte, sondern eine indirekte und erfolgt auf dem Umweg durch die Haut. Dabei ist es zweckmäßig, die Rolle, welche die Epidermis spielt, von der Rolle, welche das Gefäßsystem, bzw. das Blut dabei inne hat, zu unterscheiden.

Die Epidermis ist nach unserer heutigen Anschauung nicht bloß eine einfache Schutzdecke des Körpers. Man schreibt ihr eine Art innerer Sekretion zu, d. h. die Bildung von Stoffen, die in das Blut aufgenommen werden und die Aufgabe haben, einerseits eine Schutz-, andrerseits eine Heilwirkung auszuüben. Diese nach innen gerichtete Schutz- und Heilwirkung der Epidermis wurde als Esophylaxie bezeichnet. Ihr scheint eine nicht unbedeutende Rolle für die Wirkung des ultravioletten Lichtes auf den menschlichen Körper zuzukommen. Ein zweiter Faktor der Lichtwirkung sind die Blutgefäße und das Blut, die einen Teil der ultravioletten Strahlung absorbieren. Diese setzt sich im Blut hauptsächlich in chemische Energie um, indem sie die verschiedenen hochkomplizierten Verbindungen des Blutes, besonders die Eiweißkörper desselben, unmittelbar beeinflußt. Wenn wir im einzelnen diese chemischen Einwirkungen auch nicht kennen, so wissen wir doch, daß sie vorhanden und therapeutisch wirksam sind. Wir müssen sie zur Erklärung für die Wirkung des Lichtes auf innere Organe heranziehen. Dazu kommt schließlich noch der unmittelbare Reiz des Lichtes auf die Hautnerven, durch den das autonome Nervensystem reflektorisch beeinflußt wird.

Es ist also die Haut gleichsam ein Transformator, der uns die Lichtenergie, d. h. die elektromagnetischen Schwingungen des Äthers in eine biologisch brauchbare Form, vor allem in chemische Energie, umformt. Wollen wir auf innere Organe, besser gesagt auf Organe, welche unter der Haut liegen, wirken, dann müssen wir uns stets der Vermittlung der Haut bedienen. Die Wirkung wird um so größer sein, je größer die Hautoberfläche ist, die wir zur Bestrahlung heranziehen. Sie ist demnach bei allgemeinen Bestrahlungen am größten. Lokale Bestrahlungen kommen nur dort in Betracht, wo die Haut selbst oder ihre Gebilde, wie z. B. die Haare, erkrankt sind, oder wo wir durch das Licht einen intensiven Hautreiz im Sinne einer Derivation (Ableitung) setzen wollen.   *Kowarschik*

Homöopathie

Haben homöopathische Behandlungsmethoden nach modernen Anschauungen einen Wert?

Es fällt nicht leicht, die homöopathische Heilkunst als Heilwissenschaft anzuerkennen, da in ihr zu viel Unbeweisbares und Unbewiesenes als erwiesen angenommen wird. Für den ersten Hauptsatz der Homöopathie: Similia similibus zu kurieren, hat sich vor einigen Jahren der Berliner Chirurg Bier eingesetzt und seiner Überzeugung nach mit bestem Erfolge Bronchitis und Pneumonie nach Äthernarkosen mit intramuskulären Injektionen kleiner Äthermengen, Schnupfen mit kleinen Jodmengen, dem „Jodtropfen", Furunkulose mit Jodschwefel behandelt. Als Grundlage seiner Auffassung diente die Annahme, daß Äther, der an der Schädigung der Atemwege die Schuld trägt, in entsprechender Dosis diese Schädigung zu heilen vermöge, daß Jod, das bei Verwendung in größeren Mengen Jodschnupfen hervorruft, in kleiner Gabe Schnupfen verhindert. Allerdings wäre auch die Auffassung zulässig, vielleicht auch naheliegender, daß es sich bei diesen Effekten nur um zufälliges Zusammentreffen mehrerer Wirkungen handle: Injektion von Äther könne die Atmung anregen, die Expektoration erleichtern und dadurch günstig auf eine Bronchitis wirken, Jod beim Vorhandensein eines infektiösen Schnupfens antiseptische Wirkung entfalten. In beiden Fällen beständen aber keine direkten Beziehungen zu den entzündungserregenden Wirkungen der Mittel. Der Anschauung Biers, daß die Reiztherapie im Sinne der homöopathischen „Ähnlichkeitsregel" entzündliche Prozesse beeinflusse, ist der Wiener Pharmakologe Hans Horst Meyer mit dem Hinweise entgegengetreten, daß die „Reiztherapie" auch in Fällen von Erkrankungen des Blutes oder des Stoffwechsels, ferner bei Neuralgien, bei denen keinerlei Anzeichen entzündlicher Vorgänge nachweisbar sind, ausgezeichnete Erfolge habe. Der einzige Fall von Homöopathie, richtiger von Isopathie sei die aktive Immunisierung, hier handle es sich jedoch um Prophylaxe, nicht um Therapie. Bezüglich des zweiten Hauptsatzes der homöopathischen Heilkunst, daß die Arzneien durch fortgesetzte Verdünnung, bzw. Verreibung mit indifferenten Substanzen immer wirksamer werden, weil in den hohen „Potenzen" der in der Substanz der Mittel eingeschlossene geistige Heilstoff in Freiheit gesetzt wird, ist zu sagen, daß nach den anerkannten Gesetzen der physikalischen Chemie in den extremen Verdünnungen der homöopathischen Heilmittel ein einziges Molekül erst in gewaltigen Mengen des Lösungsmittels, falls es sich um Flüssigkeiten handelt, enthalten sein kann. Die zur Verwendung gelangenden kleinen Dosen dieser Verdünnungen sind demnach mit einer an Gewißheit grenzenden Wahrscheinlichkeit völlig frei von dem Heilmittel. Wenngleich eine pharmakologische Wirksamkeit von Heilmitteln in derartig extremen Verdünnungen nicht zugegeben werden kann, hat die experimentelle Pharmakologie, die sich im Gegensatz zur klinischen Medizin auch mit der Feststellung der kleinsten überhaupt wirksamen Mengen, zumindest im akuten Versuche, beschäftigt, erstaunliche Effekte außerordentlich kleiner Mengen einiger Pharmaka aufgedeckt. So fand Fröhlich belebende Wirkungen auf das bei Zimmertemperatur stillstehende isolierte Warmblüterherz schon durch Konzentration von Radiumemanation von $1 : 20\,000\,000\,000$ (zwanzig Milliarden), Fröhlich und Paschkis ungemein energische Kontraktionen des Meerschweinchenuterus durch Hypophysensubstanzen ·bei Verwendung von Konzentrationen von $1 : 150\,000\,000$ (einhundertfünfzig Millionen), wenn das Organ vorher durch ganz kleine Mengen eines weitgehend gereinigten Eiweißes sensibilisiert worden war. Fröhlich hat in seinen Tetanusstudien mit Hans Horst Meyer mit einem Tetanustoxin gearbeitet, von dem ein Gramm $160\,000\,000$ Gramm Maus tötete, so daß mit einem Milligramm bis zu $10\,000$ Mäuse durch tetanische Erkrankung zu töten waren, die letale Dosis pro Maus nur ein Zehntausendstel Milligramm Toxin betrug. Auch Insulin, Vitamine sind schon in sehr kleinen Mengen hoch wirksam. Die ,,oligodynamische" Wirkung blanker Metalle (Cu, Ag), die nach Kontakt mit großen Wassermengen dem Wasser hohe keimtötende Kraft erteilen, ist erstaunlich.

Den Experimentaluntersuchungen der anthroposophisch orientierten Forscher Kolisko und König, deren ,,geisteswissenschaftliche" Methoden sich in keiner Weise von den gebräuchlichen Laboratoriumsmethoden unterscheiden, muß, insoferne sie starke wachstumshemmende, bzw. -steigernde Wirkungen im Bereiche der höchsten ,,Potenzen" bis zur 30. Dezimalverdünnung feststellen, bis auf weiteres zweifelnd begegnet werden.

Fröhlich

Hormonale Fragen

Welche hormonale Störungen kommen für den praktischen Arzt in Betracht?

An erster Stelle unter den Blutdrüsenstörungen des Kindesalters stehen die durch Schilddrüsenmangel hervorgerufenen. Am häufigsten haben wir es mit dem angeborenen Schilddrüsenmangel, dem angeborenen Myxödem, zu tun; daneben kommen aber auch hie und da Fälle von endemischem Kretinismus mit kropfiger Entartung der Schilddrüse zur Beobachtung, welche klinisch und therapeutisch dem Myxödem als gleichwertig an die Seite zu stellen sind. Das klinische Krankheitsbild ist so geläufig, daß die wichtigsten Symptome nur kurz aufgezählt werden mögen; die Beschaffenheit der Haut hat dem Krankheitsbild seinen Namen gegeben.

In extremen Fällen entwickelt sich an Hand- und Fußrücken ein mächtiges, wassersuchtartiges Ödem. Zu den Störungen des Hautorgans rechnen wir auch die Akrozyanose, die Trockenheit der Haut und die kühle Temperatur. Bekannt ist die große, aus dem Mund herausragende Zunge und die an Grunzen erinnernde Stimme. Die Entwicklung des Skeletts ist bedeutend zurückgeblieben, der Schilddrüsenmangel führt zu einer auf rein endokriner Ursache beruhenden Form von Zwergwuchs. Die sicherste klinische Methode, den Hypothyreoidismus objektiv nachzuweisen, ist die Bestimmung des Grundumsatzes, welche mit der jetzigen Methode von Krogh bei älteren Kindern immer leicht ausführbar ist; der Grundumsatz weist eine beträchtliche Verminderung auf. Die Intelligenz der Myxödemkranken ist weit zurückgeblieben.

Das Gegenstück des Hypothyreoidismus, der Hyperthyreoidismus, wie er beim Erwachsenen als Basedowsche Krankheit vorkommt, spielt im Kindesalter nur eine geringe Rolle. Am ehesten sind noch die Formes frustes in dieser Lebensperiode zu beobachten, während die klassische Symptomentrias — Exophthalmus, Kropf und Tachykardie — sich nur selten vorfindet. Für die Diagnose entscheidend ist auch hier die Grundumsatzbestimmung, denn ohne Steigerung desselben darf die Diagnose Hyperthyreoidismus nicht gestellt werden.

Ein anderes Organ, dessen Ausfall zu einem wohlumschriebenen Krankheitsbild führt, ist die Hypophyse, und zwar der Vorderlappen derselben. Zerstörung des Vorderlappens durch Tumoren, Nekrosen oder Atrophien desselben bewirkt ebenfalls eine Zwergform, den hypophysären Zwergwuchs. Der hypophysäre Zwerg ist nicht nur klein, sondern auch ähnlich dem hypothyreotischen Zwerg undifferenziert; am Röntgenbild können wir den Rückstand der Entwicklung am leichtesten an den Hand- und Fußwurzelknochen ablesen. Die Handwurzelossifikation ist ein für die Altersdiagnostik besonders bequemes Substrat der Untersuchung. Ein weiteres, sehr wichtiges Leitsymptom des hypophysären Zwergwuchses ist die Untersuchung des Augenhintergrundes. Am Anfange findet sich gewöhnlich bitemporale Hemianopsie, bei hochgradiger Veränderung, namentlich bei Tumoren kommt es schließlich durch Druck auf das Chiasma zur Sehnervenatrophie und Erblindung. Ein drittes Symptom endlich ist das als Geroderma beschriebene Verhalten der Haut, die welk, faltig und greisenhaft aussieht. Nur diese Form von Hypophysenstörung ist exakt und absolut charakteristisch für einen bestimmten Ausfall an der Hypophyse, während z. B. die beim Erwachsenen vorkommende Akromegalie im Kindesalter nicht nur selten zur Beobachtung gelangt, sondern überhaupt noch umstritten ist. Wir kennen noch ein anderes Krankheitsbild im Kindesalter, das auf hypophysärer Funktionsstörung beruht, das ist die Dystrophia adiposogenitalis; ihre zwei Hauptsymptome sind bereits im Namen enthalten: Fettsucht und Hypogenitalismus. Der Diabetes insipidus kann bei hypophysären Erkrankungen als Symptom vorkommen, ist aber ebenso häufig überhaupt ohne Zusammenhang mit anatomischen Erkrankungen der Hypophyse zu beobachten.

Nicht unerwähnt darf bleiben, daß auch die Nebenschilddrüse als innersekretorisches Organ zu einer bestimmten Ausfallserscheinung, der Tetanie, Veranlassung geben kann. Wir haben durch die Entdeckung Collips

in den letzten Jahren das Hormon der Nebenschilddrüse kennen
gelernt, das in elektiver Weise zur Erhöhung des Kalkspiegels im Blute
führt, demnach also das wichtigste Stoffwechselsymptom der Tetanie,
die Hypokalzämie, zu bekämpfen imstande ist.

Nicht so eindeutig wie die bisher beschriebenen endokrinen Störungen
sind die auf Keimdrüsendysfunktion beruhenden. Der Infantilismus
ist durchaus nicht immer auf einer echten Unterfunktion der Genitaldrüsen
beruhend. Man kann geradezu von einem passageren Dysgenitalismus
sprechen, denn wir wissen, daß viele auf infantiler Stufe in ihrer Entwicklung stehen gebliebene Kinder im Laufe von Jahren ihren Rückstand voll
und ganz einholen. Wieweit an dieser Verzögerung der Genitalentwicklung
exogene Faktoren (z. B. Diabetes mellitus) beteiligt sind oder wieweit die
primäre Anlage die Schuld an der Unterentwicklung trägt, läßt sich oft
nicht mit Sicherheit entscheiden. Manches spricht für die letztere Annahme.

Über die Zirbeldrüse und die Nebenniere sei nur erwähnt, daß
Tumoren der ersteren bei Knaben, Tumoren der letzteren bei Mädchen
zu Pubertas praecox führen können. Aber auch Genitaltumoren können
beim weiblichen Geschlecht zu dieser präzipitierten Entwicklung Veranlassung geben, so daß wir bezüglich der Pubertas praecox nicht zu dem einfachen Verhältnis von Ursache und Wirkung kommen können wie bei
anderen Blutdrüsenerkrankungen.

Die Fettsucht spielt im Kindesalter eine wichtige Rolle. Aber auch hier
ist der Zusammenhang mit einer bestimmten Drüse mit innerer Sekretion
nicht immer klar gegeben. Ausscheiden müssen wir von vornherein die
nicht so seltenen Fälle von Mastfettsucht. Ebenso wie der Nahrungs-
instinkt nach der Seite der Anorexie schlecht ausgebildet sein kann, gibt es
auch geborene Vielesser, deren Fettsucht gewiß nicht endokrin bedingt ist.
Es ist sicher, daß die Schilddrüse, die Hypophyse, die Keimdrüse und die
vegetativen Zentren ihren Anteil an der Entstehung von Fettsucht haben
können, die Fettsucht ist nur ein Symptom einer allfälligen Dysfunktion
dieser Apparate; aber die Fettsucht kann deshalb noch nicht als hypo-
thyreogen, hypophysär usw. bezeichnet werden. *Wagner*

Welche Maßnahmen haben wir zur Bekämpfung hormonaler Störungen?

Bei den hormonalen Therapien müssen wir unterscheiden, ob das aus der
Drüse dargestellte Inkret auch wirklich imstande ist, bei Zufuhr in den
Körper die Funktion der Drüse, aus der es hergestellt wurde, zu ersetzen.
Wir besitzen bisher nur drei solche Inkrete: das Thyroxin, das Insulin
und das Parathormon. Wohl zu unterscheiden davon sind Körper, wie
das Adrenalin und Pituitrin, die zwar eine sehr ausgesprochene phar-
makodynamische Wirkung im Organismus entfalten, ohne aber dabei als
Träger einer Substitutionstherapie in Betracht zu kommen; und drittens
endlich kennen wir Körper, die trotz ihrer Abstammung von Blutdrüsen
praktisch als unwirksam bezeichnet werden müssen. Hieher gehört das
Anteglandol, die Hypophysentabletten und nach meiner Meinung
auch das Testosan.

Praktisch am wichtigsten ist die Schilddrüsenbehandlung. Wir sind
durchaus nicht auf das Thyroxin allein angewiesen, da die orale Zufuhr
von getrockneter Schilddrüse als vollkommene Substitutionstherapie

wirksam ist. Wir bedienen uns in der Kinderklinik bei der Schilddrüsen-behandlung der Dosierung nach E. Nobel, deren Wesen darin besteht, daß von einem am Meerschweinchen auf seine letale Dosis hin ausgewerteten Schilddrüsentrockenpräparat pro Quadratzentimeter des Sitzhöhequadrats 10 Mikrogramm (0,000010 g) im Tag zu geben sind. Ein Kind von 70 cm Sitzhöhe würde im Tag rund 50 mg Schilddrüsentrockensubstanz zu erhalten haben. Will man Thyroxin anwenden, so kann man wöchentlich ein- bis zweimal 1 mg subkutan injizieren, oder auch das Thyroxin per os in Einzeldosen von je 1 mg jeden oder jeden zweiten Tag verabreichen. Das Thyroxin wirkt etwa 100mal so stark wie das Thyreoidin.

Bei der Behandlung des Hyperthyreoidismus kommt außer der chirurgischen und Röntgenbehandlung noch die Behandlung mit Lugolscher Lösung in Betracht, es sind täglich dreimal zehn Tropfen zu geben.

Die Insulinbehandlung ist Gegenstand besonderer Besprechung. Das Parathormon ist als standardisiertes Präparat mit 20 Einheiten im Kubik-zentimeter im Handel. 10 Einheiten = 0,5 cm³ gelten bei der Tetanie als wirksame Dosis, um den Kalkgehalt für mehrere Stunden auf das normale Niveau zu bringen.

Die Adrenalin- und Pituitrinwirkungen sind, wie oben schon erwähnt, nicht als hormonale aufzufassen. Das Pituitrin ist für bestimmte Formen des Diabetes insipidus ein vorzügliches Symptomatikum, muß aber ähnlich wie das Insulin dauernd täglich ein- bis zweimal eingespritzt werden, wenn man die Polyurie und das Unvermögen, einen konzentrierten Harn zu produzieren, erfolgreich bekämpfen will.

Alle übrigen hormonalen Präparate sind leider vorläufig als unwirksam zu bezeichnen. Das Testosan z. B. ist zwar ein unschädliches Mittel und kann als Testosan forte ohne Bedenken dreimal am Tage in Tablettenform oder Injektion verabreicht werden, der Erfolg ist aber ein sehr umstrittener. Es werden immer wieder Fälle beschrieben, in denen bei Infantilismus nach Testosanmedikation Wachstum und Entwicklung in Gang gekommen sind. Diesen Fällen gegenüber gibt es aber auch ebenso viele, wo die Behandlung keinen Erfolg gezeitigt hat. Auch vom Anteglandol sind einwandfreie Wirkungen bis jetzt nicht gesehen worden.

Fragen: Gehört die Thymusdrüse nicht zu den innersekretorischen Organen und welchen Einfluß hat sie? Führt der Ausfall der Parathyreoidea zu Tetanie? Wie kann sich der praktische Arzt über den Kalkgehalt des Blutes orientieren? Kommt es durch Zufuhr von Thymusextrakten zu einer Beeinflussung des Wachstums? — Antworten: Es ist wahrscheinlich, daß der Thymus ein Einfluß auf Wachstum und Entwicklung zukommt, aber endokrine Störungen, die als Thymushyper- oder Thymushypofunktion gelten können, kennen wir nicht. Im Tierexperiment kommt es durch Entfernung der Parathyreoidea zu Tetanie, ebenso kennen wir eine postoperative Tetanie beim Menschen; hingegen findet man bei der Säuglingstetanie in vielen Fällen keinerlei anatomisch nachweisbare Läsionen. Die Bestimmung des Kalkgehaltes des Blutes ist an das Laboratorium gebunden; wir sind aber bei der Tetanie nicht auf die chemische Methode allein angewiesen, da wir im Chvostekschen, Erbschen und Trousseauschen Zeichen genügende Hilfsmittel besitzen, um die Diagnose sicher zu stellen.

Wagner

Welche sind die wichtigsten Sexualhormonpräparate und wie werden sie verabreicht?

Von diesen Präparaten erwähne ich in erster Reihe das Progynon, welches in Dragées oral angewendet wird. Andere derartige Präparate sind das Menformon-Follikulin und das Hogival, welche sowohl injiziert als auch peroral verabreicht werden können. Wenn die Versuche am kranken Menschen weit weniger erfolgreich verliefen als die Versuche am Tier, so liegt dies zum Teil an den komplizierteren Verhältnissen, zum Teil an der Schwierigkeit einer richtigen Dosierung.

Das Hypophysenvorderlappenhormon wird von verschiedenen Firmen erzeugt. Ich führe das Präparat von Schering (Anteron) an, welches 100 Ratteneinheiten in der Ampulle enthält, das von Zondek angegebene Prolan (60 Ratteneinheiten pro Ampulle), das Prähormon der Firma Promonta (100 Ratteneinheiten pro Ampulle) und das Prälobin der Chemosan A. G. Größere praktische Erfahrungen mit diesen Präparaten stehen noch aus. Hoffentlich werden sie das halten, was man sich auf Grund des Tierexperimentes von diesen Zaubermitteln verspricht.   *Novak*

Hyperthyreosen

Wie erkennt man den Jod-Basedow und wie sind die Erfolge der Röntgenbehandlung bei diesem Leiden?

Die Kenntnis der klinischen Erscheinungen von Jod-Thyreotoxikosen ist bei dem raschen Anwachsen der Erkrankungszahl und der Gefährlichkeit des Leidens von großer praktischer Wichtigkeit. Viele Fälle werden verkannt, während eine rechtzeitige Diagnose den Kranken hätte retten können. Ein Teil der Fälle entspricht vollkommen dem klassischen Basedow. Aber die größere Zahl der Kranken bietet ein wesentlich anderes Bild dar. Im Vordergrund steht die rasch einsetzende und rapid fortschreitende Abmagerung, welche keiner anderen Erkrankung in diesem Ausmaß zukommt. Wenn man aber keine Ursache für den rapiden Gewichtsverlust findet, die Appetenz dabei eine gute ist, so ist beinahe immer eine Thyreotoxikose anzunehmen. Eine Abnahme des Gewichtes in einem Monat um 10 bis 20 Kilogramm ist durchaus nicht ungewöhnlich und führt begreiflicherweise in kurzer Zeit einen hochgradigen Schwächezustand des Körpers herbei. Die Augensymptome treten bei dieser Erkrankung oft stark zurück, auch die Schilddrüse weist in vielen Fällen keine Vergrößerung auf, jedoch hört man über ihr trotzdem nicht selten Gefäßgeräusche. In allen Fällen ist Tachykardie vorhanden und besteht Pulsus celer. Auffallend oft ist ein großer Milztumor ausgebildet, welcher die Aufmerksamkeit des Arztes derart fesseln kann, daß daraus Fehldiagnosen resultieren. Solche Irrtümer sind um so verständlicher, als bisweilen Fieberbewegungen den Krankheitsprozeß begleiten und das Blutbild ähnliche Veränderungen aufweist; wie sie manchen Infektionskrankheiten, z. B. dem Typhus zukommen, nämlich Leukopenie bei relativer Lymphozytose. Der Grundumsatz ist oft erhöht, jedoch ist vor einer Überschätzung dieses Zeichens zu warnen. Sehr ausgesprochen sind vasomotorische Erscheinungen, eine allgemeine Erregbarkeit, psychische Labilität und fast immer ein starker Fingertremor. In vielen Fällen sind vom Anbeginn oder im späteren Verlauf gehäufte, profuse, sehr hartnäckige Durchfälle vom Wesen der nervösen Diarrhöen vorhanden.

Die schweren Fälle erheischen eine rasch einsetzende, energische Behandlung. Wir verordnen stets absolute Bettruhe, geben Arsenik in Form subkutaner Injektionen, das leider sehr kostspielige Präparat „Antithyreoidin stark" (3 Tabletten täglich) und leiten so rasch als möglich eine Röntgenbehandlung ein. Trotzdem findet in der Regel noch in den ersten vier bis sechs Tagen eine weitere Gewichtsabnahme statt. Ist dieselbe endlich zum Stehen gekommen, so darf man hoffen, den Kranken zu retten. Eine langsam fortschreitende Gewichtszunahme zeigt die beginnende Rekonvaleszenz an. Der Kranke bleibt aber sehr empfindlich gegen jede Schädlichkeit; ich habe mehrmals solche Patienten durch simple Anginen in 24 bis 48 Stunden verloren.

Kranke mit einem leichten, stationären Basedow sind gegen Jod extrem empfindlich. Auch die geringste Jodmenge genügt, um das schwere Bild einer akut progredienten Thyreotoxikose hervorzurufen. Daher ist vor der Verordnung dieses Medikamentes bei Basedow dringend zu warnen. In den letzten Jahren haben die Intoxikationen auch deshalb zugenommen, weil eine warme Empfehlung des Chirurgen Plummer an vielen Orten falsch verstanden wurde. Dieser Arzt wendet Jod 8 bis 14 Tage vor der Operation an, da dann der Eingriff bessere Resultate ergibt; es ist also die Jodkur nur eine Vorbereitungskur zur Operation. Wenn ein Eingriff nicht beabsichtigt wird, so vermeide man das bei Basedow so gefährliche Jod, das auch Plummer, um üble Nebenwirkungen zu verhindern, nicht länger als etwa zwei Wochen verabfolgt.

Fragen: Ist Phosphortherapie angezeigt? Kann bei Exophthalmus Jod verabfolgt werden? Können Fukabohnen eine Verschlechterung des Basedow herbeiführen? Kann man durch die Grundumsatzbestimmung einen Jod-Basedow von einem wirklichen unterscheiden? Sind Ergotaminpräparate bei Basedow angezeigt? Wie oft soll man bei Basedow bestrahlen? — Antworten: Phosphor gibt man als Naphosphoricum (bis 10,0 pro die) jedoch nur kurze Zeit, da sonst Appetitlosigkeit auftritt. Exophthalmus beobachten wir in zirka der Hälfte bis drei Viertel der Fälle von Jod-Basedow. In den Fukabohnen ist Jod enthalten und ihre Verabreichung bei Basedow daher kontraindiziert. Der Grundumsatz verhält sich beim Jod-Basedow gewöhnlich so wie bei anderen Thyreosen; er ist in den meisten Fällen erheblich gesteigert und geht im Verlauf einer Besserung herunter. Von den Ergotaminpräparaten haben wir wegen unangenehmer Zwischenfälle abgesehen. Bei Basedow wird man in Abständen von drei bis acht Tagen einige Male bestrahlen und je ein Drittel bis ein Viertel der Erythemdosis von Tiefenlicht geben. Die ersten Male noch wesentlich weniger zur Vermeidung einer stoßartigen Inkretausschwemmung. Grundumsatzsteigerung kann fehlen, sie ist aber, wenn vorhanden, besonders wertvoll für klinisch oligo- und monosymptomatische Hyperthyreosen. Unter diesen wird aus der Praxis besonders auf zwei Formen aufmerksam gemacht, auf die der initialen Lungentuberkulose ähnlichen Fälle mit Abmagerung und Appetitlosigkeit und auf die Fälle, welche bloß Charakteränderung im Sinne von exzessiver Reizbarkeit früher ruhiger Personen betreffen. Die rasche gute Wirkung einiger schwacher Schilddrüsenbestrahlungen ist hier besonders interessant.

H. Schlesinger

Hypophyse

Welche Beziehungen bestehen zwischen Hypophyse und Keimdrüsen?

Als erstes klinisches Syndrom hypophysärer Genese hat man die Akromegalie kennen gelernt, bei welcher Störungen von Seite der Genitalorgane nicht selten schon im Frühstadium vorhanden sind. Die Frauen geben fast ausnahmslos an, daß die Menses ausgeblieben sind. Dieses Symptom ist so bedeutungsvoll, daß wir uns in unklaren Fällen gegen die Diagnose eines Hypophysentumors aussprechen, wenn die Menses vorhanden sind. Auch bei Männern ist frühzeitig eine Herabsetzung der Libido und Impotenz zu konstatieren. Nach der Behandlung der der Akromegalie zugrunde liegenden hypophysären Affektion verschwinden die Störungen von Seiten der Potenz und die Menstruation kann wieder auftreten.

Fröhlich hat einen zweiten Typus hypophysärer Erkrankung beschrieben, den man heute als Fröhlichsche Erkrankung bezeichnet, nämlich ein durch Fettsucht und Genitalatrophie charakterisiertes Syndrom (Dystrophia adiposo-genitalis). Auch bei dieser Form stehen die Genitalstörungen im Vordergrunde; bei den Männern die Impotenz, die Verkleinerung der Keimdrüsen und das Verschwinden der sekundären Geschlechtscharaktere, insbesondere Haarausfall, sowie abnorme Fettansammlung; bei Frauen das Verschwinden der Menses und der Libido, das Auftreten abnormer Behaarung und abnormer Fettsucht. Auch bei diesen Fällen von Tumoren der Hypophyse wurden durch operative Eingriffe Besserungen der genitalen Störungen erzielt. Für das Verständnis der Pathogenese der hypophysär bedingten Genitalstörungen ist es nötig, auf die anatomischen Grundlagen der beiden Syndrome, der Akromegalie und der Dystrophie, einzugehen. Was zunächst die Akromegalie betrifft, so nimmt man heute allgemein an, daß in jedem Falle ein vom Vorderlappen der Hypophyse ausgehendes Adenom, und zwar ein Adenom der eosinophilen Vorderlappenzellen vorliegt. Dieses Adenom hat, ähnlich wie die Adenome der Schilddrüse, dieselbe Funktion wie die Hypophyse selbst. Da nun die normale Hypophyse das Wachstum des Skelettes und der Weichteile fördernd beeinflußt, so ist es begreiflich, daß auch die aus dem gleichen Gewebe bestehenden Adenome einen wachstumsfördernden Einfluß üben. Anders liegt es bei der Dystrophia adiposogenitalis. Hier besteht keine Überfunktion der Hypophyse, im Gegenteil, die klinischen Symptome deuten auf eine herabgesetzte Drüsenfunktion (Hypopituitarismus). Meistens liegen diesen Fällen Tumoren des Hypophysenstieles zugrunde, die von Erdheim als Hypophysenganggeschwülste beschriebenen Tumoren. Diese Geschwülste sind Plattenepitheltumoren und schon daraus ergibt sich, daß sie keine Drüsenfunktion ausüben, im Gegenteil, daß sie auf Kosten des funktionierenden Drüsengewebes wachsen und somit die Drüsensekretion eine geringere ist. Dies äußert sich besonders im jugendlichen Alter, die betreffenden Individuen bleiben im Wachstum zurück (hypophysärer Zwergwuchs).

Wie kommt es nun, daß sowohl die Akromegalie, die auf Hyperpituitarismus beruht, als auch die Dystrophie, welche hypopituitären Ursprungs ist, zu einer Störung der Genitalfunktion führen kann?

Die Antwort lautet: Durch mechanische Beeinträchtigung der in dieser

Gegend liegenden Zentralorgane für die Regelung des normalen Ablaufes der Genitalfunktion. Bezüglich der Zentralorgane gehen die Anschauungen auseinander. Eine Auffassung ist die, daß für die Entstehung der Genitalatrophie der hintere Teil der Hypophyse verantwortlich ist. Dieser Teil wird sowohl durch die Tumoren des Vorderlappens, als auch durch die Geschwülste des Hypophysenganges in seiner Funktion beeinträchtigt, das Sekret des hinteren Lappens kann überhaupt nicht produziert oder, wenn es produziert wird, nicht an seinen Bestimmungsort geführt werden, nämlich in den Liquor cerebrospinalis. Die zweite Auffassung ist die, daß für die Entstehung der Genitalatrophie die Drüse selbst überhaupt nicht verantwortlich ist, vielmehr die oberhalb der Drüse gelegenen nervösen Zentren im Boden des III. Ventrikels. Diese können sowohl durch Tumoren des Vorderlappens, als auch durch Tumoren des Hypophysenstieles mechanisch geschädigt werden.

Wie verhalten sich diese beiden Anschauungen zu der Tatsache, daß nach der Operation oder nach der Röntgenbestrahlung der Hypophysentumoren, und zwar sowohl bei Akromegalie, als bei Dystrophie die Erscheinungen der Genitalsphäre sich bessern?

Der Tumor verkleinert sich, die Drüse kann wieder ihr Sekret produzieren und abliefern, die Zentren am Boden des III. Ventrikels erholen sich.

Im Laufe der letzten Jahre hat es sich gezeigt, daß die erwähnten Störungen der Genitalfunktion nicht bloß durch Tumoren der Hypophyse und des Hypophysenganges hervorgerufen werden, sondern auch durch anderweitige pathologische Prozesse der Hypophysengegend. So hat Simmonds im Jahre 1914 ein Krankheitsbild beschrieben, das er zuerst hauptsächlich bei Frauen im Puerperium sich entwickeln sah. Die Simmondssche Krankheit stellt sich als eine progressive Kachexie dar, gekennzeichnet durch höchstgradige Abmagerung und Schwäche. Die Haut wird greisenhaft, die Menses bleiben aus. Nach mehrmonatiger oder mehrjähriger Krankheit gehen die Patientinnen zugrunde. Als anatomisches Korrelat fand Simmonds bei diesen Frauen eine aus embolischer Nekrose der Hypophyse hervorgehende Fibrose der Drüse.

Das Krankheitsbild der hypophysären Kachexie kann übrigens auch bei Tumoren dieser Gegend zur Entstehung kommen. Auch die angeborene und erworbene Lues kann hypophysäre Krankheitsbilder hervorrufen. Die hereditäre Lues insbesondere scheint eine besondere Vorliebe für die Hypophyse zu besitzen. Man beobachtet bei Hereditärluetischen nicht selten das Symptomenbild der Dystrophia adiposo-genitalis, abnorme Fettansammlung, mangelhafte Ausbildung des Genitales und Zurückbleiben des Körperwachstums. Auch die erworbene Lues lokalisiert sich nicht selten im Bereiche der Hypophyse und an der Basis des Gehirns, eben in der Gegend des III. Ventrikels, in dessen Boden die wichtigsten Zentren der vegetativen Funktionen lokalisiert sind.

Eine weitere häufige Ursache der Ausbildung von hypophysären Syndromen im Sinne der Dystrophia adiposo-genitalis stellen die hirndrucksteigernden Prozesse dar. Es ist seit langem bekannt, daß bei Hirntumoren Störungen der Menstruation schon im Frühstadium vorkommen, insbesondere bei den Tumoren der Hirnbasis und bei den Geschwülsten des Kleinhirns. Dies erklärt sich wohl ohneweiteres daraus, daß gerade diese

Tumoren durch lokale Kompression oder Erweiterung der Ventrikel eine
Schädigung der Hypophyse oder der Zentren am Boden des III. Ventrikels
ausüben. Es ist ferner nicht zu verwundern, daß auch der Hydrozephalus,
der nicht durch Tumoren bedingt ist, Störungen ähnlicher Art hervorrufen
kann, insbesonders im Kindesalter. So erklärt sich das Zustandekommen
jenes Typus, den man als „Fettkind" bezeichnet hat, charakterisiert durch
Herabsetzung der geistigen Fähigkeiten, Adipositas und Hypoplasie des
Genitales. Der hypophysär-dystrophische Symptomenkomplex findet sich
schließlich in den letzten Jahren auch bei Fällen von epidemischer Enzephalitis, deren Vorliebe für die Zentren der Hirnbasis allgemein bekannt ist.
Weit seltener als die angeführten anatomischen Prozesse können anderweitige Erkrankungen des Gehirns, wie z. B. angeborene Mißbildungen oder
Traumen durch Betroffensein der basalen Teile des Gehirns zu dem Symptomenbild der Dystrophia adiposo-genitalis führen.

Diese Erfahrungen ließen auch an die Möglichkeit denken, daß sogenannte
funktionelle Störungen der Hypophyse zu Störungen der Genitalfunktion
führen können. Auf eine solche Vorstellung gründen sich die Versuche,
genitale Funktionsstörungen durch Bestrahlung der Hypophyse zu kurieren.
Bei Amenorrhoe, Dysmenorrhoe und bei klimakterischen Beschwerden
konnten Erfolge erzielt werden. Borak behandelte solche Fälle von männ-
licher Impotenz erfolgreich mit Hypophysenbestrahlung, bei welchen eine
Herabsetzung der spezifisch-dynamischen Eiweißfunktion bestand.

Vom therapeutischen Standpunkt kommen folgende Maßnahmen
in Betracht: 1. Die Organtherapie, und zwar insbesondere die Extrakte des Vorderlappens zur subkutanen Injektion, beispielsweise das
Präphyson oder das Vorderlappenextrakt Sanabo; weniger wirksam
scheinen die aus der ganzen Drüse gewonnenen Präparate zu sein, die als
Tabletten per os verabreicht werden. 2. Die Röntgen- und Radiumbestrahlung der Hypophysengegend und 3. die operative Therapie der Tumoren der Hypophyse, beziehungsweise des Hydrozephalus.   *Schüller*

Indikationsstellung

**Welche Indikationen und Kontraindikationen bestehen bei Operationen
im Kleinkindesalter?**

Die Frage könnte auch folgendermaßen formuliert werden: Was und
wann soll man, was und wann soll man nicht im Kleinkindesalter operieren?
Allgemein läßt sich sagen, daß, abgesehen von der Indicatio vitalis, jede
Affektion, die angeboren ist oder bald nach der Geburt auftritt, mit einer
Störung des Wohlbefindens oder der Entwicklung verbunden und einer
spontanen Heilung nicht fähig ist, sobald als möglich operiert werden soll.
In den ersten drei Monaten allerdings soll man nur dann operieren, wenn
sich die Erkrankung rasch verschlimmert (Hämangiome) oder gar zu einer
Lebensbedrohung führen kann (Pylorospasmus, Hernien mit Inkarzerations-
gefahr). Von allgemeinen Kontraindikationen sind besonders zu erwähnen:
Gewicht unter 3000, absteigende Gewichtskurve, Ernährungsstörungen,
pyogene Infektion an der Haut oder auch an anderen Stellen (Otitis),
ferner konstitutionelle Erkrankungen (Spasmophilie, floride Rachitis,
exsudative Diathese, pastöser Habitus). Brustkinder dürfen zum Zwecke

einer Operation nicht abgesetzt werden. Die Beachtung dieser und anderer Faktoren muß mit einer auf das Kleinkind eingestellten Operationstechnik sowie mit sorgfältiger, vom Pädiater unterstützter Nachbehandlung verbunden sein, wie überhaupt die innige Zusammenarbeit von Chirurgen und Kinderarzt gefordert werden muß.

Fragen: Wann soll Tortikollis operiert werden? Wann soll frühestens angeborene Hüftluxation behoben werden? Ist bei postpneumonischem Empyem im Säuglingsalter eine Rippenresektion angezeigt? — Antworten: Tortikollis soll sobald als möglich operiert werden, um die sich sonst einstellenden sekundären Veränderungen des Gesichtsskelettes usw. zu vermeiden und weil die Nachbehandlung bei frühzeitig operierten Fällen wesentlich einfacher gestaltet werden kann. Die angeborene Hüftluxation wird im allgemeinen erst relativ spät erkannt, bei Säuglingen nur ausnahmsweise, in solchen Fällen ist schon wiederholt mit Erfolg die Behandlung in ganz jugendlichem Alter ausgeführt worden. Das Empyem der Säuglinge unterscheidet sich in Auftreten und Verlauf von dem der älteren Kinder. Rippenresektionen werden in diesem Alter meistens nicht vertragen, es soll daher der Versuch mit wiederholten Punktionen gemacht und nur, wenn dieser versagt, eine Rippenresektion vorgenommen werden.

Eichenwald

Individualpsychologie

Was leistet die Individualpsychologie für die Erkenntnis?

Die Individualpsychologie trachtet mehr als jede andere Schule, bei einer Person ihre Einheit hervorzuheben und die Grundgesetze ihrer seelischen Entwicklung zu beleuchten, zu verstehen und zu erraten, daß sich hier ein Prozeß abspielt, der zu idealer Vollendung, im Körperlichen und auch im Seelischen, strebt. Der Grundgedanke schließt in sich, daß die Bedeutung der einzelnen Teilsymptome nur dann richtig verstanden werden kann, wenn zuerst die Einheit begriffen wird. Das ist ein Grundgedanke, der sich mit der Entwicklung der modernen Medizin deckt, wonach nicht die Symptome zu behandeln sind, sondern das Individuum. Es konnte weiters festgestellt werden, daß es eine der wichtigsten Tatsachen ist, daß jedes Kind sein Leben in einer Situation beginnt, die eine Unvollendetheit und eine Unvollkommenheit darstellt, also ein Gefühl der Minderwertigkeit erzeugt. Es läßt sich im Leben des Erwachsenen immer feststellen, daß das Minderwertigkeitsgefühl ein treibendes Moment darstellt und alles Geschehen nach dem Gefühle der Vollkommenheit, der Macht strebt. Es ist klar, daß auf diesem Wege sich immer Fehler im Streben finden werden. Was die kleineren Fehler anlangt, so fallen sie eigentlich in den Bereich des „Normalen", ebenso wie im Organischen; nur wo größere Fehler sich zeigen, wird sich das Gefühl der Minderwertigkeit viel peinlicher darstellen, und es wird das außerhalb des „Normalen" liegende als krankhaft und nervös bezeichnet werden.

Was die abnormalen Erscheinungen anbelangt, so charakterisieren sie sich am deutlichsten in einem einzigen Punkt, d. h. sämtliche liegen auf der unnützlichen Seite des Lebens, sie streben nicht mehr zum Gemeinwohl, sondern haben abgeschwenkt, sie sind unsozial. Ob es sich um psychotisch Erkrankte handelt oder um Individuen, die ihren Phantasien nacheilen, oder um Selbstmörder, die kein Interesse mehr für die Gemeinschaft aufweisen, ob um Verbrecher oder Trunksüchtige oder um Sexual-Pervertierte, allen gemeinsam ist das Fehlen eines genügenden Gemeinschaftsgefühles. Man darf sagen, das Gemeinschaftsgefühl steht an der Wiege jedes Kindes, und die Mutter ist es, die das Gemeinschaftsgefühl in einem Neugeborenen zu entwickeln vermag. Wir sehen, daß selbst die Sinnesorgane nach unserer Auffassung normal reagieren, wenn sie an einer anderen Sache oder Person interessiert sind. Es gibt eine Unzahl von Menschen, die nur an sich selbst denken, wenig Interesse für andere zeigen, überhaupt nichts sehen, oder wegsehen, oder keinen Blick für andere Dinge haben, z. B. Individuen mit niedergeschlagenem Blick. Es muß durch die Mutter das Interesse für das Hören und Sehen beim Kinde erweckt werden; bei vielen Kindern finden wir diesen Zusammenhang nicht, und ihnen mangelt daher auch die Konzentrationsfähigkeit. Hier sei auch darauf verwiesen, daß die Sprache ein sozialer Akt ist, eine Verbindung mit anderen. Wir können daher bei Kindern mit nicht organisch bedingten Sprachfehlern immer ein nicht richtig entwickeltes Gemeinschaftsgefühl finden.

Wir sehen, daß die Apperzeption solcher Kinder, deren Gemeinschaftsgefühl nicht geweckt wurde, stets mangelhaft erscheint, daß sie immer nur an sich denken, die Probleme nur so auffassen, wie sie für sie zum besten ausschlagen. Dadurch kommt es zu einem Streben nach fiktivem Persönlichkeitswert und nach persönlicher Überlegenheit über die Allgemeinheit. Es zeigt sich, daß jene Kinder, die mit minderwertigen Organen zur Welt kommen, ihr ganzes Leben lang die ehemalige Schwäche ihres Körpers als große Bürde empfinden, und sich unter der Last derselben entwickeln, so daß durch ihre Situation ein Minderwertigkeitsgefühl zustandekommt, das stärker als sonst beim Normalen ist. Darin liegt es auch begründet, daß solche Kinder anders leben, nach anderen Dingen streben, und sich bei ihnen ein egozentrisches Wesen entwickelt. Die Individualpsychologie hat darauf hingewiesen, daß der Charakter des Individuums im Einklange steht mit dem Grad des Minderwertigkeitsgefühles, resp. mit dem Ziele, nach dem sie als nach einer Kompensation streben.

Als ein weiterer erschwerender Umstand für eine soziale Entwicklung sei hervorgehoben, daß mit dem vierten bis fünften Lebensjahr der Lebensstil fixiert ist und nicht ohne weiteres geändert werden kann, auch nicht durch die Erfahrung. Es gibt nur einen Weg, diesen fehlerhaften Lebensstil zu ändern, und dieser geht über das eigene Verstehen desselben. Unser Verstehen aber muß so weit gehen, daß wir suchen, uns unter die gleichen Bedingungen zu stellen, in denen der Patient ein nervöses, psychotisches, sexuell pervertiertes Individuum geworden ist. Wir müssen denselben Apperzeptionsmechanismus anwenden und uns in derselben Richtung einleben, dieselben Eindrücke erleben lassen. Wir bedienen uns hier eines besonderen Mittels, und das ist die Fähigkeit der Identifizierung, so daß wir mit dem Individuum mitleben, mit ihm sehen und hören, uns in dieses hineinversetzen, bis wir es richtig verstehen können. Immer werden wir in diesen Fällen einen Mangel an Gemeinschaftsgefühl finden. Diese Individuen können nicht richtig sehen, hören und sprechen, aber auch nicht richtig denken und leben in einer anderen Welt als in der, die wir immer voraussetzen. Wenn wir ein solches Individuum untersuchen, so werden wir wohl finden, daß es intelligent handelt in bezug auf das Ziel, das ihm vorschwebt. Wir werden auf die Hebung seines Persönlichkeitsgefühles abzielen und müssen uns dabei der verschiedensten Maßnahmen bedienen. Nicht nur Kinder, die an minderwertigen Organen leiden, können in ihrem Gemeinschaftsgefühl gelitten haben, sondern auch verzärtelte und gehaßte Kinder.

Die Individualpsychologie hat sich noch andere Mittel zu eigen gemacht, so die von ihr entwickelte Lehre von den ältesten Kindheitserinnerungen. In letzteren finden sich immer Fragmente des Lebensstiles. Gelingt es, diese Kindheitserinnerungen zu lesen, so ist ein großer Schritt vorwärts getan. Aber auch das Traumleben wird vieles ergänzen und bestätigen. Wenn man von unserem Standpunkt ausgeht, daß der Traum eine Absicht hat, und zwar den Träumer zu betrügen, Gefühle hervorzurufen, die seinem Lebensstil dienen, so ist das etwas, was zum Verständnis des Lebensstiles dienen kann. Der Traum muß nämlich unverständlich sein, weil er den Weg der privaten Intelligenz geht und den Weg des Common sense vermeiden muß.

Es wäre noch festzustellen, daß die biologischen Momente und der teleologische Gesichtspunkt eine hervorragende Rolle spielen, daß wir die Geschehnisse im Leben eines Menschen immer nur unter den Gesichtspunkten betrachten können, wohin sie zielen, welches Ziel dem Betreffenden vorschwebt und wie er es zu erreichen sucht; dabei zu einem einheitlichen Schlusse zu kommen, ist das wichtigste Problem der Individualpsychologie.

Adler

Was leistet die Individualpsychologie für die Erziehung?

Die Fehlschläge, die der praktische Arzt zu Gesicht bekommt, sind solche der schwer erziehbaren Kinder. Oft findet man, daß ein vorher gut entwickeltes Kind plötzlich zu einem schwer erziehbaren wird. Der gleiche Prozeß findet sich aber auch im Werdegang der Neurose. Es kann das Kind während seiner Entwicklung zu einem Ausdruck seines Gefühls der Minderwertigkeit gelangen, es kann eine Situation eintreten, wo das Kind unsicher wird. So sei nur daran erinnert, daß bei einem einzigen Kinde, das ein jüngeres Geschwister bekommt, ersteres in den Bereich einer sozialen Aufgabe gerät, nämlich, wie man sich zu dem anderen Geschwister zu stellen hat. Die Beziehung wird dann nur eine richtige sein, wenn das Gemeinschaftsgefühl genügend ausgebildet ist. Es ist nun leicht verständlich, daß bei einem schwer erziehbaren Kinde, weil es vom Beginne des Lebens nicht „richtig" ausgestattet war, nicht genügend Gemeinschaftsgefühl besessen hat, eine Katastrophe eintritt.

Eine andere Frage bezieht sich auf die Beziehungen zum Vater. Wenn die Mutter das Kind verzärtelt und der Vater mit ihr nicht konkurieren kann, so kann es vorkommen, daß das Kind dem Vater gegenüber, aber auch anderen Geschwistern gegenüber sein Gemeinschaftsgefühl verdorren läßt. Es kommen aber noch andere soziale Probleme in das Leben des Kindes. So spielt eine wichtige Rolle im Leben des Kindes die Schule, die ein genügendes Gemeinschaftsgefühl verlangt; im späteren Leben die Beschäftigung, wie es sich für andere nützlich machen soll. Dasselbe Problem findet sich aber auch, wenn es im ferneren Leben der Liebe und Ehe gegenübersteht. Wenn ein Kind ohne einen genügenden Fonds von Gemeinschaftsgefühlen aufwächst und sich kleineren oder größeren sozialen Problemen nähert, so werden wir sehen, wie es sich beim Eintritt in diese Probleme durchaus verschieden von seinen Mitmenschen verhält. Wir sagen: Verschieden vom normalen Menschen.

Es wird eine Spannung auftreten, weil das Individuum sich nicht mehr den Aufgaben gewachsen fühlt, weil sich sein großes Minderwertigkeitsgefühl äußern wird, sobald das Kind durch die neue soziale Situation geprüft wird. In der Spannung kommen Erscheinungen zutage, die als Schwererziehbarkeit betrachtet werden können, weil sich das Kind nicht mehr auf der allgemein nützlichen Seite des Lebens bewegt, sondern sich auf die unnützliche begibt. Daraus ist es verständlich, daß wir bei der Erziehung erst dann eingreifen können, wenn wir das Individuum richtig verstehen. Wir werden daher bei lügenhaften, unaufmerksamen, frechen Individuen, die ein soziales Zusammenleben unmöglich machen, nicht durch Strenge oder Milde, sondern durch Klarlegung seiner Irrtümer trachten, dasselbe so weit zu bringen, daß es sich auf der nützlichen Seite des Lebens bewegt und daß sich bei ihm ein größeres Gemeinschaftsgefühl entwickelt.

Die Kinder sind eigentlich unschuldig, sie handeln ihrem fehlerhaften Ziel entsprechend richtig, und wenn wir uns in ihre Person hineinversetzen, so müssen wir sagen, daß wir auch nicht anders gehandelt hätten. Wenn wir nur trachten, schwer erziehbaren Kindern zuzusprechen und sie zu ermutigen, so werden wir schon Erfolge erzielen. Man muß immer versuchen, bei dem Individuum den Glauben an sich selbst zu stärken. Wir stehen oft dem Vorurteil gegenüber, daß manche Kinder begabt seien, andere nicht. Es werden daher die Kinder der letzteren Kategorie nicht glauben, sich durchsetzen zu können, und deshalb in ihrem Eifer nicht so weit gehen, wie sie könnten. Solange ein Mensch nicht schwachsinnig ist, wird er alles wie die anderen leisten können; Voraussetzung ist, daß er trainiert und die richtige Methode einhält. Die richtige Methode kann aber nur dann gefunden werden, wenn der fehlerhafte Lebensstil erkannt und geändert wird.

Es ist unmöglich, alle Eltern zur Erkenntnis zu bringen, daß sie in den ersten vier bis fünf Lebensjahren bei ihrem Kinde einen Fehler gemacht haben. Hier werden die Lehrer ihre Bedeutung zeigen müssen. Vor 16 Jahren habe ich eine Methode entwickelt und getrachtet, dieselbe in die Schule zu verpflanzen. Dies ist auch dank der Hilfe einer Anzahl von Ärzten möglich gewesen. Das Erziehungswerk des Volkes kann und wird das Werk der Ärzte sein. Sie haben die Verantwortung, aber sie haben auch die Möglichkeit, hier einzugreifen. Deshalb wurden in Wien und in Deutschland derartige Beratungsstellen geschaffen und sind jetzt in Amerika unter Leitung von Ärzten in Vorbereitung. Die ärztliche Leitung ist notwendig, nur muß der betreffende Arzt die entsprechende Erfahrung besitzen. Es sei deshalb hier an die Ärzte der Appell gerichtet, an diesen erzieherischen Maßnahmen, die schon weite Kreise gewonnen haben, mitzuhelfen. Wir sehen nicht Wirkungen der Vererbung, auch nicht Milieuwirkung allein, was die Ausbildung von Fehlschlägen anlangt, sondern wir achten auf die Wurzeln und Motive des Fehlers, bis das betreffende Individuum selbst den fehlerhaften Aufbau erkennt. Solange dieser Zusammenhang nicht erkannt wird, kann auch nicht von einer Heilung die Rede sein. Es sind deshalb häufig Erziehungsversuche gescheitert, weil nicht der Lebensstil erfaßt wurde, sondern das Symptom. Es muß daher die Individualpsychologie als die derzeit zureichendste wissenschaftliche Orientierung betrachtet werden. *Adler*

Was leistet die Individualpsychologie für die Therapie?

Wir werden vor allem die besondere Einheit des Individuums festzustellen haben. Es gibt besondere Anhaltspunkte, die uns der Lösung näher bringen. So wenn wir nach der ältesten Kindheitserinnerung fragen, Beziehung und das Verhalten zu Mutter, Vater und Geschwistern klarstellen. Ist die besondere Einheit des Individuums erkannt, so wird man nach verdrängten Veränderungen nicht mehr ängstlich zu forschen haben. Sie folgen dem gleichen Gesetz der Persönlichkeit. Damit ist eine Basis zum Verständnis des Ganzen gegeben. Auch aus der Haltung eines Individuums können schwerwiegende Schlüsse gezogen werden. Durch die Position eines Kindes gegenüber anderen kann bis zu einem gewissen Grade eine Charakterisierung möglich sein. Es gibt nur drei Lebensfragen, in denen sich die Haltung des Individuums besonders ausprägt, das heißt die Eigenart seiner Individualität, sein Maß an Mut und sein Gemeinschaftsgefühl zeigt: sein Verhalten zur Gesellschaft, im Beruf und in der Liebe. Wenn wir die zwei großen treibenden Kräfte — Streben nach Überlegenheit und Gemeinschaftsgefühl — ins Auge fassen, so werden wir immer finden, wie beide sich gegenseitig beeinflussen und durchdringen, wie sie gleich Antagonisten die feinen Bewegungen des Lebens regulieren. Der ärztliche Praktiker kann sich in Beratungsstellen, die mit den Schulen in Verbindung stehen, die nötige Erfahrung verschaffen und an der Erziehungsberatung beteiligen. *Adler*

Infektionskrankheiten

Welche grundlegenden Unterschiede sind maßgebend für die Indikation der Anwendung von Seren oder Vakzinen oder Proteinkörpern bei Infektionskrankheiten?

Jedes mit Umgehung des Magen-Darmtraktes, also auf paraenteralem Wege, z. B. durch Injektion in einen Organismus eingebrachte Eiweiß wird als Fremdkörper empfunden und veranlaßt den Organismus zu einer Reaktion, zu einer Mobilmachung von Abwehrstoffen gegen diesen Insult. Mit anderen Worten, die Eiweißkörper wirken schlechtweg als Reize, als Aktivierungsmittel, und zwar unspezifisch und allgemein, und diese Wirkung faßt man zusammen in der sogenannten Proteintherapie, Reizkörpertherapie, oder man spricht von einer Protoplasmaaktivierung. In diesem Sinne wirken auch alle anderen Substanzen oder Eingriffe, welche im Körper selbst Eiweißspaltprodukte erzeugen, so gewisse Metalle, wie Arsen, Terpentin, Röntgenstrahlen usw.

Im Gegensatze zu dieser unspezifischen Wirkung steht die spezifische

Therapie der Vakzine- oder Serumbehandlung. Selbstverständlich wirkt auch jede Serum- oder Vakzineeinspritzung im obigen Sinne lediglich zufolge ihres Eiweißgehaltes nebenbei als Proteinkörper und in dieser Beziehung liegt eine gemeinsame Basis vor, die ihren Ausdruck auch darin findet, daß man z. B. Normalsera zur Blutstillung oder gewissen anderen Zwecken im Sinne der Eiweißtherapie verwendet. Die Eiweißkörper sind in bezug auf die Intensität ihrer Reizwirkung sehr verschieden. Am stärksten wirken im allgemeinen Eiweißspaltprodukte und Bakterienproteine, und diese ihre Wirkung greift unspezifisch und verschieden in der Intensität an allen Zellkomplexen des Organismus an, sie wirken aber am stärksten überall dort, wo die Reizschwelle herabgesetzt, d. h. die Reizempfindlichkeit erhöht ist, und vor allen Dingen dort, wo Krankheitsherde einen Locus minoris resistentiae geschaffen haben.

Dennoch ist die Serum- und Vakzinetherapie als solche streng spezifisch. Wir benützen ein bestimmtes Serum immer nur, um ein bestimmtes Bakteriengift zu neutralisieren oder eine ganz bestimmte Bakterienart mit einem ganz bestimmten Serum abzutöten und unschädlich zu machen. Ebenso regen die Vakzinen den Körper selbst zur Ausbildung ganz bestimmter, auf einen bestimmten Krankheitserreger gerichteter Immunkörper an. Wir können also nach streng spezifischen Prinzipien die letzteren beiden vorwiegend dort verwenden, wo eine Infektion bestimmter und uns bekannter Bakterien oder deren Giftwirkung im Organismus vorliegt und bekämpft werden soll, oder wenn einer solchen prophylaktisch vorgebeugt werden soll. Die klassischen Beispiele der spezifischen Therapie sind die Neutralisation des Diphtherie- oder Tetanusgiftes durch die zugehörigen Heilsera. Der Ausdruck Heilsera ist allerdings als solcher falsch, weil niemals eine bereits durch Gifte stattgehabte Schädigung kompensiert oder ausgeglichen, sondern nur das im Körper kreisende, oder noch nicht fixierte Gift durch die Sera abgefangen und neutralisiert werden kann. Die Heilserumtherapie ist also überall dort indiziert, wo sich die Möglichkeit einer derartigen spezifischen Neutralisation eines Bakteriengiftes oder die Vernichtung der Erreger präventiv oder kurativ durchführen läßt. Präventiv verwenden wir vorwiegend Tetanus-, Diphtherie- und Masernrekonvaleszentenserum, kurativ Diphtherie-, Dysenterie-, Meningokokken-, Schweinerotlaufserum, Streptokokken- und Scharlachserum. Wir verwenden also Heilsera vorwiegend bei den akut verlaufenden Infektionskrankheiten.

Dieser spezifischen passiven Immunisierung steht die ebenfalls spezifisch eingestellte Vakzinetherapie als aktive Immunisierung gegenüber, die ebenfalls prophylaktisch, d. h. präventiv oder kurativ Anwendung findet. Wir verstehen unter Vakzine Bakterien oder deren Derivate, und im übertragenen Sinne auch neutralisierte oder anderweitig unschädlich gemachte Bakterientoxine, soweit sich solche zur aktiven Immunisierung eignen. Die Vakzinetherapie ist vor allen Dingen bei chronisch verlaufenden Infektionen am Platz, vor allen Dingen bei jenen Infektionserkrankungen, deren Erreger wir zwar kennen, gegen die wir aber keine entsprechenden Heilsera darstellen können.

Die Ausbildung von Schutzstoffen durch Vakzinen im Organismus selbst erfordert Zeit, und deshalb sehen wir ihre Anwendung vorwiegend zu prophylaktischen Zwecken gegen bestimmte Infektionskrankheiten, wie Pest, Typhus, Diphtherie, Cholera usw., oder bei chronisch verlaufenden lokalisierten Prozessen zur Therapie, wie bei Gonorrhoe, Furunkulose, bestimmten Pilzerkrankungen, wie Trichophytie usw.

Die unspezifische Eiweißtherapie verwenden wir vorwiegend dort, wo akute oder chronische Entzündungen, wo abgegrenzte Krankheitsherde sehr häufig unbekannter Ätiologie vorliegen. Wir wollen durch die unspezifische Therapie die Mobilisierung der Abwehrkräfte des Körpers erreichen und durch Auslösen der sogenannten Herdreaktion, d. i. eine entzündliche Steigerung in diesem selbst, eine Konzentration dieser Abwehrkräfte und damit einen Heileffekt erzielen. Manche unspezifische Mittel haben eine direkt spezifische Wirkung, weil sie ausgesprochen organotrop sind, wie beispielsweise das Eiweiß des Bacterium prodigiosum eine besondere Affinität zum Nervensystem aufweist, worauf die spezifische Wirkung des Vakzineurins bei akuten und chronischen Nervenentzündungen beruht. Unspezifische Mittel können auch insoferne spezifisch wirken, als sie in einem Organ oder Herde, der bereits auf Antikörperproduktion eingestellt ist, eine lebhaftere Produktion dieser Abwehrkräfte durch Reizung der Zellen bewirken. *Busson*

Was leistet die Freiliegebehandlung bei Infektionskrankheiten des Kindes?

Die Freiliegebehandlung hat eine verschiedene Bedeutung, je nachdem sie im Kinderspitale oder in der Privatpraxis zur Anwendung kommt. Im ersteren hat sie zwei Aufgaben zu erfüllen: Die Prophylaxe gegen die von Kind zu Kind überspringenden sekundären Infektionen, und die günstige Beeinflussung und Heilung der vorliegenden Erkrankung des einzelnen Kindes.

Unter den Spitalsinfektionen, gegen die die Freiliegekur eine Prophylaxe leisten soll, sind es vor allem Erkrankungen des Respirationsapparates (Nase, Kehlkopf, Bronchien, Lunge). Je nach dem Alter der Kinder und der Art der ursprünglichen Erkrankung ist sie von verschieden großer Bedeutung. Von allergrößter ist sie bei kleinen Kindern und bei solchen, deren Respirationsapparat durch die ursprüngliche Erkrankung schon in Mitleidenschaft gezogen war, also vor allem bei ganz kleinen Kindern mit Pertussis und Masern.

In prophylaktischer Beziehung dürfte die Freiliegekur in der Privatpraxis nur selten in Frage kommen. Hier ist sie nahezu ausschließlich therapeutische Maßnahme. Wie bekannt mildert der Aufenthalt im Freien häufig Intensität und Frequenz der Keuchhustenanfälle in beträchtlichem Grade. Fast ebenso bekannt dürfte es sein, daß Stenosen mannigfacher Aetiologie beim Liegen im Freien gemildert erscheinen.

Von ganz besonders günstigem Einflusse ist die Freiliegekur auf schwer kapillarbronchitisch-, pneumonisch- oder pleuritisch-dyspnoische Kinder. Diese sind ganz besonders stark unter den kleinsten Pertussispatienten vertreten. Wo immer sie vorhanden sind, ist unter allen Behandlungsmethoden die Freiliegekur souverän. Man muß es nur einmal gesehen haben, wie ein solch schweratmiges, kleines Pertussiskind mit dem Angstausdrucke schwerster subjektiver Dyspnoe, vielleicht eine halbe Stunde, nachdem es ins Freie gelegt worden war, sich in seinem ganzen Verhalten verändert hat. Natürlich ist ja dieser Effekt fürs Erste kein ausnahmsloser. Es spielen da viele Momente hinein; von äußeren nenne ich die Witterung. Es ist ein großer Unterschied, ob Windstille herrscht oder die Luft bewegt, ob sie feucht oder trocken ist. Es gibt Witterungsqualitäten, die die Anwendung der Freiliegekur für ihre Dauer nicht gestatten. Das ist schneidender, trockener Ostwind, trockener Frost, Staub oder ein dicker, rußiger Nebel. Glücklicherweise sind aber in Wien im Jahre nur wenige solcher Tage, an denen dann die Freiliegekur eine Unterbrechung erfahren muß. Es gibt Kinder, die, in den Garten gelegt, sofort günstig darauf reagieren, und andere, welche es — noch nicht — vertragen.

Wenn wir also vom therapeutischen Standpunkte aus Indikationen und Bedingungen der Freiliegekur bezeichnen wollen, dann ist Indikation: Dyspnoe, vor allem schwere subjektive Dyspnoe und dadurch bedingte Schlaflosigkeit bei Erkrankungen des Respirationsapparates infektionskranker Kinder.

Im Rahmen der der Behandlung günstigen Wetterqualitäten ist weder Schnee noch starker Frost ein Hindernis. Auch mäßig oder selbst stärker bewegte Luft nach oder bei gleichzeitigen Niederschlägen ist keine allgemeine Gegenanzeige der Freiliegekur. Man richtet sich da nach dem jeweiligen Verhalten des speziellen Falles.

Eine Konkurrenz der Freiliegekur liegt in der Verabfolgung von Bädern (lauwarm, heiß, Senfbad mit kalten Übergießungen). In der warmen Jahreszeit besteht kein Bedenken, beide Methoden zu kombinieren, im Winter werden sie sich im Laufe des Tages so abzulösen haben, daß die Kinder mehrere Stunden auf der Terrasse im Garten verbringen, dann wieder zur stündlichen Bäderverabreichung mehrere Stunden im Krankensaal bleiben müssen. Diese kombinierte Behandlung — Freiluft — Bäder — zusammen noch mit fallweiser Anwendung von Digitalis, insbesondere aber von Morphin, leistet in der Behandlung der bei ihrer Pertussis schwer pulmonal erkrankten Kinder ganz Verblüffendes. Es dauert oft sehr lange, bis die Bäder schon seltener verabreicht werden können und bis die Kinder es im Krankenzimmer aushalten. Es ist von großem Eindruck, wenn ein solches kleines, dyspnoisches Kind, nachdem es die Wohltat der Freiliegekur genossen hatte und aus irgendeinem Grunde wieder in den geschlossenen Saal gelegt worden war, unzweideutig sein Verlangen ins Freie hinaus geäußert hat.

Wir gehen jetzt zu einer anderen Gruppe schwer keuchhusten-lungenkranker Kinder über: nicht mehr ganz kleine Kinder, auch nicht so sehr subjektiv dyspnoisch, aber objektiv schwerst lungenkrank von phthiseähnlichem Ausdruck, durch das Erbrechen bei den dichten und schwersten Pertussisanfällen in ihrem Ernährungszustand stark herabgesetzt, bereits extrem abgemagert, mit hochgradig gesteigerter Puls- und Respirationsfrequenz, hektischer Wangenröte, auch einem Lungenbefund, der dem bei tuberkulöser Phthise festzustellenden täuschend ähnlich ist, dazu noch, um die Täuschung voll zu machen, eine scheinbare Hämoptoe im Pertussisanfall, hervorgerufen durch eine massige Blutung aus dem Zahnfleisch; Kinder, die verloren erscheinen, die aber nicht notwendig verloren sind. Ich habe im Laufe der Jahre schon viele solche mir anfänglich noch verloren scheinende Kinder genesen sehen. Es dauert lange, bis man endlich wahrnehmen kann, daß sie sich schon einigermaßen erholen. Wenn dann die endliche Heilung nach vielen Monaten erzielt erscheint, kann ein Rückfall eintreten, der das Kind in überraschend kurzer Zeit in den früheren elenden Zustand zurückwirft. Wieder geht es dann aufwärts und endlich ist die Heilung wirklich erreicht. Das leistet die Freiliegekur — und nur diese.

Voraussetzung für die ständige Durchführung der Freiliegekur sind Schutzdächer (z. B. Plachenkonstruktionen gegen Sonne, Regen und Schnee) und nordseitige Terrassen für die heißen Hochsommertage. Daß die freiliegenden Kinder fallweise auch Sonnenbäder nehmen, liegt auf der Hand.

In der Privatpraxis sind die Bedingungen für die Durchführung der Freiliegekur ganz verschieden, immerhin wird sich auch da sehr viel durchsetzen lassen (Garten, Balkon, Gartenhaus usw.). Mindestens muß bei den in Betracht kommenden Erkrankungsformen für beständige Lüftung Sommer und Winter, Tag und Nacht durch Offenhalten aller Fenster, wenn nötig bei gleichzeitiger Heizung, gesorgt werden. Ich habe bei den Kindern meines Spitales nie Schäden durch die tiefen Temperaturen des Hochwinters gesehen.

Wenn wir zusammenfassen, muß gesagt werden: Für infektionskranke Kinder mit ergriffenem Respirationsapparat ist die Freiliegekur ersprießlich. Unentbehrlich ist sie für die schweren Lungenkomplikationen bei Pertussis und nach Masern, vortrefflich in der Behandlung der Pertussis und entzündlichen Respirationsstenosen. In prophylaktischer Beziehung beschränkt sie sich natürlich nicht auf die Kinder in einer Infektionsabteilung, sondern auf den gesamten Kinderspitalsbetrieb, denn die Hausinfektionen sind auf einer chirurgischen oder internen Kinderstation nicht seltener als auf der Kinderinfektionsabteilung.

Fragen: Werden bei der Freiluftbehandlung Erfrierungen der Nase oder Wangen beobachtet? Wie sollen die Kinder zur Freiluftbehandlung angezogen werden? Bei welchem Wetter hat die Freiluftbehandlung eine Unterbrechung zu erfahren? Können die Kinder bei erhöhten Körpertemperaturen der Freiluftbehandlung unterzogen werden? Wie stellen sich die Eltern dazu, wenn ihre kranken Kinder der Freiluftbehandlung ausgesetzt werden? — Antworten: Erfrierungen wurden bisher noch nicht beobachtet. Kinder bis zu zwei Jahren mit Fangleibchen, Hemd, Molljankerl, Wollhaube und Flanell um den Hals. Außerdem Windel und Leintücher, Wattedecke, zwei bis drei Halinen und Wärmeflasche. Ältere Kinder bis zu acht Jahren auch noch Fangleibchen, Hemd, Barchentkleid, Wollhaube, Schal. Bei schneidendem Ostwind und trockenem Frost, ferner auch bei russigem, nebeligem Wetter werden die Kinder in den Saal gelegt. Es ist selbstverständlich, daß die Kinder auch bei stark erhöhter Körpertemperatur im Freien liegen. Ernsten Widerstand habe ich bisher von seiten der Eltern nicht gefunden.   *Pospischill*

Wie sichert man bei akuten Infektionskrankheiten Herz und Gefäßspannung?

Erfahrungsgemäß ist es möglich, in den ersten Tagen jeder beliebigen Infektionskrankheit durch Digitalis-Koffein Herzleistung, Pulsspannung und -füllung entscheidend zu bessern und dadurch auch den gesamten Kräftezustand des Patienten zu heben. Bei ununterbrochener Fortführung dieser Behandlung bis in das Rekonvaleszenzstadium hinein, also durch Wochen oder auch durch Monate hindurch, gelingt es, den Zirkulations-apparat kräftig zu erhalten, ja seine Leistung größer zu machen, als sie in gesunden Tagen vor der Infektion war. Auf Grund systematischer Beob-achtungen bei weit mehr als 5000 Kranken darf behauptet werden, daß wir die Verhütung des Todes durch infektiöse Herz- oder Gefäßlähmung nahezu in der Hand haben. Wesentlich ist die prophylaktische Behand-lung vom Krankheitsbeginn an, damit die sonst gesetzmäßige Zirkulations-verschlechterung nicht erst zur Entwicklung kommt und als organschädi-gende Komponente sich zur Toxinwirkung nicht addieren kann. Die Arzneien scheinen dabei die Rolle von „Reservemotoren" zu spielen. Die gebrauchte Arzneiformel für den Erwachsenen lautet: Infus. fol. digit. titr. 0.3:60, Coffein. natrio-benzoic. 0.6, Syr. Rub. idaei ad 90.0. S. Dreimal täglich 1 Eßlöffel. Das bedeutet also pro Tag 0.1 Digitalis und dreimal 0.1 Coffein. natrio-benzoic. Im Bedarfsfall werden die Dosen gesteigert.

Frage: Gelten diese Ausführungen auch für die kleinen Infekte (Grippe, Angina usw.)? Wie schätzen Sie den Wert des Strychnins als Herz- und Gefäßmittel ein? — Antwort: Ja, da wir niemals im voraus wissen, ob die scheinbar leichte Infektion im weiteren Verlauf nicht ins Bedrohliche umschlagen kann. Strychnin ist ein gutes Vasokonstriktorenmittel wie Koffein, aber für das Herz kein Kräftigungs- sondern ein Beruhigungs-mittel (bei Tachykardie, Extrasystolie etc.) und kann daher in größeren Dosen oder auf bereits geschädigte Herzen herzschwächend wirken (Gegen-satz zum Koffein). *Januschke*

Iontophorese

Welche Bedeutung hat die Iontophorese für den praktischen Arzt?

Der galvanische Strom hat die Eigenschaft, in gelöstem Zustande be-findliche Substanzen, bzw. Arzneistoffe durch die Haut oder Schleimhaut in den Körper einzuführen. Dieses Verfahren, welches von Leduc und Frankenhäuser in die Elektrotherapie eingeführt wurde, nennen wir Iontophorese oder elektrolytische Therapie.

Diese perkutane Einführung von Arzneistoffen kann jedoch nur dann zustande kommen, wenn wir die betreffende Lösung von dem entsprechen-den Pol her in den Körper transportieren. Einige Stoffe lassen sich nur von dem positiven Pol in der Richtung gegen den negativen einführen; wir nennen solche positiv geladene Partikelchen „Kationen", weil sie zur Kathode strömen, und umgekehrt gibt es Substanzen, welche nur vom negativen Pol in die Haut gelangen können, und wir nennen diese „Anionen", weil sie zur Anode streben. Die Metall- und Wasserstoffionen sind positiv, die Hydroxylgruppe der Alkalien, sowie die Säurereste und die Halogene sind negativ.

Die Ausführung des Verfahrens ist sehr einfach: Man benötigt hiezu eine Gleichstromquelle óder einen Anschlußapparat mit einem Galvano-meter. Die Intensität der Einwirkung hängt außer von der Eigenart des einzuführenden Mittels von der Stärke und von der Dauer des Stromes ab.

Anwendung findet die Iontophorese in erster Reihe in der Dermatologie. Die Haut kann durch dieses Verfahren mit Arzneistoffen imprägniert werden, wie dies auf keine andere Art zu erreichen ist. Infolge der antiseptischen Wirkung der Schwermetalle, besonders Zink, Silber und Kupfer, können wir das Verfahren mit Erfolg anwenden bei parasitären Hautkrankheiten, wie namentlich bei Follikulitis, Furunkeln und Karbunkeln. Wir benutzen dazu eine 2%ige Zink-, oder besser Kupfersulfatlösung, bei welcher festgestellt wurde, daß die äußerst empfindlichen Bakterien durch Kolloidfällung ihres Eiweißgehaltes zerstört werden, ohne besondere Schädigung des Körpergewebes. Wir gehen hiebei folgendermaßen vor: Ein Wattebausch in etwas größerer Ausdehnung wie der zu behandelnde Furunkel oder Karbunkel wird, mit 2- bis 3%iger Kupfersulfatlösung getränkt aufgelegt. Hierauf wird der positive Pol einer gewöhnlichen Elektrode befestigt. Als indifferenten Pol verwendet man eine größere Elektrode. Die Stromstärke soll allmählich bis zur Grenze des Erträglichen gesteigert werden, d. i. in der Regel 20 bis 40 M. A. und die Dauer erstrecke sich auf zirka 20 bis 30 Minuten. Der Erfolg ist um so günstiger, je jünger die Erkrankung und je geringer die Ausdehnung des Herdes ist. In leichteren Fällen genügen zwei Sitzungen, in schweren benötigen wir deren 10 bis 14. Zur Verschorfung von Warzen verwenden wir eine 3%ige Magnesium sulfuricum-Lösung und verfahren dabei folgendermaßen: Um die Umgebung der Warze zu schonen, legen wir zunächst eine der Warzengröße entsprechend durchlöcherte Gummimembrane oder Billrothbattist auf. Hierauf wird der mit erwähnter Lösung durchtränkte Wattebausch mit dem positiven Pol verbunden. Die Stromstärke beträgt je nach Ausdehnung der Warze 5 bis 10 M. A., die Dauer zirka 15 Minuten. Nach einer Woche kann das Verfahren wiederholt werden, falls die Koagulation nicht hinlänglich war. Auf diese Art lassen sich auch kleine Hautkrebse zerstören. Bei Erysipel soll die iontophoretische Anwendung einer 1%igen Jodkalilösung sehr wirksam sein. Das Verfahren ist folgendes: Die Grenze des Erysipels wird mit getränkten Gaze- oder Wattestreifen derart bedeckt, daß ein Teil der kranken und ein Teil der gesunden Haut belegt erscheint. Stromstärke mäßig. Dauer fünf Minuten, täglich zweimalige Anwendung. Nach jeder Sitzung soll Lugolsche Jodlösung aufgepinselt werden. Die perkutane Jodeinführung ist auch angezeigt bei Lymphomen, besonders da, wo eine Röntgentherapie nicht durchgeführt werden kann. Die Salizylionen können bei Gelenksleiden mit Erfolg angewendet werden, namentlich soll die Anwendung einer 10%igen Salizyl-Natronlösung bei akutem und subakutem Gelenksrheumatismus bessere Resultate aufweisen wie die Verabfolgung per os. Allerdings muß die Dauer sich mindestens auf eine Stunde erstrecken. Bei Neuralgien wurden wiederholte erfolgreiche Versuche mit Antipyrin und Chinin gemacht. Bei chronischer Rhinitis, bei Stirn- und Kieferhöhlenerkrankungen ist die Anwendung von 1%iger Zinksulfatlösung von Erfolg. Über den Wert dieser Applikation bei Otitis media konnte ich mich wiederholt überzeugen; Stromstärke 2 bis 3 M. A., Dauer zehn Minuten, Wiederholung erst nach acht Tagen. Die Zinkiontophorese wird in der Augenheilkunde von Fietta (Luzern) angewendet und empfohlen bei Ulcus serpens corneae, bei Herpes corneae, faszikulären Keratitiden, infizierten Wunden und Blepharitis.

Chlor- und Jodionen sollen nach Fietta aufhellend wirken bei parenchymatöser Keratitis, bei Leukomen, sowie bei frischen und alten Makulae.

Eisenmenger

Kapillarmikroskopie

Was lehrt uns die Kapillarmikroskopie?

Kapillarmikroskopie kann von jedem Praktiker, der ein Mikroskop besitzt, ohne Schwierigkeit durchgeführt werden. Man bringt ein bis zwei Tropfen Zedernöl auf die Umschlagstelle der Haut am Nagelfalz und betrachtet bei hellem Tageslicht oder bei guter künstlicher Beleuchtung mit dem 3-Objektiv und dem 2-Okular (etwa 50fache Vergrößerung) die deutlich sichtbar gewordenen Kapillaren, die palissadenartig stehend, haarnadelförmige Schlingen bilden. Die Kapillarentwicklung vollzieht sich gesetzmäßig innerhalb der ersten sechs Lebensmonate und ist spätestens am Ende des ersten Jahres vollzogen. Sie geht in der Weise vor sich, daß das zuerst horizontal angelegte Gefäßnetz sich allmählich in die Vertikale aufrichtet, wobei die Koriumpapillen als funktionelle Einheit mitfolgen. Der Weg führt über zahlreiche Übergangsformen, welche durch sprossen-, schlingen- und rankenförmige Kapillarbilder charakterisiert sind. Ein Stehenbleiben der Kapillarentwicklung ist von anderen Entwicklungshemmungen somatischer und psychischer Art begleitet. Besonders tiefe Hemmungsformen zeigen Myxödematöse und Kretine. Bei solchen kapillargehemmten Patienten ist eine kombinierte Jod-Thyreoideabehandlung von außerordentlichem Erfolg begleitet; aber nicht nur Kretinismus und Myxödem tragen solche Kümmerformen der Kapillaren, sondern auch eine große Gruppe von Kranken, die man unter den verschiedensten Bezeichnungen, wie Vasoneurosen, vegetative Neurosen, Basedowoid usw. verzeichnet findet. Auch bei ihnen ist der Versuch einer Jod-Thyreoideatherapie angezeigt. Es empfiehlt sich, die von Wagner-Jauregg zur Bekämpfung des Kropfes empfohlene Dosis, d. i. 0.4 Milligramm Natrium jodat. (vier Tropfen einer $^2/_{10}$%-Lösung) und eine Tablette Thyreosan, 0.3 pro die, zu geben. Man kann mit dieser Behandlung erhebliche Gewichtsanstiege und auffallenden Aufschwung des Allgemeinbefindens herbeiführen. Besonders bei kindlichen Neurosen ist durch die Kapillarmikroskopie ein neues Indikationsgebiet der Jod-Thyreoideabehandlung erschlossen.

Dattner

Karzinom

Welche differentialdiagnostischen Erwägungen kommen beim Epitheliom in Betracht?

Die Primäreffloreszenz des Epithelioms ist das epitheliale Knötchen, in der Regel eine halbkugelige, derbe, blasse Erhöhung. Mitunter fließen die Knötchen in Reihen zusammen, so daß ein elevierter, derber Wall entsteht, der als Rand meist ein Ulkus umgibt. Oder die Knötchen konfluieren dicht nebeneinander stehend zu einer nicht ulzerierten, plateauartigen Erhebung, die einzelne Knötchen nur schwer erkennen läßt. Meist ist in solchen Plaques das Zentrum eingesunken. Solche Plateaus könnten mit einem Granuloma annulare verwechselt werden, jedoch heilt diese Affektion im allgemeinen mit einer sichtbaren Atrophie, während das Epithelial-Ka. auch bei eventueller Spontanausheilung eine deutliche Narbe setzt. Ein wichtiges Symptom des Epithelialkarzinoms ist auch die häufige Blutung, die allerdings bei völliger Epithelisierung nicht leicht zustande kommt.

Die frischen Epitheliome, die nur aus einem einzigen Effloreszenzchen bestehen, kommen als solche meist noch nicht zur Untersuchung; man sieht sie höchstens in der Umgebung alter Herde als seltene regionäre Metastasen. Das differentialdiagnostisch in Betracht kommende Molluscum contagiosum ist zentral gedellt, läßt den bekannten Molluskumbrei auspressen und ist somit leicht von einer einzelstehenden Primäreffloreszenz des Epithelioms zu unterscheiden. Wichtiger ist die Differentialdiagnose des Epithelioms gegenüber epithelialen Wucherungen bei schlecht heilenden Furunkeln. Mitunter kann hier nur die histologische Untersuchung die Wahrheit aufdecken.

Bei manchen, lange bestehenden Epitheliomen beobachtet man nur sehr langsames Größerwerden und zentrale narbige Ausheilung ohne Ulceration. Es sind dies zum Teil die multizentrischen Epitheliome. Sie bleiben in der Regel ganz an der Oberfläche, erodieren mitunter, zerfallen meist nicht. Es entstehen so Bilder, die an mykotische Ekzeme, an Psoriasis, an oberflächliche Lues serpiginosa, oder an serpiginöse Lupusformen erinnern. Ist die Primäreffloreszenz nicht deutlich sichtbar, kann nur die histologische Untersuchung entscheiden.

Hier muß auch der Pagets-Disease und beginnenden karzinomatösen Degeneration einer Leukoplakie gedacht werden. Erstere täuscht in der Regel ein Ekzem vor. Gleichmäßiges, über den ganzen Komplex gehendes Nässen, Aussaat mit kleinsten Knötchen nach der Peripherie spricht für Ekzem, nur stellenweises Nässen mit kleinen Epithelinselchen im Herde, sowie scharfe Grenze gegen das Gesunde spricht für Pagets Disease. Eine eingezogene Brustwarze kann bei beiden Affektionen vorkommen, immerhin ist sie bei Pagets Disease häufiger. Ein lange dauerndes, einseitiges, scharfrandiges Ekzem der Mamilla ist verdächtig auf Pagets Disease, bzw. auf Karzinom. Die Pagets Disease ist nicht nur eine ausschließliche Erkrankung der Brustwarze, sie kommt auch andernorts vor. Für die Leukoplakie ist die Komplikation durch ein Karzinom zu bekannt, als daß sie besprechenswert wäre; da aber die hier entstehenden Karzinome in der Regel Plattenepithelkarzinome und als solche prognostisch ungünstiger zu beurteilen sind als Basalzellenkarzinome, achte man besonders darauf. Kleine Papillome auf leukoplakischem Boden sind immer ganz energisch zu behandeln. Man befasse sich nicht viel mit differentialdiagnostischen Erwägungen, sondern operiere.

Bei Zerfall des Karzinoms und tiefgreifender Ulzeration ist besonders an ein Gumma zu denken. Das Gumma zeichnet sich aber durch einseitige Progredienz aus, während die Gegenseite Heiltendenz zeigt, das Karzinom hinwiederum ist an allen Stellen der Peripherie gleich tief, locheisenförmig ausgestanzt. Außerdem ist in klinisch schwer zu erkennenden Fällen ein Entscheid durch laboratoriumsmäßige Hilfsuntersuchungen möglich (Wa. R.), eventuell ein Therapieversuch oder schließlich die mikroskopische Unter-

suchung von Wert. Man vergesse außerdem nicht, daß ein nicht heilen
wollendes Gumma durch ein aufgesetztes Karzinom kompliziert sein kann.

Gewisse Formen von Hautkarzinomen treiben das Hautniveau zu hoch
überwuchernden Massen. Sie können eine mykoside Tumormasse, einen
luetischen Wucherungsprozeß oder einen tuberkulösen Fungus cutis vortäuschen.

Die morphologisch eigenartigsten Erscheinungen entstehen durch Hautmetastasen eines Organkarzinoms. So kann das Mammakarzinom
Zustandsbilder erzeugen, die an die diffuse Infiltration einer Sklerodermie
erinnern. Solche Verwechslungen sind schon vorgekommen. Es sind die
Symptome des Cancer en curasse. Außerdem kennt man Fälle, in denen
die Metastasen des Mammakarzinoms unter der Form erysipelähnlicher
Rötungen und Schwellungen auftreten. Das sind diffuse Überschwemmungen
der ganzen Kutis mit Karzinomzellen. Bei langsamerer Infiltration der
Haut mit Karzinomzellen entstehen mitunter Herpes zoster-ähnliche
Zystchen zum Teil klaren, zum Teil blutigen Inhalts. Bei genauer Untersuchung erweisen sich nun diese ,,Zoster''-Fälle nicht als blasig, sondern
zystisch und derb für die Palpation.

Auch das Magenkarzinom verursacht als Metastasen gelegentlich Haut-
erscheinungen, die oft schwer diagnostizierbar sind. Es kommen disseminierte subkutane, erbsen- bis haselnußgroße Knoten zustande, die ungemein derb, ziemlich rasch wachsen und mit Gefäßektasien überzogen
sind. Ihre Farbe ist, da sie subkutan liegen, die der normalen Haut. Später
wird die Haut über diesen Knoten blaßrosa und schließlich schimmern
die Knoten bläulich durch, nur selten ulzerieren sie.

Frage: Kann man die histologische Untersuchung auch nach bloßer Exkochleation von Epithelgewebe anstellen? — Antwort: Exkochleations-
material eignet sich wenig zu einer sicheren Diagnose des Carcinoma epitheliale   *Kren*

Was ist die wirksamste Therapie des Epithelioms?

Nur diejenige Therapie ist wirksam, die das Epitheliom vollständig
entfernt. Dazu gehört vor allem die radikale Entfernung im Gesunden.
Da die meisten Epitheliome aber im Gesicht sitzen, soll an den kosmetischen
Effekt nicht vergessen werden. Wo Naht oder eine kosmetisch schöne
Plastik nicht möglich ist, wähle man die gründlichste Exkochleation nach
dem Rande und nach der Tiefe hin. Bei rigoroser Durchführung ergibt auch
diese Methode gewiß tadellose Resultate. Vorsichtigerweise schließe man
an die Exkochleation noch die Paquelinisierung und nachträgliche drei-
tägige Ätzung mit 10% Pyrogallussalbe an. Die vorhandenen Narben
sind glatt und schön. Der ganz Vorsichtige wird die Narbe noch mit 200
bis 300 Milligramm-Stunden Radium, gefiltert in dosi refracta, bestrahlen.

Röntgen- und Radiumbestrahlungen bedürfen großer Fachkenntnisse,
auch eignen sich nicht alle Epitheliome für diese Therapie. So schön auch
diese Methoden der Behandlung sind, an die Sicherheit der operativen
Therapie reichen sie nicht heran. Wenn man sich aber zu ihnen entschließt,
dann wähle man entsprechend hohe Dosen, denn kleine Dosen reizen.
Dasselbe gilt für alle anderen Methoden, die sonst noch geübt werden,
wie Kaltkaustik, Elektrolyse, Kohlensäureschnee usw.

Eines sei noch besonders erwähnt, und zwar nur deshalb, weil man
dieser Behandlung so oft begegnet: Lapis ist gegen das Epitheliom, und
wenn es noch so klein ist, unwirksam.

Fragen: Können Radiumnadeln an Stelle von Radiumsubstanz verwendet werden? Neigt der primäre Hautkrebs zu Metastasen? — Antworten: Wenn es sich um große, tiefe, zerfallende Tumoren handelt, so
eignen sich die Radiumnadeln sehr gut für die Behandlung des Epithelioms.
Bei Plattenepithelkarzinom kommt es häufiger zu Metastasen als bei
Basalzellenkarzinom; beide Formen machen bei genug langem Bestehen
sowohl Erscheinungen in der Tiefe, wie an der Oberfläche.   *Kren*

Welche Erscheinungen kommen als Vorstadien für Hautkrebs in Betracht?

Das Entstehen eines Krebsknotens wird bekanntlich auf verschiedene
Weise erklärt. Am häufigsten werden chronische Reize verantwortlich ge-
macht, besonders gilt dies für den Hautkrebs, was schon in den Worten
Teer-, Paraffin-, Arsen- und Röntgenkrebs zum Ausdruck gebracht wird.
Aber auch auf andere Reize, besonders chronischer Art, entwickeln sich
häufig Krebsknoten, so z. B. auf einem lange bestehenden Ulkus, auf
tuberkulösen, luetischen Affekten, wenn sie allzu lange unbehandelt bleiben.
Selbst auf Narben kann sich ein Krebsknoten entwickeln.

So häufig aber auch die Beobachtungen sind, in denen ein Zusammenhang zwischen chronischem Reiz und Karzinom-Entwicklung mehr als
wahrscheinlich ist, so wissen wir, daß solche Karzinom-Bildungen doch
relativ selten sind und daß gewisse Reize oft durch das ganze Leben bestehen können, ohne daß das Epithel atypisch zu wuchern beginnt. So
sieht man z. B. auf dem Boden eines manchmal Dezennien bestehenden
Ekzems so gut wie nie ein Karzinom sich entwickeln. Ja selbst bei chronischen Erkrankungen, die mit Akanthose, (also mit einer Epithelver-
mehrung) einhergehen, wie bei der Psoriasis oder beim Lichen ruber planus
oder bei der Psorospermosis, sieht man fast nie oder nur äußerst selten
ein Karzinom entstehen. Ebenso sehen wir Epithelproliferationen nach
manchen akuten Entzündungsprozessen (Erythema multiforme, Pemphigus,
Epidermolysis hereditaria, ja selbst Furunkeln) entstehen, die nie Epithe-
lialkarzinome werden. Auch das Molluscum contagiosum, die Verruca
vulgaris sind Beispiele hiefür. Es ist wahrscheinlich, daß der Zustand des
Bindegewebes dafür maßgebend ist, ob sich ein echtes Karzinom entwickelt
oder nicht.

Frage: Ist es möglich, daß ein Epitheliom am Dorsum penis durch
sexuelle Befriedigung per os zustande kommt? — Antwort: Wenn man
auf dem Standpunkte steht, daß das Karzinom eine infektiöse Ätiologie
hat, so wäre dies möglich; sonst ist es schwer zu entscheiden, auf welchen
Reiz hin ein Karzinom entsteht.   *Kren*

Gibt es eine Frühdiagnose des Kollumkarzinoms?

Ein Fortschritt in der Karzinomtherapie ist nur mehr in einem möglichst frühzeitigen Erkennen gelegen, das die so aussichtsreiche Frühoperation ermöglicht. Eine radikalere Operation, eine Verbesserung der
Technik ist kaum mehr zu erwarten. Welche Verfahren stehen uns nun
zur Verfügung, um ein Kollumkarzinom frühzeitig zu erkennen? Ich er-

innere an das so außerordentlich bedeutungsvolle Zeichen der Kontakt-
hämorrhagie (Blutungen nach Spülungen, nach Geschlechtsverkehr),
an mißfarbigen, rötlichen, übelriechenden, fleischwasserartigen Ausfluß
aus der Scheide, der besonders dann förmlich beweisend ist, wenn er post-
klimakterisch auftritt. Der Schmerz stellt ein Spätsymptom des Karzinoms
dar. Kündigt er doch schon ein Hineinwachsen der Geschwulst in das
Bindegewebe, also bereits ein Überschreiten des betroffenen Organs an
(parametrane Infiltration). Manche Krebsformen, der sog. Skirrhus, bzw.
Zervixhöhlenkrebs sind besonders symptomarm. Diese Symptomarmut
kommt aber auch bei den gewöhnlichen Formen des Portiokarzinoms vor.
In diesen Fällen sind dann Abmagerung, Gewichtsverlust, leichte Anämie
die einzigen Dinge, die überhaupt eine Störung im Organismus verraten.

Eine genaue gynäkologische Exploration ist in allen Fällen nötig.
Die Mehrzahl der Karzinome wird man durch die bloße vaginale Untersuchung feststellen können. Ich will erwähnen, daß sich im allgemeinen
zwei Typen des Kollumkarzinoms unterscheiden lassen: der exophytisch
wachsende Tumor, der sich in Form einer papillären Geschwulst, einer
Himbeere, einer Maulbeere oder, wie das beliebteste Vergleichsobjekt
lautet, in Form eines Blumenkohls präsentiert, brüchig ist, bei Berührung
blutet, so daß in solchen Fällen ein Zweifel an der Diagnose nicht bestehen
kann; auf der anderen Seite das endophytische Karzinom, das sich
als kraterförmiger Hohlraum darbietet, der die für Karzinom so charakteristische Brüchigkeit aufweist und in den die Sonde einbricht. Dieses
Einbrechen einer 2 bis 3 Millimeter dicken Sonde wird in Wien als Chro-
bakscher Sondenversuch bezeichnet und ist für Karzinom fast charakteristisch. Bricht die Sonde in eine suspekte Stelle der Portio ein, so handelt
es sich fast sicher um ein Karzinom; doch gibt es von dieser Regel seltene
Ausnahmen. Ein anderes Verfahren, das in unklaren Fällen Aufschluß
bringt, ist die Ihnen wohlbekannte Probeexzision. Man muß aber betonen, daß das Herausschneiden eines keilförmigen Gewebsstückes aus
der Portio durchaus nicht immer harmlos ist und mit peinlicher Asepsis
durchgeführt werden muß. Abgesehen von der Möglichkeit einer Exzision
an falscher Stelle, abgesehen von recht unangenehmen Nachblutungen
haben wir besonders die durch operativen Eingriff gegebene Möglichkeit
der Propagation einer Infektion und das „Wildwerden" des
Karzinoms zu berücksichtigen. Trotz dieser Gefahren können wir uns
nicht entschließen, die Probeexzision ganz aufzugeben.

Es ist eine Selbstverständlichkeit, in allen Fällen, in welchen man an
Karzinom denken muß, an die digitale Exploration eine Spiegeluntersuchung anzuschließen, die für die Erkennung früher Stadien die Hauptrolle spielt, ja geradezu unentbehrlich ist. In letzter Zeit macht man von
einem eigens für die Betrachtung der Portio und der Scheide konstruierten
Apparat, dem sog. Kolposkop (Hinselmann) Gebrauch; der Haupt-
vorteil dieses Apparates ist der, daß man ein vergrößertes Bild sieht.

Welche Veränderungen sind es, die für das beginnende Karzinom der
Portio charakteristisch sind? Das wahre Bild des beginnenden
Karzinoms ist die Leukoplakia portionis. Die Portio läßt sowohl
an der vorderen, als auch an der hinteren Muttermundlippe weißliche,
undurchsichtige, matte, leicht gerunzelte Flecke erkennen, die stellen-

weise recht scharf begrenzt sind. Rein morphologisch muß man sie wegen ihrer weißen Farbe, wegen ihrer plaqueartigen Beschaffenheit als Leukoplakie bezeichnen. Alle diese Portioleukoplakien sind beginnende Karziome. Das ist die eigentliche Frühform des Portiokarzinoms, das ist der wirklich beginnende Krebs des Gebärmutterscheidenteiles. Mit der eigentlichen Leukoplakie, wie man sie ursprünglich an der Zunge, in der Mundhöhle, im Oesophagus beschrieben hat, hat diese Portioleukoplakie nichts zu tun. Es besteht nur eine morphologische Ähnlichkeit. Während die eigentliche Leukoplakie an den genannten Stellen eine echte, harmlose Hyperkeratose ist, muß die Portioleukoplakie stets als beginnendes Karzinom aufgefaßt werden. Um diese eigentliche Frühform des Karzinoms mit Sicherheit als Krebs zu diagnostizieren, bedarf es nicht einer Probeexzision, sondern genügt ein neues, von Kermauner und Schiller eingeführtes Verfahren, die Probeabschabung der Portio. Es wird die weißlich verfärbte Partie mit einem ausgekochten, scharfen Löffel abgeschabt, so daß auf diese Weise die oberflächlichen Epithelschichten der histologischen Untersuchung zugeführt werden können. Die Einbettung dieser Epithelfetzen, vor allem aber die mikroskopische Untersuchung dieser Gewebsstücke, ist durchaus schwer und bedarf ganz besonderer Schulung und Erfahrung. Das, was wir als charakteristisch für die Frühdiagnose betrachten, ist der sog. karzinomatöse Epithelbelag. Wir erkennen die Malignität an der Atypie der Epithelzellen. Wir müssen also sagen, daß das Karzinom des Kollums sich in seinen frühen Stadien als Leukoplakie präsentiert und daß die eigentliche Frühdiagnose sich aufbaut auf der Erkennung dieser Leukoplakie, die der Betastung völlig entgeht und nur im Spiegelbild kenntlich ist, sich natürlich noch drastischer im Kolposkop präsentiert.

Fragen: Sind bei Leukoplakie der Portio schon subjektive Zeichen vorhanden? Gibt es beginnende Kollumkarzinome, die an der Oberfläche keine Exulzeration zeigen und auffallend hart sind? Kann durch Ausspülung die Leukoplakie zum Verschwinden gebracht werden? Kann bei Virgines die Portio eingestellt werden? Können andere Zustände mit Leukoplakie verwechselt werden? — Antworten: Klinisch macht die Leukoplakie keine Symptome, es besteht höchstens ein Fluor, der wahrscheinlich als Hypersekretion der Karzinomzellen aufzufassen ist. Die sog. Zervixhöhlenkrebse (endophytische Karzinome) können bei der Diagnose Schwierigkeiten machen; doch dürfte auch bei ihnen ein karzinomatöser Epithelbelag vorhanden sein, der durch Abschabung als Karzinom erkannt werden kann. Durch Ausspülen kann die Leukoplakie nicht zum Verschwinden gebracht werden. Mit kleinen Röhrenspiegeln kann die Portio meist auch bei Virgines eingestellt werden. Eine Leukoplakie sui generis gibt es an der Portio nicht; die Abschabung sichert in jedem Falle die Diagnose. Vielleicht kann Syphilis ausnahmsweise ähnliche Erscheinungen an der Portio machen.   *Heidler*

Worin besteht die konservative Behandlung inoperabler Karzinome?

Innerhalb der symptomatischen Behandlung inoperabler Karzinome spielt die Schmerzbekämpfung eine große Rolle. Daß man bei Ösophaguskarzinomen und Zungenkarzinom durch Applikation von Kokain-, Anästhesin-

oder Perkainlösung besonders vor der Nahrungsaufnahme dieselbe ermöglichen kann, ist bekannt. Es bestehen aber eine ganze Reihe vielfach erprobter kleiner und größerer chirurgischer Eingriffe, die man bei starken Schmerzen infolge inoperablen Karzinoms anwenden soll: Paravertebrale und epidurale Injektionen, Durchschneidung sensibler Nerven, Wurzelresektionen. In letzter Zeit wird in Frankreich die Hinterwurzeldurchschneidung oft mit Erfolg bei derartigen Schmerzzuständen geübt.

Die konservative Behandlung beruht:

1. Auf der Bakteriologie und Immunisierungslehre. Versuche mit Erysipeltoxin. Autolysattherapie.

2. Chemotherapie. Hieher gehört nicht die rein örtliche Applikation einer Chemikalien enthaltenden Salbe. Die moderne Chemotherapie hat es sich zur Aufgabe gemacht, einen Stoff zu finden, der sowohl tumoraffin, als auch tumorzerstörend wirkt, ohne den Gesamtorganismus zu schädigen. Solche Stoffe sind das Seleneosin, Introzid nach Lewin. In letzter Zeit wurde das Blei in diesem Sinne verwendet.

3. Proteinkörpertherapie (Bier).

4. Organotherapie.

Die Auswahl der Behandlung im Einzelfalle ist schwer.

Mit allen beschriebenen Methoden wurden in ganz wenigen Fällen deutliche Erfolge, häufiger wird temporärer Stillstand des Leidens und Besserung des Allgemeinbefindens erzielt.

Frage: Wie wird das Bleijodid dosiert? — Antwort: Die Dosierung ist die gleiche wie bei kolloidalem Blei; es wird in Wien ein Bleipräparat geliefert mit genauer Gebrauchsanweisung, ebenso erzeugt die Firma Heyden eine kolloidale Bleilösung. Ich rate nach meinen letzten Erfahrungen von der Bleibehandlung ab. *Mandl*

Wie sind die operativen Aussichten beim Karzinom der Gallenwege?

Neubildungen, welche vom großen Gallengange ausgehen oder in seiner Nachbarschaft entstanden, diesen in ihr infiltrierendes Wachstum einbezogen haben, sowie auch alle Neoplasmen der intrahepatalen Gallengangäste kontraindizieren jeden radikalen Eingriff. Dagegen erlauben einwandfreie Beobachtungen, die Operationsprognose beim Karzinom des Gallenblasenfundus und im untersten Choledochusabschnitte, dem sogenannten Papillenkarzinom, keineswegs unbedingt infaust zu stellen. Die Mehrzahl der Autoren hält an dem für die Entstehung einer Neubildung irritierenden Reiz der Gallensteine fest, daß also Steinbildung und Krebs in der Gallenblase in ursächlichem Zusammenhange stehen.

Chirurgen und Pathologen sind sich darüber einig, daß die Mehrzahl der Neoplasmen der Gallenwege im allgemeinen zu frühzeitiger Metastasierung neigen, womit jedem operativen Eingriffe Schranken gezogen werden.

Unter 43 in der Zeit von 1919 bis 1926 an der Klinik Eiselsberg operierten Fällen von Gallenblasenkarzinomen mußte es 31 mal nur bei der Probelaparotomie bleiben; es war bereits bei 21 dieser Fälle Aszites vorhanden, in 28 Fällen diffuse Lebermetastasen und in 12 Fällen anderweitige Metastasen.

Auf einen diagnostischen Fehler möchte ich besonders aufmerksam machen: Man palpiert nicht zu selten bei Patienten mit langer Gallenanamnese am Leberrande und diesen oft überragend einen höckerigen, knorpelharten Tumor, der in Verbindung mit einem etwa bestehenden Ikterus und unter dem Eindruck der allgemeinen Kachexie für ein Neoplasma gehalten wird, so daß eine Operation nicht diskutabel erscheint. Nun darf nicht vergessen werden, daß bei manchen Formen chronischer Cholezystitis derartige höckerig-harte Netzverklumpungen auftreten, welche einem malignen Tumor täuschend ähnlich sein können. Der bloße Tumortastbefund darf also nur bei Vorhandensein anderer sicherer Zeichen (Aszites, Metastasen) als Neoplasma gewertet werden.

Neben den obigen makroskopischen Zufallsbefunden finden wir anderseits wieder zirkumskripte Funduskarzinome der Gallenblase, welche, wenn sie auch bereits teilweise infiltrierend auf die Lebersubstanz übergegriffen haben, eine radikale Operation als angezeigt erscheinen lassen, wobei ein keilförmiger Teil der Leber im Bereiche des Funduskarzinoms mitreseziert wird. Von den vier Fällen, welche in den letzten acht Jahren an der Klinik Eiselsberg operiert werden konnten, starben drei innerhalb eines Jahres an Metastasen, während bei einem Falle Zeichen von Metastasenwirkung erst $2^1/_2$ Jahre nach der Operation auftraten. Doch sind bei diesem Verfahren auch sichere Dauererfolge bekannt.

Beim Karzinom des großen Gallenganges sind wiederholt schwierige radikale Operationen und Plastiken versucht, doch kein sicherer Dauererfolg bekannt geworden. Da in diesen Fällen auch die direkte Operationsmortalität eine erschreckend große ist, lehnt die Eiselsberg-Schule radikale Operationsversuche beim Gangkarzinom ab.

Dagegen mehren sich die günstigen Operationsresultate beim Papillenkarzinom; dieses scheint relativ spät Metastasen zu erzeugen und erweist sich auch in seinem Anfangsstadium auf transduodenalem Wege einem radikalen, relativ ungefährlichen Eingriffe gut zugänglich. Leider kommen die Patienten oft sehr spät zur Operation, so daß die Hauptgefahr des Eingriffes die cholämische Verblutung bildet. Unter vier Papillenkarzinomen, welche an der Klinik Eiselsberg operiert wurden, starben zwei im Anschluß an die Operation an cholämischer Verblutung; bei einem dieser Fälle hatte das Karzinom kaum die Größe einer Haselnuß erreicht; die genaueste Untersuchung bei der Obduktion ergab keine Metastasen und völlig radikale Entfernung des Tumors. Ein Fall lebte über zwei Jahre, ein anderer ist heute schon das dritte Jahr beschwerdefrei. Einzig in seiner Art ist aber wohl der Fall Körtes, bei welchem die Operation schon 20 Jahre zurückliegt.

Die richtige Beurteilung eines meist schmerzlos einsetzenden Ikterus bei deutlich vergrößerter Gallenblase (Courvoisiersches Symptom), gelegentlich dabei okkulte Darmblutungen, würde sicher zur weiteren Verbesserung der Operationsprognose beim Papillenkarzinom beitragen.

Fragen: Ist die Gallenblase nach wie vor als Überfallsreservoir aufzufassen? — Öffnet sich der Sphinkter Oddi nur duodenumwärts? — Antworten: Die Funktion der Gallenblase besteht zum großen Teil in Resorption und Eindickung der aufgespeicherten Galle; sie wirkt damit druckregulierend. Bei ihrer Kontraktion öffnet sich unter normalen Verhältnissen synchron der Sphinkter Oddi duodenalwärts.   *Walzel*

Was leisten bei nicht radikal operablen Karzinomen die palliativen Operationsmethoden?

Ein maligner Tumor ist nicht mehr radikal operabel, wenn er in seiner Kontinuität aus technischen Gründen nicht im Gesunden, oder wenn die als regionär bezeichneten Drüsen nicht gleichzeitig mit der Geschwulst aus dem Organismus entfernt werden können. Auch bei Bestehen von Organmetastasen kann man nicht von Radikaloperationen sprechen. Trotzdem wird von Fall zu Fall auch unter solchen Umständen eine Entfernung des bösartigen Gebildes vorgenommen. Man spricht dann von Palliativexstirpationen, bzw. Palliativresektionen. Diese Operationen, bei welchen bewußt krankes Gewebe zurückbleibt, sind in manchen Fällen berechtigt. Nicht jede als karzinomatös angesehene Drüse ist auch wirklich ein Karzinom. Oft kommen diesbezüglich, als auch hinsichtlich der Verwachsungen mit Nachbarorganen, insofern Irrtümer vor, als es sich auch um Drüsen oder Adhäsionen entzündlicher Natur handeln kann. Die Entfernung eines jauchenden Tumors ist immer angezeigt. Weiters spricht für diese Art von Operationen die Tatsache, daß zweifellos zurückbleibende Karzinomdrüsen einer spontanen Rückbildung fähig sind. Angeblich wird nach Entfernung des Primärtumors auch die Wachstumstendenz der Metastasen gehemmt.

Die andere Art von Palliativoperationen sind die ausschaltenden Eingriffe bei stenosierenden Neoplasmen, welche vor allem die Stenose zu umgehen haben. Hieher gehört die Gastrostomie, die Gastroenterostomie, die ausschaltenden Operationen an den Gallenwegen und ihre Anastomosierungen mit dem Duodenum und schließlich die Kolostomie.

Auch diese Operationen, nach welchen jahrelang anhaltende Besserungen vorgekommen sind, haben nebenbei den Zweck, die Jauchung zu mindern.

Mandl

Kehlkopfkrankheiten

Welche Bedeutung hat eine Stimmbandverdickung?

Diese Frage umfaßt das ganze Gebiet der Laryngologie. Ich will versuchen, nur die groben, für den Praktiker wichtigsten differentialdiagnostischen Momente hervorzuheben.

1. Akute Entzündungen rufen beiderseitige, ziemlich gleichmäßige, mit Rötung und Schwellung einhergehende Veränderungen im Kehlkopf hervor, mit Ausnahme der traumatischen Verletzungen eines oder des anderen Stimmbandes. Also: bei jeder akuten Laryngitis beliebiger Genese sind immer beide Seiten des Kehlkopfes, somit auch beide Stimmbänder ziemlich gleichmäßig affiziert.

2. Chronische Entzündungen der Stimmbänder befolgen dieselbe Regel. Stets erscheinen beide Stimmbänder gleichzeitig zirkumskript oder diffus verdickt. Es kann Gradunterschiede zwischen beiden Seiten geben, aber absolute Differenzen, indem die eine Seite ganz normal bleibt, dagegen die andere hochgradig verdickt ist, gibt es kaum jemals. Die chronische Entzündung zeichnet sich gegenüber der akuten Entzündung durch geringfügige Hyperämie, dagegen durch ungleichmäßige Verdickung der Stimmbänder aus. Der Rand ist gewellt, höckerig und die Oberfläche fast nie glatt.

3. Die genuinen akuten und chronisch entzündeten Stimmbänder zeigen

niemals Ulzerationen. Nur bei akuter Entzündung entstehen zuweilen Erosionen durch Abstoßung des Epithels, welche indes stets vorübergehender Natur sind und spontan heilen. Deutlich ulzerierte Stimmbänder können daher niemals einfache entzündliche Veränderungen bedeuten.

4. Spezifische Prozesse, wie Tuberkulose oder Syphilis rufen im Gegensatz zu den akut entzündlichen Schwellungen einseitige Stimmbandinfiltration hervor. Es kann hiebei das eine Stimmband vollkommen normal bleiben, während das andere um das drei- bis vierfache gegenüber dem normalen Stimmband verdickt sein kann. Die Entstehung ist eine allmähliche, sich chronisch vollziehende und nicht wie bei der akuten Entzündung eine plötzliche.

5. Ob die einseitige Infiltration Tuberkulose oder Lues zu bedeuten hat, hängt von der Beschaffenheit der Umgebung ab. Tuberkulöse Infiltrate entstehen stets auf anämischem Boden, daher die umgebende Schleimhaut stets blaß, ohne jede Reaktion aussieht; dagegen zeigen die syphilitischen Infiltrate fast immer eine stark hyperämische Umgebung mit starker reaktiver Schwellung.

6. Tuberkulös wie luetisch infiltrierte Stimmbänder zeigen zumeist charakteristische ulzerative Veränderungen. Tuberkulöse Infiltrate erhalten eine mit schlaffen Granulationen versehene Oberfläche, während luetische Infiltrate scharf geränderte, kraterförmige Geschwüre erzeugen. In der großen Mehrzahl der Fälle bleibt der charakteristische Unterschied bei beiden (Anämie, Hyperämie) auch weiter bestehen.

7. Entzündliche katarrhalische Affektionen sowohl akuter als chronischer Natur sowie auch spezifische Infiltrationen setzen mehr diffuse Infiltrationen, im Gegensatz zu den Tumoren aller Art, welche an den Stimmbändern stets zirkumskripte Verdickungen erzeugen; nur selten treten Geschwülste in Form von Infiltraten auf. Tumoren sind immer einseitig, nur die bekannten zirkumskripten Entzündungsknoten bei Sängern und Schreiern treten doppelseitig auf.

Fragen: An welcher Stelle ist die Pachydermie lokalisiert? Wie ist sie therapeutisch zu beeinflussen? Wird durch die Sängerknötchen die Sprechstimme verändert? Wodurch ist bei diesen pathologischen Zuständen die Heiserkeit bedingt? — Antworten: Die Pachydermie sitzt zumeist an der hinteren Kehlkopfwand und an den hinteren Partien der Stimmbänder. Sie ist therapeutisch nur durch Verbot des Rauchens und des Trinkens teilweise zu bessern. Auch die Sprechstimme wird durch die Sängerknötchen verändert. Die Heiserkeit ist durch das mechanische Hindernis bedingt; sind die Stimmbänder verdickt, so kommt es zu keinem Schluß der Stimmbänder.   *Hajek*

Was soll der praktische Arzt bei Fremdkörpern in den oberen Luftwegen machen?

Dies hängt von dem Charakter des Einzelfalles ab. Es muß vor allem zwischen Fällen unterschieden werden, welche sich im Zustande der Erstickung oder nur im Zustande einer erträglichen Atemnot befinden. Im ersteren Falle, wo kein Zögern gestattet ist, muß sofort der Indicatio vitalis Genüge geleistet werden, indem man das Atemrohr eröffnet. Ein Einstich mit einem spitzen Messer in das Ligamentum conicum und Auseinanderhalten der Wundränder wird der Erstickung vorbeugen und Zeit gewinnen lassen, um sich eine Kanüle zu beschaffen. Bei Kindern wird man vielleicht noch zuvor den Versuch machen, den Mund weit zu öffnen, um einen eventuell vorhandenen sichtbaren Fremdkörper mit dem Finger oder Pinzette zu entfernen — oder eventuell durch Lagewechsel (Kopf nach unten) den Fremdkörper heraus zu bekommen. Bei hochgradiger Atemnot, aber nicht direkter Erstickungsgefahr soll man subkutan ein Sedativum (am besten Morphin mit Atropin) applizieren, da hiedurch die Dyspnoe gemildert wird und man eventuell Zeit gewinnt, entweder selbst eine genaue Spiegelung vorzunehmen oder den Kranken der fachärztlichen Behandlung zu übergeben.

Wenn indes eine Atemnot zwar vorhanden, aber erträglich ist, dann soll man jedenfalls darauf bestehen, den Kranken nach Applikation eines Sedativums zu spiegeln. Bei dem Vorhandensein eines Fremdkörpers in den oberen Luftwegen wird bei einem Erwachsenen die indirekte Laryngoskopie, bei Kindern unter acht Jahren die direkte Einstellung des Larynx sowohl diagnostisch als therapeutisch zum Ziele führen. *Hajek*

Was soll der praktische Arzt bei Fremdkörpern in den tieferen Luftwegen machen?

Bei Aspiration von Fremdkörpern in die unteren Luftwege hat der praktische Arzt die Aufgabe, sich jene diagnostischen Methoden anzueignen, welche weniger spezialistische Ausbildung, dagegen Überlegung und Kritik erfordern.

Da bei Fremdkörpern in den tieferen Luftwegen die Erstickungsgefahr gewöhnlich keine drohende ist, handelt es sich zumeist um die Gefahr der sekundären Entzündung, welche das Leben gefährdet. Einerseits darf also nicht überflüssig Zeit versäumt werden, anderseits doch noch genügend Zeit gelassen werden, um sich über die Beschaffenheit und Lage des Fremdkörpers zu orientieren. Bei Erwachsenen ist die Anamnese gewöhnlich zuverlässig und für das Vorhandensein eines Fremdkörpers entscheidend. Nicht so bei Kindern, wo oft niemand bei der Aspiration eines Fremdkörpers zugegen war und überdies der Vorgang nur unter den Symptomen eines einzigen heftigen Hustenanfalles oder eines rasch vorübergehenden Larynxspasmus vor sich gegangen ist. Zur Zeit der Berufung des praktischen Arztes kann vollkommene Ruhe herrschen, welcher Umstand leider oft dahin gedeutet wird, daß entweder kein Fremdkörper aspiriert wurde oder daß er sicher ausgehustet worden ist. Diese Annahme ist jedoch ein schwerer Fehler, da Fremdkörper, welche in den Bronchus eingekeilt sind, sehr häufig für längere Zeit keinerlei auffallende Symptome hervorrufen, bis endlich durch die Lungenentzündung die Wahrscheinlichkeit einer Fremdkörperaspiration sehr eindringlich in den Vordergrund der Betrachtung gestellt wird.

Was kann nun der praktische Arzt tun, um einen derartigen Fehler zu vermeiden?

Er soll den Thorax untersuchen und insbesondere die Atemgeräusche studieren. Er wird dann finden, daß auf der einen oder anderen Seite das Atmungsgeräusch abgeschwächt ist, manchmal auf der ganzen Seite (Verstopfung eines Hauptbronchus), manchmal nur in einem Lungenlappen (Verstopfung eines Lappenbronchus). Häufig ist der Befund einer deutlichen Atelektase des Unterlappens infolge Absperrung der Luft von dem Unterlappenbronchus zu konstatieren. Das Auftreten von Rasselgeräuschen auf einer Seite nebst erhöhter Temperatur sind sehr verdachterregend für das Vorhandensein eines in die tieferen Luftwege aspirierten Fremdkörpers.

Das zweite Mittel ist eine Röntgenaufnahme, deren Resultat aber nur im positiven Falle von Wert ist. Hüten Sie sich, von einem negativen Befunde Gebrauch zu machen, denn selbst sehr solide, metallene Fremdkörper kommen zuweilen im Röntgenbilde nicht zum Vorschein. Durch Nichtbeachtung dieses Umstandes hat der röntgenologische Befund in Überschätzung seines Wertes schon viel Unheil angestiftet. Sehr zu achten ist übrigens beim Radiogramm nicht nur auf das eventuelle Vorhandensein eines Fremdkörpers, sondern auch auf die Luftfüllung der einzelnen Lungenlappen und auf eventuelle Entzündungsherde.

Wenn hinsichtlich eines Fremdkörpers nicht alle Zweifel gebannt werden können, ist es Pflicht des praktischen Arztes, sowohl bei Erwachsenen als auch bei Kindern die bronchoskopische Untersuchung vornehmen zu lassen, welche nahezu in 100% der Fälle die Diagnose mit Sicherheit entscheidet. Da man mit dem geraden Rohr selbst bis in die Bronchialverästelung dritten Grades vordringen kann, ist Aussicht vorhanden, jeden Fremdkörper zu entdecken und denselben auch rechtzeitig zu entfernen.

Die Statistik der letzten 20 Jahre ist das beredteste Zeugnis für den großen Segen, welchen diese Untersuchungsmethode gestiftet hat.

Es gibt indes auch chronische Bronchialfremdkörper, wo keinerlei Anamnese und keinerlei akuter Beginn vorliegt, wo als Resultat sich ein chronischer Lungenprozeß entwickelt, dessen Ursprung in keiner Weise für die Gegenwart eines Fremdkörpers verdächtig ist.

Was kann der Praktiker in einem solchen Falle tun? Er braucht nur eines sich zu merken und dies ist: Bei einseitigen chronischen Lungenerkrankungen, deren Genese nicht sicher ist, muß er auch an die Möglichkeit eines Fremdkörpers denken. Insbesondere bei eitrigem Sputum ist auch ein Fremdkörper in Kalkül zu ziehen. Bei chronischen Lungenabszessen, bronchiektatischen Kavernen, diffusen, eitrigen Bronchitiden haben wir schon öfters von außen eingedrungene Fremdkörper oder aus der Lunge selbst stammende Pneumolithen vorgefunden, mit deren Entfernung durch die direkte Methode der Krankheitsprozeß teils begrenzt, teils definitiv geheilt wurde.

Fragen: Soll bei vermutlichem Fremdkörper nach Anästhesierung mit 10%iger Kokainlösung der Versuch einer Fremdkörperextraktion, z. B. aus dem Sinus piriformis, unternommen werden? Womit soll nach Konikotomie die Wunde offen gehalten werden? Wie ist die Kopfhaltung beim Einstich zur Konikotomie? Welche ist die Prädilektionsstelle verschluckter Fischgräten und wie soll eine solche entfernt werden? Von welchem Alter an kann die Bronchoskopie gemacht werden? — Antworten: Besteht keine Erstickungsgefahr, so kann man ruhig anästhesieren, mit dem Kehlkopfspiegel untersuchen, und, wenn der Fremdkörper erreichbar ist, diesen entfernen, sonst soll der Fall dem Facharzte übergeben werden. Nach Konikotomie soll die Wunde mittels eines Nasenspekulums oder, wenn ein solches nicht zur Hand ist, auch mit zwei abgebogenen Haarnadeln offen gehalten werden. Beim Einstich zur Konikotomie soll der Kopf soweit als

möglich nach rückwärts gebeugt gehalten werden. Verschluckte Fischgräten sitzen gewöhnlich an der Zungenbasis oder an der hinteren Rachen-
wand oder in den Tonsillen; sie sind nach Kokainisierung und Feststellung
ihrer Lage mit dem Kehlkopfspiegel mittels einer Kehlkopfpinzette zu entfernen. Die Bronchoskopie läßt sich bei ganz kleinen Kindern, selbst bei
Neugeborenen ausführen, nur wird hier öfters die untere Bronchoskopie
geübt, da durch die Tracheotomie ein viel besserer Einblick möglich ist.

Hajek

Keuchhusten

**Wodurch kann die Dauer einer Keuchhustenerkrankung wesentlich ver-
längert werden?**

Die Dauer einer Keuchhustenkrankheit hängt lediglich vom Zustand
der Lungen des besonderen Falles ab.

In den ganz günstigen Fällen, wo es zu keinerlei Schädigung der Lunge
kommt, gleitet die Pertussis über das von ihr befallene Kind glatt in etwa
sechs bis acht Wochen dahin. Wo aber der Keuchhusten zu (spezifisch)
anatomischen Veränderungen der Lungen führt, erleidet die Dauer der
Pertussiskrankheit eine Verlängerung. Die charakteristischen Veränderungen, welche uns in den Pertussislungen entgegentreten, sind die (Bronchitis) Peribronchitis und die akuten Bronchiektasien. Aus diesem Kern
wuchern die sekundären Veränderungen in schweren Fällen, dem jeweiligen
Genius epidemicus entsprechend, zu lobären Pneumonien der verschiedensten Form heran. In den allerschwersten Fällen, epidemienweise auch sich
häufend, erscheint die abszedierende Pneumonie, die gangräneszierende
Pneumonie, der Lungenabszeß.

Vom Klinischen muß in aller Kürze folgendes gesagt werden: Zu den
bezeichnenden Merkmalen der Lungenschädigung durch Pertussis gehört
vor allem deren Hartnäckigkeit. Und im Rahmen dieser über mehrere
Monate sich erstreckenden Hartnäckigkeit des Befundes wieder sein häufiges
plötzliches Verschwinden und immer wieder Auftauchen an derselben
Stelle. Die Peribronchitis, sehr früh in der Krankheit schon entwickelt,
liefert uns die für die Pertussis charakteristische halbe Konsonanz eines
klein- bis feinblasigen Rasselns, meist basal hinten, beiderseits oder einseitig, oder rechts vorne unten oder links an der Lingula. Auch die Bronchiektasien, meist gleichmäßig diffus und zylindrisch, produzieren häufig
an einer mehr oder weniger umschriebenen Stelle laut konsonierendes,
gemischtblasiges Rasseln und bieten manchmal, ja nicht einmal in den
meisten Fällen, ein maulvolles Sputum. Als paralleles Symptom sehen
wir die Pertussistrommelschlegelfinger und -zehen, manchmal in
ihrer wechselnden Ausbildung in klassischer Weise auf und ab, den Pertussis-
krankheitswellen in den Rezidiven folgend.

Bei den schweren und schwersten Fällen der Pertussislunge beobachten
wir im großen und ganzen folgende Typen: verschlossener Lungenbefund,
überall Vesikuläratmen, kein Rasseln, beträchtliche Dyspnoe — heftigste
Dyspnoe, objektiv und subjektiv, mit bleicher Zyanose, über der Lunge,
überall Knistern, also das Bild wie bei der akuten Miliartuberkulose —
hektisches Fieber, hochgradige Abmagerung, über den Lungen ein Auskultationsbefund wie bei kavernöser Phthise.

Auch mittelschwere, pulmonal komplizierte Keuchhustenfälle und ab und zu gewiß auch schwere oder ganz schwere Fälle hat ja der Praktiker zu behandeln. Ich möchte gleich an dieser Stelle ausdrücklich hervorheben, daß die Feststellung einer Pertussis bei einem schwer lungengeschädigten Kind, da sie allein die Erscheinungen vollständig deckt, geradezu die Prognose günstiger zu stellen gestattet.

Manchmal besteht nur kurzer pneumonischer Husten, manchmal husten die Kinder, namentlich die im Säuglingsalter stehenden oder nicht viel älteren Kinder dabei überhaupt nicht. Sie liegen in heftigster Dyspnoe, ohne husten zu können, dahin und wir begrüßen dann den dank unserer Therapie einsetzenden ersten Husten mit großer Freude.

Wenn ein primär pertussiskrankes Kind subfebril wird oder Dyspnoe äußert oder auffällig blaß ist und abmagert, dann ist es unsere Aufgabe, durch möglichst viele im Laufe der Tage vorgenommene Auskultationen uns ein halbwegs verläßliches Bild über den Zustand seiner Lunge zu bilden. Wie gesagt, wird man dann gewöhnlich über einem der Lungenlappen das charakteristische Rasseln hören, oder man wird bis hinauf das feinblasige Rasseln hören, oder man wird dies vorne rechts unten feststellen können. Dabei können wir manchmal auch eine leichte Schallverkürzung feststellen oder eine ausgesprochene Dämpfung.

Das halbkonsonierende oder konsonierende Rasseln der verschiedensten Art hat im klinischen Keuchhustenbilde die Führung. An der Stelle, wo wir lokalisiertes Rasseln oder Bronchialatmen einmal festgestellt haben, nistet es dann für die ganze lange Dauer dieser Pertussis. Es ist sehr interessant, wenn man solche Kinder durch Jahre hindurch in ihrem verschiedenen Krankheitszustand zu beobachten in der Lage ist, wie dann immer wieder bei infektiösen Traumen, welche den Respirationstrakt betroffen, die klinische Pertussis mit gleichem Auskultationsbefund an der gleichen Stelle wie damals in Erscheinung tritt — mit oder ohne neuerliches Auftreten von Hustenanfällen.

So sehen wir manchmal bei solchen Kindern mehrfach durch und im Anschluß an Masern, Pseudokrupp, Grippeinfektionen der verschiedensten Art das Pertussisrezidiv auftreten.

Das zieht sich so oft über Jahre hin, bis es endlich definitiv abklingt Oft sind es Kinder, die durch ihre Blässe und mangelndes Gedeihen auffällig werden, wo von Husten gar nicht mehr die Rede ist. Oft führt die Pertussis Säuglinge zur Atrophie.

Die in den Lungen mit (Bronchitis) Peribronchitis und Bronchiektasie verankerte Pertussis hat immer mehr oder weniger verlängerten, oft jahrelangen Verlauf; ihr völliges Ausklingen ist ein allmähliches.

Nun wenden wir uns den schweren, ganz schweren und schwersten Lungenschädigungen der Pertussis zu. Hier kommt es manchmal zu letaler Abkürzung der Pertussisdauer, sonst zu einer ganz gewaltigen Verlängerung der Krankheitsdauer, welche auch hiebei noch zu jeder Zeit durch einen unglücklichen Ausgang begrenzt werden kann. Hier dauert zunächst, wenn überhaupt vorhanden, das hohe Fieber, die gehäuften schweren Anfälle, die Dyspnoe oft Monate lang an, bis überhaupt die ersten Zeichen einer beginnenden Besserung sich zeigen; dann geht es lange nicht geradlinig, sondern mit mehr oder weniger tiefen Rückfällen aufwärts; schließlich ist der physikalische Lungenbefund schon wochenlang ein normaler, das Kind hat sich erholt und hustet nicht. Ein infektiöses Akzidens von außen wirft aber das Kind in erstaunlich kurzer Zeit in das anfängliche Elend zurück, das Kind hustet wieder und der Lungenbefund ist wieder in derselben Weise wie einst festzustellen.

Ich glaube sagen zu dürfen, daß die Pertussis schon in ihrem Beginne den Charakter zu äußern pflegt, den sie für ihren weiteren Verlauf einhalten will.

Fragen: In welcher Dosis kann Morphium bei Dyspnoe gegeben werden? Welche Medikamente kommen bei der Keuchhustenbehandlung in Betracht? — Antworten: Bei einem sechs Monate alten Kinde beispielsweise verordne ich $^1/_2$ Milligramm Morphium, bei einem schon ein Jahr alten Kind 1 Milligramm, gebe dann weiter pro Jahr je 1 Milligramm mehr in Form subkutaner Injektionen. Es ist im allgemeinen zu empfehlen, als erste Dose lieber eine kleinere zu geben, bis wir uns von der individuellen Toleranz überzeugt haben. Außer Morphium und Digitalis verwende ich kein anderes Medikament. *Pospischill*

Welche Behandlungsmethode ist beim Keuchhusten besonders empfehlenswert?

Was kann man bei Pertussis aus dem bekannten Hustenmittel Kodein herausholen? Für den Erwachsenen beträgt vom Kodein die Dosis refracta 0,01 bis 0,03, die durchschnittliche Heildosis 0,04 bis 0,06, die Maximaldose 0,1, in der Regel drei- bis viermal in 24 Stunden. Die Umrechnung für das Kindesalter geschieht, indem man das Gewicht des Kindes zum Pubertätsgewicht (45 bis 50 Kilogramm) in Beziehung bringt. Daraus ergeben sich als Durchschnittswerte für den Säugling ein Zehntel bis ein Fünftel von der Dosis des Erwachsenen, für Kleinkinder ein Viertel bis ein Drittel, für das schulpflichtige Alter die Hälfte und später eventuell die Volldosis. Beginn der Behandlung beim Keuchhusten mit der berechneten Dose drei- bis viermal in 24 Stunden. Wirkt sie zu stark, dann geht man herunter, wirkt sie zu schwach, dann kann man steigern, gelegentlich auch über die berechneten Werte hinaus. So ist z. B. Codein. mur. oder phosph. 0,04, vier- bis fünfmal in 24 Stunden, bei noch nicht vier Jahre alten Kindern des öfteren durchaus möglich. Als Kontraindikation ist eine den ganzen Tag über anhaltende schwere Schläfrigkeit aufzufassen. Eine solche birgt nämlich die Gefahr der Lobulärpneumonie in sich. Prophylaxe: Von Anfang an Kombination des Kodeins mit Digitalis 0,03 bis 0,05 pro Tag. Diese Dosen habe ich aus Gründen der Einfachheit einheitlich während des ganzen Kindesalters angewendet, und zwar mit dem gewünschten Erfolg. Therapeutisch bei sich bereits verdichtender Bronchitis oder schon entwickelter Lobulärpneumonie empfiehlt sich die Verwendung von Digitalis und Koffein. Dosierung nach dem mitgeteilten Schlüssel. Auf diese Weise gelingt es, die Pneumonie in der Regel binnen wenigen Tagen zu beseitigen. Effekt der geschilderten Behandlungsmethode: Die Mortalität des Keuchhustens betrug in Wien am Anfang unseres Jahrhunderts 25% bei Säuglingen, 3 bis 7% bei älteren Kindern, die Sterblichkeit bei meiner Beobachtungsreihe (200 Fälle) in den letzten vier Jahren betrug sowohl im Säuglingsalter als auch bei älteren Kindern 0%.

Frage: Was halten Sie von Chinin (Aristochin), Extr. Thymi und vom Keuchhustenserum? — **Antwort:** Die Wirkung dieser Mittel habe ich nicht kritisch geprüft. Theoretisch erscheint Chinin befähigt, Reizvorgänge wie Husten und Entzündung zu dämpfen und vielleicht auch die Angreifbarkeit des Organismus für gewisse Krankheitserreger herabzusetzen (Umstimmung, Immunisierung). Dabei bleibt zu bedenken, daß Chinin den Kreislaufapparat mehr oder weniger schwächt, ähnlich wie größere Kodeindosen und daß sehr häufig die Pertussispneumonie die Folge spontaner oder medikamentöser Kreislaufverschlechterung ist. Gegenmittel sind: Digitalis + Koffein.   *Januschke*

Kinderchirurgie

Wie behandelt man Hernien und Hydrokelen im Kindesalter?

Nabelhernien. Im ersten Halbjahr mit zirkulärem Pflasterverband, da Heilung durch Schrumpfung des Bruchringes noch möglich. Nur größere werden operiert (mit Erhaltung des Nabels wenn möglich). Im zweiten Halbjahr ist schon wenig Aussicht auf Heilung durch Pflasterbehandlung. Später empfehlen wir immer die Radikaloperation. Einklemmungen in Nabelhernien sind im Kindesalter äußerst selten.

Leistenhernien. In den ersten drei Monaten behilft man sich gewöhnlich mit einem aus einem Wollsträhn improvisierten Bruchband. Man wartet, bis das Kind sich einigermaßen entwickelt hat und widerstandsfähiger geworden ist. Anderseits neigen gerade sehr fettarme, atrophische Kinder zu Hernien, welche in einigen Wochen beträchtliche Größe erreichen können. Die Anwendungsdauer des Wollbruchbandes ist wegen der Empfindlichkeit der kindlichen Haut selbst bei guter Pflege nur eine begrenzte und Federbruchbänder mit Pelotte, welche die Haut weniger reizen, erfüllen meist nur bei kleinen Hernien ihren Zweck und selbst bei mehrjährigen Kindern, welche jahrelang Bruchbänder getragen haben, habe ich nach scheinbarer Heilung Rückfälle gesehen. Früher oder später kommt es meist zur Radikaloperation. Wir führen die Radikaloperation vom vierten Monat an aus.

Was die Hydrokelen, die im ersten Lebensjahre ziemlich häufig sind, anbelangt, unterscheiden wir praktisch zwischen der abgesackten Hydrokele testis und der abgesackten Hydrokele funiculi spermatici. Bei der Behandlung der ersteren ist die Ätiologie zu berücksichtigen, für die allgemein vorübergehende Blutstauung angenommen wird, die aber meiner Ansicht nach weniger auf das Pressen bei der Harnentleerung wegen der gewöhnlich damit verbundenen Phimose (die meistens nur eine Conglutinatio ist) zurückzuführen ist, als vielmehr auf die Klemmung des Samenstranges durch die Oberschenkel, wenn die Hoden, wie sehr häufig, beim Wickeln des Kindes hinter die Oberschenkel gelagert und diese zusammengepreßt werden.

Wir lassen also zuerst den Hodensack vor die Schenkel lagern und beheben auf jeden Fall auch die Conglutinatio praeputii, bzw. Phimose. Wird der seröse Erguß auf warme Umschläge nicht resorbiert, so aspirieren wir den Inhalt mit einer Pravaznadel und Rekordspitze und spülen den Hydrokelensack vorsichtig mit 1%igem Jodalkohol aus. Diese Maßnahmen führen in der Regel im ersten Lebensjahre zum Ziel. Nur ausnahmsweise entschließt man sich in diesem Alter zu einer Radikaloperation. Anders bei der Hydrokele älterer Kinder, wo man immer daran denken muß, ob sich hinter der Hydrokele nicht ein Hodentumor verbirgt. Die Durchleuchtung der Geschwulst im Skrotum mit einer gewöhnlichen Glühlampe wird in der Regel unschwer Aufklärung bringen. Bei dem zweifelhaften Erfolge der Punktionsbehandlung bei größeren Kindern führen wir in der Regel gleich die Radikaloperation aus.

Die Samenstrangzysten sind im ersten Lebensjahr nicht gerade selten, doch bereitet die Differentialdiagnose gegenüber einer inkarzerierten Hernie manchmal einige Schwierigkeit. Wiederholt kamen Mütter mit ihrem Säugling in die Ambulanz mit der dezidierten Angabe, seit gestern sei plötzlich eine kirschen- oder kleinpflaumengroße Geschwulst in der einen Leiste aufgetreten. Fast in der Mehrzahl der Fälle bestand oder besteht gleichzeitig Erbrechen. Meist sehen die Kinder aber gut aus und der Bauch ist weich. An einen Beobachtungsfehler der Mutter ist kaum zu denken, da sie ihr Kind beim Baden immer genau ansieht. In der Regel läßt sich von der Geschwulst ein kurzer, dünner Stiel zum Leistenring verfolgen, während die eingeklemmte Hernie meist einen dicken Stiel hat, bzw. breiter aufsitzt und weniger beweglich ist. Das rasche Auftreten solcher Geschwülste ist meiner Meinung nach dadurch bedingt, daß Peritonealflüssigkeit in den teilweise offenen Scheidenfortsatz gepreßt wird und durch eine Klappenbildung der Rückfluß in die Bauchhöhle verhindert wird. Bei Säuglingen lassen wir feuchtwarme Umschläge machen, wenn wir unserer Diagnose ganz sicher sind. Bei Wachstum der Geschwulst und bei kräftigen Kindern führen wir die Exstirpation der Zyste aus. Von Punktionen oder Alkoholinjektionen möchte ich abraten wegen der möglichen Kommunikation mit der freien Bauchhöhle.

Noch ein Wort über die Leistenhoden. Bei mehrjährigen Knaben, oft über das sechste Lebensjahr hinaus, findet man nicht selten den Hodensack ein- oder beiderseits leer und den Hoden oben vor dem äußeren Leistenring, namentlich nach Entkleiden in einem ungewärmten Raum. Gelingt es, den Hoden mit leichtem Druck in das Skrotum herabzubringen und bleibt er unten, so hat man keinen Anlaß, etwas zu unternehmen. Der Zustand ist eine Folge vorübergehender Kremasterkontraktion und verliert sich, wenn nicht früher, mit eintretender Pubertät. Anders, wenn der Hoden vom Leistenring nicht herabzudrücken ist. Dann handelt es sich um einen wirklichen Leistenhoden, hinter dem immer eine Hernie sich entwickelt. Da das Tragen eines Bruchbandes in einem solchen Falle kontraindiziert ist (wegen des schädlichen und schmerzhaften Druckes auf den Hoden), sind solche Fälle immer operativ zu behandeln.

Fragen: Welche Rolle spielen Hämorrhoiden im Säuglings- und Kleinkindesalter? Wie hat die Behandlung von Mastdarmprolapsen zu geschehen? — Antworten: Echte Hämorrhoiden im Säuglingsalter sind sehr selten und kommen erst bei drei- bis vierjährigen Kindern vor; die Blutungen beim Stuhlgang von Säuglingen stammen gewöhnlich von Mastdarmpolypen, die durch einfache Ligatur des Stieles einer Heilung zuzuführen sind. Mastdarmprolaps ist im ersten Lebensjahr nicht selten und schließt sich gewöhnlich an eine Enteritis an; die Behandlung erfolgt zuerst mittels eines Pflasterverbandes, bei Rezidiven durch Anlegung eines subkutanen Drahtringes nach Thiersch. *Khautz*

Welche gefährlichen chirurgischen Erkrankungen werden bei Kindern am häufigsten übersehen?

Den ersten Platz nimmt die akute Appendizitis ein. Schwierigkeiten bei der Frühdiagnose stellen sich meist nur ein bei sehr jungen und verzogenen Kindern und bei versteckter Lage des Wurmfortsatzes im kleinen Becken oder unter der Leber, wenn er von geblähten Darmschlingen überlagert ist. Das schwierigste Alter für die Diagnose ist das zwischen zwei und drei Jahren, wobei ich erwähnen möchte, daß die akute Appendizitis im Alter unter zwei Jahren und speziell im Säuglingsalter nach meiner Erfahrung äußerst selten ist. Ein typisches Symptom für den Douglasabszeß ist neben den Harnbeschwerden der Abgang von glasigem Schleim per anum, woraus man mit großer Wahrscheinlichkeit rückschließen kann.

Häufiger als Appendizitis ist im frühen Alter die Invagination, deren Diagnose meist nur in den ersten zwölf Stunden Schwierigkeiten macht, wenn kein Tumor nachzuweisen ist und die blutig-schleimigen Stühle noch fehlen. Nicht leicht kann die Differentialdiagnose gegenüber einer hämorrhagischen Enteritis sein, zumal die Invagination sich häufig an einen Darmkatarrh anschließt. Das Fehlen von Fieber spricht für Invagination, hohe Temperatur für infektiöse Enteritis. Das Entscheidende ist der Nachweis des wurstförmigen Invaginationstumors, in der Regel im Oberbauch rechts, oft bis nach links reichend und beweglich, selten per rectum erreichbar oder als scheinbarer Mastdarmvorfall vor dem After prolabiert. Die Palpation bei schreienden Kindern muß hier lange und mit großer Geduld vorgenommen werden, und in manchen Fällen ist ein Chloräthylrausch nicht zu umgehen, wie ich überhaupt die kurze Narkose bei der Bauchpalpation an kleineren Kindern, auch zum Nachweis eines fraglichen appendizitischen Tumors wärmstens empfehlen kann.

Das Übersehen einer genuinen Streptokokken- oder Pneumokokkenperitonitis ist in der Regel weniger verhängnisvoll, da die Frühoperation in diesen Fällen nichts leisten kann, ja kontraindiziert ist und die Spätinzisionen viel günstigere Resultate geben.

Der Peritonsillarabszeß, der im frühen Kindesalter recht selten ist, wird wohl kaum übersehen werden, wohl aber der tiefer sich entwickelnde akute Retropharyngealabszeß, der gerade im ersten Lebensjahre, wo die Neigung zu Lymphdrüsenvereiterung sehr groß ist, recht häufig ist. Bei auftretender Atemnot, Fieber, leichter Drüsenschwellung an einer Halsseite und dem Fehlen von Belägen an den Gaumenbögen muß man bei kleinen Kindern immer an Retropharyngealabszeß denken.

Ein weiteres Kapitel ist die akute eitrige Osteomyelitis, besonders der langen Röhrenknochen. Während die kleinen Kinder mehr zu Gelenkseiterungen (Schulter-, Knie-, Hüftgelenk) neigen, tritt die Osteomyelitis in der Regel erst bei etwas älteren Kindern, meist zwischen dem vierten und zehnten Lebensjahre auf. Der Nachweis kann in den ersten Tagen manchmal Schwierigkeiten machen, wenn die äußeren Zeichen der schweren Entzündung (Schwellung, Rötung) noch fehlen und der außerordentlich heftige spontane und Klopfschmerz am Knochen neben dem sehr hohen

Fieber die einzigen Zeichen sind. Später wird manchmal mit der Diagnose gezögert, wenn der subperiostale Abszeß sich tief unter den Muskeln ausbreitet, wie bei der Osteomyelitis des Oberschenkel- und Oberarmhalses. Fehldiagnosen habe ich gesehen, wenn bei metaphysärer Osteomyelitis das benachbarte Gelenk, z. B. das Knie- oder Sprunggelenk infolge seröser Exsudation stark angeschwollen war und einen Gelenksrheumatismus vortäuschte.

Eine Erkrankung, die manchmal leider erst recht spät zur Operation kommt, ist das Pleuraempyem. Der Durchbruch unter die Haut oder in den Bronchus gehört doch schon zu den großen Seltenheiten. Das Wichtigste ist auch hier das Darandenken. Meist handelt es sich um metapneumonische Empyeme, wie sie insbesondere nach Masern nicht selten sind. Wenn nach einer lobären Pneumonie das Fieber nach der Krise wieder hoch ansteigt und die Zeichen des Pleuraergusses deutlich werden, dann wird man die Punktionsnadel zur Hand nehmen müssen und wenn man mit der dünnen Nadel erfolglos punktiert hat, noch eine stärkere nehmen. Schwierigkeiten habe ich gesehen im Säuglingsalter, wo die Prognose allerdings eine sehr dubiose, fast immer infauste ist. Bei größeren Kindern sind es meist die ungewöhnlichen Lokalisationen gegen das Mediastinum hin, an der vorderen Brustwand, im Interlobärspalt oder über der Zwerchfellkuppe. Hier leistet die Röntgendurchleuchtung oft unersetzliche Dienste und ist einem zu langen und gefährlichen Herumsuchen mit der Nadel jedenfalls vorzuziehen. *Khautz*

Kinderernährung

In welcher Weise sollen gesunde Kleinkinder ernährt werden?

Mit vollendetem ersten Lebensjahre soll der Säugling imstande sein, außer Milch und Milchbrei auch schon Gemüse, Suppe, Brot usw. zu sich zu nehmen, und am Ende des zweiten Jahres soll er an alle Speisen gewöhnt sein. Das Kind muß essen lernen. Dieses Lernen bezieht sich nicht nur auf die verschiedenen Arten der Nahrungsaufnahme, wie Saugen an der Brust, Saugen an der Flasche, Trinken aus Glas oder Schale, Essen mit dem Löffel usw., sondern auch auf die Speisen selbst betreffs ihrer Konsistenz, ihres Geschmackes und ihrer Temperatur. Der Säugling wird von der einfachen Ernährung an der Brust stufenweise, seinem Alter und seiner Sitzhöhe entsprechend, qualitativ und quantitativ in die gemischte Kost eingeführt. Während er anfangs nur an süße Flüssigkeiten gewöhnt ist, muß er nun auch mit breiigen, festen und gesalzenen Speisen vertraut werden und auch kauen lernen. Im folgenden wird eine solche, auf Grund der Erfahrungen an der Wiener Kinderklinik aufgebaute Methode, die „Ernährungsschule", beschrieben. Bei kräftigen, normal entwickelten Brustkindern hat sich für das erste Lebensjahr folgendes Schema bewährt:

1. Lebenstag. Sechs Stunden nach der Geburt wird das Kind das erstemal an die Brust angelegt. Es muß saugen und schlucken lernen. Das Anlegen erfolgt dann weiter dreistündlich, sechsmal täglich.

1., 2., 3. Monat. Sechs Mahlzeiten Brust in dreistündigen Zwischenräumen. Morgen, Vormittag, Mittag, Nachmittag, Abend, Nachabend.

Während das Kind anfangs recht ruhig zu sein pflegt, beginnt es später lebhafter zu werden, hat daher einen höheren Nahrungsbedarf.

4. Monat. 1 Hn. (Hektonem) Beikost. 5$^1/_2$ Mahlzeiten Brust. Um 12 Uhr 1 Hn. Milchbrei. Die Brustmahlzeit zu Mittag wird zum Teil durch Milchbrei ersetzt. Es wird dem Kinde zuerst Brei gegeben, dann wird es noch an der Brust nachtrinken gelassen. Das Kind lernt Löffelfütterung und breiige Nahrung kennen.

5. Monat. 2 Hn. Beikost. 5 Mahlzeiten Brust. Mittags 1 Hn. Gemüse und 1 Hn. Milchbrei. Die Brustmahlzeit zu Mittag wird ganz durch Beikost ersetzt. Durch Gemüse wird das Kind mit dem salzigen Geschmack vertraut.

6. Monat. 3 Hn. Beikost. 4$^1/_2$ Mahlzeiten Brust. Mittags 1 Hn. Gemüse und 1 Hn. Kompott. Abends 1 Hn. Milchbrei, dann Brust nachtrinken lassen. Im Kompott bekommt das Kind das erstemal eine kühle Speise.

7. Monat. 3,50 Hn. Beikost. 4$^1/_2$ Mahlzeiten Brust. Mittags 1 Hn. Gemüse, 1 Hn. Kompott, 0,50 Hn. Biskotten (10 Gramm). Abends 1 Hn. Milchbrei mit Nachtrinken an der Brust. Biskotten oder Keks (0,50 Hn., auch 10 Gramm) werden als Vorstufe für Brot und Mehlspeise gegeben. Das Kind muß allmählich von breiiger auf feste Nahrung gebracht werden.

8., 9. Monat. 4 Hn. Beikost. 4 Mahlzeiten Brust. Mittags 50 Gramm Gemüse, 50 Gramm Kompott, abends 100 Gramm Milchbrei. Im Kompott bekommt das Kind das erstemal eine kühle Speise.

10., 11. Monat. 5 Hn. Beikost. 3, später 2 Mahlzeiten Brust. Vormittags 10 Gramm Biskotten in Kuhmilch geweicht. Abends 100 Gramm Milchbrei. Biskotten werden als Vorstufe für Brot und Mehlspeise gegeben. Das Kind muß allmählich von breiiger auf feste Nahrung gebracht werden. Zur Vormittagsmahlzeit und später zur Nachmittagsmahlzeit wird die Brustmilch durch Kuhmilch ersetzt, damit beginnt das „Abstillen". Das Kind soll gleich aus der Schale trinken lernen.

12. Monat. 6 Hn. Beikost. Nur mehr eine Brustmahlzeit, Morgens Kuhmilch. Vormittags ein ganzes Ei, 10 Gramm Biskotten, Kuhmilch. Mittags 50 Gramm Gemüse, 50 Gramm Kompott, 10 Gramm Biskotten. Nachmittags Kuhmilch. Abends 100 Gramm Milchbrei. Die Nachabendmahlzeit wird in Brustmilch gegeben, aber langsam verringert, so daß mit dem Ende des ersten Lebensjahres die Brustfütterung verschwindet.

Von hier an wird dann die Qualität der Nahrung noch immer weiter geändert, so daß das Kind am Ende des zweiten Jahres schon am Tische der Erwachsenen essen kann.   *Nobel*

Klimakterium

Welche sind die Ursachen der postklimakterischen Blutungen und wie werden sie behandelt?

Die postklimakterische Blutung ist nur ein Symptom, aber ein sehr ernst zu nehmendes, dem pathologische Veränderungen verschiedenster Art zugrunde liegen können.

Zunächst muß der Beweis erbracht werden, daß es sich tatsächlich um eine genitale Blutung handelt. Ereignet es sich naturgemäß viel häufiger, daß Frauen mit der Angabe kommen, ihr Urin wäre blutig, während in Wirklichkeit das Blut aus dem Genitale stammt, so kommt es doch immer

wieder einmal vor, daß Blutung aus der Urethra fälschlicherweise als Genital-
blutung angesehen wird.

Zunächst die Kolpitis vetularum, richtiger „Kolpodystrophia post-
climacterica desquamativa“. Die Diagnose erfolgt durch Inspektion. Die
meist auffallend trockene, faltenlose, glatte, gelbliche, leicht abschilfernde
Schleimhaut zeigt Blutungen entsprechend den mehr minder großen Epi-
theldefekten. Selbst bei leichtem taktilen Reiz, so insbesonders beim Verschieben des Spiegels, treten an den Druckpunkten mehr weniger diffuse
Blutungen auf. Seltener sind Formen mit granulären Prominenzen. Gleich
vielen anderen Autoren haben auch mir Scheidenbäder mit 10⁰/₀ Lapis
gute Resultate gegeben. Andere treten für die Pastenbehandlung ein,
und zwar in der Weise, daß sie die Scheide mit Hilfe des Fingers mit Zink-
paste oder Pasta Lassari ausstreichen.

Eine weitere Ursache postklimakterischer Blutung ist das an und für
sich nicht gerade häufige Vaginalkarzinom. Es kann bei geringer Ausdehnung besonders dann leicht übersehen werden, wenn es im hinteren
Scheidengewölbe verdeckt durch die Portio lokalisiert ist. Die Therapie
hängt von der Ausbreitung, von der Beweglichkeit des Tumors, insbesonders im Hinblick auf die Fascia recti ab, zum Teil auch davon, ob das
Karzinom mehr gegen die Portio oder gegen die Vulva lokalisiert ist. Da
die Radikaloperation, insbesonders die Laparotomie erwiesenermaßen eine
noch höhere primäre Mortalität hat, als die des Kollumkarzinoms, so wird
man bei einigermaßen größeren, insbesonders fixierten Tumoren die Strahlenbehandlung der Operation vorziehen.

Die postklimakterische Blutung kann ein Symptom von Erkrankungen
der Portio oder richtiger des Kollums sein. Da sind zunächst mehr oder
weniger harmlos erscheinende Polypen zu nennen. Sie müssen abgetragen
werden. Ausnahmslos, ganz unabhängig von makroskopischem Aussehen
besteht das Postulat der mikroskopischen Untersuchung.

Die häufigste und wichtigste Ursache ist das Portiokarzinom. In den
meisten der Fälle, wo das Karzinom im Postklimakterium bereits Blutungen
zur Folge hat, ist es so weit entwickelt, daß Inspektion und Sondenversuch die Diagnose ermöglichen. Die spontane Blutung ist hier keinesfalls
ein Frühsymptom. In fraglichen Fällen entscheidet die Probeentnahme
mit nachfolgender mikroskopischer Untersuchung, der aber die Therapie
in möglichst kurzem Intervall zu folgen hat. Es gibt Kliniker, die prinzipiell jeden Fall bestrahlen. Für den Begriff der Operabilität gibt es keine
exakten Kriterien, er ist subjektiv, zum Teil abhängig von der Methodik
des Operateurs. Sind auch die Resultate der Röntgen-Radiumbestrahlung
vielfach ganz ausgezeichnete, so wird es sich immer wieder ereignen, daß
ein Karzinom von kleinem Umfange, dessen Operation keinerlei Schwierigkeiten geboten hätte, unter der Strahleneinwirkung geradezu wild wird.
Daher ist der Standpunkt vorzuziehen, was operabel ist, zu operieren
und dann intensiv nachzubestrahlen, alles übrige der Strahlentherapie allein
zu überlassen. Es scheint wenigstens vorläufig, daß die Kombination von
Bestrahlung und Operation bei operablen Fällen für die nächste Zeit die
Methode der Wahl sein wird. Stoeckel tritt neuerdings für die mildere
vaginale Operationsmethode ein, der eine Intensivbestrahlung vorangeht,
eine folgt. Dieser Vorschlag hat viel Bestechendes für sich.

Findet sich kein Anhaltspunkt für eine Ätiologie der postklimakterischen Blutung in Vagina und Kollum, so muß nach Ursachen im Corpus uteri gefahndet werden. Abgesehen von den Fällen ausgesprochener Tumor-bildung geschieht dies durch das Probekurettement mit nachfolgender mikroskopischer Untersuchung. Voraussetzung eines diagnostischen Erfolges ist, daß der Eingriff, nicht wie dies vielfach geschieht, von einem unerfahrenen, sondern von einem allen Anforderungen entsprechenden Operateur ausgeführt wird. Ferner, daß die mikroskopische Untersuchung in den Händen eines Pathologen liegt, der gerade in diese Materie einge-arbeitet ist.

Die Untersuchung des Schabselmaterials kann, wenn wir nur die wichtigsten Momente hervorheben, folgende drei Möglichkeiten ergeben:

1. Im Schabselmateriale findet sich Karzinom oder, was allerdings wesentlich seltener ist, Sarkom.

2. Polypen oder das sogenannte Korpusadenom der Matrone.

3. Nicht maligen veränderte Schleimhaut, die atrophisch, hyperplastisch oder auch keines von beiden sein kann.

Können wir im Schabselmaterial das Karzinom nachweisen, so ist der therapeutische Weg vorgeschrieben. Auch hier hat die Radiumtherapie der Operation manchen Boden abgegraben. Die Radiumapplikation wird in eigens konstruierten Leitrohren, wie sie inbesonders Eymer angegeben hat, durchgeführt. Die operative Therapie besteht in vaginaler Exstirpation des Uterus, in Lokalanästhesie ausgeführt, und stellt einen relativ ungefährlichen Weg dar, so daß hier der Operation, meiner Ansicht nach, wenigstens derzeit vor der Bestrahlung der Vorzug zu geben ist.

Bei Polypen oder Korpusadenom bedeutet die Probeabrasio zugleich die Therapie. Allein die Frauen sind nicht aus der Beobachtung zu entlassen.

Findet sich im Schabselmateriale keine pathologische Veränderung, so ist daran zu denken, daß dann die Möglichkeit einer malignen Erkrankung des Ovariums vorliegt, die gerade im Beginne ihres Entstehens postklimakterische Blutung, wenn auch häufig nur von kurzer Dauer und in geringer Intensität bedingt. Von solchen Operateuren, welche auf die Kurettage verzichten und gleich die Operation vornehmen, soll wenigstens die Konsequenz gezogen werden, daß sie bei der Exstirpation prinzipiell die Adnexe mitnehmen. Ich muß allerdings aus eigener Erfahrung bestätigen, daß es postklimakterische Blutungen gibt, die auch bei jahrelanger Beobachtung kein weiteres Krankheitssymptom bieten. Solche Fälle bilden jedenfalls keinen Grund, die so wichtige Kombination von postklimakterischer Blutung und Ovarialkarzinom zu vernachlässigen, was schweren Schaden stiften würde. Schwierig ist nur die Entscheidung der Therapie. Auf der einen Seite besteht die Sorge, bei einer sonst gesunden Frau überflüssigerweise zu operieren, auf der anderen die, bei den oft rapid wachsenden Ovarialtumoren zu spät zu kommen, was insbesonders deshalb leicht möglich ist, da die Blutung hier insoferne ein heimtückisches Symptom ist, als sie mit wachsendem Tumor oft nicht intensiver wird, sondern häufig aufhört und den Unkundigen leicht in falsche Sicherheit wiegt. Leider kann dann auch eine Strahlentherapie den angerichteten Schaden schwer gut machen, da die hier in Betracht kommenden Tumoren, wenigstens nach meiner Erfahrung schlecht reagieren. Nur in Fällen, in denen eine weitere Kontrolle absolut gesichert ist, wird es sich empfehlen, zuzuwarten und bei der ersten wahrnehmbaren Vergrößerung eines Ovars die Operation vorzunehmen. *Schiffmann*

Kosmetik

Was gibt es für Ursachen der Nasenrötung und wie ist ihre Behandlung?

Die verschiedenen Formen der Nasenröte entsprechen folgenden Krankheitstypen: Die als Granulosis rubra nasi beschriebene rote Nase tritt familiär schon im Kindesalter und meist bei mehreren Geschwistern auf. Wenn wir letzteren Symptomenkomplex zusammenfassen, so handelt es sich bei diesem um Nasen mit unscharf begrenzter und leicht wegdrückbarer Rötung, kombiniert mit Hyperhidrosis des knorpeligen Teiles und kleinen entzündlichen Papeln um die Öffnung der Schweißdrüsen. Die Erkrankung hält bis zur Pubertät an, zu welcher Zeit sie häufig allmählich verschwindet. Die Ätiologie wird von den meisten Autoren als unklar angegeben, einwandfrei fest steht nur die familiäre Disposition und das häufige Auftreten bei Geschwistern. Die Granulosis rubra nasi reagiert recht gut auf Röntgenbestrahlung.

Rötung und Schwellung der äußeren Nase bei Erwachsenen besteht oft bei chronischer Rhinitis als Folge von Stauungsvorgängen, welche durch den Druck der intumeszierten Schleimhaut und der Schwellkörper hervorgerufen werden. Diese kollaterale Hyperämie der Nase ist nur dadurch zu beseitigen, daß man die im Naseninnern vorhandenen pathologischen Prozesse einer Heilung zuführt.

Eine dritte Form der Nasenröte ist bedingt durch Akroasphyxie. Diese kann ihre Ursache haben entweder in allgemeiner Zirkulationsschwäche und ist dann meist vergesellschaftet mit Perniosis der Hände und Füße, oder es handelt sich um den Ausgang lokaler Kälteeinwirkung und die Nasenröte ist der Effekt einer vorhergegangenen leichten Erfrierung. In solchen Fällen werden wir versuchen, durch Massage und Diathermie die lokale Zirkulationsschwäche zu beheben und durch roborierende Diät und Arsenkuren die allgemeine Disposition zur Stase zu bekämpfen.

Weiters sehen wir Nasenröte auf Grund von toxischer Gefäßparese. In diese Gruppe gehören die durch Alkohol bedingten Trinkernasen, und zwar die lebhaft roten der Weintrinker, die zyanotischen der Biertrinker, die dunkelblauvioletten der Branntweintrinker.

Als letzte und wichtigste Form der toxischen Nasenröte möchte ich jene anführen, welche die Rosazeakrankheit einleitet. Die Rosazeahyperämie ist eine echte Angioneurose und es wird weiterer Forschung vorbehalten bleiben müssen, die „Giftstoffe" kennen zu lernen, welche für die Reizung der Trigeminuszentren verantwortlich zu machen sind. Eine allgemeine Vorstellung über diese Giftstoffe besitzen wir allerdings schon jetzt. Als Ursprungsort betrachten wir einerseits den pathologisch veränderten Magen-Darmtrakt (Rosazeakrankheit der Leberleidenden, der Obstipierten) und anderseits den Ausfall der Ovarialfunktion (Rosazeakrankheit der Frauen in oder nach dem Klimakterium).

Auf dem durch ständige passive Hyperämie der Rosazeakrankheit disponierten Terrain entwickeln sich nun in bestimmter Reihenfolge die Symptome dieser Affektion, welche durch ölige Seborrhoe, Teleangiektasien, perivaskuläre, knötchenförmige Infiltrate mit Neigung zu Pustulation charakterisiert sind. Die entzündlichen Knötchen der Rosazea zeichnen sich der Akne gegenüber aus: a) durch den Mangel an Komedonen, b) durch den oberflächlichen Sitz, c) durch den häufigen und raschen Wechsel und d) durch die relative Schmerzlosigkeit.

Die Lokaltherapie der Rosazea richtet sich nach dem Stadium der Erkrankung. In leichten Fällen verschreibt man bei Nacht eine Schwefelschüttelpinselung etwa folgender Zusammensetzung: Acid. salicyl. 1,5, Sulfur. praecipitat. 1,5, Talc. venet. 10,0, Amyl. oryz. 10,0, Terr. silic. 5,0, Spir. vin. dilut. 150,0. Will man des Nachts eine intensivere Wirkung erzielen, so gibt man Unnas Zink-Schwefelpaste (Zinc oxyd. 14,0, Sulfur. praecip. 10,0, Terr. silic. 4,0, Ol. benzoinat. 12,0, Adip. benzoinat. 60,0). Die Schälwirkung derselben läßt sich steigern durch Zusatz von Ung. resorc. compos. (Resorc., Ichthyol. aa 5,0, Acid. salicyl. 2,0, Vaselin. flav. 88,0). Man verfährt am besten derart, daß man zunächst zwei Drittel Zink-Schwefelpaste und ein Drittel Ung. resorc. composit. mischen läßt und dann allmählich bis zwei Drittel Ung. resorc. composit. und ein Drittel Zink-Schwefelpaste ansteigt. Eine leichte und sehr erfolgreiche Schälkur läßt sich bei Rosazea durch Behandlung mit Kohlensäureschnee erzielen. Man bereitet in einem Schälchen aus einem kirschengroßen Stück Kohlensäureschnee und einigen Tröpfchen Azeton eine Masse von Salbenkonsistenz; dieselbe wird auf einen Wattebausch gestrichen und die rote Nase und ihre Umgebung mit demselben leicht betupft, wobei man darauf achtet, daß die Berührung höchstens zwei bis drei Sekunden dauert. Es darf nicht zu einem Erfrierungsschorfe kommen, sondern bloß zu einer ganz oberflächlichen Schälung. Die Haut stößt sich in kleinen Lamellen ab. Das Verfahren darf höchstens einmal wöchentlich wiederholt werden.

Fragen: Kann das Arsen in medikamentösen Dosen bei hiezu disponierten Individuen Rötungen an Nase, Fingern und Zehen hervorrufen? Eignet sich die Wasserstoffsuperoxydsalbe bei Nasenrötung? — Antworten: Toxisches Arsenerythem tritt sehr oft lokalisiert auf; man beobachtet nach Arsen neben Rötungen im Gesichte häufig polsterartige Schwellungen der Fußsohlen und Handteller. Die Wasserstoffsuperoxydsalbe hat nur eine schälende Wirkung, ohne die Rötung zu beseitigen; in Dosen, in denen sie schält, ist ihre Wirkung sehr schmerzhaft. *Stein*

Welche sind die Ursachen der Seborrhoe und welche neueren Behandlungsmethoden sind zu empfehlen?

Die Seborrhoe ist auf Grund neuerer Forschungsergebnisse nur eine Teilerscheinung einer auch in anderer Hinsicht vegetativ gestörten Konstitution. Seborrhoiker leiden sehr häufig an Hyperhidrosis, an Hyperazidität und an Phosphaturie. Die wichtige Frage, ob wir auf Grund unserer heutigen physiologischen Kenntnisse im Hinweis auf die Abhängigkeit der Schweißdrüsensekretion vom Nervensystem auch hinsichtlich der Sekretion der Talgdrüsen analoge Verhältnisse annehmen dürfen, ist im positiven Sinne zu entscheiden. Diese wichtige Erkenntnis verdanken wir einem Experimente, das die Natur selbst angestellt hat. Die Grippeinfektionen der Jahre 1920 bis 1922 haben mitunter einen Symptomenkomplex hervorgerufen, der von Economo in seiner Einheitlichkeit zusammengefaßt und als Encephalitis lethargica bezeichnet wurde. Bei dieser Erkrankung ist das Zwischenhirn und die großen grauen Ganglien in Mitleidenschaft gezogen. Aus diesen anatomischen Befunden lassen sich die wichtigsten klinischen Symptome ableiten, und zwar die Schlafsucht, die Pupillendifferenz, die Ptosis, der Nystagmus, der Speichelfluß, die Hyperhidrosis, die maskenähnliche Starre des Gesichtes. Viele dieser Patienten bieten eine weitere außerordentlich interessante Erscheinung, welche als Salbengesicht beschrieben wurde. Dieser höchste Grad von Seborrhoe verleiht den hievon befallenen Patienten ein ganz charakteristisches Aussehen. Die Stirne, die Wangen, der Nasenrücken und die Nasolabialfalten sind von einer dicken, salbenähnlichen Fettschicht bedeckt, die, mit Benzinbäuschchen entfernt, im Laufe einer halben Stunde sich erneuert. Auch das Kapillitium zeigt die Erscheinungen starker Seborrhoe; die Haare sind wie mit Öl bestrichen, die Kopfhaut ist entweder vollständig normal oder von kleineren oder größeren Schüppchen bedeckt.

Anatomische Untersuchungen ergaben, daß die zentrale Regulierung der Talgdrüsensekretion zu lokalisieren wäre in eine dem Globus pallidus zugehörige Ganglienzellengruppe, welche bei der Encephalitis lethargica durch chronische Entzündung affiziert wird und sich daher in einem chronischen Reizzustand befindet. Beim Seborrhoiker ist dieser Reizzustand nicht etwa durch Entzündung, sondern höchstwahrscheinlich dadurch bedingt, daß dieses Zentrum so wie viele andere vegetative Zentren eine funktionelle Übererregbarkeit besitzt. Die Stoffe, auf welche dieses Zentrum anspricht, sind einerseits aus dem Darm resorbierte, hochmolekulare Nahrungsbestandteile und anderseits hormonale Substanzen, welche durch innere Sekretion in die Blutbahn gelangen. Diese Stoffe werden durch reichliche Muskelarbeit verbrannt und entgiftet und es ist bekannt, daß die Muskelarbeit leistenden Menschen viel weniger zu Seborrhoe neigen als die geistig tätigen Intellektuellen.

Um die Seborrhoe erfolgreich zu behandeln, müssen wir zunächst trachten, das Regime des Seborrhoikers zu ändern. Was die Ernährung betrifft, so ist bekannt, daß Kohlehydratmast die Seborrhoe fördert. Aus der Nahrung des Seborrhoischen wären also alle jene Speisen zu streichen, welche allzu intensiven Fettansatz zur Folge haben oder welche Obstipation und Fäulnisdyspepsie veranlassen. Verboten ist demnach der reichliche Fleischgenuß (gebratenes Fleisch, Wild), ferner Amylazeen (Kartoffel, Reis usw.) in allzugroßen Mengen. Als besonders schädlich gilt starker schwarzer Kaffee, Tee und Abusus des Nikotins. Dem Fettansatz muß durch intensive Muskelarbeit vorgebeugt werden. Es ist kein bloßer Zufall, daß gerade die englische Nation, bei welcher Turnen und Sport eine so wichtige Rolle in der Erziehung der Jugend spielt, relativ die wenigsten Glatzköpfe aufweist. Neben der Änderung des Regimes werden wir auch durch externe therapeutische Maßnahmen versuchen, die Seborrhoe und deren Folgen wenn auch nicht ganz zu beseitigen, doch wenigstens auf ein Mindestmaß einzuschränken. Die wirksamsten Mittel, welche wir gegen die Seborrhoe besitzen, sind Schwefel, Resorzin, Adstringentien, Alkohol und Seifen. Nach der herrschenden Ansicht soll der Schwefel, in die Haut eingerieben, mit den Alkalien der Gewebsflüssigkeit Schwefelalkalien bilden, die in der Art der Ätzalkalien Hornsubstanz (Keratin) zur Quellung und Lösung bringen; ein anderer Teil des Schwefels soll in den Hautsekreten gelöst mit den Drüsenwandungen in direkte Berührung kommen und in allerdings noch unbekannter Weise gefäßverengend wirken. Als Stütze dieser Auffassung wird die Tatsache ins Treffen geführt, daß nach Einreibung mit reiner Schwefelsalbe alsbald Geruch nach H_2S auftritt und daß die Wirkung viel intensiver zur Beobachtung kommt, wenn der Schwefel von vornherein mit Alkalien kombiniert angewendet wird. Seine epidermislösende keratolytische, regenerierende, epidermisabstoßende (keratoplastische) und gefäßverengende Wirkung machen Schwefel unentbehrlich bei allen seborrhoischen Hautaffektionen, bei Mitessern (Komedonen) und sonstigen Verhornungen der Epidermis (Lichen pilaris). Seine antiparasitäre Wirkung ist uns besonders zur Abtötung der pathogenen Flora der seborrhoischen Haut willkommen.

Da die Haut des Seborrhoikers reichlich Fett enthält, so applizieren wir den Schwefel in Form von Seifen oder Schüttelmixturen. Die lästige Seborrhoea oleosa des Gesichtes z. B. behandeln wir etwa folgendermaßen: Eine Schwefelschüttelpinselung (Sulfur. praecip. 5,0, Spirit. saponat. kalin., Spirit. lavand. aa ad 100,0) wird auf einen mit warmem Wasser befeuchteten Flanellfleck aufgetragen oder aufgegossen und die ganze Haut mit diesem energisch abgerieben, bis die Seife schäumt, hierauf abgespült und getrocknet. Man läßt die Waschungen in leichten Fällen jeden zweiten oder dritten Abend wiederholen; des Morgens und im Laufe des Tages wird das Gesicht des öfteren mit 2%igem Resorzinalkohol abgetupft und mit Schwefelpuder eingepudert. In intensiveren Fällen verordnet man neben den oben erwähnten dreimal wöchentlich abends vorzunehmenden Waschungen mit Schwefelseife an den anderen Abenden der Woche Schüttelpinselungen, welche nebst Schwefel Alkalien zum Aufquellen der Hornschicht enthalten, ferner geruchlose und lösliche Teerpräparate und endlich indifferente Puder. Man wählt daher am besten folgende Zusammensetzung: Rp. Sulfur. praecip. 1,0, Spirit. camphorat., Spirit. lavandul. aa 2,0, Spirit. Coloniens. 4,0, Aqua destill. 60,0. Oder Thigenol. 2,0, Sulfur. praecip. 5,0, Zinc. oxyd., Talc. venet. aa 10,0, Glycerin. pur. 20,0, Spirit. rectif. 70% ad 100,0.

Frage: Soll man die die Seborrhoe oft begleitenden Komedonen mechanisch zu entfernen trachten? — Antwort: Komedonen werden nach einem Gesichtsdampfbade mechanisch entweder mit dem Komedonenquetscher entfernt oder mit einem kleinen rotierenden zahnärztlichen Bohrer ausgebohrt.

Stein

Welche Mittel stehen uns zur Korrektur von Nasendefekten und Formfehlern der Nase zur Verfügung?

Schon die alten Inder nahmen die Wangenhaut zur Rhinoplastik; aus der Wangennase entwickelte sich mit der Zeit die Stirnnase. Die italienische Art des Nasenersatzes fußte in der Überpflanzung eines Hautlappens aus dem Arme. Weil reine Weichteillappen leicht der Schrumpfung anheimfallen, wurde in neuerer Zeit den Weichteillappen Knochengewebe als Stütze beigegeben. Mein Bestreben ist es, die Ersatznase möglichst gegliedert in mehreren Sitzungen aufzubauen, um ein plumpes Aussehen zu vermeiden.

Ungefähr vier Wochen vor der eigentlichen Operation wird schräg unter die Stirnhaut von der Nasenwurzel beginnend, nach außen und oben bis zur Haargrenze reichend, ein fingerbreiter, zirka 3 Millimeter dicker Tibiaausschnitt mit dem Periost gegen die Haut mit der Knochenfläche gegen das Periost des Stirnbeines eingepflanzt. Der zukünftige Hautlappen für den Nasenrücken wird umschnitten, aber wieder an derselben Stelle angenäht, dabei die Wundränder zusammengezogen, damit sich der Lappen vorwölbt. Bei jüngeren Patienten wird sonst aus dem Gesichte wegen der Narbenbildung kein Lappen mehr entnommen. Ein zweiter Lappen wird als Brückenlappen oder Visierlappen am Halse gebildet, bogenförmig bei Männern unter der Bartgrenze verlaufend mit Fußpunkten beiderseits in der Nähe des Unterkieferwinkels. Auch unter diesen Lappen werden gleich zwischen Haut und Platysma kleine Knochenspangen aus der Tibia eingelegt. Nach fünf bis sechs Wochen wird der Stirnlappen mit dem früher implantierten Knochen und Periostüberzug des Stirnbeines über den Defekt gelegt, so zwar, daß eine winkelige Knickung der Tibiaspange das Septum bildet, dieselbe wird mit Haut umkleidet und die Wundfläche des Lappens mit einem Thierschlappen epithelisiert. Die Seitenteile werden erst in einer dritten Sitzung durch Hinaufschlagen des Halslappens vorbereitet. Es bedarf noch vieler Sitzungen, bis die plastisch gebildete Nase ein halbwegs befriedigendes Äußeres bekommt.

Außer dieser, der alten indischen angelehnten Methode wird vielfach noch die italienische Plastik aus dem Oberarme geübt. Auch wird der Wanderlappen nach Lexer mit Knochen unterfüttert. Es besteht hier der Vorteil, daß im Gesicht selber keine Narben durch Lappenentnahme verursacht werden. Einen Nachteil jedoch besitzt die Haut des Oberarmes, sie sticht mit ihrer Struktur immer von der Gesichtshaut ab. Lappenbildung aus der Wange zur Bildung der Seitenteile und der Nasenflügel ist bei älteren Patienten mit überschüssiger faltiger Haut durchaus zulässig und erleichtert wesentlich den Aufbau. Auch hier sollen in die Teile, welche die Nasenflügel bilden sollen, kleine Knochenstückchen als Stützen eingelegt werden.

Als Formfehler der Nase kommen zwei Extreme in Betracht, die Sattelnase und die Höckernase. Weiters die zu lange Nase und das weit vorstehende Septum mobile nasi. Die vielen übrigen Formfehler und ihre Korrektur zu beschreiben, würde zu weit führen. Grundsätzlich soll bei Frauen und jungen Männern, und fast nur diese kommen in Betracht, immer von innen operiert werden, um jede äußere Narbe zu vermeiden. Bei der Sattelnase ist es wichtig, daß nicht nur der Sattel ausgeglichen werde, es muß auch die dabei immer verkürzte Nase gestreckt werden. Zur Ausfüllung des Sattels wird Paraffin und anderes alloplastisches Material, wie Elfenbein oder helles Schildpatt, verwendet. Ich verwende ausschließlich autoplastischen Knochen. Bei der Höckernase wird durch einen Schnitt von innen aus der Nasenrücken subkutan unterminiert und durch Meißel oder eine Miniaturstielsäge entfernt. Das vorstehende Septum mobile wird durch Exzision aus dem Septumknorpel und entsprechende Vernähung korrigiert. Die übrigen Formfehler werden durch Resektionen an Knorpelteilen der Cartilago alaris und durch Kombination mit den übrigen beschriebenen Eingriffen behoben.

Fragen: Kann bei tertiär-luetischer Sattelnase korrigiert werden?

Warum wird nicht ein Nasendefekt durch die ausgezeichneten Prothesen, wie Henning dieselben aus einer Gelatinemasse formte, gedeckt, welche ein viel schöneres Aussehen haben als die Plastik? — Antworten: Den größten Teil der zur Behandlung gelangten und gerade der entstellendsten Sattelnasen verursacht die Lues durch Nekrose von Teilen des Nasenbeines und des Septums. Wenn der lokale Prozeß zum Stillstand gekommen ist, ein nekrose-, fistel- und entzündungsfreies Operationsgebiet zur Verfügung steht, kann mit Aussicht auf Erfolg die Sattelnase operativ korrigiert werden. — Es ist richtig, durch Moulageprothesen kann man die größten Defekte korrigieren und jede Nase viel schöner nachmachen, als es die beste Plastik imstande ist, doch bliebe nur zu bedenken, wie schwer es jedem Menschen fällt, sich für das Tragen einer Zahnprothese zu entschließen, die er abends ablegen muß. Wie erst bei einem Nasendefekt, wo ihm morgens das entstellte Gesicht aus dem Spiegel entgegenschaut. Und er muß viel vor dem Spiegel stehen, um seine täuschende Prothese anzulegen und durch Schminke mit der eigenen Haut zu verbinden, kleine Abnützungsstellen mit Wachs und Farbe auszubessern. Der Träger einer Prothese lebt in der Besorgnis, daß die Täuschung erkannt werde, und kommt nie zum Vergessen oder zum Gewöhnen seines Unglückes. Nach allem, was ich im Umgange mit diesen Verstümmelten erfahren habe, ist die einfachste operative Korrektur auf die Dauer befriedigender für den Träger als die schönste Prothese. *Foramitti*

Welche medikamentösen und physikalischen Behandlungsmethoden sind bei der Hyperhidrosis zu empfehlen?

Bei der Hyperhidrosis unterscheiden wir vor allem eine lokale und eine allgemeine Form. Letztere findet sich bei den verschiedenen Infektionskrankheiten, bei endokrinen Störungen, sowie bei gewissen Gehirnerkrankungen. Unter Umständen kann zufolge einer endokrinen Erkrankung eine plötzlich einsetzende lokale Hyperhidrose verursacht werden (Basedow). Die allgemeine Hyperhidrosis wird mit Atropin, Agaricin oder Extractum aconiti behandelt. Manchmal kommt man in die Lage, die Folgeerscheinungen beeinflussen zu müssen. Als solche wären hier zu nennen die Miliaria crystallina und die Miliaria rubra. Es empfiehlt sich, diese beiden Formen mit Trockenpuder oder Trockenpinselungen zu behandeln. Wichtig sind die Chromhidrosis und die Bromhidrosis, bei denen der Schweiß stark übelriechend ist. Er wird bei der Bromhidrosis wohl nicht stinkend abgesondert, sondern es kommt zu einer übelriechenden Zersetzung des Schweißes. Leider verfügen wir über kein sicher wirkendes Mittel gegen dieses quälende Übel, und wir können nur trachten, eine Linderung zu erzielen. Die Schweißsekretion kann manchmal halbseitig auftreten. Wir finden dies familiär, nach gewissen Speisen (Zitronen, gewissen Gewürzen), ferner bei gewissen Nervenkrankheiten, speziell jenen des Sympathikus, besonders bei Schädigung desselben im Halsabschnitte. Die lokale Hyperhidrosis finden wir an Händen und Füßen, an der Stirne, am Kopfe, in der Achselhöhle, am Genitale und ad anum. Sehr häufig tritt die lokale Hyperhidrosis im Zusammenhange mit Allgemeinerkrankungen auf (Anämie, Neurasthenie). Als Konsequenz der Hyperhidrosis wird die Haut der Zehen weiß, gequollen, dies kann so weit gehen, daß es zu kleinen, oberflächlichen Erosionen kommt. An der Fußsohle finden wir öfter Hyperkeratose. Bei der Behandlung der Hyperhidrosis muß vor allem der Allgemeinzustand berücksichtigt werden. Wenn sie Hände und Füße betrifft, sollen bequeme Handschuhe und Schuhe getragen werden. Bei Hyperhidrosis der Achselhöhle ist Vermeidung der Schweißblätter anzuraten. Die Medikamente sind bei Anwendung in der Achselhöhle in geringerer Konzentration zu verordnen, da es sonst zu einer Dermatitis kommt. Gegen die Anwendung von Bädern bei Hyperhidrosis ist nichts zu sagen, man soll jedoch dem Wasser Medikamente (Kalium hypermanganicum, Alaun, starke Eichenrindenabkochung) zusetzen und das Bad möglichst warm nehmen lassen. Als Seife wäre zu empfehlen die Hahnsche Formalinseife oder die Chronatseife. Als Puder käme in Betracht das 5%ige Salizylpulver oder das 10%ige Tannoformpulver (sehr gut bei Behandlung von Fuß- und Handschweißen), sowie ein Puder von 5%igem Salizyl, 10%igem Acid. tannic. und 10%igem Ac. borac., ebenso das Lenizetoder das Vasenoloformpuder. Der Alkohol ist mit 5%igem Salizyl oder 5%iger Chromsäure (wenn keine offenen Stellen vorhanden sind, da sonst leicht Intoxikation!) zu verschreiben. Bei Handschweißen gebe ich Acid. formic. und Chloralhydrat (ana 5 bis 10%) in Alkohol. Sehr gut bewährt sich der Liquor antihydrorrhoicus Brandau (enthält Salzsäure und Chloralhydrat) und angeblich auch das Urgon. Bei der Verabfolgung von Röntgenstrahlen muß man sehr vorsichtig sein, da die Empfindlichkeit der Schweißdrüsen und der normalen Haut nur sehr wenig voneinander verschieden sind; es kommt sehr leicht zu schweren Röntgenschäden, die besonders die Dermatologen zu sehen bekommen, jedenfalls sind stark gefilterte Strahlen in größeren Zwischenräumen anzuwenden. Man kann den Kranken mit Hyperhidrosis sehr nützen, wenn man sie von dem Gefühle der feuchten Hände befreit. Ein großer Teil des Schweißausbruches ist auf psychische Momente zurückzuführen.

Recht häufig kommt die Dyshidrosis zur Behandlung. Es ist noch nicht klar, ob die Dyshidrosis mit den Schweißdrüsen im Zusammenhange steht, doch wird dies vielfach angenommen, sie muß aber keineswegs immer mit Hyperhidrosis kombiniert sein. Es kommt bei Dyshidrosis zur Bildung von kleinen wasserklaren Bläschen, die an den Handtellern und Fußsohlen unter heftigstem Juckreiz, aber meist ohne Entzündungserscheinungen auftreten. Wir kennen auch noch eine Pseudodyshidrosis, die auf mykotischer Grundlage beruht; es handelt sich hier um Pilzerkrankungen in den Zwischenfinger- und Zwischenzehenfalten. Die Dyshidrosis ist im akuten Stadium mit Resorzinumschlägen und Diachylonsalbe zu behandeln. Später wenden wir Trockenbehandlung in Form von Trockenpinselung (mit Salizyl) oder Salbenapplikation (Lenigallol) an. Bei mykotischen Formen, die auch zu einer bestehenden Dyshidrosis hinzutreten können, empfiehlt sich die Anwendung desinfizierender Flüssigkeiten (Jodtinktur, eventuell in Verbindung mit Tinctura benzoes), die die Erkrankung rasch zur Heilung bringen.

Fragen: Kann die Quarzlichtbestrahlung bei Hyperhidrosis verwendet werden? Kann Formalinessig von Nutzen sein? — Antworten: Die Quarzlichtbestrahlung ist nicht zu empfehlen. Der Formalinessig leistet nichts anderes als der Formalinalkohol. *Volk*

Wie kann man die Form der hypertrophischen Mamma und des Hänge- und Fettbauches durch Operation verbessern?

Bei der operativen Behandlung dieser entstellenden Formen ist eine Methode zu suchen, die der Mamma eine dem Alter der Patientin entsprechende schöne Form gibt, bei jungen Frauen (und es kommen meist nur diese in Betracht) soll vor allem der Drüsenkuchen mit den Sinus lactiferi, Ductus und der Mamilla unbedingt in Zusammenhang bleiben. Ich sage gleich, daß ein wirklich idealer Erfolg in bezug auf Form ohne Exzisionen vom Drüsengewebe nicht durchführbar ist. Bei kleinen Vergrößerungen und Korrekturen nur der schlaff hängenden Mamma ist eine Verletzung des Drüsenkörpers nicht erforderlich.

Die Reduktion wäre leicht, wenn wir nicht unbedingt alle Narben oberhalb der Mamilla und auch medial davon vermeiden müßten. Die früheren Methoden beschränkten sich auf Anheftung des an der Pektoralfaszie herabgeglittenen Drüsenkörpers, indem von einem bogenförmigen Schnitt an der unteren Mammafalte die Basis des Drüsenkörpers freigelegt wurde und nach Freilegung des zweiten Rippenknorpels eine Fixation durch Seiden- oder Katgutnähte erfolgte. Dabei wurde die überflüssige Haut und Fettgewebe exzidiert. Wenn eine Frau den Oberarm eleviert und mit der Hand sich auf das Hinterhaupt stützt, spannt sich eine schlaffe Brust und gewinnt die Gestalt des Oberkörpers an Gefälligkeit. Von dieser Pose wird auch unbewußt Gebrauch gemacht. Bei meinem ersten Versuch vor 22 Jahren hatte ich diese Beobachtung mir zunutze gemacht und habe den gegen die Axilla hin ziehenden Drüsenabschnitt durch einen Winkelschnitt freigelegt, von der Pektoralfaszie losgelöst und nach außen und oben stark gespannt, an dem Pektoralmuskel angenäht. Bei nicht stark vergrößerten und schlaffen Brüsten ist eine wesentliche Verbesserung dadurch möglich. Es bleiben jedoch sichtbare Narben zurück, wenn sie auch an dieser Stelle durch die normale Bekleidung verdeckt bleiben.

Seitdem durch Lexer und Joseph gezeigt wurde, daß die tief sitzende Mamilla nach oben verlagert werden kann, ist für die Korrektur der entstellten Mamma ein großer Fortschritt entstanden. In Anlehnung an dieses Verfahren gelingt es, aus den größten Hypertrophien durch Operation gefällige Formen zu schaffen. Die größte Schwierigkeit bei paarweisen Formen liegt darin, völlig gleiche symmetrische Gestaltungen zu erzielen. Um dieses Resultat zu erreichen, operiere ich grundsätzlich zweizeitig. Ob Narkose oder Lokalanästhesie, entscheidet der spezielle Fall. Letztere ist vorzuziehen. In der ersten Sitzung wird mit einem sterilen Metallzirkel, von dessen Schenkeln einer ein kleines scharfes Messer am Ende trägt, die gedehnte Areole umschnitten. In der Mamillarlinie nach oben als Höchststand $14^1/_2$ cm unterhalb der Klavikula wird mit demselben Zirkel ein Kreis vorgezeichnet, der dem Umfang der früher umschnittenen, jetzt schon geschrumpften Areole entspricht. Derselbe hat gewöhnlich einen Radius, der um ein Drittel kürzer ist als der des ersten Bogens. Von einem senkrechten Schnitt aus, der von der Mamilla nach unten verläuft, wird der Drüsenkörper von der bedeckenden Haut losgelöst und so nach oben verschoben, daß der Warzenhof durch den oberen Kreisausschnitt durchgezogen werden kann. Bei diesem Versuche schiebt sich das Gewebe unterhalb der Klavikula stark gespannt zusammen. Um diese Spannung zu beseitigen, ist es notwendig, eine quere, ausgiebige Keilexzision aus Drüsenkörper und Fettgewebe vorzunehmen. Der dadurch entstandene Gewebsdefekt wird durch Katgutnähte geschlossen und an der Pektoralfaszie oder noch sicherer am freigelegten Muskel selbst angeheftet. Nachdem man auf beiden Seiten eine kongruente Verschiebung erreicht hat, und die Mamilla zwanglos und ohne Verziehung an ihrem neuen Ort eingepflanzt wurde, schließt man den ersten Akt und vernäht provisorisch die untere Inzision. Nach ungefähr drei bis vier Wochen, wenn reaktionslose Heilung eingetreten ist, wird unterhalb der Mamilla eine ausgiebige Keilexzision vorgenommen, zur definitiven Formierung der Mamma. Es gelingt so, mit zwei kleineren Eingriffen auszukommen und eventuelle Inkongruenzen des ersten Aktes zu beheben. Als Verband und Stütze werden vorbereitete Modelle aus Gipsbinden angelegt, um ein Verziehen der Nähte und deren Einschneiden zu verhüten.

Dieser beschriebene Formfehler ist häufig kombiniert mit Hypertrophie des Fettgewebes am Unterbauch. In ausgesprochenen Fällen hängt derselbe wie eine Schürze über die Symphyse. Im allgemeinen wird unter dem Nabel eine große quere, linsenförmige Keilexzision angelegt und das überflüssige Haut- und Fettgewebe entfernt und durch quere Vernähung der Hängebauch wieder zur normalen Form gespannt. Bei diesem Verfahren wird jedoch der Nabel stark nach unten verzogen, außerdem ist die über den ganzen Unterbauch quer verlaufende Narbe unschön und liegt senkrecht zur Zugrichtung. J. Frist hat eine bedeutende Verbesserung beschrieben, durch welche das überschüssige Gewebe mittels eines lyraförmigen Schnittes entfernt und der Nabel, ähnlich wie bei der Mammaplastik, nach oben verschoben wird. *Foramitti*

Wie überbrücken wir Unterkieferdefekete durch Knochentransplantation?

Unterkieferdefekte entstehen als Pseudarthrosen nach komplizierten Frakturen, insbesondere bei solchen mit Zerreißung der Schleimhaut und nachfolgender Eiterung und Sequestration. Dann als Folgezustand nach Resektion von Tumoren, seltener bei entzündlichen Prozessen. Die Kallusbildung beim Unterkiefer ist nie so mächtig, daß ein nennenswerter Defekt spontan ausheilen könnte. Wir sind fast immer genötigt, durch Transplantation autoplastischen Knochens den Defekt zu verschließen. Als Bedingung für die Transplantation ist ein entzündungsfreies Operationsgebiet notwendig, es dürfen keine Fisteln oder Sequester vorhanden sein. Zwei große Gruppen sind zu unterscheiden, die freie Transplantation und die gestielte. Bei der freien Transplantation wird der zu transplantierende Knochen von der Tibia, dem Darmbeinkamm oder von einer Rippe genommen, selbst Metatarsalknochen wurden hiezu mit Erfolg verwendet. Die gestielte Überpflanzung erfolgt entweder nach Pichler durch einen Knochenmuskellappen vom erhaltenen breiteren Kieferfragment, oder aber, wie ich es in vielen Fällen ausgeführt habe, durch einen an einem Halsmuskelstiel belassenen, dem Defekt entsprechenden Knochenabschnitt des Schlüsselbeines. Da der Weg vom Schlüsselbein bis zum Unterkiefer zu groß ist, um einen gut ernährten Knochenlappen an die Defektstelle zu bringen, muß man das Transplantat in zwei, manchmal in drei Sitzungen subkutan nach oben verschieben. Die an Muskelstielen überpflanzten

Knochenlappen haben den Vorteil, daß der Knochen ernährt bleibt und auch bei Störungen im Wundverlaufe, bei manchmal nicht zu vermeidender Verletzung der Mundschleimhaut nicht abgestoßen wird. Weiters ist es notwendig, die Fragmente aus ihrer Kontraktionsstellung zu lösen, das Pseudarthrosengewebe zu entfernen und ein glattes, blutleeres Wundbett zu schaffen. Sind beide Fragmente mit festen Zähnen versehen, so erfolgt die Fixierung der Fragmente durch Zahnschienen. Wir verwendeten die durch Weiser verbesserte Hauptmeyerschiene, die in ihrem Halt durch Pichlerbänder gesichert wird. Stehen keine Zähne zur Befestigung von Schienen zur Verfügung, so sind wir genötigt, entweder das Transplantat durch Kerben fester zu verankern, oder mittels Drahtnaht zu fixieren.

Die Dislokation besonders des proximalen Fragmentes kann durch Extension mittels eines äußeren Bügels, der an einem Stirnbande befestigt ist, beseitigt werden. *Foramitti*

Krankenpflege

Wie hat der Arzt die häusliche Krankenpflege zu überwachen?

Zur Krankenpflege schwerer Fälle im Hause des Kranken lasse man nur ernste, intelligente Menschen zu. Frauen eignen sich besser als Männer, vorausgesetzt, daß sie nicht neurotisch oder überzärtlich sind. Nicht selten bewähren sich am besten Familienangehörige (auch Kinder), die bis dahin in der Familie wenig beachtet wurden. In der Großstadt wird derzeit der unbemittelte Kranke wohl immer dem Spital übergeben, der bemittelte kann sich eine Privatpflegerin leisten, so daß die Familienmitglieder weniger mit der Pflege belastet werden.

Der Arzt sei bei der Anstellung von Privatpflegerinnen vorsichtig, er wähle nur solche aus gut empfohlenen Instituten und lasse sich die Zeugnisse zeigen. Zu beachten ist, daß auch unter dem Krankenpflegepersonal eine Spezialisierung vorhanden ist. Für Kinder, Geisteskranke, für chirurgische, urologische (Katheterismus!), orthopädische Fälle gibt es besonders geschulte Kräfte. Der Arzt wird in den ersten Tagen schon sehen können, ob die Pflegerin sich richtig benimmt, ob sie die ärztlichen Weisungen richtig ausführt. Er wird, wenn er zufrieden ist, auch dafür sorgen, daß die Pflegerin nicht über Gebühr angestrengt wird. Kein Mensch kann eine schwere Krankenpflege ohne entsprechende Erholung durch Schlaf, Spazierengehen in frischer Luft und gute Ernährung auf die Dauer aushalten.

Das Krankenzimmer kann auch im Privathause ähnlich eingerichtet werden, wie in einem Sanatorium. Man wähle ein ruhiges Zimmer, das reichliche Besonnung und gute Lüftungsmöglichkeiten hat, und stelle das Bett mitten ins Zimmer, damit es von beiden Seiten leicht zugänglich sei. Man entferne, namentlich bei Infektionskrankheiten, Teppiche, schwere Vorhänge, Bilder, sorge für Waschgelegenheit, Eßtischchen, Rückenlehne und Krankenheber. Spuckschalen, Leibschüsseln, Urinflaschen, Thermometer, Inhalationsapparate, Thermophore, Luftkissen sind in der Großstadt leicht zu beschaffen. Eine Temperaturtabelle erleichtert die Beobachtung genau so wie im Krankenhaus. Alle möglichen Heilbehelfe, Diathermie, Höhensonne, ja sogar Röntgenuntersuchung, sind jetzt im Privathaus zu haben. Nicht selten habe ich große aseptische Operationen außerhalb Wiens mit Hilfe des Hausarztes und einer mitgebrachten Operationsschwester mit bestem Erfolg durchgeführt. *Moszkowicz*

Was ist bei der Einrichtung von Krankenzimmern zu beachten?

Das Befinden des Kranken wird durch die Umgebung, in der er sich aufhält, wesentlich beeinflußt. Das Krankenzimmer muß infolgedessen nicht nur in hygienischer Beziehung vollends entsprechen, sondern es muß auch freundlich sein und auf den Kranken beruhigend wirken. Günstig wird die Stimmung des Kranken beeinflußt, wenn ihm der Ausblick ins Freie gestattet ist. Sehr gut eignen sich hiezu Fenster, die von Dosquet angegeben sind und die ohne jede Brüstung am Fußboden beginnen. Mittels dieser dreiteiligen Schiebefenster kann der Krankensaal auch in idealer Weise belichtet und durchlüftet werden. Beim Bau von Räumen, die für die Krankenunterbringung bestimmt sind, muß auf die Vermeidung der Hellhörigkeit besonders Rücksicht genommen werden, was durch entsprechende Deckenkonstruktion, durch den geeigneten Fußbodenbelag (Linoleum, Gummi) und durch gute Isolierung der Türen zu geschehen hat.

Die Auswahl des Krankenzimmers soll derart getroffen werden, daß es eine ruhige Lage abseits vom Straßenverkehr hat.

Als praktisch haben für Kranke sich Lehnsessel erwiesen, die von der Firma Odelga in Wien nach unseren Angaben angefertigt werden. Die Krankensessel sind abwaschbar und leicht verschiebbar; ihr Rückenteil kann vom Kranken selbst spielend leicht nach Belieben verstellt werden. Auch Sessel aus Stahlrohr, bei denen leicht wasch- und desinfizierbare Gurten einen sehr bequemen Sitz und eine sehr bequeme Rückenlehne bilden, sind wegen ihrer leichten Verschieblichkeit, der leichten Reinigung und des bequemen Sitzens zu empfehlen. Stahlrohrtischchen mit Glasplatten eignen sich als Instrumententische vorzüglich.

Für Zwecke der Inhalation und Luftbefeuchtung werden heute die Serenusapparate allgemein bevorzugt.

Als elektrisch heizbare Wärmespender (Wärmflaschen, Heizkissen) sollen nur solche verwendet werden, die Wärmespeicher darstellen und bei deren Gebrauch der Kranke mit der Starkstromleitung nicht verbunden ist. *Baumgarten*

Worauf kommt es bei der Pflege von Schwerkranken im Hause an?

Bei benommenen, hoch fiebernden, sehr geschwächten Kranken kommt zu den Aufgaben der normalen Krankenpflege noch die Sorge um alle Funktionen des Körpers, auf welche der normal besinnliche Kranke sonst selbst achtet. Wir müssen daran denken, ob der Kranke richtig atmet und aushustet, ob er Blase und Darm entleert und vor allem, ob er genügend schläft. Die Reinigung des Körpers, der Hände vor jedem Essen, die Reinigung des Mundes und der Zähne, das Kämmen der Haare (bei Frauen namentlich) muß unter allen Umständen durchgesetzt werden. Man denke an Soor, Stomatitis und Parotitis, welche als Folgen ungenügender Mundpflege entstehen und den Exitus verschulden können. Die Ernährung hat die Umgebung des Kranken nach den Vorschriften des Arztes durchzuführen, aber was nützt die Verordnung, wenn der Kranke keinen Appetit hat oder launisch oder zu schwach ist? Es ist deshalb wichtig, daß auch die einfachste Speise appetitlich serviert wird. Man gebe dem Kranken möglichst wenig auf einmal, er soll darum bitten, soll unter vorgeschlagenen Speisen wählen. Ein Eßtischchen für das Bett kann jeder Tischler improvisieren. Manche Kranke müssen gefüttert werden, mit dem Kaffeelöffel schluckweise zu essen bekommen, andere trinken mit Glasrohr oder aus der Schnabeltasse. In schwersten Fällen muß zur Fütterung ein Schlauch oder Katheter durch den Mund oder durch die Nase eingeführt werden, mitunter müssen wir eine zeitlang mit Nährklysmen auskommen. Die Benommenheit bekämpft man mit Kühlhaube oder kalten Übergießungen des Kopfes oder lauen Bädern. Die Besuche sind natürlich auf das äußerste zu reduzieren und eine ruhige, freundliche Umgebung zu schaffen.

Moszkowicz

Wie vermeidet und wie behandelt man den Dekubitus?

Bei schwer erkrankten Menschen, die längere Zeit im Bette liegen müssen, entsteht durch den bloßen Druck, den das Gewicht des Körpers ausübt, an gewissen Körperstellen eine Zirkulationsstörung in der Haut, die zu Nekrose verschiedenen Grades führt. Besonders disponiert sind die Stellen, an denen ein Knochen direkt unter der Haut liegt (Kreuzbein, Darmbeinkamm, Fersen, Spinae scapulae, Dornfortsätze in der Rückenlage, Trochanteren, Knöchel in der Seitenlage). Sehr schwere, aber auch sehr magere Kranke erkranken leicht an Dekubitus. Nervenkrankheiten (Tabes, Syringomyelie, Rückenmarkstumoren u. a.), Stoffwechselkrankheiten (Diabetes, Nephritis), schwere Infektionskrankheiten (Typhus, Meningitis) werden uns zu besonderer Vorsicht mahnen. Denn ein Dekubitus kann ganz unabhängig vom Verlaufe des Grundleidens durch Phlegmone und Sepsis zum Tode führen. Dieser schlimmste Ausgang wird sich nicht immer verhindern lassen, aber in den meisten Fällen kann eine sorgsame Pflege das Entstehen des Dekubitus verhindern und den schon vorhandenen zur Heilung bringen. Eine geschulte Pflegerin wird den Kranken nie in der Nässe (Urin, Stuhl!) und nie auf einer Leintuchfalte liegen lassen.

Ist ein längeres Krankenlager zu erwarten, so erhält der Kranke von Anfang an ein Luftkissen unter das Gesäß und wird täglich an den gefährdeten Stellen genau besichtigt, mit Franzbranntwein (Essig oder Zitronensaft) abgerieben, dann abgetrocknet und mit gutem Puder eingestaubt. Wo es nur irgend möglich ist, ermahnt man den Kranken, öfter die Lage zu wechseln, und sorgt durch Krankenheber (Apparate, die jetzt auch verliehen werden, aber auch vom Tischler oder Schlosser zu improvisieren sind) dafür, daß der Kranke selbsttätig den Druck des Körpers auf immer andere Teile wirken läßt.

Wenn die Natur des Leidens zu besonderer Vorsicht zwingt, werden wir den Kranken auf Wasserkissen legen. Ist trotz aller Vorsicht eine Wunde etwa am Kreuz entstanden, so müssen wir sie nach allgemeinen Regeln der Wundbehandlung versorgen. Es wird ein Gazeläppchen, mit Dermatolsalbe oder Zinksalbe bestrichen, auf die wunde Stelle gelegt und mit Leukoplast befestigt. Sehr gut bewährt sich zur Befestigung die mit Pflastermasse bestrichene elastische Idealbinde, die unter dem Namen „Elastoplast" verkauft wird. Ist eine größere Partie der Kutis nekrotisch geworden, was an der blauschwarzen Färbung zu erkennen ist, so muß die nekrotische Partie entfernt werden. Ich pflege in solchen Fällen nicht erst die Demarkierung abzuwarten, sondern exzidiere zunächst sofort mit der Schere das Zentrum des abgestorbenen Gewebes, da sonst leicht unter dem gangränösen Gewebe eine Eiterretention entsteht und sich eine Phlegmone daraus entwickeln kann. Die Reinigung der Wunde von nekrotischen Fetzen befördert man durch Abspülen mit Wasserstoffsuperoxyd, durch Auftropfen von Perubalsam oder Cehasol oder mit der trypsinhaltigen Röhmsalbe (Unguentum Enzymi compositum). Wo es durchführbar ist, sollte man in diesen schwersten Fällen die Behandlung im Wasserbett vorschlagen, durch welche die Heilung wesentlich beschleunigt wird.

Frage: Kann man statt Luftkissen Torf verwenden? — Antwort: Torf kann für Verbandkissen und als Luftkissenersatz nur bestens empfohlen werden. Doch ist es ratsam, ihn mit hydrophiler Gaze zu umhüllen, da sonst die kleinen Torfteilchen im Bett und im ganzen Zimmer herumliegen. *Moszkowicz*

Wie sollen tuberkulöse Kranke gepflegt werden?

Bei der Auswahl von Krankenpflegerinnen für Fälle von vorgeschrittener Tuberkulose muß mit großer Vorsicht zu Werke gegangen werden. Die Pflegerinnen dürfen nicht zu jung, müssen von kräftiger Konstitution sein und müssen vor Übernahme der Pflege und im Verlaufe derselben fortlaufend ärztlich untersucht werden. Bei richtiger Auswahl der Pflegerinnen ist die Zahl der Ansteckungen, die auf eine Infektion am Krankenbette zurückführbar ist, klein. Auf die gute Ernährung der Pflegerin muß ebenso wie auf ihre Erholung und Bewegung in guter frischer Luft besonders Wert gelegt werden. Ferner muß für die Vermeidung jeder Staubentwicklung im Krankenzimmer, auf zweckmäßige Behandlung der gebrauchten Krankenwäsche und des Auswurfes gesorgt werden.

Insbesonders jene Wäschestücke, die mit infektiösem Auswurf verunreinigt sind, das Taschentuch, der Kopfpolsterüberzug, das Hemd, die Nachtjacke und der Deckenüberzug bilden eine Infektionsgefahr. Soweit es der Gesundheitszustand des Kranken erlaubt, soll er selbst seine gebrauchte Wäsche — insbesonders das Hemd und die Taschentücher — in einen ihm von der Pflegerin gereichten Sack werfen, der dann mit der Wäsche für mehrere Stunden in eine 2%ige Lysollösung eingelegt wird. Erst dann kann die Wäsche dem Waschprozeß unterworfen werden.

Ebenso große Sorgfalt wie der Manipulation mit der unreinen Wäsche muß auch dem Auffangen und der Vernichtung des Auswurfes zugewendet werden. Spucknäpfe jeder Art sind unbedingt zu verwerfen. Wir müssen darauf dringen, daß der umhergehende Kranke eine Spuckflasche (am besten nach Dettweiler), der liegende Kranke eine Spuckschale benützt. Die ideale Desinfektion des Sputums und der Speigefäße erfolgt in Krankenanstalten am besten in eigens für derartige Zwecke konstruierten Dampfsterilisationsapparaten. In der Privatpflege werden wir zur chemischen Desinfektion der Sputa greifen (5%ige Lösung von Alkalilysol, der doppelten Menge des Sputums zugesetzt; Dauer der Desinfektion 4 Stunden).

Abhärtung und Bäder spielen bei der Pflege Tuberkulöser eine große Rolle. Der Kranke soll also möglichst viel auch des Nachts in frischer Luft liegen und er muß, sofern er nicht bettlägrig ist, zur Liegekur im Freien verhalten werden. Hiezu eignet sich eine Type von Liegestühlen, die **Poindecker** angegeben hat, ausgezeichnet. Auch leichte Wasserprozeduren sollen zur Anwendung kommen. Bei der Verköstigung muß auf reichliche Eiweiß- und Fettzufuhr Rücksicht genommen werden. Das teure Fleischeiweiß kann teilweise durch das sehr billige Eiweiß der **Sojabohne** ersetzt werden.

Die **Edelsoja**, so wird das zum Genuß geeignete Produkt bezeichnet, enthält 41,5% Eiweiß, 20% Fett, 20—25% Kohlenhydrate und ist reich an B-Vitaminen. Ihr Kaloriengehalt beträgt 4400—4600 Einheiten. Das Eiweiß der Soja ist biologisch vollwertig, ist gut verdaulich und ausnutzbar. Es steht mit seiner Ausnutzbarkeit von 90% dem Fleisch-, Hühner- und Milcheiweiß am nächsten. Dabei ist die Edelsoja im Preise um ein Vielfaches niedriger als die genannten Eiweißsorten.

Bei der Behandlung des Lupus, der Knochen- und Gelenkstuberkulose spielt die von **Sauerbruch** und **Hermannsdorfer** eingeführte, von **Gerson** angegebene Diät in letzter Zeit eine große Rolle. Es handelt sich um eine salzfreie, fett- und vitaminreiche Kost von etwa 3000 Kalorien täglich, über deren genaue Zusammensetzung die Arbeiten dieser Autoren Aufschluß geben.

Große Schwierigkeiten bei der Pflege Tuberkulöser bereitet eine für die Tuberkulose geradezu spezifische geistige und seelische Einstellung des Kranken (Unzufriedenheit, Nörgelsucht, Hypochondrie, Phthisenangst), der gegenüber die Pflegerin große Geduld und Ruhe an den Tag legen muß.

Baumgarten

Was kommt bei der Pflege Infektionskranker in Betracht?

Bei der Pflege Infektionskranker werden größtenteils die gleichen Maßnahmen zu treffen sein wie bei der Pflege Fiebernder. Unbedingt müssen wir auf eine Isolierung jedes Infektionskranken bestehen, auch dann, wenn die fortlaufende Desinfektion gewissenhaft und verständig durchgeführt wird. Selbst bei größter Achtsamkeit und Gewissenhaftigkeit des Pflegepersonales kann es sonst z. B. bei Darminfektionskrankheiten durch Fliegen und andere Insekten zu einer Übertragung der Krankheit kommen. Alle überflüssigen Gegenstände, wie Teppiche, Vorhänge, Polstermöbel usw. sind zu entfernen. Die Pflegerin muß ein waschbares Kleid tragen und ihr Kopfhaar mit einem waschbaren Häubchen dicht bedecken. Essen, Trinken oder Rauchen im Krankenzimmer ist strengstens verboten. Besonderer Wert muß auf die gründliche fortlaufende Desinfektion gelegt werden. Je gründlicher diese erfolgt, desto geringer ist die Bedeutung, die der Schlußdesinfektion beizumessen ist. Nach Beendigung der Pflege muß bei jenen Krankheiten, bei denen die Pflegerin zur Bazillenträgerin geworden sein kann, eine mehrmalige bakteriologische Untersuchung der Ausscheidung, bzw. der Sekrete stattfinden.

Baumgarten

Leukämie

Welche sind die wesentlichen Eigentümlichkeiten des leukämischen Krankheitsprozesses?

Es handelt sich um eine Erkrankung der blutbildenden Organe. Die Veränderungen des weißen Blutbildes können bei vollentwickeltem anatomischen Befund sehr gering sein. Die Organerkrankung besteht in Proliferation der jugendlichen Blutzellen (Hyperplasie), die zu beträchtlicher Volumszunahme der Organe, aber gewöhnlich nicht zum Hineinwuchern in die Nachbargewebe, wohl aber meist zum reichlichen Übertritt der Zellen in die Zirkulation führt. Die Proliferation beschränkt sich nicht auf bestimmte Organe, sondern ergreift, allerdings in verschiedener Ausdehnung, das myeloische oder das lymphozytäre Zellsystem des Organismus. Gleichzeitige Wucherung in beiden Systemen ist jedenfalls äußerst selten. Vielleicht beruhen derartige Deutungen überhaupt auf Verwechslung degenerativer myeloischer Zellen (Mikromyeloblasten) mit Lymphozyten. Die leukämische Organhyperplasie schreitet unaufhaltsam, wenn auch in sehr verschiedenem Tempo fort und ist mit einer, wenigstens bei den Myelosen sehr sinnfälligen, allmählichen Verschlechterung der Zellreifung und mit verschiedenen Abweichungen vom normalen Zellhabitus verbunden. Dies ermöglicht, Schlüsse aus dem Blutbild auf das jeweilige Stadium und die Prognose des einzelnen Falles zu ziehen. Früher oder später kommt es stets auch zu schwerer Anämie. Daneben zeigen sich auch andere schwere Schädigungen, wohl durch toxische Substanzen: Fieber, Entkräftung, Stoffwechselstörungen, hämorrhagische Diathese, Nekrosen und Geschwürbildungen, Neigung zu septischen Sekundärinfektionen oder Generalisation latenter Tuberkulose. Der Tod erfolgt durch Herzschwäche, Sepsis, miliare Tuberkulose, Blutungen nach außen, Hirnblutungen, Thrombosen. *Decastello*

Welche Formen der leukämischen Erkrankungen unterscheiden wir?

Vor allem nach dem befallenen System Myelosen und Lymphadenosen. Die Existenz einer dritten Form einer Monozytenleukämie ist noch nicht sicher. Nach dem Grad der Blutveränderung spricht man von leukämischem, subleukämischem und aleukämischem Blutbild. Bei Fällen letzterer Art ermöglicht häufig die qualitative Beschaffenheit des Blutbildes (Lymphozytose, Myelozytose) die Erkennung des Falles als Leukämie. Sonst kann u. a. Probepunktion von Milz oder Drüsen, oder Probeexzision herangezogen werden. Aleukämien können später in die leukämische Form übergehen. Nach dem Verlauf unterscheidet man chronische, subakute und akute Formen: Die chronische Myelose hat eine Durchschnittsdauer von drei bis vier Jahren, selten von mehr als fünf Jahren. Die chronische Lymphadenose kann über zehn Jahre dauern. Als subakut bezeichnen wir Fälle mit dem klinischen Habitus der chronischen (große Milz, ausgedehnte Lymphome), aber mit einem Ablauf innerhalb von einem halben bis einem Jahr. Im Blut subakuter Myelosen sind schon frühzeitig viele unreife Elemente und fortschreitende Anämie erkennbar. Manchmal scheint eine Mischinfektion („Lentasepsis") für diesen raschen Verlauf verantwortlich zu sein. Die akute Leukämie zeigt stürmischen Ablauf innerhalb weniger Wochen, meist geringe Drüsen- und Milzbeteiligung, aber schwere Anämie, hämorrhagische Diathese, nekrotische Geschwüre in der Mundhöhle, septische Sekundärinfektionen. Im Blutbild herrschen die unreifen Zellformen, hauptsächlich Myeloblasten, resp. Lymphoblasten vor, manchmal fast ausschließlich. Beim Erwachsenen ist die akute lymphatische Leukämie sehr selten.

Varianten der genannten Leukämieformen sind:

1. Das Chlorom, das ist das Auftreten eines grasgrünen Farbstoffes in leukämischen Infiltraten. Es findet sich als eine mehr selbständige, recht charakteristische Erkrankung des Kindesalters, mit periostalen Tumoren am Schädel aber auch sonst am Skelett, oft mit verschiedenen nervösen Störungen durch Nervenkompression. Das Blutbild entspricht dem einer subakuten Myelose.

2. Das Auftreten sarkomartiger Tumoren mit leukämischem Blutbild. Es handelt sich oft um Mediastinal-(Thymus-)Tumoren, aber auch solche des Magens, der Retroperitonealdrüsen u. a. mit mehr oder weniger ausgesprochener Aggressivität gegenüber der Umgebung und einem leukämieartigen Blutbild, das meist reichlich große ungranulierte Elemente enthält. Der.Tumor sowie die hyperplastischen Blutbildungsstätten enthalten die gleichen Zellen. Solche Fälle wurden als Leukosarkome bezeichnet, von den Leukämien unterschieden und den Lymphosarkomen zugezählt. Jetzt faßt man derartige Krankheitsbilder wohl allgemein als subakute, leukämische Systemerkrankungen auf. Ihre Zugehörigkeit zu den Leukämien wird um so ersichtlicher durch den Umstand, daß auch gewöhnliche chronische Leukämien mitunter zum Schluß an irgend einer Stelle die Entwicklung eines derartigen sarkomähnlichen Tumors aufweisen. Man hat auch die Kombination derartiger Wucherungen mit der Chlorombildung beobachtet und als Chloroleukosarkomatosen bezeichnet.

Fragen: Gibt es bei der akuten Leukämie eine Form, die ausheilt? Sind in der Literatur Fälle von Leukämie im Anschlusse an Bestrahlungen bekannt geworden? — Antworten: Meiner Ansicht nach heilt die akute Leukämie niemals aus und es handelt sich in den mitgeteilten ausgeheilten Fällen um sehr ausgesprochene Reaktionen der blutbildenden Organe, aber nicht um echte Leukämien. Über im Anschlusse an Bestrahlungen aufgetretene Leukämie ist mir nichts bekannt; ich konnte jedoch vor Jahren anläßlich von Versuchen mit Röntgenbestrahlungen an Mäusen bei einem der Versuchstiere die Entwicklung eines Lymphosarkoms feststellen.   *Decastello*

Welche sind die Grundsätze der Leukämiebehandlung?

Die wirkungsvollste Behandlung ist die Strahlentherapie mittels der Röntgenstrahlen oder mit Radium oder Mesothorium. Die Röntgenstrahlen entfalten lokale Wirkung durch Zerfall der leukozytären Elemente, daneben aber auch eine Fernwirkung auf nicht direkt getroffene Partien. Bei der myeloischen Leukämie genügt es daher meist durch lange Zeit, nur die Milz zu bestrahlen. Auch bei der lymphatischen Leukämie ist Analoges, wenn auch weniger ausgesprochen, wahrnehmbar.

Einen Fortschritt scheint die neuerdings in Verwendung gezogene Totalbestrahlung des ganzen Körpers aus $1^1/_2$ bis 2 m Entfernung zu bedeuten. Doch muß dabei die Dosierung sehr vorsichtig erfolgen.

Die Röntgentherapie führt bei den chronischen Formen in den frühen Krankheitsstadien selten zu einem Mißerfolg. Später läßt die Wirkung nach und versagt schließlich. Überdosierung kann schwerste Schädigung bewirken: aplastische Anämie mit Leukozytenschwund, mikromyeloplastische Degeneration der Zellen, oder auch explosive Entwicklung des Bildes der akuten Leukämie. In jedem neuen Fall ist zunächst die individuelle Reaktion durch vorsichtige Probebestrahlung und folgende Blutkontrolle festzustellen. Ziel der Röntgenbehandlung wie überhaupt jeder Leukämietherapie darf nicht die Erzielung möglichst niederer Leukozytenzahlen, sondern möglichste Besserung des Kräftezustandes sein. Dieser ist aber zum guten Teil vom Grad der Anämie abhängig. Nur wenn diese fehlt oder nach der Bestrahlung nicht fortschreitet, darf man die Bestrahlungen bis zu annähernd normalen Werten der Weißen fortsetzen. Dann soll pausiert werden, bis die Leukozyten wieder deutlich zu steigen beginnen. Dies kann anfangs monatelang dauern, später werden die Intervalle immer kürzer. Wenn die Anämie während der Bestrahlung fortschreitet, muß unterbrochen und später mit kleineren Dosen fortgefahren werden. Meist wird dann aber mit der Röntgenbehandlung nicht mehr viel erreicht, leider auch nicht mit Arsen und Benzol. Eher scheinen derartige refraktäre Fälle mitunter noch durch Radium oder Thorium beeinflußt zu werden, mitunter auch durch die erwähnten Ganzbestrahlungen. Die Radiumtherapie, die in Amerika viel verwendet und gelobt wird, ist bei uns leider durch die Schwerzugänglichkeit der kräftigen Radiumträger erschwert, die Thorium X-Behandlung dadurch, daß jede Dosis des nicht haltbaren Präparates aus Berlin geschickt werden muß. Auch bei den Thoriuminjektionen besteht die Gefahr von Überdosierung mit ihren deletären Folgen.

Von Medikamenten erweist sich Benzol (3 bis 4 g täglich) meist als recht wirksam, wird aber vom Magen schlecht vertragen. Auch hier kann unvorsichtiges Vorgehen zu aplastischer Anämie führen.

Die Wirkung des Arsens ist mitunter sehr ausgesprochen, öfter aber wenig zufriedenstellend, besonders bei den beliebten Kakodylinjektionen. Am wirksamsten ist die Fowlertinktur und die Injektionen von Natrium arsenicosum (Ziemßensche Lösung). Ein sorgloses Kombinieren der Bestrahlungen mit gleichzeitiger Arsen- oder Benzolbehandlung ist bedenklich.

In den letzten Jahren hat man wiederholt bei myeloischer Leukämie die Milzexstirpation ohne Schaden, aber auch ohne Nutzen für den Patienten vorgenommen.

Die subakut verlaufenden Fälle reagieren meist schlecht auf die Röntgen-, sowie auf jede andere Therapie. Bei den akuten Leukämiefällen ist die Bestrahlung überhaupt kontraindiziert. Von der hier empfohlenen Salvarsanbehandlung habe ich bisher keinen Erfolg gesehen. *Decastello*

Lues

Zu welchen Fehldiagnosen kann ein positiver Wassermann Anlaß geben?

Der größte Fehler, der beim Ausfall der Wassermannschen Reaktion gemacht wird, ist der, daß bei positivem Ausfall alle Erscheinugen auf Lues bezogen werden. Dadurch kommt man nicht nur zur Fehldiagnose, sondern es wird auch eine nicht immer angezeigte Therapie platzgreifen. Die Fälle, in denen der Ausfall der Wassermannschen Reaktion überhaupt nichts mit der Krankheit zu tun hat, sind leicht auszuschalten. Es wird nicht nur die Original-Wassermannsche Reaktion in der Modifikation von Müller vorgenommen, sondern auch die Reaktionen nach Meinicke, Sachs-Georgi und die Müllersche Ballungsreaktion. Wenn alle vier Reaktionen positiv ausfallen, so ist mit wenigen Ausnahmen, die noch besprochen werden sollen, eine Lues sicher anzunehmen. Da es sich jedoch um biologische Reaktionen handelt, so sind Fehler nicht immer vermeidbar. So finden wir bei schwerkachektischen Personen mit einem Karzinom ebenso wie bei sehr schwerer Tuberkulose ante exitum mitunter positiven Ausfall der Wassermannschen Reaktion. Bei Malaria ist die Reaktion positiv, u. zw. vorübergehend zur Zeit der Anfälle. In der Literatur finden sich Angaben über positive Wassermannsche Reaktion bei Skarlatina, Epilepsie, Lepra, Diabetes, Poliomyelitis und einzelnen Tropenkrankheiten, die bei uns nicht in Betracht kommen. Besonders zu betonen ist, daß der negative Wassermann nicht als Ausschließungsgrund gegenüber Lues verwertet werden darf. Finden wir einen positiven Wassermann, so müssen wir vor allem unterscheiden, welche Krankheitszeichen luetischer Natur sein können und welche nicht. So gilt es gar häufig, eine Mesaortitis luetica von einer Endokarditis zu unterscheiden. Gar nicht so selten kommen beide Prozesse kombiniert vor, nämlich die Endokarditis an den Mitralklappen und die Mesaortitis mit Insuffizienzerscheinungen an den Aortenklappen. Auch kann sich eine endokarditische Aortenstenose mit einer Mesaortitis luetica kombiniert vorfinden. Eine zweite mögliche Kombination finden wir bei Koronarsklerose und Angina pectoris-Anfällen der Luetiker. Hier ist im Leben eine Diagnose der Koronarsklerose auf luetischer Basis, wenn es sich noch dazu um Patienten mit Nikotinmißbrauch handelt, sehr schwer und mitunter unmöglich. Leichter ist es schon einen Fehler, zu vermeiden, den wir öfter gemacht haben und auch ab und zu noch machen, nämlich die Trennung der Lues hepatis vom Leberneoplasma. So wurde bei einem Patienten mit großer lappiger Leber und positiver Wassermannscher Reaktion Lues hepatis angenommen und erst der Nichterfolg der antiluetischen Therapie zeigte uns, daß es sich um ein primäres Leberneoplasma gehandelt hat. Therapeutisch ist dies wohl ohne Bedeutung, spielt jedoch bei Stellung der Prognose eine gewisse Rolle. Als nächst differentialdiagnostisch zu scheidende Veränderungen sind die Crises gastriques der Tabiker und die Symptome bei Ulcus ventriculi anzuführen. So können wir gar oft bei Tabikern mit positiver Wassermannscher Reaktion und Symptomen von seiten des Magens durch klinische und Röntgenuntersuchungen die vermeintlichen Crises gastriques als Ulcus ventriculi entschleiern. Wir haben daher seit Jahren die Untersuchung in diesen Fällen so vorgenommen, daß Tabiker mit Crises gastriques den verschiedenen Diagnostizierungsverfahren unterworfen wurden, um ein gleichzeitig bestehendes Magengeschwür nicht zu übersehen. Ähnlich verhält es sich bei Lues des Zentralnervensystems. Es kann eine Myelomeningitis in ihrer Diagnose sehr leicht und ebenso schwer zu stellen sein. So habe ich einen Fall gesehen, bei dem eine Myelomeningitis luetica wegen des positiven

Wassermann angenommen wurde, welche Patientin ein Jahr später an einem extramedullären Tumor zugrunde ging. Finden wir bei einem Ikterus eine positive Wassermannsche Reaktion, so ist dieselbe nicht sofort im Sinne einer Leberlues zu verwerten, da dieser Ikterus anderer Genese sein kann, und es sind daher alle diagnostischen Hifsmittel heranzuziehen, um die richtige Natur des hepatalen Leidens zu erkennen. Fällt bei alten Leuten die Wassermannsche Reaktion positiv aus, so ist dem nicht so viel Beachtung beizulegen, wie bei jugendlichen Individuen. Wir können sehr häufig einen Ikterus catarrhalis bei Lues beobachten, ebenso ein Gallensteinleiden. Eine besondere Schwierigkeit bietet der Salvarsanikterus, da wir bei diesem vor drei Möglichkeit stehen, daß es sich um eine akute gelbe Leberatrophie handelt, um einen wirklichen Salvarsanikterus oder um eine Lues hepatis; es sind daher alle Proben durchzuführen, die zu einer Klärung des Falles beitragen können. Wie wenig die negative Wassermannsche Reaktion besagt, möchte ich am Beispiel der Mesaortitis zeigen, da wir fanden, daß bei zwei Fünftel unserer Fälle von Mesaortitis dieselbe negativ war und trotzdem eine Lues bestand (nekroskopisch festgestellt).

Frage: Wie ist eine positive Wassermannreaktion bei Polyarthritis zu bewerten? — Antwort: Die Lues kann das klinische Bild einer akuten rheumatischen Polyarthritis machen, sie kann auch in Form einer chronischen Arthritis deformans auftreten, besonders bei jugendlichen Individuen, so daß ein positiver Wassermann bei Gelenksaffektionen immer den Verdacht auf luetische Ätiologie erwecken wird. *Reitter*

Was leistet Spirocid bei der Behandlung der Lues?

Das Stovarsol oder Spirocid ist ein fünfwertiges Arsenpräparat, welches mit dem Salvarsan nahe verwandt ist. Ich überblicke jetzt zirka 1000 Fälle, die mit Spirocid behandelt wurden. Der große Vorteil des Spirocids gegenüber dem Salvarsan besteht darin, daß es intern gegeben wird und haltbar ist. In seiner Wirkung steht es dem Salvarsan nicht viel nach, namentlich in bezug auf Raschheit der Beseitigung luetischer Symptome und hinsichtlich Rezidiven nach Behandlung. Seine Wirkung auf die Wassermannreaktion ist weniger rasch, doch gelingt es manchmal, Fälle, die trotz ausgiebiger Salvarsanbehandlung positiv geblieben sind, mit Spirocid negativ zu machen. Die Giftigkeit gegenüber dem Salvarsan ist eine geringere.

Das Anwendungsgebiet des Spirocids, d. h. die Fälle, bei denen es an Stelle des Salvarsans gegeben werden soll, ist folgendes:

Die erste und wichtigste Indikation scheint mir die prophylaktische zu sein. Prophylaktisch sollen alle Personen behandelt werden, die mit Syphilisverdächtigen oder mit Syphilitikern verkehrt haben, alle Personen, welche offene Stellen am Genitale aufweisen (Ulcera venerea, balanitische Erosionen, Herpes progenitalis usw. im Anschluße an einen Coitus mit einem luesverdächtigen Partner), alle beruflich mit floriden Luetikern in Kontakt kommende Personen, die Verletzungen an den Händen haben, oder mit syphilitischen Säuglingen zu tun gehabt haben, ohne daß die Krankheit des Säuglings bekannt war. Der große Vorteil dieser Stovarsolprophylaxe besteht darin, daß man den durch Syphilis Gefährdeten nicht sagen muß, daß sie eine prophylaktische Kur durchmachen, was bei

Ehefrauen und Syphilidophoben sehr ins Gewicht fällt. Die Dosierung des Präparates ist hiebei die folgende: Sobald als möglich nach dem die Infektion möglicherweise hervorrufenden Kontakt an drei aufeinanderfolgenden Tagen morgens nüchtern auf einmal zwei, drei, drei Tabletten, also im ganzen acht Tabletten in drei Tagen, entsprechend 2 Gramm Spirocid. Sind mehr als acht Tage nach dem verdächtigen Kontakt vergangen, dann macht man zwei oder mehrere solche Zyklen hintereinander.

Eine zweite Indikation ist die Behandlung der kongenitalen Säuglingslues. Die Resultate sind ganz ausgezeichnete in bezug auf die Raschheit des Verschwindens der Symptome und in bezug auf die Gewichtszunahme. Die Dosierung hiebei ist noch nicht einheitlich, es gibt Autoren, die sehr große Dosen geben, ich bevorzuge die kleineren, ich beginne bei Neugeborenen mit 0,01 pro Tag und steige allmählich mit Intervallen bis zu 0,15 an und wiederhole diese Kur mehrmals; auch in Kombination mit Quecksilbereinreibungen und Wismut.

Eine dritte Indikation ist die Behandlung von exulzerierten Gummen, insbesondere des Pharynx und des Larynx, wo die lokale Wirkung des Stovarsols sich zu der allgemeinen hinzugesellt. Hiebei muß man aber darauf achten, daß man sich mit kleinen Dosen anschleiche, um keine zu starken Jarisch-Herxheimer-Reaktionen auszulösen.

Ein fruchtbares Feld der Stovarsoltherapie scheint mir auch die Mesaortitis luetica zu sein, ebenso die tertiäre Lues innerer Organe. Ferner ist das Spirocid in allen jenen Fällen zu geben, wo Salvarsan nicht gegeben werden kann oder nicht gegeben werden darf, z. B. bei Unmöglichkeit der intravenösen Injektion, bei Idiosynkrasie gegen Salvarsan. Auch in jenen Fällen, wo es den Kranken unmöglich ist, regelmäßig zum Arzt zu kommen, z. B. bei Reisenden, soll es als Ersatzmittel für Salvarsan gegeben werden. Selbstverständlich kann und soll das Spirocid das Salvarsan nicht verdrängen. Dieses ist das dominierende Mittel der Abortivbehandlung und der Behandlung der rezenten Lues, aber in allen oben angeführten Fällen sollte das Spirocid angewendet werden.

Fragen: Wie wirkt Spirocid bei Nervenlues? Kann es zu Schädigungen von Seite des Auges oder Ohres kommen? In welcher Dosis wird Spirocid bei Mesaortitis gegeben? Bis zu welchem Zeitpunkte nach der Infektion kann man von einer Abortivkur etwas erwarten? Wird die ganze Tagesdosis auf einmal gegeben? Hat sich das Spirocid bei Frauen, die infolge Lues an habituellem Abortus leiden, bewährt? Kann man Spirocid und Salvarsan zusammen geben? Welche sind die Kontraindikationen des Spirocids? Wurde das Spirocid bei anderen, nicht luetischen Exanthemen gegeben und mit welchem Erfolg? — Antworten: Bei Tabes beobachteten wir nach Verabfolgung von Spirocid ein Stärkerwerden der lanzinierenden Schmerzen als Ausdruck einer spezifischen Reaktion. Eine Beeinflussung des Prozesses konnte einwandfrei nicht beobachtet werden. Seh- oder Hörstörungen wurden nicht beobachtet; das Spirocid ist jedoch immer nur unter ärztlicher Kontrolle zu verabreichen. Bei Mesaortitis geben wir je 5 Zentigramm in drei aufeinanderfolgenden Tagen, oft noch weniger, und steigen dann sehr allmählich zur vollen Dosis an. Wenn die Behandlung bis zu 14 Tagen nach dem die Infektion vermutlich bedingenden Verkehr eingesetzt hat, können wir von einer Abortivkur etwas erwarten. Die ganze Tagesdosis wird auf einmal in der Früh nüchtern mit wenig Wasser verabfolgt. Bei Luetikerinnen mit habituellem Abortus könnte man Spirocid geben, ich ziehe jedoch Salvarsan vor. Salvarsan und Spirocid dürfen nicht zusammen gegeben werden. Als Kontraindikation gelten: schwerere Magen-Darm-erscheinungen und Idiosynkrasie, aber nicht die Leberlues, ebenso auch nicht der luetische Ikterus. Das Spirocid hat sich auch sehr gut bei der Angina Plaut-Vincenti, gangränosen Ulzerationen des Penis, der Unterschenkel, teils intern, teils lokal in Pulverform oder aufgeschwemmt in Glyzerin bewährt; es ist darauf zu achten, daß eine Resorption, die durch das Blut und nicht durch den Darmkanal erfolgt, vielleicht schaden könnte.

Oppenheim

Wie unterscheidet sich die Alopecia areata von der luetischen Alopezie und der Pseudopelade?

Wenn wir von den Narben nach Gummen absehen, bei denen die Restitution des Haarwuchses unmöglich ist, so können wir nur zwei Formen von Alopecia syphilitica unterscheiden. Die eine ist die diffuse Form und entspricht den Alopezien bei akuten Infektionskrankheiten. Sie tritt bei Syphilis dann in Erscheinung, wenn diese generalisiert ist, gewöhnlich nach dem ersten Exanthem; der Zeitraum zwischen Infektion und Auftreten der diffusen Alopecie beträgt zumeist 3 bis 4 Monate. Eine Notwendigkeit zur Behandlung besteht nicht, es ist jedoch zweckmäßig, wenn man dem Haarboden, der in seiner Ernährung durch die Krankheit gelitten hat, durch Massage, Haarwässer hilft. Die Alopecia areolaris syphilitica ist wohl charakterisiert und stellt eine direkte Folge der exanthematischen Syphilis dar. Sie tritt in Form von höchstens fingernagelgroßen Flecken auf, die über dem Kopf verteilt sind, das Haar ist hier schütterer; eine totale Alopezie ist im Bereich der ergriffenen Stellen nicht vorhanden. Dieser Haarausfall tritt nur dort auf, wo ein visibles oder invisibles Exanthem vorhanden ist oder war. Der Ausschlag läßt sich manchmal infolge der Dicke der Kopfhaut nicht erkennen oder er wird nicht bemerkt, weil die Haare darüber liegen. Aus diesem Grunde findet man sie auch nur bei Männern, beobachtete sie aber wohl in früheren Zeiten bei den geschorenen weiblichen Sträflingen.

Der Zustand geht bald vorüber und es tritt dann Restitution ein. Es wird wohl bei dieser Alopezieform Präzipitalsalbe verordnet, aber sie ist wenig wirksam, wie in so vielen anderen Fällen. Die Alopecia areolaris syphilitica bedarf keiner Lokalbehandlung, sondern nur einer Allgemeintherapie.

Die Alopecia areata ist einzuteilen in eine maligne und benigne Form. Sie unterscheidet sich von der Alopecia areolaris syphilitica dadurch, daß bei ihr die Stellen absolut haarfrei und ungleich groß sind, es bestehen kreisrunde, kahle Stellen, die manchmal ineinander übergehen. Am Rande sind die Haare leicht ausziehbar, wenn die Affektion noch progredient ist. Aus diesem Merkmal läßt sich also erkennen, ob die Erkrankung noch im Fortschreiten begriffen oder schon stationär ist. Die benigne Form gelangt zur Restitution. Die ersten wiedererscheinenden Haare sind Lanugohaare, die dann von normalen Haaren gefolgt sind.

Die maligne Form ist dadurch gekennzeichnet, daß im Beginne viele Herde rasch hintereinander auftreten, konfluieren und manchmal zu bleibender Kahlheit führen. Diese Alopezie beschränkt sich oft nicht auf den Kopf, sondern ergreift auch die Achselhaare, die Haare am Genitale und die Augenbrauen. Bei einem solchen Befund ist die Prognose quoad sanationem infaust. Über die Ätiologie der Alopecia areata ist nichts bekannt. Zur Behandlung dient Bestrahlung mit künstlicher Höhensonne oder Kromayerlampe. Man bestrahlt 2 bis 3 mal wöchentlich aus etwa 20 bis 30 Zentimeter Distanz 5 bis 15 Minuten, bis ein deutliches Erythem auftritt. Verwendet man die Kromayerlampe, dann ist Kompressionsbestrahlung bis zu deutlicher Reaktion zu empfehlen. Man kann aber ebenso gut mit chemischen Mitteln (Jodtinktur, 1%igem Sublimatspiritus, Ol. macidis 1 : 10 Ol. olivar.) die Regenerationsfähigkeit des Haarbodens anregen. Mir hat sich die von Besnier empfohlene Lösung von Chloralhydrat 5,0 und Acid. acet. glaciale 2,5 in Aether sulfur. 25,0 recht gut bewährt. Tritt an den mit dieser Flüssigkeit täglich einmal betupften Stellen Dermatitis auf, so pausiert man einige Tage.

Eine abgelaufene Folliculitis decalvans hat große Ähnlichkeit mit der luetischen Alopezie, nur bestehen bei ersterer kleine Narben. Ihre Anordnung ist nicht so regelmäßig wie die der haararmen luetischen Stellen. Ziemlich große kahle Stellen sieht man auch nach Furunkulose. Die Alopezie entspricht hier der Größe des akuten Infiltrats des Furunkels, sie hat also eine größere Ausdehnung als die Narbe nach dem seinerzeitigen Pfropf, ragt weit über ihn hinaus; diese Alopezie restituiert sich an den Stellen, wo keine Narbe ist. Es bleiben also nur zentral kleine Närbchen zurück.

Die Pseudopelade Brocq ist ziemlich selten, mit Lues schwer, mit Alopecia areata leichter zu verwechseln. Es treten bei ihr kreisförmige oder in geschlängelten Linien sich hinziehende, absolut kahle Hautstellen auf, in deren Bereich jeder Follikel geschwunden ist.

Die narbige Beschaffenheit der Pseudopelade ist zur Differenzierung gegenüber der Alopecia areata, wo man die Follikelmündung immer, auch bei malignen Fällen sieht, von Wichtigkeit. Infolge des Follikelschwundes ist daher bei Pseudopelade ein Wiederauftreten von Haaren ausgeschlossen. Die Ursache der Pseudopelade ist unbekannt; wir besitzen kein Mittel dagegen. Bei der Pseudopelade Brocq sind die haarlosen Stellen meist kleiner als bei der Alopecia areata; sie stellt auf den ersten Blick eine Areata en miniature dar. Die kahlen Partien erscheinen eingesunken und sind atrophisch. *Brandweiner*

Lumbalpunktion

Kann man eine Lumbalpunktion ambulatorisch ausführen?

Die Untersuchung des Serum-Wassermann gibt uns kein richtiges Bild über die Situation, in welcher sich unsere latenten Luetiker befinden, da jeder fünfte Patient positive Liquorwerte bei negativem oder schwach positivem Serum-Wassermann zeigt. Da die Behandlung bei positivem Liquor ganz anders gestaltet werden muß als bei negativem, so ist die Untersuchung der Lumbalflüssigkeit eine conditio sine qua non in der Therapie der spätlatenten Lues. Der allgemeinen Verwendung der Lumbalpunktion standen bisher zwei Schwierigkeiten im Wege: erstens die obligatorische 24stündige Bettruhe nach der Punktion und dann die sich in etwa 20% der Fälle einstellenden postpunktionellen meningealen Reizerscheinungen. Bei Verwendung der dünnen Kanülen nach Antoni oder der von mir angegebenen Nadel kann die Lumbalpunktion ambulant durchgeführt werden; auch der „Meningismus" konnte auf ein Minimum von etwa 4% herabgedrückt werden. Bei etwa 1500 ambulant vorgenommenen Lumbalpunktionen wurde kein irgendwie nennenswerter Zwischenfall beobachtet, so daß die Lumbalpunktion mit dünner Kanüle auch aus ökonomischen Gründen die Methode der Wahl darstellt. *Dattner*

Lungenerkrankungen

Wie unterscheidet man Transsudate von Exsudaten?

Die Unterscheidung hat nicht nur theoretischen, sondern in manchen Fällen auch praktischen Wert, da es ja beispielsweise von Wichtigkeit ist, bei einem Pleuraerguß zu erkennen, ob er die Folge einer kardialen Stauung, also ein Transsudat, oder umgekehrt die Herzinsuffizienz die Folge eines Pleuraexsudates ist, ebenso ob ein mächtiger Flüssigkeitserguß im Abdomen ein Aszites und bedingt ist durch eine Leberaffektion oder ob eine tuberkulöse Peritonitis oder eine Karzinomatose des Peritoneums vorliegt. Für die Unterscheidung sind zunächst einige klinische Merkmale maßgebend: die Exsudate sind von Fiebersteigerung begleitet, die Transsudate verlaufen fieberlos. Die Transsudate im Brustraum sollen im allgemeinen doppelseitig auftreten, die Exsudate einseitig. Eine wichtige Ausnahme von dieser Regel bilden zunächst jene Transsudate, die deshalb einseitig sind, weil der andere Pleuraraum durch Verwachsungen verödet ist, ferner die chronischen Pleuratranssudate vorwiegend rechts, die häufig bei Herzkranken auftreten, einseitig bleiben, auch ihrer sonstigen Beschaffenheit nach mehr dem Exsudatcharakter sich nähern. Ferner widersprechen dieser Regel die doppelseitigen Pleuritiden bei der Polyserositis. Eine weitere Unterscheidungsmöglichkeit ist bei Pleuraergüssen durch Begrenzungslinie und Verschieblichkeit gegeben: Die Pleuraexsudate haben eine von hinten, oben nach vorn, unten in Form der Damoiseauschen Kurve absteigende Begrenzungslinie, die Transsudate eine horizontale; die letzteren sind leicht verschieblich und zeigen dementsprechend Schallunterschied bei Lagewechsel.

Die Unterscheidung der peritonealen Ergüsse voneinander erfolgt weniger auf Grund physikalischer Zeichen als durch die allgemeinen Unterscheidungsmerkmale der beiden Arten der Ergüsse: spezifisches Gewicht, Eiweißgehalt, zytologisches Verhalten. Exsudate haben hohes spezifisches Gewicht, Transsudate niedriges; als Grenzwert gilt 1015, verwertbar sind nur extreme Werte 1006 bis 1008 einer-, 1018 anderseits.

Als Methoden der spezifischen Gewichtsbestimmung kommen in Betracht die direkte Araeometermethode und die Tropfenmethode von A. Hammerschlag. Eiweißbestimmung kann erfolgen durch die einfache Esbach-Methode in dem zwei- bis vierfach mit Wasser verdünnten Erguß, wobei Werte von über 1% für Exsudate, darunter liegende für Transsudat sprechen, oder durch die Methode von Rivalta. (Einfließenlassen eines Tropfens der zu prüfenden Flüssigkeit in sehr stark verdünnte Essigsäure: Entstehung eines wolkigen Niederschlages bei Exsudat.) Die zytologische Untersuchung zeigt, daß bei Transsudaten Zellbeimengung entweder vollständig fehlt oder geringer ist als bei Exsudaten, daß bei Exsudaten neben roten Blutkörperchen Leukozyten vorhanden sind, wobei Lymphozyten für eine tuberkulöse (oder luetische) Ätiologie, polynukleäre Leukozyten für einen akut-entzündlichen Prozeß sprechen. Neuere Beobachtungen zeigten allerdings, daß bei alten Individuen auch Transsudate hämorrhagisch sein, mehr oder weniger reichlich Erythrozyten aufweisen können, daß Endothelzellen und auch die bisher für Pleuraendotheliom als charakteristisch geltende Siegelringform auch hier vorkommen. Erwähnt sei zum Schlusse noch die Eosinophilie der Pneumothoraxexsudate sowie der Exsudate bei Pleuratumoren und das immerhin nicht allzu seltene Vorkommen eigenartiger Veränderungen in der Aszitesflüssigkeit, die als Aszites chylosus, wenn es sich um Beimengung von Chylusbestandteilen, Fetttropfen und Traubenzucker, als chyliformis, wenn es sich um vorwiegend fettige Degeneration von Endothelien und Leukozyten, sowie Beimengung von lipoiden Bestandteilen handelt, bezeichnet werden.

Frage: Wie ist die Hammerschlagsche Probe auszuführen? — Antwort: In einem Becherglas wird eine Mischng von Chloroform und Benzol hergestellt, deren spezifisches Gewicht 1015 beträgt. Man läßt einen Tropfen der zu untersuchenden Flüssigkeit einfließen; je nachdem, ob der Tropfen in der Mischung steigt oder zu Boden sinkt, wird so lange Chloroform (spezifisch schwerer) oder Benzol (spezifisch leichter) zugesetzt, bis der Tropfen suspendiert bleibt, dann ist das spezifische Gewicht der Mischung, das mit dem Araeometer bestimmt wird, gleich dem des Tropfens des Trans- oder Exsudates.

                           Donath

Wie lassen sich Erkrankungen, die zu Dämpfungen an der Lungenbasis führen, klinisch diagnostizieren?

Vor der Verwertung der Perkussionsresultate bei asymmetrischem Thorax ist zu warnen. Es können vier Typen der Dämpfungen auf rein physikalischer Grundlage aufgestellt werden:

1. Typus: Absolut luftleere Partien an der Oberfläche der Lunge von keilförmiger Gestalt (z. B. Ergüsse jeder Art, Transsudate, Exsudate, hämorrhagische Ergüsse, ferner Schwartenbildungen, Pleuratumoren usw.). Oberflächliche, das heißt leise, und tiefe, das heißt lautere Perkussion geben in gleicher Weise absolute Dämpfungen. Die Dämpfungszone bei leiser Perkussion ist größer als die bei lauter Perkussion.

2. Typus. In der Lunge selbst, aber nicht an der Oberfläche größere, absolut luftfreie Gebiete (Tumoren, Aneurysmen usw.). Oberflächliche Perkussion ergibt vollen oder fast vollen Schall, tiefere Perkussion eine deutliche relative Dämpfung.

3. Typus. Eine oberflächliche, eventuell auch tiefe relative Luftverarmung des Lungengewebes. (Infiltration auf akut entzündlicher oder chronisch entzündlicher Basis, Infiltration durch Tumoren, Lungenstauung usw.) Sowohl bei oberflächlicher wie bei tiefer Perkussion relative Dämpfung.

4. Typus. In der Tiefe der Lunge größere, luftverarmte, aber nicht luftfreie Partien. Bei tiefer Perkussion eine geringe relative Dämpfung, bei oberflächlicher Perkussion voller Lungenschall. Nicht selten ist auch bei

tiefer Perkussion die Dämpfung nicht festzustellen und nur die Auskultation oder die Flüsterbronchophonie ergeben Anhaltspunkte für den tiefen Infiltrationsherd.

In den ersten Stadien der Pleuritis besteht bei hohem Druck auch starker Seitendruck auf das Mediastinum und zeigt sich ein breites paravertebrales Dreieck; bei abnehmendem Druck. zeigt sich ein Schmälerwerden des paravertebralen Dreiecks, bei zunehmender Schrumpfung eventuell ein Verschwinden des paravertebralen Dreiecks und eine paravertebrale Aufhellung auf der kranken Seite.

Seltenere Dämpfungen an der unteren Lungengrenze betreffen die Dämpfung bei Eventratio diaphragmatica, ferner Dämpfungen, hervorgerufen durch den linken Vorhof, durch einen erweiterten Oesophagus oder durch ein Oesophaguskarzinom, sowie Dämpfungen bei Aneurysma.   *Elias*

Woran erkennt man interlobäre Pleuritiden und Empyeme?

Interlobäre Exsudate stellen eine besondere, durch die Lagerung zwischen den Lungenlappen ausgezeichnete Form abgesackter Pleuraexsudate dar. Diagnostisch besonders wichtig sind die interlobären Empyeme. Da die interlobären Empyeme einen speziellen, allerdings lokalisatorisch besonders schwierig festzustellenden und anzugehenden Fall der abgesackten Empyeme bilden, so müssen für ihre Diagnostik zunächst die allgemeinen Grundsätze der Empyemdiagnostik erwogen werden.

Die für unser therapeutisches Vorgehen lebenswichtige Differentialdiagnose zwischen Pneumonie und Empyem ist zwar in typischen Fällen leicht, in den so häufigen atypischen Fällen dagegen oft sehr schwer zu stellen. Schon während des Fieberstadiums der Lungenentzündung (parapneumonisch), viel häufiger unmittelbar oder in einem mehr minder großen Zwischenraum nach der Krisis oder Lysis der Lungenentzündung (metapneumonisch) treten oft sehr große Empyeme auf. Der Verdacht darf nie außeracht gelassen werden, wenn bei Lungenentzündung das Fieber nicht nach der gewohnten Zeit von sieben Tagen kritisch oder lytisch abfällt und die Temperatur von da ab nicht dauernd normal verharrt oder nach Remission wieder ansteigt; wenn Puls und Atmung nicht dauernd zur Norm zurückkehren und das allgemeine Befinden sich nicht bessert, ja sogar verschlechtert.

Die Resultate der Perkussion können ebenso trügerisch sein wie jene der Auskultation. Die Regel, daß völliger Schenkelschall mit massivem Resistenzgefühl bei der Pneumonie nur äußerst selten ist, kann wohl den Verdacht auf das Vorhandensein eines Empyems hinlenken, ist aber für sich allein nicht beweisend. Sowohl lautes Bronchialatmen als grobe Rasselgeräusche können nicht nur oberhalb des Ergusses, sondern auch an der Stelle des Ergusses selbst hörbar werden. Die Röntgendurchstrahlung, in typischen Fällen zwischen Pneumonie und Exsudat mitunter entscheidend, kann bei abgesackten Ergüssen völlig im Stiche lassen.

So kann die Regel nicht genug dringlich ans Herz gelegt werden, in jedem Falle, wenn immer die geschilderten allgemeinen oder lokalen Symptome auf die Möglichkeit eines Empyems hinweisen, die Probepunktion möglichst früh, wenn nötig wiederholt auszuführen und die gewonnene Flüssigkeit in jedem Falle zytologisch und bakteriologisch zu untersuchen.

Die Diagnose gestaltet sich naturgemäß noch viel schwieriger in jedem
Falle eines irgendwie abgesackten Empyems. Der Eiter kann sich an
jeder beliebigen Stelle des freien Pleuraraumes mehr oder minder ausgedehnt abkapseln, sobald der betreffende Bezirk der Pleurahöhle vom
freien Pleuraraum durch Verlötungen abgeschlossen ist. Es können sich
bei vielfachen Verwachsungen der Brustfellblätter auch mehrkammerige
Empyeme bilden.

Als Mantelempyeme bezeichnet Sauerbruch abgekapselte Ergüsse,
die sich als dünne Schichte um die nur zum Teil retrahierte Lunge herum
entwickeln. Einen solchen Fall beobachtete ich im Anschluß an eine im
Puerperium entstandene Pneumonie, mit schweren Erscheinungen septischer
Infektion, welche erst nach gelungener Probepunktion und Eröffnung der
Pleurahöhle durch Rippenresektion der Heilung zugeführt wurde.

Jedoch gibt es auch typische Stellen, an welchen sich Eiterexsudate ab-
zukapseln pflegen. Danach unterscheidet man die oft schwer zu diagnosti-
zierenden, selteneren apikalen (Spitzen-)Empyeme, von welchen ich
kürzlich einen Fall bei einem an schwerer, chronischer Lungentuberkulose
verstorbenen Patienten sah.

In einem zweiten hieher gehörigen Falle entwickelte sich bei einer
postpneumonischen Gangrän des linken Unterlappens nach Eröffnung des
Gangränherdes durch Thorakotomie (Prof. Denk) ein über dem Oberlappen derselben Seite abgesackter Pyopneumothorax, in dessen
Gefolge Pat. durch eine in einen Pulmonalarterienast perforierte Gangrän
der Lunge infolge profuser Hämorrhagie aus der Lunge zugrunde ging.

Eine weitere Abart abgesackter Empyeme stellen die basalen, zwischen
dem Zwerchfell und der Lungenunterfläche abgekapselten, auch dia-
phragmatische Empyeme genannten Formen dar.

Eine dritte Form ist das mediastinale Empyem, bei welchem Eiter
zwischen Pleura visceralis und vorderem, bzw. hinterem Mittelfell abgekapselt ist. Kürzlich sah ich zwei solche Fälle, deren einer nach Durchbruch des Empyems in einen Bronchus genas, deren anderer tödlich ver-
lief, da es bei dem schweren Zustande des Patienten nicht möglich war,
das Empyem zu eröffnen.

Eine andere Form typisch abgekapselter Empyeme sind die zwischen
den Lungenlappen als Pleuraabszesse gelagerten, interlobären Empyeme. Entsprechend der Lagerung der Lappenspalten werden die
rechtsseitigen zwischen Ober- und Mittellappen oder zwischen diesem
und dem Unterlappen, die linksseitigen zwischen Ober- und Unterlappen angetroffen. Diese Empyeme bieten die für ihre Diagnostik
schwierige Besonderheit, daß sie, in der Tiefe der Interlobärspalte gelegen,
allseitig von lufthältiger Lunge bedeckt sein können. Die interlobären
Empyeme können auf das benachbarte Lungengewebe übergreifen, aber
auch wie freie und anders abgesackte Empyeme mit Lungenabszeß vergesellschaftet sein. Ebenso können dieselben in die freie Pleurahöhle durchbrechen oder hier abgekapselt werden und sich so mit verschiedenen Befunden eiteriger Pleuritis kombinieren. Wenn das interlobäre Empyem
keine, entsprechend den Lappenspalten lokalisierbaren, perkussorischen
oder auskultatorischen Zeichen ergibt, so kann die Röntgenuntersuchung oft die Diagnose klären. Fleischner legt besonderes Gewicht

auf die beiderseits scharfe Begrenzung bei den nicht mit benachbarten Infiltrationsprozessen kombinierten interlobären Exsudaten. (Durchleuchtung in verschieden gedrehter, besonders in frontaler Richtung.) In anderer als der jeweils in bezug auf ihre Lagerung geeigneten Durchleuchtungsrichtung sind die Bilder durchaus uncharakteristisch und können meist auch Verdichtungen des Lungenparenchyms entsprechen.

Noch sei schließlich an das Krankheitsbild chronischer Empyeme, welche jahrelang getragen werden können, und an die Differentialdiagnose zwischen den in die Lunge durchgebrochenen Empyemen und Lungenabszessen erinnert, welche durch den physikalischen Befund, in vielen Fällen aber erst durch den Verlauf voneinander unterschieden werden können.

Die oft schwierige Diagnose der Empyeme ist deshalb so wichtig, weil der oberste Grundsatz jeder Empyembehandlung in einer möglichst frühzeitigen und möglichst ausgiebigen Entfernung des Eiters besteht, zumal wir nur in seltenen Ausnahmsfällen kleiner parapneumonischer Empyeme mit einer spontanen Heilung rechnen dürfen.

Fragen: Gibt es beim mediastinalen Empyem eine optimale Stelle für die Punktion? Macht bei supradiaphragmatischem Empyem das Zwerchfell besondere Symptome? — Antworten: Es gibt mediastinale Empyeme, bei denen das Exsudat der Rücken- oder auch der Vorderfläche des Thorax so genähert ist, ja sogar wandständig anliegt, daß man ohne Gefahr eine Punktion vornehmen kann. Beim supradiaphragmatischen Empyem kommt es zu besonderen Schmerzen in der Gegend des Zwerchfellansatzes; das Zwerchfell kann in seiner Tätigkeit gehemmt sein, es ist meist tiefer, manchmal aber sogar infolge seiner Lähmung in die Höhe gezogen. *Weinberger*

Lymphdrüsenerkrankung

Wie erkennt und behandelt man die akute und chronische nicht spezifische Lymphadenitis?

Die akute, nicht spezifische pyogene Lymphadenitis ist charakterisiert durch den Schmerz. Die infizierten Lymphknoten am Halse haben häufig die Neigung zur Abszeßbildung. Im besonderen zu erwähnen sind derartige Abszesse in der Okzipital- oder Nuchalgegend, die durch Pedikulosis hervorgerufen werden, ferner die Lymphdrüsenabszesse in der Regio mandibularis nach entzündlichen Erkrankungen der Zähne und des Unterkiefers. Auch die retropharyngealen Abszesse der Kinder gehen aus einer pyogenen Lymphadenitis der pharyngealen Lymphknoten hervor, die median von der Carotis interna liegen. Von besonderer Wichtigkeit ist die pyogene Lymphadenitis, welche sich an gewisse bösartige Formen der Tonsillitis anschließt. Es erkranken in der Regel die tiefen Halslymphknoten, welche die großen Gefäße begleiten. Der Verlauf solcher Fälle ist oft ein sehr stürmischer, die Krankheit kann innerhalb zwei bis drei Tagen zum Tode führen. Nur selten ist es dem Chirurgen vergönnt, rechtzeitig eine Operation auszuführen, die in breiter Freilegung und Spaltung der Drüsenpakete zu bestehen hat.

Von den Formen der chronischen, nicht spezifischen Lymphadenitis hat die hyperplastische Form, das einfache Lymphom die größte praktische

Bedeutung. Unter den Schulkindern findet man bis zu 90% an diesem Leiden erkrankt. In der Hälfte aller Fälle hat es seine Ursache in Karies der Zähne. Außerdem aber kommen entzündliche Erkrankungen im Bereiche des ganzen Quellgebietes der Halslymphdrüsen in Betracht, also an Lippen, Nase, Augen, Ohren, Mund, Rachen, Schlund und Kehlkopf. Schwierig, oft unmöglich, ist im Beginn der Erkrankung die Differentialdiagnose gegenüber dem tuberkulösen Lymphom. Hat die Pirquetsche Probe negativen Ausfall, dann ist die Diagnose „hyperplastisches Lymphom" gesichert, ebenso dann, wenn nach Beseitigung der entzündlichen Erkrankungen im Wurzelgebiet der Halslymphknoten die Lymphome prompt zurückgehen. In manchen Fällen kann die Differentialdiagnose zwischen dieser Art der Lymphome, den tuberkulösen und dem Lymphogranulom erst im weiteren Verlauf der Krankheit mit Sicherheit gestellt werden.

Neben allgemeiner roborierender Behandlung empfiehlt sich die zeitweise Applikation von Jodvasogen oder grauer Salbe, Helio- und Radiotherapie in jeder Form. *P. Albrecht*

Welche klinischen Erscheinungen machen Lymphogranulomatose und Sarkom der Halslymphdrüsen?

Die Lymphogranulomatose ist eine entzündliche Erkrankung des Lymphapparates, während das Lymphosarkom einen lokalen Prozeß darstellt, der von einer Lymphdrüse oder von einer Lymphdrüsengruppe seinen Ausgang nimmt. Das Prädilektionsalter des Lymphogranuloms ist das dritte und vierte Jahrzehnt. Das Lymphosarkom befällt in der Mehrzahl der Fälle jugendliche Individuen, doch sind solche Tumoren auch im späteren Alter keine Seltenheit. Das Lymphogranulom beginnt in mehr als der Hälfte der Fälle in den tiefen Lymphdrüsen des Halses. Das Allgemeinbefinden bleibt im Beginne der Erkrankung lange Zeit gut. Der Verlauf ist ein chronischer. Das Lymphosarkom gehört zu den bösartigsten Geschwülsten, die wir kennen, und führt verhältnismäßig rasch zu einer Kachexie. Die ersten klinischen Erscheinungen des Lymphogranuloms bestehen häufig in einem Hautjucken. Manchmal beobachtet man auch gastrointestinale Reizerscheinungen. Ebenso wie bei den leukämischen und aleukämischen Erkrankungen des Lymphsystems stellt sich auch bei der Lymphogranulomatose Milz- und Leberschwellung ein. Sehr häufig ist dieses Leiden von Fieberbewegungen begleitet. Das Fieber zeigt keinen bestimmten Charakter, manchmal bestehen nur subfebrile Temperaturen, in anderen Fällen wechselt normale Temperatur mit einer hohen Kontinua ab. Wieder in anderen Fällen ist ein dem Rekurrenstypus ähnliches Fieber beobachtet worden. Alle diese klinischen Erscheinungen fehlen beim Lymphosarkom.

Von besonderer Wichtigkeit ist der Tastbefund. Die geschwollenen Lymphknoten des Lymphgranuloms durchbrechen niemals die Kapsel, die Drüsen haben glatte Oberfläche, derbelastische Konsistenz, sind gegeneinander, sowie gegen die Unterlage gut verschieblich. Das Lymphosarkom hingegen wuchert sehr rasch schrankenlos. Es durchbricht die Kapsel der Drüsen, wächst gegen die Nachbarorgane vor, dieselben durchsetzend oder einschneidend. Durch diese Art des Wachstums präsentiert sich das Lymphosarkom bald als ein ziemlich derber, höckeriger Tumor, der der Unterlage fest aufsitzt. Die Form der Drüsen ist meist nicht mehr zu erkennen. Nicht lange dauert es, bis die Haut über einem solchen Tumor in denselben einbezogen wird; es kommt zur Exulzeration, eine Erscheinung, die beim Lymphogranulom nicht zur Beobachtung kommt. Durch das Einwachsen und Umwachsen der Nerven treten beim Lymphosarkom häufig die qualvollsten Schmerzen auf. Dieselben sind bei der Lymphogranulomatose im allgemeinen sehr selten, sie können höchstens ausgelöst werden durch Kompression der Nerven infolge der knolligen Tumoren. So kommt es beim Lymphogranulom des Mediastinums z. B. auch zur Kompression des Ösophagus und der Trachea mit ihren Folgeerscheinungen. Im Blutbild ist für Lymphogranulom in typischen Fällen Eosinophilie charakteristisch. Erst verhältnismäßig spät im Verlaufe kommt es zu einer Anämie und Kachexie. Im Stadium der Propagation treten im Lymphapparat des Körpers an den verschiedensten Stellen lymphogranulomatöse Wucherungen auf. Das Lymphosarkom hingegen führt sehr rasch zu einer Kachexie, es metastasiert ausgedehnt auf dem Wege der Lymphbahnen, selten einmal bricht es in seinem rapiden Wachstum in eine Vene ein und erzeugt so Metastasen auch auf dem Blutwege.

Die geschilderten klinischen und anatomischen Unterschiede zwischen dem Lymphogranulom und dem Lymphosarkom lassen in typischen Fällen mit großer Wahrscheinlichkeit eine Differentialdiagnose stellen. Mit Sicherheit ist dies oft erst durch die histologische Untersuchung nach Probeexzision möglich. *P. Albrecht*

Welche ist die neuere Anschauung über die Behandlung der tuberkulösen Lymphome?

Die Frequenz der tuberkulösen Lymphome hat im letzten Jahrzehnt sehr bedeutend abgenommen. Die Ursache hiefür liegt in der fortschreitenden Aufklärung des Volkes in hygienischer Hinsicht, in der Ausbildung der Fürsorge für die Tuberkulose, nicht zuletzt aber in der enormen Zunahme der Zahnpflege. Hier hat der Krieg vielleicht fördernd gewirkt, indem während desselben vielen Tausenden von Männern an der Front vorzügliche zahnärztliche Behandlung zuteil geworden ist, deren Vorteile sie nun ihrer Umgebung gegenüber betonen.

Von der rein chirurgischen Behandlung der tuberkulösen Lymphome, wie sie vor 20 und 30 Jahren noch im Schwange war, ist man heute gänzlich abgekommen. Wir haben gelernt, daß der Erfolg der Sonnenbestrahlung in großer Höhe sowohl, wie auch der Aufenthalt am Meeresstrande viele Fälle von tuberkulösen Halslymphdrüsen zu heilen vermag und ebenso liegen heute schon umfassende statistische Mitteilungen über den ausgezeichneten Einfluß der Röntgenstrahlen auf die tuberkulösen Lymphome vor. Derzeit wählt der Chirurg sorgsam die Fälle aus, die er einer operativen Behandlung unterzieht; es sind in erster Linie diejenigen, welche zur Erweichung, bzw. Vereiterung neigen. Abszesse infolge tuberkulöser Lymphknoten werden aber durchaus nicht immer inzidiert, vielmehr mittels Aspirationsspritze entleert und mit irgend einer Flüssigkeit gefüllt, welche dem tuberkulösen Prozeß entgegenzuwirken geeignet ist. Erscheint die Exstirpation von Lymphdrüsen indiziert, so betrifft sie meistens solche, die zur Fistelbildung geführt haben, doch ist es bekannt, daß auch solche Fälle noch unter dem Einflusse der Strahlentherapie zur Ausheilung kommen. Glücklicherweise sind in den letzten zehn Jahren auch die schweren Formen der Halslymphdrüsentuberkulose, die als harte, fest miteinander verbackene, der Unterlage unverschieblich aufruhende Tumoren in Erscheinung getreten sind, zu Seltenheiten geworden. Gerade bei ihnen werden wir alle Arten der Strahlenbehandlung versuchen und, wenn irgend möglich, die sogenannte radikale Operation, wie sie früher gemacht wurde, vermeiden, schon mit Rücksicht auf die schweren Schädigungen, die sich infolge Durchschneidung von Nerven (Fazialis, Akzessorius) ereignet haben. Die moderne Behandlung der tuberkulösen Lymphome wählt sorgsam zwischen Operation und Strahlenbehandlung, gegebenenfalls kombiniert sie beide.

P. Albrecht

Wie verhält sich die Lymphogranulomatose zu den Erkrankungen der Halslymphdrüsen bei Blutkrankheiten?

Die Lymphogranulomatose teilt mit den sogenannten Blutkrankheiten nur die Art der Ausbreitung im Körper, insofern als sie gleichfalls die Neigung zeigt, den gesammten lymphatischen Apparat zu ergreifen. Sie stellt also eine Systemerkrankung des lymphatischen Apparates dar, ist aber eine spezifische chronische Entzündung und deshalb ganz verschieden von der Hauptgruppe der Systemerkrankungen des lymphatischen Apparates, von den sog. leukämischen Erkrankungen. Ich halte an der Anschauung fest, daß die Tuberkulose eine sehr wesentliche Rolle in der Ätiologie der Lymphogranulomatose spielt.

Frage: Kann man im Beginne der Drüsenschwellung durch Exzision eines kleinen Partikels die Diagnose histologisch sicherstellen? — Antwort: In den allermeisten Fällen ermöglicht die histologische Untersuchung eines exzidierten Lymphknotens die sichere Diagnose der Lymphogranulomatose. Ich würde aber empfehlen, nicht die kleinsten, scheinbar eben erst erkrankten Lymphknoten zu wählen, da in den allerersten Stadien der Erkrankung die typischen Veränderungen in den Lymphknoten meist noch nicht entwickelt sind. Man wähle daher etwas größere, wo möglich noch nicht bestrahlte Lymphknoten für die histologische Untersuchung.

C. Sternberg

Magenkrankheiten

Welche Regeln hat man bei der Prüfung der Magenfunktion mittels Probemahlzeit zu beachten?

Zunächst empfiehlt es sich, ein für allemal an einer Probemahlzeit festzuhalten, da nur so Veränderungen gegenüber der Norm bewertet werden können. Wir verwenden ausschließlich das Boas-Ewaldsche Probefrühstück, welches seit Jahrzehnten im Gebrauche, in seiner Wirkung auf die Magensaftsekretion genau bekannt ist. Es ist von Wichtigkeit, sich an die Originalvorschrift zu halten, insbesonders die vorgeschriebene Quantität Brot zu verabreichen, und nicht früher auszuhebern als dreiviertel Stunden nach Einnehmen des Frühstücks. Willkürliche Abweichungen von diesen Vorschriften können das Ergebnis vollständig entstellen. So wird häufig schon nach einer halben Stunde, ja sogar nach 10 bis 20 Minuten ausgehebert, da man zu dieser Zeit leichter eine größere Quantität des Mageninhaltes gewinnen kann. Die Azidität hat aber in diesem

Zeitpunkte selten ihr Maximum erreicht, so daß man Subazidität oder Anazidität finden kann, wo in Wirklichkeit Hyperazidität besteht, u. dgl. Man muß bei der Untersuchung auch mit geringen Mengen Mageninhalt auskommen, was bei den von uns geübten Methoden selten Schwierigkeiten bereitet. Ich möchte nicht unterlassen hinzuzufügen, daß die Technik der Magenausheberung, so einfach sie ist, doch eine gewisse Übung und Erfahrung erfordert. Der Ungeübte verursacht den Patienten überflüssige Beschwerden, was die Magenausheberung bei den Kranken in Mißkredit gebracht hat und vielleicht mitschuldig ist, daß diese Untersuchung häufig unterlassen wird. Die Untersuchung des Mageninhaltes kann sich gewöhnlich auf die Feststellung seiner Azidität beschränken, nur bei verdächtigen Fällen prüft man auch auf Milchsäure, untersucht auf Rückstände früherer Mahlzeiten, auf Milchsäurebakterien und Sarzine. Der Nachweis von Schleimbeimengungen hat nicht die Bedeutung, die man ihm früher zugeschrieben hatte, denn innig mit Ingestis vermischter Schleim kann aus dem Ösophagus oder Duodenum stammen, Abwesenheit von Schleim beweist nichts gegen eine vermehrte Schleimsekretion des Magens, denn der Schleim kann vom Magensaft verdaut worden sein. Für die Untersuchung der Azidität des Mageninhaltes dient als exakteste und einfachste Methode die Bestimmung der H-Ionenkonzentration mittels der **Indikatorenmethode nach Michaelis.** Die übliche Titrationsmethode ist nicht hinreichend exakt und komplizierter als die Indikatorenmethode. *Porges*

Welche diagnostische Bedeutung hat die Magenausheberung nach Probemahlzeit?

Die diagnostische Bedeutung der pathologischen Befunde können wir in folgende Sätze zusammenfassen:

1. Anazidität und Subazidität, aber auch Hyperazidität beweisen das Bestehen eines Magenkatarrhes. Die Anazidität und Subazidität ist das Zeichen einer Fundusgastritis oder Pangastritis, die Hyperazidität ist das Zeichen einer pylorischen Gastritis. Neben der Gastritis können natürlich auch andere pathologische Veränderungen bestehen, z. B. ein Ulkus, ein Karzinom, eine Atonie. Die Anamnese, die somatische Untersuchung, sowie der Röntgenbefund müssen im konkreten Falle entscheiden, ob nur Gastritis oder außerdem noch eine andere Affektion besteht.

2. Eine hochgradige Hyperazidität ($p_H = 1,0$ bis $1,3$) läßt auf Ulcus duodeni schließen. Ist die Azidität kleiner als einer p_H von $1,3$ entspricht (d. h. die p_H größer als $1,3$), so ist das Bestehen eines unkomplizierten Ulcus duodeni unwahrscheinlich. Bei der p_H von $1,3$ kann, aber muß nicht ein Ulcus duodeni vorhanden sein.

3. Rückstände früherer Mahlzeiten, Milchsäure, Milchsäurebakterien und Sarzine beweisen eine Stagnation des Mageninhaltes, meist infolge einer Stenosierung des Magens oder Pylorus. Milchsäure und Milchsäurebakterien finden sich fast ausschließlich bei karzinomatöser, Sarzine häufiger bei narbiger als bei maligner Stenose.

Man könnte nun einwenden, daß der Aufschluß, der durch die Untersuchung des Mageninhaltes gewonnen wird, durch die somatische Untersuchung im Verein mit dem Röntgenbefund ersetzt werden kann; ich will daher zeigen, in welchen Fällen unsere Untersuchungsmethode unentbehrlich ist, und das Material entsprechend der hohen Einschätzung, die der Röntgenuntersuchung zukommt, in Fälle mit positivem und solche mit negativem Röntgenbefund gliedern.

Bei negativem Röntgenbefund kann diese Untersuchung die Diagnose einer Gastritis sichern; zahlreiche Fälle, die unter der Verlegensheitsdiagnose Neurose segeln, erweisen sich durch die Untersuchung des Mageninhaltes als Magenkatarrh. Findet man eine hochgradige Hyperazidität (PH kleiner als 1,3), so besteht gleichzeitig trotz negativen oder zweifelhaften Röntgenbefundes ein Ulcus duodeni. Gewöhnlich weist die Anamnese und der somatische Befund (Druckpunkte) in gleiche Richtung. Wichtig ist besonders die Untersuchung des Mageninhaltes bei den zahlreichen Fällen mit negativem oder zweifelhaftem Röntgenbefund, bei denen man die Differentialdiagnose zwischen Ulcus duodeni und Cholelithiasis oder Typhlitis stellen muß. Hochgradige Hyperazidität beweist hier Ulcus duodeni, geringgradige Hyperazidität, Normazidität, Subazidität und Anazidität läßt Ulcus duodeni ausschließen.

Bei Magenbeschwerden nach Resektionsoperationen des Magens spricht der Nachweis von freier Salzsäure im Ausgeheberten für Ulcus pepticum jejuni oder Rezidivulkus des Magens, das Fehlen freier Säure gegen Ulkus (eigene Untersuchungen). Am zweckmäßigsten führt man hier die Sonde in den nüchternen Magen ein und prüft mittels eines Kongopapierstreifens auf freie Säure im Sondenfenster.

Ein positiver Röntgenbefund ist nicht immer verläßlich. So kann eine Deformität des Bulbus duodeni außer durch Ulkus auch durch Adhäsionen infolge von Pericholezystitis oder Perikolitis erzeugt sein. Hier wird die Untersuchung der Azidität des Mageninhaltes die Diagnose sichern. Mitunter kann der Röntgenbefund nicht entscheiden, ob eine Pylorusstenose durch eine Ulkusnarbe oder durch ein Neoplasma erzeugt ist. Milchsäure und Milchsäurebakterien werden hier ein Neoplasma beweisen, Sarzine bei starker Azidität eine Narbenstenose wahrscheinlicher machen u. dgl.

Schließlich möchte ich nicht unterlassen hinzuzufügen, daß die Magenausheberung auch für die Diagnose außerhalb des Magens lokalisierter Krankheiten von Bedeutung ist. So erkennen wir gewisse Darmkatarrhe durch den Nachweis einer Anazidität des Mageninhaltes als gastrogenen Ursprungs, bei Anämien fraglicher Ätiologie spricht das Bestehen einer Achylia gastrica für die Diagnose einer perniziösen Anämie usw. Auch für die Prognose und Therapie der Magenkrankheiten ist die Untersuchung des Mageninhaltes von Bedeutung, so für die Dosierung der Alkalien bei der Ulkuskrankheit. *Porges*

Miktionsstörungen

Welche Formen der Miktionsstörung beobachten wir bei der Tabes?

Die Blasenstörungen bei der Tabes eilen oft den anderen Symptomen voraus und wirken sich in den beiden Muskelsystemen der Blase, dem Detrusor und dem Sphinkter, nicht gleichmäßig und auch nicht gleichzeitig aus. Die wechselseitige Detrusor-Sphinkterbeziehung ist bekanntlich zum Zustandekommen der automatischen Miktion unbedingt erforderlich. Im Stadium der Reizung beobachten wir, wenn dieser Reizzustand Detrusor und Sphinkter in gleicher Weise ergriffen hat, das Symptom des vermehrten Harndranges. Die Patienten müssen oft urinieren, empfinden einen unangenehmen, manchmal schmerzhaften Harndrang und haben stets das Gefühl der nicht vollständig entleerten Blase. Dann gibt zuerst der Detrusor nach, das Lähmungsstadium beginnt, ist aber noch nicht vollständig ausgeprägt. Der Sphinkter ist noch im Zustand der Reizung, der Hypertonie. Es entwickelt sich allmählich das klinische Bild der Dysurie und Retention. Die Miktion ist immer mehr erschwert, das Urinieren gelingt nur unter heftiger Anstrengung, oft nur in hockender Stellung. Das zystoskopische Bild einer solchen Blase zeigt uns überaus starke Trabekelbildung als Ausdruck einer Hypertrophie des Detrusors, aus dem Reizstadium herrührend. Der schon teilweise gelähmte Detrusor kann nicht mehr den Öffnungsimpuls des hypertonischen Sphinkters hervorbringen, die Blase entleert sich schließlich von selbst gar nicht mehr oder nur mit Zurückbleiben eines mehr oder weniger großen Restes. Im Stadium der vollständigen Lähmung ist der Detrusor ganz schlaff, der Sphinkter zeigt auch schon Zeichen der Lähmung, ist nicht mehr hypertonisch, aber noch kontraktionsfähig. Die Kranken haben das Gefühl des Harndranges gänzlich eingebüßt, sie entleeren ihre Blase oft 24 Stunden nicht, ohne besondere Beschwerden. Wenn man auf eine solche stark gefüllte Blase mit der flachen Hand einen Druck ausübt, so öffnet sich der Sphinkter und der Inhalt der Blase fließt ab, solange der Druck anhält. Wir haben das Bild der ausdrückbaren Blase vor uns. Geht auch der Sphinkter in den Zustand schlaffer Lähmung über, so ist vollständige Inkontinenz vorhanden. In neuerer Zeit wird bekanntlich die Tabes energisch behandelt, teils antiluetisch, vornehmlich mit Salvarsan, teils durch fiebererregende Mittel, wie Typhusvakzine, Staphylokokkenvakzine, Vakzineurin u. a. Mit dieser Therapie sind wir imstande, die vorhandenen Ausfallserscheinungen erheblich zu bessern, vor allem aber ein Weiterschreiten des Prozesses aufzuhalten. Diese Tatsache berechtigt uns dazu, bei vorhandenen Blasenstörungen neben der allgemeinen Therapie auch eine lokale gegen die betreffende Miktionsstörung direkt gerichtete einzuleiten. In diesem Sinne habe ich vor einigen Jahren empfohlen, bei dem wohl ausgeprägten Bild der tabischen Dysurie mit Retention eine Schwächung des hypertonischen Sphinkters durch Sphinkterresektion herbeizuführen, ein Verfahren, welches mir in einigen Fällen auffallend gute Resultate gezeitigt hat. Zu erwähnen wäre noch, daß sich bei allen tabischen Blasenstörungen sehr bald eine nur sehr schwer zu bekämpfende Infektion der Harnwege einstellt, welche an und für sich auch wieder eine spezielle urologische Therapie gebietet.

Frage: Kann man die Inkontinenz durch Anlegung eines ambulanten Dauerkatheters erträglich gestalten? Gibt es andere künstliche Behelfe? — Antwort: Ein Dauerkatheter bringt bei Inkontinenz keinen Vorteil, weil der Harn neben dem Katheter abfließt. Als einziger Behelf kommt ein Rezipient in Frage. *Rubritius*

Milchsekretion

Kann man die Milchsekretion beim Menschen hormonal beeinflussen?

Die Hypogalaktie ist eine recht unangenehme Komplikation des Wochen-

bettes. Abgesehen von mechanischer Behandlung, Diathermie und Licht-
anwendung (in Form der Höhensonne)) gibt es eine ganze Reihe fabriks-
mäßig hergestellter Präparate, deren Wirkung aber nicht spezifisch ist,
sondern die als Proteinkörperwirkung aufgefaßt werden muß. Eine Reihe
von Mitteln wirken durch die Hochwertigkeit der Nahrungszufuhr. Die
zahlreichen Tierversuche, welche eine Anregung der Milchsekretion durch
hormonale Substanzen erwiesen, haben es nahegelegt, diese Versuche auch
auf den Menschen zu übertragen.

Plazentaextrakte haben keine Wirkung. Getrocknete Plazentaextrakte 10,0 dreimal täglich haben einzelnen Autoren scheinbar gute
Resultate gebracht. Über Erfolge wird bei Verfütterung von Schafplazenta
berichtet, die aber wieder von anderer Seite bestritten werden. Plazentar-
opton (Merk) ist nach dem Berichte Jaschkes nicht eindeutig zu beurteilen.

Thyreoidin täglich 1- bis 3mal 0,1 durch 4 bis 5 Monate lang, bereits
während der Gravidität gegeben, soll Erfolg haben; ein ähnlicher Vorschlag
existiert, kleinste Jodgaben schon während der Schwangerschaft zu verabreichen. Die Therapie erscheint jedoch nicht ganz unbedenklich.

Pituitrin wurde von einigen Autoren erfolgreich, von anderen erfolglos
injiziert.

Ähnliche widersprechende Angaben liegen bei anderen Organextrakten
vor.

Ozenta ist ein Präparat der chemischen Fabrik Promonta in Hamburg,
bestehend aus Hypophyse, Plazenta, Vitaminen, Phosphor, Kalk, Eisen,
Hämoglobin, Eiweiß, Kohlehydraten. Gegeben wird dreimal täglich ein
gehäufter Teelöffel. Nach Angaben von Westphal besteht gute Wirkung,
nur 10% Versager; auch das Kopenhagener Reichsspital bezeichnet das
Mittel als wirksam. Eine weitere Bestätigung ist mir nicht bekannt.

Schiffmann

Milzerkrankungen

Woran denkt man bei Vorhandensein eines Milztumors?

Gegenstand meines Themas seien jene Krankheiten, bei denen der Milztumor das Krankheitsbild beherrscht. Früher hatte man einfach von
Pseudoleukämie, Anaemia splenica usw. gesprochen, ohne sich dabei besondere
Gedanken zu machen. Die Therapie, meist ganz nutzlos, bestand in Chinin,
Eisen und Arsen. Heute aber stehen wir bei jedem Falle von derartigem
Milztumor vor der Frage, ob nicht ein aktives Vorgehen, wie Bestrahlung,
oder Splenektomie am Platze sei. Banti hat zuerst bei dem von ihm beschriebenen Krankheitsbilde eine Splenektomie vornehmen lassen. Wohl
wird das Vorkommen des Morbus Banti bei uns von manchen Autoren
bezweifelt, doch er wird gelegentlich auch in unseren Breiten angetroffen.
Am häufigsten scheint er in Ägypten zu sein. Die Krankheit beginnt damit,
daß die Leute sich schwach fühlen und allmählich einen Milztumor zeigen.
Dieses Stadium dauert oft jahrelang, es kommt dann zu einer Vergrößerung
der Leber, sekundärer Anämie, an die sich Aszites mit einem Kleinerwerden
der Leber anschließt; schließlich sieht es aus wie eine atrophische Zirrhose.
Banti hat nun beobachtet, daß die Krankheit keine weiteren Fortschritte
macht, wenn im Beginne derselben die Milz exstirpiert wird. Ähnliche,

durch fibröse Entartung der Milzfollikel, Leukopenie und relative Lymphozytose charakterisierte Milztumoren sind wiederholt auch bei uns durch Splenektomie geheilt worden. Die Mortalität nach Operation beträgt nach Banti ungefähr 50%.

Der zweite Zustand, bei dem die Exstirpation der Milz von Vorteil ist, ist der hämolytische Ikterus. Es handelt sich hier um einen Ikterus, der durch Blutzerfall entsteht. Wir unterscheiden zwei Gruppen, die familiär vorkommende Form und die erworbene. Die Patienten zeigen von Zeit zu Zeit einen leichten Ikterus, der wieder vollständig schwindet und einer Anämie Platz macht. Und dieses Spiel wiederholt sich immer wieder von neuem. Die Untersuchung des Blutes ergibt erhöhten Bilirubingehalt desselben; im Harn ist bei Abwesenheit von Bilirubin das Urobilin und Urobilinogen vermehrt. Die roten Blutkörperchen, zeigen meist, wenn auch nicht immer, eine herabgesetzte Resistenz. In diesen Fällen sieht man von der Splenektomie sehr gute Erfolge. Man stellt sich vor, daß die der Krankheit zugrunde liegende Hämolyse vorwiegend in der Milz vor sich geht, und daß mit der Beseitigung dieses Organes die Krankheitsursache ausgeschaltet ist.

Als drittes Krankheitsbild ist die thrombopenische Purpura oder der Morbus maculosus Werlhofii zu nennen. Bei demselben bestehen Blutungen in die Haut und in die Schleimhäute. Dabei kommt es zur Entwicklung eines meist nicht bedeutenden Miltzumors. Im Blut beobachten wir eine Verminderung der Thrombozyten. Die Therapie besteht in der Splenektomie oder eventuell in einer probatorischen Röntgenbestrahlung, die jedoch nicht dieselbe Wirkung wie die Milzexstirpation zu entfalten scheint.

Hier ist auch die Hanotsche Zirrhose zu erwähnen, wo zuerst eine bedeutende Vergrößerung der Leber und Milz sowie wechselnd intensiver Ikterus beobachtet wird. Der Zustand ist meistens von unregelmäßigem Fieber begleitet, wie es übrigens so ziemlich bei allen splenomegalischen Erkrankungen der Fall zu sein pflegt und nichts Bezeichnendes an sich hat. Die Krankheit dauert oft jahrelang, es kann schließlich auch zu einer Schrumpfung der Leber und Aszites kommen. Hier ist wohl die Splenektomie nicht von jenem eingreifenden Erfolg begleitet wie bei den früher genannten Zuständen, doch beobachtet man wenigstens ein wohltuendes Aufhören des Pruritus.

Abgesehen von diesen typischen Formen des Milztumors, die schon wegen ihrer Häufigkeit von Interesse sind, wäre noch die Tuberkulose der Milz zu nennen, sofern dieselbe als primäre Erkrankung in Erscheinung tritt. Eine Vergrößerung der Milz bei bestehender allgemeiner Tuberkulose ist ein sehr häufiges Symptom, während die primäre Tuberkulose der Milz sehr selten ist. Einige Fälle dieser Art, wenn auch meist diagnostisch nicht erkannt, sind erfolgreich operiert worden. Ähnlich verhält es sich mit der Syphilis der Milz. Diese kann sich in verschiedener Form äußern, und zwar bald als diffuse bindegewebige und bald als gummöse Erkrankung. Mit der Diagnose steht es wie bei der Tuberkulose der Milz: sie gelingt nur in seltenen Fällen, und dann hauptsächlich auf Grund der positiven Wassermannreaktion. Die spezifische Behandlung hat natürlich gegenüber der Splenektomie den Vortritt. Die Splenektomie bei perniziöser Anämie ist seit der erfolgreichen Leberdiät gegenstandslos geworden. Die leukämischen Milztumoren sind von der Operation ausgeschlossen. Handelt es sich um eine gewöhnliche Form der Leukämie, so ist ihre Diagnose durch die Blutuntersuchung bald sichergestellt. Bei den aleukämischen Myelosen finden sich die Elemente im Blut nur sehr spärlich, und man wird zur Klärung der Diagnose eine Punktion der Milz vornehmen müssen. Hier wird man ebenso wie beim Morbus Gaucher von einer Operation abzusehen haben. Letztere Erkrankung betrifft vorwiegend Kinder, meist Mädchen, selten Erwachsene. Die Diagnose ist nicht immer leicht zu stellen. Bronzefärbung des Gesichtes, Pingueculae der Konjunktiven, Knochenschmerzen werden den Verdacht auf Morbus Gaucher lenken. Die Splenektomie ist hier erfolglos. Das primäre Lymphogranulom der Milz, nicht leicht diagnostizierbar (Fieber, Diazoreaktion), ist von der Operation auszuschließen, desgleichen natürlich die allgemeine Lymphogranulomatose. Die Milz bei Malariakranken ist nicht zu operieren. Hingegen werden thrombophlebitische Milztumoren sowie auch Milzinfarkte, die bedeutende Schmerzen verursachen, für die Operation geeignete Fälle darstellen. Hier ist noch eine Erkrankung der Milz zu erwähnen, die eigentlich bei uns nur eingeschleppt vorkommt, in Indien, Ägypten häufig, seltener auf dem Balkan und in Italien auftritt. Es ist dies die Kala-Azar. Sie ergreift sowohl Kinder wie Erwachsene, und ihr Hauptsymptom besteht in einer sehr bedeutenden Vergrößerung der Milz. Fieber kann vorhanden sein, aber auch fehlen, im Harn ist nichts Bemerkenswertes, Blut ohne auffallende Veränderung. Bei Verdacht auf Kala-Azar soll mit einer feinen Nadel eine Milzpunktion bei Ruhigstellung der Atmung vorgenommen werden. Bei Kala-Azar finden sich in der Punktionsflüssigkeit die Erreger, nach ihrem Entdecker Leishmania genannt, die mit Giemsa-Färbung sehr deutlich wahrnehmbar sind. Bisher war die Kala-Azar therapeutisch nicht beeinflußbar; es wurde meist Chinin ohne Erfolg gegeben. Nun haben wir im Stibium oder seinen Derivaten (Stibenyl usw.) ein ausgezeichnetes Mittel. Es gelingt dadurch, die Kala-Azar-Milz zur Verkleinerung zu bringen und die Krankheit wesentlich zu beeinflussen.   *Mannaberg*

Welche sind die Indikationen zur Milzexstirpation und wie sind ihre Erfolge?

Der Gedanke der therapeutischen Milzexstirpation konnte erst mit der Überzeugung von der Rolle der Milz im Körperhaushalt Platz greifen. Grundsätzlich wichtig war die Erkenntnis, daß nach der Milzexstirpation keinerlei schwerwiegende Störungen eintreten. Eine eindeutige Antwort, bei welchen Erkrankungen die Entfernung des Organes einen Heilfaktor darstellen könne, liegt nicht vor, aber in wesentlichen Punkten herrscht Übereinstimmung. Von den Blutkrankheiten hat die interne Medizin durchaus sichere Befunde erhoben und der Chirurgie ein bleibendes Feld eröffnet. Aus der letzten großen Statistik geht hervor: Heilungen durch Milzexstirpation in 83% beim hämolytischen Ikterus; in 80% bei der Thrombopenie; 78% beim Morbus Banti, 25% bei der Leukämie, 20% bei der perniziösen Anämie. Beim hämolytischen Ikterus bedeutet die Milzexstirpation nicht nur eine der möglichen Behandlungen, sondern die einzige, wirklich erfolgreiche Therapie. In Betracht kommen nur die

schweren Fälle. Bis jetzt sind 176 mitgeteilt mit einer Mortalität von 6%.
Sehr bemerkenswert sind die Dauererfolge, die trotz der Möglichkeit von
Ersatz und Regeneration bis zu 27 Jahren betragen. Der operative Erfolg
ist in physischer und psychischer Hinsicht ein unmittelbarer und bleibender.
Nur die Resistenzverminderung der Erythrozyten bleibt auch späterhin
bestehen. Von der essentiellen Thrombopenie kommen nur die chronischen Formen in Betracht. Bei den Operierten hat die interne Therapie
versagt, die Fälle wurden durch den Eingriff geheilt, nur einer blieb in der
Narkose. Die Raschheit des Erfolges ist in jedem Falle verblüffend. Die
präventive Bluttransfusion erweist sich als sehr vorteilhaft. Strittig
ist das Indikationsgebiet bei der Perniziosa. Die Operation schafft keine
Heilung, sondern nur Remissionen, die Dauererfolge sind selten. Im
allgemeinen ist der Eingriff im Frühstadium kontraindiziert. Kombination
mit Bluttransfusion wichtig. Auch bei der Leukämie ist die Indikation eine
relative. Neigung zu Blutungen, ausgedehnte Verwachsungen lassen den
Abbruch der Operation wünschenswert erscheinen. Neue Vorschläge beziehen sich auf Röntgentiefenbestrahlung. Die Chirurgen beschäftigen sich
mit der Leukämie nur deshalb, weil es bisher keine kausale Therapie gibt.
Die Mitteilungen von Morawitz, Wendel, Eppinger berechtigen zur
Indikationsstellung der Milzexstirpation beim Morbus Banti. Von Ranzis
Fällen starben zwei an der Operation, zwei an fortschreitender Leberzirrhose.
Aus diesem Grunde wird die Kombination der Splenektomie mit der Talma-
schen Operation vorgeschlagen. Wichtig ist auch hier die entsprechende
Verwendung der Bluttransfusion. *Breitner*

Mißbildungen

Welche angeborenen Mißbildungen bedürfen einer baldigen chirurgischen Behandlung?

Dringlich: Alle, welche durch ihr Fortbestehen das Leben des Kindes
ernstlich gefährden und einer aussichtsvollen Behandlung zugänglich sind:
Stenosen und Atresien des Verdauungstraktes, Eventration in Nabel-
stranghernien, Behinderung der Atmung durch angeborene Geschwülste
am Halse oder im Rachen (Strumen, Teratome, zystische Lymphangiome
usw.).

Die häufigste hieher gehörige Mißbildung ist der Blindverschluß des
Mastdarmes (Atresia ani oder ani et recti) oder seine Mündung in die
Harnröhre (bei Knaben) oder in die Vulva (bei Mädchen). Seltener sind
Stenosen oder völlige Atresien des Dünndarmes (meist im unteren
Ileum), ferner Knickung am Übergang des Colon descendens in die Flexura
sigmoidea, welche zu Ileus führen kann.

Weniger dringend: Die verschiedenen Spaltbildungen im Gesichte
und der Mundhöhle, am Schädel und an der Wirbelsäule mit konsekutiver
Meningokele, ferner einige Deformitäten der Gliedmaßen (insbesondere
Klumpfuß) und die Hämangiome.

Operation von einseitigen Hasenscharten je nach dem Grade und der
Entwicklung des Kindes vom zweiten Monat an, doppelseitige eher später.
Voroperation bei totaler Kiefer- und Gaumenspalte im zweiten
Vierteljahr, die Schleimhautplastik zum Gaumenspaltverschluß nach dem

ersten und vor dem vierten Lebensjahr. Operation der Meningokelen nur bei dringendem Anlasse (rapides Wachstum, Rupturgefahr) im ersten Halbjahr, sonst Hautpflege, Schutz- und Druckverband. Klumpfuß-behandlung (nach Oettingen mit Klebeverbänden) zu Beginn des zweiten Monats. Bei Hämangiomen soll man nicht zu lange warten, da sie manch-mal recht rasch wachsen. Für die oberflächlichen Feuermäler empfehlen wir Radium oder Kohlensäureschnee, bzw. Elektrolyse oder Feinkaustik, bei tiefergehenden kavernösen Tumoren wenn möglich Exzision und Naht, wo dies untunlich (Augenlider, Parotisgegend usw.) Alkoholinjektionen, Thermokauter, Magnesiumpfeile (nach Payr).

Gewiß nicht dringend sind die aus kosmetischen Gründen vor-zunehmenden Eingriffe, z. B. bei überzähligen Fingern oder Zehen, Syn-daktylie, Schiefhals, fötalen Resten, ferner die Operation der angeborenen Blasenspalte, Epi- und Hypospadie in ihren verschiedenen Graden.

Fragen: Wann soll eine Meningokele operiert werden? Ist der Versuch mit Gaumenspaltenprothesen bei kleinen Kindern angezeigt? Wie ist die Technik mit Magnesiumpfeil? — Antworten: Die Meningokele ist in der Regel nicht vor Ablauf des ersten Lebenshalbjahres zu operieren. Wird die konservative Behandlung der Gaumenspalten nicht in einer Anstalt durch-geführt, so dürfte sie nicht so rasch zum Ziele führen wie die operative. Gaumenspaltenprothesen, wie der Nasengang-Obturator von Fröschels und Schalit, der die Sprache wesentlich verbessert, eignen sich wohl meist erst für größere Kinder. Zum Spicken mit Magnesiumpfeilen werden aus einem 1 bis 2 Millimeter dicken Magnesiumdraht, je nach der Größe der Geschwulst 1 bis 3 Zentimeter lange Stücke an einem Ende spitz, am andern weniger mit einer Zange herausgezwickt, ausgekocht und nach Haut-desinfektion an verschiedenen Stellen so in die Geschwulst eingestochen und versenkt, daß über den stumpfen Enden die Haut verschoben wird, da die Pfeile sonst leicht wieder ausgestoßen werden. Die Blutung steht meist auf Kompression. Nach einigen Wochen schwillt die Geschwulst durch Sauerstoffentwicklung aus dem Magnesiumoxyd an, um später dann sich fibrös umzuwandeln und zu schrumpfen. Die Pfeile zerfallen zum Teil, zum Teil werden sie später ausgestoßen.   *Khautz*

Multiple Sklerose

Hat sich die Antimosanbehandlung der multiplen Sklerose bewährt?

Diese Frage darf mit „Ja" beantwortet werden. Es ist dabei klar, daß auch das Antimon in seinen verschiedenen Formen, dem Stibenyl, Stibosan, Antimosan versagen kann und es versagt sogar häufig. Aber gerade in Fällen, in denen unsere sonst oft so wirksame Salvarsan-Kalzium-Fiebertherapie vollkommen versagt, bei den älteren Fällen, sehen wir von Antimon gute Erfolge. Die Wirkung läßt sich nur niemals mit Sicherheit vorhersagen und wenn wir bei jungen Kranken mit ziemlicher Sicherheit einen Erfolg von Kalzium-Salvarsan und Fieber vorhersagen können, ist uns das bei Antimon nicht möglich. Je eher aber die erstere Therapie versagt, desto mehr Chancen scheint das Antimon zu haben. Man gibt Antimon am besten in der Form der 5%igen Antimosanlösung in einer Dosis von 5 Kubikzentimetern dreimal wöchentlich durch sechs bis zehn Wochen intravenös. Die Wirkungsweise scheint, nach den sich einstellenden leichten Nervenschmerzen zu schließen, die Erzeugung einer Neuritis zu sein, die die bestehenden Spasmen herabsetzt und so — gleichsam an die Peripherie verlegte Förstersche Operation — die Bewegung erleichtert. Die Erfolge sind bisweilen ganz ausgezeichnete gerade bei den älteren Fällen und das Antimon ist gewiß in allen Fällen zu versuchen, in denen die gewöhnliche Therapie bei der multiplen Sklerose im Stiche läßt.

Fragen: Wird bei multipler Sklerose Salvarsan gegeben, weil man einen Zusammenhang zwischen dieser Erkrankung und Lues annimmt? Wie soll die Kalzium-Salvarsan-Fiebertherapie bei der multiplen Sklerose durchgeführt werden? Soll bei der Antimosaninjektion eine besondere Technik geübt werden? — Antworten: Ein Zusammenhang zwischen multipler Sklerose und Lues besteht sicher nicht; nach Übertragungsversuchen auf Affen und nach dem Ausfall biologischer Reaktionen kann aber nicht daran gezweifelt werden, daß die multiple Sklerose eine Infektionskrankheit darstellt, deren Erreger jedoch noch nicht bekannt ist. Bei der kombinierten Kalzium-Salvarsan-Fieberbehandlung wird dreimal wöchentlich je 0,3 Neosalvarsan in $10^0/_0$iger Kalziumchloratumlösung in steigender Dosis von 2, 4, 6, 8 bis 10 Kubikzentimetern aufgelöst injiziert und zweimal wöchentlich Typhusimpfstoff Besredka gespritzt; die Reaktionen brauchen nicht hoch zu sein, es genügt, wenn ein leichtes Fieber eintritt. Es wird mit fünf Millionen Keimen im Kubikzentimeter begonnen und bis 250 Millionen angestiegen. Tritt nach der Typhusvakzineinjektion eine Temperatur über 37,5 auf, so wird die Dosis wiederholt; bei Fieber zwischen 37 und 37,5 gibt man die eineinhalbfache Dosis; bei Temperaturen unter 37 die doppelte Dosis der vorhergegangenen Injektion. Im ganzen sollen zehn bis zwölf Reaktionen über 37,5 eingetreten sein. Die Typhusvakzine wird länger als das Neosalvarsan-Kalziumchloratum gegeben. Bei der Antimosaninjektion ist die Hauptsache, daß an den Patienten möglichst wenig herumgestochen wird, es ist daher, wenn ein Patient sich zur intravenösen Therapie nicht eignet, diese Therapie zu unterlassen. Zwischenfälle beobachtete ich nur bei der zweiten Kur oder bei weit auseinanderliegenden Injektionen, was darauf hindeutet, daß es beim Antimosan, ebenso wie beim Salvarsan zu einem anaphylaktischen Stadium kommt, das besonders bei längeren Unterbrechungen der Injektionen eintritt. *Schacherl*

Narkose

Was versteht man unter Kombinationsnarkosen?

Unter einer Kombinationsnarkose versteht man die narkotische Betäubung durch gleichzeitige Anwendung verschiedener Mittel. Das einfachste Beispiel dafür ist unsere gewöhnliche Äthernarkose, wenn wir vorher eine Morphininjektion gegeben haben oder ein Ersatzmittel des Morphiums, z. B. Pantopon oder Eukodal, am besten kombiniert mit $^1/_4$ Milligramm oder höchstens $^1/_2$ Milligramm Atropin. sulf., um die Sekretion der Bronchien herabzusetzen und so die Ätherbronchitis zu verhüten. Kommen wir bei schweren Potatoren nicht mit dem reinen Äther aus, so können wir nach dem Vorgehen von Witzel dann noch ein paar Tropfen Chloroform hinzufügen. Unsere moderne Narkose ist ja nur noch eine

Tropfnarkose, man schüttet nicht mehr! Um auch die Gefahren des Chloroforms zu vermeiden, kann man das Dichloren nehmen, das Albrecht empfohlen hat. Hier ist durch den Äther das Herz gestärkt und widerstandsfähig geworden, so daß das größere Gift ihm nicht mehr schadet. Wollte man das Chloroform oder Dichloren zu Anfang geben, so wäre das Herz noch nicht vorbereitet. Wir wissen ja, daß die echten Narkosetodesfälle alle ganz im Anfang auftreten.

Bei den Mischungsnarkosen wird Äther und Chloroform oder Äther und Dichloren usw. von vornherein zugleich gegeben, hier ist also die Gefahr weit größer, die Kombinationsnarkose hat aber den Vorteil, sicherer zu wirken. Diese Art der Ätherkombinationsnarkose ist wohl in der allgemeinen Praxis am meisten in Gebrauch.

Man kann auch statt Chloroform oder Dichloren zu dem Äther Äthylchlorid zutropfen; manche Chirurgen haben aber mit Äthylchlorid angefangen und später Äther zugetropft und sind dann ganz in die Äthernarkose übergegangen. Wenn man stets vorsichtig ist, nie viel Tropfen Äthylchlorid auf einmal gibt (30 in der Minute), so ist auch diese Kombination nicht gefährlich. Die Patienten schlafen rasch ein; wiederholt ist es mir vorgekommen, daß Kranke, die diese Kombination einmal mitgemacht hatten, sie direkt wieder verlangt haben.

Man hat sich aber bestrebt, die Gefahren der Narkose noch weiter herabzusetzen, indem man statt der atmosphärischen Luft, die nur zu einem Fünftel aus Sauerstoff besteht, reinen Sauerstoff atmen ließ. Dazu braucht man natürlich besondere Apparate. Einer der besten für solche Kombinationen ist der von Roth-Dräger.

Zuerst gab man Chloroform mit Sauerstoff, da wir aber, wenn möglich, das Chloroform heute vermeiden, ist es besser, Äther mit Sauerstoff zu geben. Das ist eine Kombination, bei der die Kranken wirklich der geringsten Gefahr ausgesetzt sind. Dieses Verfahren hat sich mir besonders bewährt, wenn bei einer Bauchoperation die Lokalanästhesie nicht ausgereicht hat. Wir haben danach nie Schädigungen der Lunge gesehen.

Sie wissen, daß man für kurz dauernde mehr oder weniger rauschartige Narkosen das Äthylchlorid gebraucht. Auch dieses Mittel läßt sich mit Sauerstoff kombinieren, wenn man den Roth-Drägerschen Apparat besitzt. Ein Sauerstoffzylinder trägt ein Manometer, das uns angibt, wie viel Sauerstoff vorhanden ist und unter welchem Druck. Ein Reduzierventil ermöglicht uns, nur drei Liter in der Minute ausströmen zu lassen. Der strömende Sauerstoff saugt durch Luftverdünnung den Äther an, wenn man den entsprechenden Hahn öffnet. Ist dieser geschlossen, so tropft kein Äther herab, der Sauerstoff geht in einen Zylinder, der einen mit warmem Wasser gefüllten Mantel besitzt. An der Seite spritzt man das Äthylchlorid ein, in der Wärme ist es sofort gasförmig und kann nicht gefrieren, was es sonst so leicht tut. Mit Sauerstoff gemischt, geht das Gas weiter zur Maske. Dauert die Narkose länger oder muß sie vertieft werden, so kann man durch Öffnen des Hahnes sofort die Kombination mit Äther herstellen, die sich gut bewährt hat, oder in Äther-Sauerstoff-Narkose übergehen.

Das älteste Narkosemittel ist das Stickoxydul (Lustgas, Lachgas). In den Achtzigerjahren hat der Zahnarzt Hillischer in Wien das Stickoxydul mit Sauerstoff zusammen atmen lassen und diese Kombination Schlafgas genannt. Immer wieder hat man auch versucht, diese Kombinationsnarkose in der Chirurgie einzubürgern. Gute Apparate ermöglichen jetzt, auch länger dauernde Operationen damit auszufühlen, allerdings muß man oft noch kleine Mengen Äther zusetzen. Viele haben recht schöne Erfolge damit gehabt. Beim Äther zeigt uns die Statistik, daß bei Einrechnung der Spättodesfälle an Äther-Pneumonie ein Todesfall auf mindestens 17000 Narkosen kommt. So gut steht es mit dem Stickoxydul bei längeren Narkosen nicht, es muß also in dieser Anwendung bisher noch als gefährlicher gelten.

Ganz kurz sei noch auf ein anderes Mittel hingewiesen, daß neuerdings öfters zugleich mit Sauerstoff gegeben wird, das ist das Narzylen, d. h. ein besonders gereinigtes Azetylen. Wir wissen, daß schon seit langer Zeit das Azetylen in Radfahrlaternen verwendet wurde, in der Kriegszeit haben wir es auch viel benützen müssen, um Gas und Petroleum zu sparen. Es brennt gut, leider explodiert es auch sehr leicht. Eine Reihe deutscher Chirurgen und Gynäkologen hat damit ganz gute Narkosen erzielt, eine ganze Reihe hat es aber wegen seiner Gefahren wieder aufgegeben.

Man hat die narkotischen Mittel auch noch auf anderem Wege einverleibt, z. B. durch das Rectum. Heute wird hier wohl nur die Avertinnarkose zu erwähnen sein. Sie eignet sich aber bisher nicht für den praktischen Arzt. Sie ist nur im Spitalsbetrieb brauchbar, da der Kranke nach der Operation so viele Stunden in tiefem Schlaf liegt, daß er andauernder Beobachtung durch geschultes Personal bedarf. Früher hat man mit Avertin tiefe Narkose erzwingen wollen, das hatte aber große Gefahren. Daher gibt man jetzt weniger Avertin und muß deshalb meist doch noch etwas Äther oder Stickoxydul zufügen, man kann daher das Verfahren noch unter die Kombinationsnarkosen einreihen.

Auch in die Venen hat man das Narkotikum eingespritzt, zuerst mit Äther beladene Kochsalzlösung. Es zeigte sich aber, daß man auch auf diesem Wege sog. Ätherpneumonien bekam. Man ging dann zu anderen Mitteln über, die auch mit großen Flüssigkeitsmengen eingegossen wurden. Heute kombiniert man intravenöse Einspritzungen kleiner Flüssigkeitsmengen mit einer Äthernarkose. Man verwendet verschiedene Mittel, am häufigsten ist jetzt wohl das Pernocton in Gebrauch. Es ist ein Abkömmling der Barbitursäure. Auch bei ihm kommt es oft zu lang andauerndem Schlaf. Es ist daher, obwohl es in vielen chirurgischen Stationen verwendet wird, noch nicht für die allgemeine Praxis zu empfehlen. Nach den neueren Mitteilungen von Gynäkologen, von denen es einige zur Erzielung geburtshilflichen Dämmerschlafs nehmen, ist es auch in dieser Anwendung noch nicht für das Privathaus geeignet, um so weniger, als es zu schweren delirösen Zuständen führen kann und die Wehentätigkeit abschwächt.

Frage: Worin besteht die Gefahr bei der Äthylchloridnarkose? — Antwort: Die Gefahr besteht beim Chloräthyl in der Darreichung zu konzentrierter Dämpfe. Gibt man, wie ich sagte, nur 30 bis 40 Tropfen in der Minute (nicht spritzen!), so ist das unbedenklich. Sollten krampfartige Bewegungen auftreten, so ist das nicht etwa als Exzitation anzusehen, man gebe rasch den Korb weg, denn es wäre das erste Zeichen einer Vergiftung.   *Lotheißen*

Nasenerkrankungen

Gibt es eine einheitliche Ursache für die Rhinitis vasomotoria und wie ist sie zu behandeln?

Die Rhinitis vasomotoria gehört in die Gruppe der allergischen Reaktionen, wobei dieselbe viel Analogie mit dem Asthma, Heufieber, mit dem Quinckeschen Oedem und der Serumkrankheit zeigt. Alle die erwähnten allergischen Krankheiten haben das Gemeinsame, daß sie in der Regel durch verschiedene Ursachen, Allergene genannt, bedingt sind. Als Allergene kommen verschiedene Nahrungsmittel, wie Milch, Hühnereiweiß, Fische, verschiedene Fleischsorten, Staub verschiedenster Provenienz, Gerüche verschiedener Tierfelle und Tierhaare in Betracht. Es gibt auch Klima-Allergene, welche in neuerer Zeit besonders von Storm van Leeuwen studiert worden sind.

Es ist indes mehr als wahrscheinlich, daß auch gastro-intestinale Anomalien infolge individueller Fermentwirkung endogen gebildeter toxischer Agentien hiebei eine Rolle spielen.

Es ist des weiteren die von mehreren Seiten propagierte Anschauung nicht von der Hand zu weisen, daß die erwähnten allergischen Reaktionen keine isoliert dastehende Anomalien des menschlichen Organismus bedeuten, sondern, daß dieselben hauptsächlich diejenigen Menschen betreffen, welche vegetativ stigmatisiert sind.

Bei den zahlreichen möglichen, im übrigen noch nicht erschöpften Ursachen ist es auch klar, daß es keine einheitliche Therapie geben kann. Letztere gestaltet sich in denjenigen Fällen am einfachsten, in welchen ein bestimmtes, krankmachendes Allergen gefunden wird. Hier genügt die bloße Fernhaltung der Schädlichkeit, um ein sofortiges Verschwinden der krankhaften Symptome hervorzurufen. Auch läßt sich in manchen Fällen eine spezifische Desensibilisierung, wie dies beim Heufieber der Fall ist, durchführen.

Sie wissen, daß die Bestimmung des wirksamen Allergens durch die Kutanreaktion gewonnen wird. Diese Prüfung auf Allergene ist aber eine sehr komplizierte und zeitraubende Methode, zu welcher sich die Patienten vielleicht bei schweren asthmatischen Anfällen, nicht aber bei einer Rhinitis vasomotoria hergeben. Wenn man von Prüfungen liest, in welchen beiläufig mit 40 verschiedenen Proteinkörpern Impfversuche gemacht wurden, ohne eine positive Reaktion zu erhalten, dann werden Sie begreifen, daß dies ein wenig zu umständlich ist.

Ich glaube, daß wir rascher zum Ziele kommen werden, wenn wir eine gründliche Anamnese erheben und in des Patienten Lebensgewohnheiten eindringen. Wir werden ihm dann entsprechend den vermuteten möglichen Ursachen, Ratschläge hinsichtlich der zu ändernden Lebensweise: Diätwechsel oder Klimawechsel empfehlen. Ich habe in vielen Fällen mittels Abführmittel länger dauernde Erfolge auch in solchen Fällen erzielt, in welchen seitens des gastrointestinalen Traktes keinerlei manifeste Störung vorhanden war.

Angesichts der Unmöglichkeit, das spezifische Allergen, welches auch als Desensibilisierungsmittel anzuwenden wäre, immer herauszufinden, trachten wir, auf empirische Weise Mittel zu erhalten, um der Patienten Beschwerden zu beseitigen oder zu mildern.

Ich habe sowohl nach der intravenösen Injektion von Afenil (10 Kubikzentimeter einer 10% Lösung) als auch nach der subkutanen Injektion
der Sternbergschen Lösung (5% Natr. jodatum-Lösung mit freier Jodentwicklung), Rhinostop genannt, gute Erfolge gesehen, wobei öfters
Ruhepausen von der Dauer mehrerer Wochen eingetreten sind. Seltener
fand ich Atropin wirksam. Freilich ist auch auf die angegebenen Mittel
kein Verlaß, denn sie versagen zu oft.

Fragen: Wie verschreibt man 5%iges Natrium jodatum? In welcher
Dosis soll das Natrium jodatum appliziert werden? — Antworten: Man
verschreibt Natr. jod. officin. (nicht Merck); setzt man es in einer hellen
Flasche dem Lichte aus, so entwickelt sich freies Jod; innerhalb 24 Stunden
ist die Lösung gelb, ein Beweis, daß freies Jod vorhanden ist. Man gibt
1 Kubizentimeter pro dosi subkutan oder intraglutaeal und kann diese
Gabe in mehrtägigen Intervallen wiederholen.   *Hajek*

Welche Beziehungen bestehen zwischen Erkrankungen der Nase und Kopfschmerzen?

Die Beziehungen zwischen Erkrankungen der Nase und Allgemeinzuständen sind außerordentlich vielseitig, doch erscheint die rhinologische
Ursache der Kopfschmerzen für den Praktiker von besonderer Wichtigkeit.

Alle Erkrankungen der Nase, welche mit einer Verengerung einhergehen, ob es sich um eine hypertrophische Rhinitis, Polypenbildung, hochgradige Verkrümmung der Nasenscheidewand, Stenosierung durch irgendwelche Tumoren handelt, haben mehr minder ausgesprochene Kopfschmerzen im Gefolge. Entfernung adenoider Vegetationen, Beseitigung von Nasenhypertrophien oder Polypenbildung, kurzum die Wegbarmachung der Nase
beseitigt die Kopfschmerzen in vielen Fällen. Die bei malignen Tumoren
zu findenden starken Cephalalgien werden teilweise durch die daneben bestehenden Nebenhöhleneiterungen hervorgerufen, teilweise aber durch
Hyperämie der Meningen oder als Reflex von komprimierten Nerven
ausgelöst. In jenen Fällen, in denen neuralgiforme Schmerzen im Gebiete
der Kieferhöhle trotz gründlicher Ausspülung derselben nicht beseitigt
werden können, ist der Verdacht einer malignen Neubildung der Kieferhöhle gerechtfertigt. Aber es sei auch an jene Fälle schwerster Kopfschmerzen erinnert, welche durch Spinabildung der Nasenscheidewand zustande
kommen, wobei diese Knochenvorsprünge in das Gebiet der mittleren
Nasenmuschel eindringen und reflektorisch Kopfschmerzen auslösen. Ähnlich gibt es Fälle, bei denen versteckt liegende Nasensteine, Rhinolithen,
einen hochgradigen Druck auf die nachbarliche Schleimhaut ausüben, deren
hervorstechendstes Symptom streng lokalisierte Kopfschmerzen sein können.
So gibt es Fälle, wo Fremdkörper, z. B. Sequester, Projektile, Schrapnellstücke im Gebiete der Nebenhöhlen latent lagern und als einziges Symptom
sehr starke Kopfschmerzen verursachen. All diese Beobachtungen weisen
darauf hin, daß in Fällen intensiv auftretender Kopfschmerzen eine genaue
rhinologische Untersuchung unbedingt angezeigt erscheint, da bei rhinologischer Ursache dieser Symptome manchmal relativ kleine Eingriffe
imstande sind, Heilung herbeizuführen.

Besonderer Besprechung bedarf das Kapitel Nebenhöhleneiterung
und Nebenhöhlenentzündung als Ursache der Kopfschmerzen, wie

derartige Beobachtungen in großer Menge fast in allen Grippeepidemien besonders verzeichnet sind. Therapeutisch erscheint hier für den praktischen Arzt die Differentialdiagnose von Wichtigkeit, ob die Kopfschmerzen bei postgrippösen Affektionen durch eine Nebenhöhleneiterung bedingt oder bloß neuralgiformer Natur sind. In weitaus der Mehrzahl der Fälle kann der Rhinologe durch endonasale Beobachtung eine Eiterung diagnostizieren oder ausschließen (Konstatierung von Eiter in den Nasengängen, Schwellung der mittleren Nasenmuschel, Polypenbildung u. a.); trotzdem gibt es eine Anzahl latenter Entzündungen, wobei erst die Durchleuchtung der Nebenhöhlen (Transillumination), Röntgendurchleuchtung oder der Glassche Stimmgabelversuch auf die Nebenhöhlenerkrankung hinweist. Gerade letzteren möchte ich bei derartigen Affektionen dem Praktiker anempfehlen, da er bei intaktem Ohr in der Mehrzahl der Fälle gute diagnostische Dienste leistet. Er besteht darin, daß die in der Medianlinie aufgesetzte Stimmgabel nach derjenigen Seite besser gehört wird, in welcher eine Nasenhöhleneiterung vorhanden ist und beruht auf der physikalischen Tatsache, daß Flüssigkeit besser den Schall leitet, als Luft. Dieser vor Jahren von mir angegebene Versuch kommt in seiner Ausführung und Beweiskraft dem Weberschen Stimmgabelversuch bei Ohrenerkrankungen gleich. Durch diesen Versuch ist die Differentialdiagnose zwischen jenen Kopfschmerzen, die durch eine Nebenhöhlenentzündung oder Nebenhöhleneiterung erzeugt werden, und den migräneartigen oder neuralgiformen Cephalalgien ohne Nebenhöhlenbeteiligung für den Praktiker möglich.

Fragen: Ist der Sitz der Kopfschmerzen für die Seite der Erkrankung maßgebend? Kann durch Pinselungen mit 10%iger Kokainlösung der von Stirnhöhlenentzündungen herrührende Stirnkopfschmerz beseitigt werden? Ist die Zeit des Auftretens der Kopfschmerzen für die verschiedenen Nebenhöhlenentzündungen charakteristisch? Kann mit Hilfe einer Röntgendurchleuchtung oder -Aufnahme die Erkrankung in eine bestimmte Nebenhöhle lokalisiert werden? — Antworten: In einer nicht geringen Zahl von Fällen kann der Sitz der Kopfschmerzen für die Lokalisation des Prozesses verwertet werden, so sprechen z. B. die über dem Auge oder im Gebiete der vorderen Stirnhöhlenwand lokalisierten Sehmerzen für frontales Empyem, während die in den Hinterkopf verlegten Schmerzen für eine Eiterung der hinteren Nebenhöhlenreihe, i. e. der hinteren Siebbeinzellen oder der Keilbeinhöhle charakteristisch sind. Trotzdem gibt es manche Fälle, wo die Lokalisation der Schmerzen mit dem objektiv erhobenen Befund nicht übereinstimmt, es können sogar Fälle vorkommen, bei denen die Schmerzen mehr auf die andere, gesunde Seite projiziert werden. — Eine 10- bis 20%ige Kokainpinselung, bzw. Einlegen von Kokain-Adrenalinbäuschen gehört mit zum konservativen Rüstzeug der Behandlung der Nebenhöhleneiterung, da dadurch ein Abschwellen der Schleimhaut und bessere Abflußbedingungen geschaffen werden. — In manchen Fällen von Kieferhöhleneiterung oder Stirnhöhlenentzündungen wird von den Patienten die Zeit zwischen 10 Uhr morgens und 3 Uhr nachmittags als jene bezeichnet, da die Schmerzattacken besonders intensiv auftreten; doch gibt es auch genügend Fälle, wo die Schmerzen konstant oder intermittierend empfunden werden und an keine Zeit gebunden sind. — Die Verschattung oder Verdunkelung einer Nebenhöhle ist nicht immer für Empyem beweisend; Asymmetrie des Knochens, katarrhalische Entzündungen der Schleimhaut oder Cystenbildung in einer Nebenhöhle kann gleichfalls zu Helligkeitsdifferenzen Anlaß geben, doch ist ein deutlicher Unterschied im Bilde zweier korrespondierender Höhlen zumeist für Empyem maßgebend.

Glas

Wann soll die konservative Behandlung der Nebenhöhlenerkrankung einer chirurgischen weichen?

Bei akuten Eiterungen der Kieferhöhle wird die Ausspülung der Kieferhöhle vom natürlichen Ostium im mittleren Nasengange oder die Punktion derselben vom unteren Nasengang angezeigt erscheinen. Bei Wahl zwischen diesen beiden konservativen Behandlungsformen ist der Punktion mit irgend einer Nadel oder einem Troikart im Gebiete des unteren Nasenganges der Vorzug zu geben, da diese künstlich angelegte Öffnung tiefer zu liegen kommt als das natürliche Ostium, anderseits bei Durchspülung der Kieferhöhle zwei Öffnungen bessere Bedingungen schaffen als eine einzige. Die zuerst zur Konstatierung der Nebenhöhleneiterung vorgenommene sogenannte „Probepunktion" kann, wenn dieselbe positiv gewesen ist, gleich weiter zu therapeutischen Zwecken verwendet werden, und besteht also die konservative Behandlung bei akuten Eiterungen in wiederholt vorgenommenen Ausspülungen der Kieferhöhle. Hiebei kann man sich verschiedener desinfizierender Flüssigkeiten zum Durchspülen dieser Nebenhöhle bedienen, so z. B. einer hypermangansauren Kalium- oder Wasserstoffsuperoxydlösung, anderseits haben wir auch wiederholt Streptokokken-Staphylokokkenantivirus durch die Kieferhöhle geleitet. Wenn man zu dieser Behandlung noch Wärmetherapie, bzw. Bestrahlung und Kokaineinlagen im Gebiete des Ostium maxillare behufs Abschwellung der umgebenden Schleimhautpartien anwendet, so wird in einer Großzahl der Fälle diese Therapie genügen. Eine weitere Frage wäre die, wann bei akuten Prozessen der Kieferhöhle extranasale radikale Maßnahmen am Platze wären. Diesbezüglich sei ein nicht nur für die Kieferhöhle, sondern für alle Nebenhöhlenerkrankungen wichtiger Leitsatz betont, welcher besagt, daß akute, mit schweren Allgemeinerscheinungen, hohem Fieber, Schüttelfrost einhergehende Nebenhöhleneiterungen zumeist endonasalen Behandlungsmethoden entzogen werden müßten und radikal anzugehen sind. So wird bei akuten Kieferhöhleneiterungen, die mit hohem Fieber oder Schüttelfrösten verbunden sind, auch bei jenen Fällen, bei denen eine außerordentlich starke Schwellung im Gebiete der Fossa canina zu beobachten ist, sowie dann, wenn die nasale Zugängigkeit stark herabgesetzt erscheint, die Eröffnung von der Fossa canina aus und breite Aufmeißelung der Kieferhöhle am Platze sein. Ein wenig anders gestaltet sich die Indikationsstellung bei einer chronischen Kieferhöhleneiterung. Da die Operation nach Luc Caldwell oder Denker oder eine andere der radikalen Kieferhöhlenoperationen nach unseren Erfahrungen absolut gefahrlos ist und die Heilung nach diesem Eingriff in fast allen Fällen innerhalb der nächsten 14 Tage verbürgt erscheint, wird man bei chronischen Eiterungen der Kieferhöhle den Patienten mit gutem Recht den Rat zur Radikaloperation geben können. Doch sei nicht verschwiegen, daß auch bei chronischen Eiterungen in manchen Fällen eine etwas konservativere Operation, i. e. die Anlegung einer breiteren Kommunikation im Gebiet des unteren Nasenganges gute Resultate liefern kann, so daß bei ängstlichen Patienten diese Operation vorgenommen werden möge. Die vor Jahren geübte, sogenannte Cowpersche Operation, welche in Trepanation von der Alveole her im Gebiete des zweiten Prämolaris oder ersten Molaris erfolgt, wird nur bei alten Leuten mit atrophischem Kiefer, fehlenden Zähnen und schwächlichem Habitus in Erwägung gezogen werden, weil sie in diesen Fällen einen relativ kleinen Eingriff darstellt und der Stift leicht in die Prothese einzufügen ist.

Bei Stirnhöhleneiterungen wird auch, wenn die Symptome nicht durch besondere Heftigkeit, wie oben angeführt, zu radikalen Maßnahmen drängen, die konservative Therapie am Platze sein. Dieselbe besteht in Abkokainisierung der mittleren Nasenmuschel, Entfernung der Polypen oder Schwellung im Gebiet des mittleren Nasenganges, nötigenfalls Erweiterung des Ductus nasofrontalis, Abdrängen des vorderen Endes der mittleren Nasenmuschel von der lateralen Nasenwand, bei starker Zellbildung (Concha bullosa) Resektion des vorderen Endes der mittleren Nasenmuschel und ähnlichen konservativen Maßnahmen. Zumeist wird man bei den postgrippösen Erkrankungen der Stirnhöhle oder der vorderen Siebbeinzellen mit diesen Maßnahmen sein Auslangen finden, wobei man gleichzeitig Wärmetherapie, Bestrahlung oder Diathermie verwendet. In jenen Fällen aber, in welchen foudroyante Erscheinungen auftreten, muß möglichst bald von außen radikal vorgegangen werden. Dann ist nach vorhergegangener röntgenologischer Durchleuchtung eine Trepanation am medialen Winkel der Augenbraue notwendig, wobei die Autopsie der Stirnhöhle die Größe des weiteren Eingriffes zu bestimmen hat. Manchmal genügt bei diesen akut foudroyanten Fällen die Trepanation, wobei gute Abflußverhältnisse nach außen geschaffen werden; in jenen Fällen, in welchen es sich um chronische Eiterungen handelt, bei denen eine akute Exazerbation den Eingriff notwendig gemacht hat, wird man an die Trepanation eine der radikalen Operationen anschließen müssen. In allen diesen Fällen ist die breite Eröffnung und hierauf die Herstellung einer breiten Kommunikation mit der Nase Hauptbedingung. Bei chronischen Eiterungen der Stirnhöhle, bei denen die Patienten durch hie und da auftretende Kopfschmerzen oder durch eine intermittierend auftretende Eiterung aus der Nase belästigt erscheinen, werden zumeist die oben angeführten endonasalen Maßnahmen zur Linderung des Leidens genügen. Nur dann, wenn die Symptome den Patienten besonders quälen und eine röntgenologische Untersuchung eine sehr starke Verschattung der Stirnhöhle ergibt, welche auf Polypen und Granulationsbildung in derselben hinweist, anderseits die endonasalen Maßnahmen keinerlei Besserung erzielen, kann man der Frage der radikalen Operation nahetreten. Doch sei nicht vergessen, daß im Gegensatz zu der absoluten Gefahrlosigkeit der radikalen Kieferhöhlenoperation die Stirnhöhlenoperation nicht ohne Gefahr ist und postoperative Osteomyelitiden, Meningitiden oder andere üble Zufälle in größerer Menge bekannt wurden. Daher muß die Indikation zu diesem Eingriff besonders scharf gestellt werden und sind alle jene Vorsichtsmaßregeln, welche unliebsame Konsequenzen zu verhindern haben, besonders zu beachten. Hiezu kommt schließlich noch der Umstand, daß namentlich bei außerordentlich großen, weit lateral und nach oben hin ausladenden Stirnhöhlen das kosmetische Resultat bei der Killian schen oder ähnlichen Operationen nicht immer vorzüglich ist, welches Moment namentlich dann besonders zu berücksichtigen ist, wenn es sich um Frauen handelt. Von den bei der Radikaloperation zu berücksichtigenden Momenten sei besonders die Vorsicht betont, welche man bei Auskratzung der hinteren Stirnhöhlenwand und des medialen Winkels der Stirnhöhle, dem Gebiet der Lamina cribrosa zu beobachten hat, ferner die Kautelen, die man bei der Meißelung des lateralen Stirnhöhlenwinkels anwenden muß. Die seltenen Fälle lokalisierter Siebbeinzelleneiterung oder lokalisierter Keilbeinhöhlenentzündung werden endonasal durch Eröffnung, bzw. Erweiterung der Zellen und sekundäre Durchspülung behandelt. Um zur Keilbeinhöhle zu gelangen, muß entweder das hintere Ende der mittleren Nasenmuschel von der Nasenscheidewand abgedrängt werden, um auf diese Weise die Fissura olfactoria zu erweitern, oder es kommt zur Resektion des hinteren Endes der mittleren Nasenmuschel oder schließlich man dringt, wenn es sich um ein kombiniertes Empyem der hinteren Siebbeinzellen und der Keilbeinhöhle handelt, durch die hinteren Siebbeinzellen gegen den Recessus sphenoethmoidalis vor und gelangt auf diese Weise in das laterale Gebiet der Keilbeinhöhle. Bei derartigen Maßnahmen ist stets eine Inspektion aller in Betracht kommenden Nebenhöhlen vorzunehmen.

Wenn wir endlich die Nebenhöhleneiterungen bei Kindern noch mit wenigen Worten berühren, so sei folgendes betont: Beim Scharlach sind es meist die Eiterungen der Siebbeinzellen, welche das Bild komplizieren und manchmal mit Rücksicht auf die akut foudroyanten Erscheinungen extranasale Maßnahmen notwendig machen. Hier wird nicht selten durch einen parallel der Augenbraue geführten Schnitt die Hartmannsche oder eine ähnliche extranasale Operation am Platze sein, durch welchen Eingriff man zur Lamina papyracea gelangt und nach Durchbrechung dieser Knochenlamelle in das Gebiet des Siebbeines eindringt, vorsichtig kurettiert und gute Drainageverhältnisse schafft.

Fragen: Sind die üblen Zufälle nach einfacher Kieferhöhlenpunktion durch anatomische Verhältnisse oder mangelhafte Technik bedingt? Welche sind die Beziehungen der retrobulbären Neuritis zur Nase? — Antworten: Es gibt gewisse anatomische Varianten, wie Fissurenbildung im Knochen u. a., welche eine Komplikation bei Ausführung der Punktion des Antrum Highmori schaffen können, doch kann man den bei diesem Eingriff vorhandenen Gefahrkoeffizienten durch entsprechende Kautelen auf ein Minimum reduzieren, wenn man sich an die Regel hält, das Ende der Nadel nach Durchbruch der medialen Kieferhöhlenwand zurückzuziehen, so daß dasselbe frei im Kavum der Kieferhöhle zu liegen kommt. Ferner sei nicht vergessen, daß bei osteomyelitischen Prozessen der Kieferhöhle und bei jenen Formen, die als Empyema perforans atque exulcerans bezeichnet werden, sowie auch öfters bei malignen Tumoren dieser Höhle eine Nekrose der medialen Wand zustande kommen kann, weshalb die eingeführte Nadel, ohne den Knochen zu perforieren, sofort in die Kieferhöhle eindringt. Besondere Vorsicht, sowie sofortiges Aufhören der Flüssigkeitseintreibung bei geäußerten Schmerzen wird das Auftreten von Komplikationen zu vermeiden wissen. — Der Zusammenhang zwischen retrobulbärer Neuritis und Nasenaffektion ist wiederholt nachdrücklichst betont worden und verfügt jeder Rhinologe über eine Anzahl von Fällen, wo die schweren Erscheinungen retrobulbärer Neuritis durch endonasal operative Maßnahmen zum Schwinden gebracht werden konnten, wobei es sich entweder um Hypertrophien im Gebiete der mittleren Nasenmuschel handelte, oder um ein lokalisiertes Empyem der hinteren Siebbeinzellen oder um eine Keilbeinhöhlenerkrankung. Jedenfalls ist bei jeder retrobulbären Neuritis unbekannter Ätiologie eine genaue rhinologische Untersuchung angezeigt, da manchmal auch relativ geringe Maßnahmen den Prozeß günstig zu beeinflussen vermögen. *Glas*

Nephrose

Wie behandelt der Praktiker die Nephropathia gravidarum?

Eiweiß im Harn ist mit dem Fortschreiten der Schwangerschaft in zunehmender Häufigkeit zu finden, besonders bei Erstgeschwängerten und unter diesen wieder gerne bei alten Erstgeschwängerten. Bei übermäßiger Belastung des Körpers, wie durch Zwillingsschwangerschaft oder bei einer von Haus aus minderwertigen Niere wird die Schädigung derselben durch die wachsende Frucht besonders groß. Es entwickelt sich das Bild der Nephrose, das im wesentlichen in fettiger Degeneration der Deckzellen der Harnkanälchen besteht. Den Auftakt zur Nephrose bildet gewöhnlich der meist in den letzten vier Monaten der Schwangerschaft auftretende Hydrops gravidarum, der auf einer dem Zustand der Schwangerschaft eigentümlichen vermehrten Durchlässigkeit der Kapillaren beruht. Ursprünglich an den abhängigen Körperpartien beginnend, befällt er bei höheren Graden auch die Oberschenkel, den Bauch, die Geschlechtsteile, Hände und Gesicht. Er bildet so und so oft die Vorstufe der Eklampsie. Starke Gewichtszunahme und andauernd verminderte Harnmenge fällt häufig den Frauen selbst auf. Gerade der Praktiker ist nicht selten als Erster in der Lage, durch Untersuchung der Knöchelgegend bei Schwangeren jenseits der ersten Hälfte der Schwangerschaft, durch Anstellen der Eiweißprobe im Harn und durch Messen des Blutdruckes einen solchen Hydrops, bzw. eine Nephropathie rechtzeitig erfassen und entsprechend behandeln zu können.

In schwereren Fällen ist unbedingt Bettruhe geboten und ebenso wichtig ist Einschränkung der Flüssigkeitszufuhr. Bei allmählicher Verminderung der Trinkmenge täglich um rund 100 Gramm bis auf eine Gesamttrinkmenge von 500 Gramm für 24 Stunden finden solche Schwangere, ohne daß sie besonders vom Durst gequält werden müssen, ihr Auslangen. In solchen Fällen muß die Kost kochsalzarm genossen werden. In schweren Formen der Nephrose soll der Kochsalzgehalt der Nahrung im Tag nicht mehr als 2 Gramm betragen. In der Fleischzufuhr sei man sparsam und verabreiche es, wenn überhaupt, in Form der weißen Fleischsorten und ungesalzen. Durch Zutat von geeigneten Saucen (Tomaten, Gurken), durch Gebrauch von Zitronensaft, läßt sich der Geschmack weitgehend bessern. Ebenso kann das salzfrei bezogene Brot durch Aufstreuen von Mohn und Kümmel schmackhaft gemacht werden. Bei der Mittagsmahlzeit verbindet man zweckmäßig Kartoffel-, Gemüse-, Obst- und Milchsuppen mit den je nach der Jahreszeit zur Verfügung stehenden Gemüsen und Salaten und gibt Kompott als durststillende und gern genommene Nachspeise. Die Abendmahlzeit kann man durch Teigwaren mit verschiedenen Saucen, Apfelbrei, Milchreis, Grießbrei und durch ständige Zulage von etwa 50 Gramm Brot mit Butter so gestalten, daß die Nieren nur wenig belastet werden, die Patientin aber kein quälendes Hungergefühl hat. In ganz schweren Fällen (hochgradige Ödeme, beträchtliche Blutdrucksteigerung, hoher Eiweißgehalt) ist bei strengster Bettruhe die diätetische Behandlung in Form einer typischen oder zweckmäßig abgeänderten Karellschen Kur notwendig, durch die der Gesamtkaloriengehalt der Nahrung eine wesentliche Einschränkung erfährt. Man gibt in bestimmten Zwischenräumen drei- bis viermal täglich 60 bis 200 Kubikzentimeter Milch. Diese Kur läßt sich durch Zulage kleinerer Mengen von salzarm bereiteten Gemüsen, von Obst und Kompott mildern. Bei Widerwillen gegen Milch kann man zweckmäßig von Obst-, Gemüse- und Salattagen Gebrauch machen. In schwereren Fällen wird die diätetische Behandlung durch Medikamente unterstützt: Diuretin, Theocin, Euphyllin, allenfalls auch Harnstoff in großen Dosen sind hier erfolgreich. Bei ungenügender Herztätigkeit wird Digitalis in Verbindung mit Diuretizis gegeben. Bleibt der Blutdruck trotz dieser Maßnahmen, zu denen auch eine Höhensonnenbehandlung gehört, andauernd hoch, so ist ein Aderlaß zu empfehlen. In vereinzelten Fällen bleibt jede Behandlung erfolglos; zu dem steigenden Hydrops und dem immer höher werdenden Blutdruck können sich Veränderungen am Augenhintergrunde und allenfalls auch bedrohliche Herzstörungen einstellen. Dieser gefährliche Zustand bessert sich mit einem Schlage, wenn die Frucht, was nicht so selten der Fall ist, in utero von selbst zugrunde geht. Das gleiche beobachtet man, wenn man in derartigen schwersten Fällen vorzeitig die Geburt einleiten muß.

Fragen: Wirkt das Theocin nicht am Ende auslösend auf die eklamptischen Anfälle? Kann man bei Nephropathia gravidarum Salyrgan geben? Kommt das Stroganoffsche Verfahren in Anwendung? Besteht ein Unterschied in der Behandlung der Nephropathie in der Mitte und am Ende der Schwangerschaft? Soll man bei Neph. grav. einen Aderlaß machen? — Antworten: Eine auslösende Wirkung des Theocins auf den eklamptischen Anfall konnten wir nicht feststellen. Vor allen Quecksilberpräparaten ist bei Nephropathia gravidarum wegen der schon bestehenden Schädigung der Niere, die sich dadurch nur erhöhen würde, eindringlichst zu warnen. Das Stroganoffsche Verfahren kommt erst bei Eklampsie in Anwendung; man kann aber, um auf das Nervensystem der Frauen beruhigend zu wirken, abends in schweren Fällen von Nephropathie Luminal geben. Fälle, in denen schon in der Mitte der Schwangerschaft eine Nephropathie auftritt, sind nicht häufig. Im allgemeinen sind sie um so schwerer, je früher die Erscheinungen einsetzen. Bleibt der Blutdruck trotz aller Maßnahmen andauernd hoch, so ist ein Aderlaß empfehlenswert. Die Größe des Aderlasses richtet sich nach der Schwere des Falles und dem Zeitpunkt der Gravidität. Unmittelbar vor dem Geburtstermin muß man mit der Möglichkeit einer stärkeren Anämie durch eine post partum-Blutung rechnen und deswegen nicht zu ausgiebig zur Ader lassen. *Katz*

Nervenerkrankungen

Wie soll man Chorea minor behandeln?

Als Grundlinien der Behandlung der Sydenhamschen Chorea gelten heute
wie bisher: Bettruhe, Fernhaltung aller seelischer Erregungen und
geistigen Anstrengungen, wenn möglich Entfernung aus der gewohnten
Umgebung, gewisse hydriatische Maßnahmen wie Ganzpackungen oder
lauwarme Bäder, wenn es die motorische Unruhe halbwegs gestattet;
medikamentös einerseits Arsen, am zweckmäßigsten in Form der Fowler-
schen Lösung mit steigender und fallender Dosierung, anderseits symptomatisch Hypnotika. In leichteren Fällen finden wir damit unser Auskommen. Im Sinne einer forcierten Arsentherapie wurde seinerzeit das
Salvarsan und später das Neosalvarsan empfohlen, kürzlich das Spirozid
mit der Dosierung von einer halben bis einer Tablette zu 0,25 Gramm früh
nüchtern; die einfache Handhabung dieser Therapie ist für die ambulante
Praxis bei leichteren Fällen sehr angenehm. Schwerere Fälle hingegen
bieten wegen der Heftigkeit der motorischen Unruhe und der langen Dauer
der Erkrankung oft große Schwierigkeiten; unser therapeutisches Bestreben
geht daher in erster Linie dahin, die Abnahme der choreatischen Unruhe
und die Beendigung des Krankheitszustandes in möglichst kurzer Zeit zu
erreichen. Wulkau, Glaser sahen gute Erfolge, „schlagartig einsetzende
Besserung und rasche Heilung" bei Verwendung der Bierschen Stauungs-
hyperämie und verweisen auf analoge erfolgreiche Heilversuche mit
Kopfstauung bei Kopfschmerzen, Schockwirkungen, Seekrankheit und
Epilepsie; sie bedienten sich eines straffen, gewirkten Gummibandes als
Stauungsbinde, die sie mehrere Male durch viele Stunden liegen ließen, und
hatten nach ihrer Angabe niemals Versager. V. Kern empfahl Milch-
injektionen, wodurch in mehreren Fällen die Heilung schwerer Chorea
binnen vier Wochen festgestellt werden konnte. Kuttner verwendete bei
Behandlung der Chorea minor das Bulbokapnin, ein Alkaloid der Hohl-
wurzel (Corydalis cava), das in den letzten Jahren in die Therapie eingeführt und bei verschiedenen Hyperkinesen, insbesonders bei der
Paralysis agitans mit gutem Erfolge erprobt wurde, in sieben Fällen
verschieden schwerer Chorea, und erzielte damit mit Ausnahme eines Falles,
der durch ein Nierenleiden kompliziert war, eine auffallend schnelle, längere
Zeit anhaltende Besserung. Das Bulbokapnin wird in Tabletten und subkutan gegeben. In den letzten Jahren habe ich die Preglsche Jodlösung
in Form des Septojod wiederholt und stets mit gutem Erfolge bei der
Chorea minor angewendet, ausgehend von der Tatsache, daß das Septojod in der akuten Phase der Encephalitis lethargica sich sehr gut
bewährt und nach meinen Erfahrungen die Behandlung der Wahl darstellt,
insbesonders auch in jenen Fällen, die mit Hyperkinesen einhergehen und
die wir als myoklonische und choreatische Form der Enzephalitis bezeichnen.
Wir geben das Septojod, wenn irgendwie möglich, intravenös, 8 bis 10 Kubikzentimeter pro dosi, täglich in der ersten und, wenn nötig, noch in der
zweiten Woche, später jeden zweiten Tag und mit allmählicher Verminderung der Dosis. Septojod wird intramuskulär auch in größeren Dosen bis
zu 10 Kubikzentimeter sehr gut vertragen. Die mit Septojod in neun Fällen
gemachten Erfahrungen sind außerordentlich günstig, so daß wir diese

Behandlung dem praktischen Arzt ruhigen Gewissens empfehlen dürfen; es wurde die Dauer selbst ausgesprochen schwerer Fälle ganz wesentlich abgekürzt und die Heftigkeit der motorischen Unruhe schon innerhalb der ersten Woche auf ein erträgliches Maß herabgesetzt. *Stiefler*

Wie behandelt man Neuralgien?

Es ist festzustellen, daß man unter Neuralgie nur das anfallsweise Auftreten von Schmerzen längs des Verbreiterungsbezirkes peripherer Nerven verstehen kann. Wohl können symptomatische Neuralgien, die, wie bekannt, durch Tumoren, Knochenprozesse usw. bedingt sind, lange Zeit als reine Neuralgien laufen, aber auch bei diesen kommen fallweise Erscheinungen in den Vordergrund, die einen Nervenprozeß andeuten, der im weiteren Verlaufe degenerativen Charakter annehmen kann. Selbst bei einzelnen reinen neuralgischen Anfällen auftretende Ödeme, Parästhesien uw. deuten auf die Richtigkeit dieser Auffassung hin. Die toxämischen und infektiösen Neuralgien sind wohl sicher als solche Übergangsformen zu betrachten, deren Umschlagen in das neuritische Gebiet von inneren und vielfach auch von äußeren Bedingungen abhängt. In bezug auf therapeutischen Möglichkeiten will ich betonen, daß sowohl bei neuralgischen als auch schon bei neuritischen Veränderungen Besserung und Heilung umso wahrscheinlicher sind, je dicker der betroffene Nerv ist, bzw. je besser die Ernährungsmöglichkeiten desselben zu bewerten sind. Eine noch so schwere Ischias kann auch nach langer Zeit noch einer vollständigen Heilung zugeführt werden. Bei Trigeminusneuralgien, die dünnere Nerven betreffen, sieht man schon größere Hartnäckigkeit, noch mehr bei Interkostalneuralgie. Bei schmerzhaften und mit Ausfallserscheinungen einhergehenden Nervenerkrankungen des Cutaneus femoris externus und feiner Nervenäste, die nach einem Herpes zoster erkranken, sieht man oft jahrzehntelang Erfolglosigkeit jedweder therapeutischen Bemühung.

Die Therapie geht ähnliche Wege wie die verschiedener anderer rheumatischer Erkrankungen und hat wieder die hyperämisierende Tendenz zur Grundlage. Auch bei Neuralgien ist das Zusammenwirken verschiedener therapeutischer Methoden von Wichtigkeit und man wird mit entsprechenden Überhitzungsmethoden bessere Resultate erzielen, wenn gleichzeitig Antineuralgika in größeren Dosen gegeben worden sind. Die kritiklose Anwendung der Diathermie und ähnlicher Methoden ist sicher ein Fehler. Das Maximum und Optimum der Wärmewirkung liegen gewiß nicht zusammen. Die Chloräthyl- und Eisbehandlung, die im ersten Moment als Kältebehandlung imponiert und immerhin vorübergehend eine Kälteanästhesie machen kann, ist im weiteren Verlaufe auch als eine hyperämisierende Behandlung zu betrachten, da die brutale Kälteapplikation sekundär eine derartige Hyperämie hervorruft. Die Jodierung, die Kanthariden- und die Schröpfkopftherapie sind durchwegs als hyperämisierende Behandlungsmethoden zu betrachten. Und ebenso die Massagebehandlung in jeder Form bis zu der sogenannten unblutigen Dehnung. Die Reizkörperbehandlung hat sicher gewisse gute Leistungen, noch bessere mit gleichzeitiger hyperämisierender Behandlung. Die Langeschen perineuralen Infiltrationsmethoden mit Kochsalz- und Eukainlösungen sind für auserwählte Fälle von Wert, die Alkoholinjektion in die Nerven (Schlösser) als Ersatztherapie für Resektionsmethoden ist nur für ganz auserwählte Fälle zu reservieren.

Frage: Was halten Sie von Derivationsmethoden (Emplastrum Cantharidum, Oleum Crotonis, italienische Kuren usw.)? — Antwort: Die derivatorischen Methoden einschließlich der sogenannten Methode „Munari" sind durchwegs als hyperämisierende Methoden anzusehen, die kaum in irgendeinem Stadium schaden können, aber bei alten Fällen (Trigeminus, Intercostalis) oft versagen. *Strasser*

Was ist Parkinsonismus?

Die Encephalitis lethargica oder epidemica, deren Kenntnis als einer eigenartigen, im Gefolge von Grippeepidemien sich ausbreitenden epidemischen Krankheit des Zentralnervensystems wir Economo verdanken, hat, besonders in der Epidemie, die im Winter 1919/20 begann, arg gewütet, denn besonders im Beginne dieser Epidemie war die Sterblichkeit eine sehr hohe. Economo hat in seiner ersten Veröffentlichung die Prognose der nicht letal verlaufenden Fälle noch als eine gute bezeichnen können. Doch bald zeigte sich eine tückische Eigenschaft dieser Krankheit; nachdem die Kranken vom akuten Anfall der Krankheit genesen und anscheinend gesund waren, stellten sich bei ihnen schleichend Krankheitserscheinungen ein, die von den Symptomen der akuten Phase ganz verschieden waren und die Befallenen schließlich zu Krüppeln machten, bis sie von einem kläglichen Siechtum endlich doch der Tod erlöste.

Die Symptomatologie dieser Spätfolgen der Enzephalitis ist eine außerordentlich mannigfaltige; aus der Fülle der Erscheinungen hebt sich aber eine Gruppe von Fällen ab, die durch die Häufigkeit ihres Vorkommens und die Übereinstimmung des Symptomenbildes vor allen anderen Fällen und Symptomenbildern hervorstechen.

Es sind das die Fälle, die man wegen ihrer Ähnlichkeit mit der schon längst bekannten Parkinsonschen Krankheit mit dem Namen des Parkinsonismus bezeichnet hat. Es sind zwei Symptome, die uns ja auch als die Hauptsymptome der echten Parkinsonschen Krankheit bekannt sind, welche die Erscheinungen des Parkinsonismus kennzeichnen: Die Bewegungsstarre und das Zittern.

Wie beginnt dieser Parkinsonismus? Es kommt zu Ihnen ein Patient, der klagt, daß er ohne Vorausgehen irgend einer Art von Insult eine Schwäche in einem Arm oder Arm und Bein einer Seite verspüre, oder daß eine Hand zu zittern anfange. Lassen Sie den Kranken rasch gehen, und Sie werden sofort ein Zeichen bemerken, das für die Erkennung der frühen Abschnitte der Erkrankung sehr kennzeichnend ist: Der eine Arm wird die beim raschen Gehen normalerweise erfolgenden Pendelbewegungen nicht ausführen.

Da haben Sie ein erstes Zeichen der beginnenden Muskelstarre, die im weiteren Verlaufe an Intensität und Ausdehnung immer mehr zunimmt.

Sie lassen ferner den Patienten den erkrankten Arm ausstrecken und fordern ihn auf, im Handgelenk mit möglichster Raschheit Beuge- und Streckbewegungen oder Pro- und Supinationsbewegungen auszuführen; vergleichen Sie etwa noch, wie er diese Bewegungen mit der noch gesunden Hand ausführt. Sie bemerken, daß er diese Bewegungen auf der kranken

Seite viel langsamer, also mit viel weniger Einzelbewegungen ausführt oder aber in viel geringerem Umfang, indem das Handgelenk steif gehalten wird und die zu dieser Art von Bewegung notwendige Schlaffheit des Gelenkes fehlt. Da haben Sie wieder die Starre der Muskeln, die als Antagonisten jeder willkürlichen Bewegung die Ausführung derselben bremsen nach Raschheit und Umfang.

Dazu kommen die Zitterbewegungen, vorwiegend im Bereich von Finger- und Handgelenken, die anfangs unterbrochen und in kleinem Ausmaße auch in der Ruhe auftreten, allmählich aber andauernd und ausgiebiger werden.

Aus der wechselnden Ausbreitung und Stärke dieser beiden Erscheinungen ergeben sich nun sehr verschiedene Krankheitsbilder. Die lähmungsartige Schwäche kann durch lange Zeit halbseitig bleiben und so den Verdacht einer beginnenden zerebralen Hemiplegie, wie sie durch Herderkrankung bedingt wird, erwecken. Aber sie finden keinen Unterschied in der Bewegungsbehinderung der rumpfnahen und rumpffernen Gelenke; und sie vermissen die Steigerung der Sehnenreflexe, die sich im Falle einer Herderkrankung frühzeitig einzustellen pflegt. Die Halbseitigkeit ist allerdings nur eine zeitweilige; früher oder später kommt auch die andere Körperhälfte daran, und das Ausbleiben der Pendelbewegung beim Gehen verrät oft schon früh die drohende Ausbreitung des Prozesses auf die andere Seite.

Der Gang der Kranken ähnelt bei Ergriffensein nur eines Beines dem der Hemiparetiker. Sind beide Beine befallen, so wird der Gang oft bei steif gehaltenen Gelenken auffallend tappend oder aber trippelnd oder schlürfend; oft tritt das Symptom der Retropulsion oder auch der Propulsion auf, indem der Kranke gewissermaßen seinem Schwerpunkt nachläuft, da er die korrigierende Rumpfbewegung nicht rasch genug auszuführen imstande ist.

Eine widerspruchsvolle Erscheinung ist, daß manche Kranke, die nur sehr schwerfällig gehen können, imstande sind zu laufen, ja zu tanzen, eine Beobachtung, die zeigt, daß sich die Störung der Bewegungsinnervation über das rein nervöse Gebiet in das psychische hinein erstreckt.

Mannigfaltig sind die Innervationsstörungen an den oberen Extremitäten. Die Haltung der betroffenen Extremität ist eine steife, meist im Schultergelenk adduziert und im Ellbogenlenk leicht gebeugt, so daß die Hand vor den Rumpf zu liegen kommt.

Viele Kranke können, wenn sie nicht durch das Zittern absolut behindert sind, schreiben. Die Schriftzüge sind anfangs annähernd normal; sehr bald werden sie aber kleiner und kleiner (Mikrographie), dabei wird die Differenzierung immer mangelhafter, so daß die Schrift schließlich unleserlich wird.

In allen Hantierungen sind die Kranken außerordentlich gehemmt; Auf- und Zuknöpfeln z. B. ist etwas, was, wenn es überhaupt gelingt, einen ungemeinen Zeitaufwand erfordert; dabei bleiben die Kranken nicht selten in einer Bewegungsphase überhaupt stecken, und es kommt zu keiner Fortsetzung und Beendigung der angefangenen Bewegung. Infolgedessen brauchen die Kranken zum An- und Auskleiden außerordentlich lange oder sind in vorgeschrittenen Fällen überhaupt nicht imstande, sich ohne fremde Hilfe an- oder auszukleiden.

Die Nahrungsaufnahme ist in mannigfacher Weise behindert. Das Hantieren mit Löffel, Messer und Gabel geht ungemein langsam und mit Stockungen in der Weise vonstatten, daß z. B. die Kranken den Bissen bis zum Mund bringen, die Bewegung aber vor der Einbringung des Bissens in den Mund stecken bleibt und es eine ungemessene Zeit dauert, bis die Einführung des Bissens in den Mund gelingt. Später wird es oft ganz unmöglich, so daß den Kranken die Nahrung in den Mund gereicht werden muß. Aber wenn der Bissen endlich in den Mund gelangt ist, ergeben sich oft ähnliche Hemmungen und Stockungen beim Kau- und beim Schlingakt.

Die Sprache der Kranken ist in mannigfacher Weise gestört; sie verliert vor allem jede Modulation, sie wird tonlos; die Artikulation wird mehr und mehr unvollkommen, so daß die Sprache bei längerem Sprechen ganz unverständlich werden kann; ebenso kann die Stimme versagen, so daß die Kranken überhaupt kein lautes Wort herausbringen oder die Stimme bei längerem Sprechen immer leiser wird.

Charakteristisch ist der mimische Ausdruck dieser Kranken. Ihr Gesichtsausdruck ist maskenartig, indem die Veränderungen im mimischen Ausdruck, die das Sprechen, die Verarbeitung der äußeren Eindrücke, die Gemütsbewegungen begleiten, vollständig ausbleiben.

In den meisten Fällen, und zwar oft schon frühzeitig, klagen die Kranken über Speichelfluß, der ja wohl zum Teil dadurch zustande kommt, daß die Kranken infolge der Bewegungshemmung mit ihrem Speichel nichts anzufangen wissen.

Im weiteren Verlauf werden die Kranken unter Ausbreitung der Muskelspannungen auf die gesamte Muskulatur immer unbeweglicher, bettlägerig, zu allen Verrichtungen unfähig, bis sie endlich marastisch zugrunde gehen.

Wagner-Jauregg

Welche Fortschritte hat die Therapie der Neuritis und Polyneuritis zu verzeichnen?

Handelt es sich um eine Neuritis oder Polyneuritis bestimmbarer Aetiologie, z. B. durch Blei, Arsen, Alkohol u. dgl. oder durch Infektionskrankheiten, durch Stoffwechselkrankheiten (Diabetes) usw., so wird zunächst diese Ursache zu bestimmen sein und die Therapie wird sich fürs erste in vorgeschriebenen Wegen abspielen. Sind diese schädigenden Veranlassungen beseitigt, dann wird eine speziell auf die Neuritis eingestellte Behandlung Platz greifen müssen. In einer großen Anzahl von Fällen sind wir aber nicht in der Lage, eine bestimmmte Ätiologie zu erkennen; man spricht dann auch von idiopathischer Neuritis oder Polyneuritis oder von rheumatischer. In schwereren Fällen ist die Ruhigstellung im Anfange durch Bettbehandlung selbstverständlich. In leichteren aber, wo es sich um einen Armplexus oder noch kleineres Gebiet handelt, z. B. bei Neuritiden durch Überarbeit, durch Klavierspiel, durch Bügeln usw. sind die Patienten dieser Anforderung gegenüber häufig ganz verständnislos, daher kommt es häufig vor, daß der Arzt viel zu früh mit Hydro-, Thermo- oder Elektrotherapie einsetzt. Es kann nicht genug betont werden, daß Nichtstun im richtigen Momente viel richtiger ist als Polypragmasie. Richtige Lagerung im Bette, gleichmäßige Temperatur (im Anfange ist Heißluftkasten zu vermeiden), Thermophor, mit Vorsicht zu verwenden. Gegen die Schmerzen Salizylpräparate und die gebräuchlichen Antineuralgika; vor Morphium ist zu warnen. Ist das erste Stadium der Irritation überwunden, was ungleich lange dauert, dann kommen erst warme Bäder, Heißluftkasten u. dgl. zur Verwendung. Immer ist auf die Vermeidung stärkerer Temperaturdifferenzen zu achten. Lichtkasten usw. sind am besten zu Hause vor dem Schlafen zu verwenden. Für Schwitzkuren, welche oftmals schon frühzeitig begonnen werden können, gebe ich dem Patienten meistens eine Vorschrift, welche sich als praktisch erwiesen hat:

	morgens	mittags	abends
1. Tag	1 Aspirin	1 Aspirin	2 Aspirin + Lindenblütentee
2. Tag	1 Aspirin	1 Aspirin	1 Aspirin
3. Tag	1 Aspirin	1 Aspirin	2 Aspirin + Lindenblütentee

4., 5., 6. Tag = 1., 2., 3. Tag. 7. Tag Pause.
Dann das Ganze noch einmal.

Bei dieser Schwitzkur ist, noch mehr bei Glühlichtbädern, das Gefäßsystem bezüglich seiner Leistungsfähigkeit zu kontrollieren. In neuerer Zeit wird oftmals mit Vorteil die Diathermiebehandlung versucht, aber nicht immer ist eine Wirkung auf die Schmerzen erreichbar, was nach mehreren Sitzungen meist feststellbar ist. Vorsicht am Anfang auch hier nötig, (kleine Stromstärke, kürzere Dauer der Durchwärmung, große Platten). Eine Kombination mit Reizkörpertherapie wird häufig angezeigt sein. Empfehlenswert scheint da polyvalente Vakzine, Vakzineurin oder Neuro-Yatren intramuskulär in zirka dreitägigen Intervallen. Wenn das Stadium der starken Schmerzen im Abklingen ist, kommt Elektrotherapie in Frage. Bei noch bestehender Empfindlichkeit kann der aufsteigende galvanische Strom mit breiter Elektrode gute Dienste leisten. Keineswegs darf da der faradische Strom verwendet werden, der wegen seiner Reizwirkung die Regenerationsvorgänge am Nerven zu stören, die Schmerzen zu steigern vermag. Ein neuer Apparat in der Elektrotherapie ist der Tonisator, der mit seinen Schwellströmen oft schmerzlindernd wirkt und, in der Form der Rieselströme verwendet, sich als brauchbar erweist. Faradische Behandlung ist aber notwendig in vorgeschrittenen Stadien, wenn Paresen einzelner Muskeln oder ganzer Körperteile vorliegen. Auch hier ist Vorsicht und Mäßigung in Hinsicht auf die Wiederherstellung geschädigter, feinster nervöser Apparate nötig. Ist der Prozeß aber älter und die Gefahr einer Schädigung geringer, dann kann man die Faradisation unbedenklich und mit Vorteil ausführen. Handelt es sich um größere Körperteile bei Polyneuritis, dann ist der Bergonié-Stuhl ein einfaches Mittel zur allgemeinen Faradisation. Massage ist in der ersten Zeit der Erkrankung kontraindiziert, später kann sie in Form von Effleurage, leichter Streichung verwendet werden. Knetung zur Anregung der Zirkulation ist erst im chronischen Stadium verwendbar. Hand in Hand mit diesen therapeutischen Maßnahmen muß eine Übungsbehandlung gehen, welche anfangs vorsichtig die selbständige Verwendung der erhaltenen Gliedmaßen zurückbringt.

Gleichmäßige Körpertemperatur ist eine Forderung, die lange aufrecht erhalten werden muß. Diesbezüglich ist die weibliche Kleidung oft ungenügend. Für Männer empfiehlt sich in der kalten Jahreszeit Schafwoll-

wäsche, event. lederne Unterhosen. In der auch Monate dauernden Zeit
bis zur vollständigen Restitution kommen oftmals leichte Schmerzrezidive
vor, welche durch Salizylpräparate in kleinen Dosen oft gut beeinflußbar
sind. Wenn der Kranke im Beginne akuter Erkrankung zur Ruhe, unter
Umständen im Bette verhalten werden muß, gibt es oft Obstipation, die
zu bekämpfen ebenso wichtig ist wie die Aufrechterhaltung guter Ernährungsverhältnisse.

In der Rekonvaleszenz kommt Bäderbehandlung in Frage. Gastein
ist manchmal von ausgezeichneter Wirkung. Die verschiedenen Schwefel-
bäder (Baden, Schallerbach, Pistyan) und Solbäder (Ischl, Portorose)
gehören dazu. Von einer sehr häufig vorkommenden neuritischen Erkrankung soll nur kurz gesprochen werden: Der peripheren rheumatischen
Fazialisparese. Hier ist häufig Erkältung auslösende Ursache. Bewährt
hat sich in der Therapie eine möglichst bald durchgeführte Schwitzkur
nach vorhin gegebenem Schema. Wenn nach Ablauf von 14 Tagen, die
diese Therapie braucht, die Erscheinungen bis auf geringe Reste geschwunden sind, kann man den Ablauf der Heilung ohne weitere Eingriffe abwarten. In anderen Fällen aber macht man Elektrotherapie in der Form
des galvanischen Stroms mit Unterbrecherelektrode, unter Aufsuchen der
einzelnen Muskeln, wobei man nur die Minimalzuckung zu erreichen trachtet.
Das so oft vorkommende Faradisieren vom ersten Tage der Erkrankung
an ist strikte zu verpönen.

Einer Erkrankung möchte ich noch Erwähnung tun, welche zuweilen
mit Polyneuritis verwechselt wird. Es ist die gelöse Diathese. Es
kommt in höhergradigen Formen der Gelose der Hautdecke zu Zuständen,
welche durch die überall im Körper spontan, aber auch auf mechanische,
thermische usw. Reize auftretenden Schmerzen eine Ähnlichkeit mit Polyneuritis aufweisen. Die Symptome der gelösen Diathese sind recht
mannigfaltig, in ihren Hauptzügen handelt es sich um folgende: Stellenweise Verdickung im Unterhautzellgewebe mit schlechter Abhebbarkeit
von der Unterlage, Schmerzhaftigkeit gegenüber Druck und anderen Einwirkungen, eine Veränderung im Glanz der Haut, das Bestehen starker
Kopfschmerzen, große Empfindlichkeit gegenüber Witterungseinflüssen,
starke Abnahme der Leistungsfähigkeit und in weiterer Konsequenz das
Auftreten depressiver Zustände. Die Therapie dieser Erkrankung besteht
vorwiegend in spezifischer Massage und verschiedenen diätetischen Maßnahmen, die oft schon in der ersten Woche eine Steigerung der Leistungsfähigkeit zur Folge hat.

Schließlich noch einige Worte über die Prophylaxe, mit der ja eigentlich das Wirken des Arztes anfängt. Wenn wir von Fortschritten in der
Bekämpfung dieser Erkrankungen sprechen dürfen, so ist es als Verdienst
der Hygiene im allgemeinen, insbesondere der Gewerbehygenie und der
durch sie veranlaßten gesetzlichen Bestimmungen anzusehen, daß eine
große Reihe von Möglichkeiten beruflicher Schädigungen in weitem Maße
eingedämmt worden ist. Immer noch genug Fälle von Neuritis und Polyneuritis können wir nachweisen und es bleibt auch jedem Arzte in prophylaktischer Hinsicht einiges zu tun übrig, besonders was den Alkohol-
mißbrauch anlangt im großen und die Vorkehrung gegen Erkältung im
einzelnen.   *O. Albrecht*

Neurosen

Was für Kinderneurosen gibt es?

Eine strenge Einteilung oder gar namentliche Aufzählung der hierher gehörigen Krankheitsbilder ist unmöglich. Wohl sehen wir auch bei Kindern zuweilen wohlausgebildete Zwangsneurosen, Phobieen, hysterische Anfälle oder Dauerzustände, aber die weitaus häufigeren Anlässe zur Beratung mit dem Arzt sind „Schlimmheit", Erziehungsschwierigkeiten, Wutanfälle oder Anorexie, habituelles Erbrechen, Obstipation, Stottern, Asthma bronchiale, Pollakisurie oder Enuresis, mit einem Worte ein Verweilen des physischen oder psychischen Verhaltens (meist beider) auf einer Entwicklungsstufe, die bereits überwunden sein sollte. Kinderneurosen sind also mannigfache Formen eines relativen Infantilismus.

Friedjung

Wie entstehen Kinderneurosen?

Hier spielen zunächst Erbfaktoren ihre bisher allzu ausschließlich gewürdigte Rolle. Es ist zweifellos, daß Kinder einer gesunden Familie unter gleich ungünstigen Umwelteinflüssen besser bestehen und gedeihen, als „nervös-belastete". Aber hier kann Prophylaxe nur gleichbedeutend sein mit dem Ausbau der Eheberatung. Wer sonst als der Arzt wäre berufen, die qualitative Hebung des Nachwuchses zielbewußt zu fördern? Während der Arzt aber hier leider meist vor vollendete Tatsachen gestellt ist, eröffnen sich ihm große Wirkungsmöglichkeiten bei der Bekämpfung der Umweltsschädlichkeiten. Sie haben wir als bedeutsame, zum Teil geradezu entscheidende und typische Ursachen psycho-neurotischer Störungen der Kinder erkannt. Immer klarer wird der Schaden, den unsere Kinderwelt dadurch erleidet, daß ihre Erziehung zumeist Eltern oder anderen Menschen überlassen ist, die für diese verantwortungsvolle Aufgabe in keiner Weise vorbereitet, vielmehr selbst zumeist sichtlich falsch erzogen worden sind. Wenn wir also Kinder vor Neurosen schützen wollen, müssen wir uns um die Erziehung der Erzieher bemühen. Der Arzt, der sich der Kinderheilkunde widmet, wird selbst mit kinderpsychologischem Wissen ausgestattet sein müssen, um es den Erziehern in faßlicher Weise mitteilen zu können. Er wird das triebhafte Luststreben des Kindes zur Erklärung heranziehen, um der erwachsenen Umgebung verständlich zu machen, daß wir uns nicht nur einer Diätetik der Ernährung, sondern auch der Lustbefriedigungen befleissen müssen. In volkstümlicher Sprache heißt das im wesentlichen: Kinder dürfen weder Überfluß, noch Mangel an Liebe leiden. Übertriebene Zärtlichkeit und Fürsorglichkeit schadet ihnen ebenso wie kalte, seelenlose Strenge. Sie dürfen nicht zum Spielzeug der Erwachsenen werden. Wo wirtschaftliches Elend nicht solcher Weisungen spottet, hat das Kind im Bette der Eltern nichts zu tun; schon daß es häufig ihren Schlafraum teilt, ist eine schwere Bedrohung seiner seelischen Entwicklung. Die Einzigen, die Ältesten und Jüngsten, der einzige Knabe unter mehreren Mädchen oder umgekehrt, der einzige Sohn einer Witwe, die einzige Tochter eines Witwers sind Kindertypen, die von Übermaß an Liebe besonders bedroht sind. — Aber umgekehrt darf das Kind auch nicht an Liebe Hunger leiden, und hier spielt auch schon relativer Mangel (im Vergleich mit anderen Kindern) eine bedeutsame Rolle: Das Kind in kalter Fremde, das Stiefkind, das Häßlichere oder Unbegabtere unter zweien etwa, das Mittlere oder die Mittleren in einer kinderreichen Familie, der einzige Sohn des Witwers, die einzige Tochter einer Witwe, dies sind solche von Neurosen aus Liebeshunger bedrohte Kindertypen. Auch ein erstes, zunächst verwöhntes Kind ist gefährdet, wenn ihm ein zweites folgt, besonders wenn einem Mädchen ein Bruder geboren wird („Entthrontes" Kind). Auch jene Kinder die zum Kampfobjekt entzweiter Eltern geworden sind (das „umkämpfte" Kind), verfallen gewöhnlich neurotischen Störungen. Wenn uns das Wesen aller dieser Typen vertraut ist, dann können wir jeweils mit Aufklärung prophylaktisch eingreifen.

Sinnlose Strafen, Schläge, polternde, lärmende, einschüchternde Verweise, kränkende Beschimpfungen, das Gefühl der Verlassenheit müssen den Kindern erspart werden. Wir werden sie nicht hintergehen, bei Erkrankungen nicht verwöhnen. — Selbst vortreffliche Berufserzieher versagen fast immer bei den eigenen Kindern. Diese Eindrücke lassen uns als ein wichtiges Stück in unserem vorbeugenden System den Ausbau des Kindergartenwesens erkennen bis zur Einführung des Pflichtkindergartens als Vorstufe der Pflichtschule. *Friedjung*

Wie behandelt man Kinderneurosen?

Die kausale Therapie hat eine sorgfältige Ermittlung der Umwelt, also insbesondere der Familiensituation zur Voraussetzung. Gelingt die Beseitigung der erkannten Neurosenquellen zunächst nicht, dann empfiehlt es sich als wirksamstes Mittel, das Kind ohne Begleitung in eine völlig andere Umgebung zu versetzen; dieser Heilaufenthalt muß mit Verständnis für die gestellte Aufgabe erfüllt, darf seinerseits nicht fehlerhaft und nicht unter einem Monat bemessen sein. Überraschend schnell sehen wir dabei oft ein unleidliches Kind liebenswürdig werden, eine unüberwindliche Anorexie schwinden, ein erschreckend hypotrophisches Geschöpfchen aufblühen. Kehrt das Kind aber in die alte, schädliche Umwelt zurück, dann verflüchtigt sich auch der verblüffendste Erfolg rasch. Darum muß die Zeit seiner Abwesenheit dazu verwendet werden, die Fehler des Milieus zu beseitigen. In den schwersten und in veralteten Fällen psycho-neurotischer Störungen des Kindes wird man aber ohne psycho-analytische Hilfe nicht ans Ziel kommen können; selbstverständlich wird sie methodisch den kindlichen Verhältnissen angepaßt werden müssen.

Daneben werden wir nichts unterlassen, was das Kind körperlich fördern könnte. Alkohol und Kaffee werden wir grundsätzlich ausschalten und gemischte Kost empfehlen, Sport gerne fördern, weil er von der Selbstbeobachtung ablenkt, Kinder einander näher bringt, soziales Verhalten erzwingt.

Für „Wasserprozeduren" habe ich, neben dem einfachen Bade, gelegentlich abendlichen Teilwaschungen nicht viel übrig (sie lenken von der kausalen Behandlung ab). Medikamentöse Unterstützung werden wir nicht immer missen können, besonders öfter von Brompräparaten Gebrauch machen. Bei der nervösen Anorexie hat sich mir das Dialysat. Gentian. ut. in 2% Lösung mit Saccharin gut bewährt, bei der neurotischen Obstipation Fol. Sennae in der Suppe als Infus (10 Blätter $^1/_4$ Stunde ziehen lassen, alle 2 Tage 1 Blatt weniger bis auf 2 herunter). Das erste und letzte Wort bei der Behandlung der Kinderneurosen gehört aber der zielbewußten Korrektur der Fehlerziehung.   *Friedjung*

Nierenerkrankungen

Welche Erkrankungen der oberen Harnwege können auch bei normalem Harnbefund vorliegen?

Es können vorliegen:

1. Kongenitale Fehl- und Mißbildungen der Nierenform und Nierenlage: kongenitale Zystenniere, Hufeisenniere, Beckenniere, die Doppelbildungen der Harnleiter und Nierenbecken, sowie als leichtester Grad der Dystopie die Wanderniere.

2. Aseptische Harnrückstauungen verschiedenster Ätiologie (durch aberrante Gefäße, Klappen- und Faltenbildungen des Harnleiters, Harnleitersteine und -Strikturen) und ihre Folge, die Hydronephrose.

3. Geschwülste der Nierenhüllen und der Niere selbst.

4. Entzündliche und eitrige Erkrankungen der Nierenhüllen; der akute paranephritische Abszeß, die chronische Entzündung der fibrösen Nierenkapsel (Perinephritis dolorosa).

5. Entzündliche und eitrige Erkrankungen der Niere, die von den harnableitenden Wegen dauernd oder temporär vollständig abgeschlossen sind: der seltene isolierte Nierenabszeß, der sogenannte Nierenkarbunkel, die geschlossene und intermittierende Pyonephrose.

Die kongenitale Zystenniere verläuft lange Zeit vollkommen symptomlos, geht aber mit langsam progredienter Einbuße an harnbereitendem Parenchym einher. Wie bei manchen Formen von Schrumpfniere, von der sie sich durch das Fehlen kardiovaskulärer Erscheinungen (Herzhypertrophie und Hypertonie) unterscheidet, können suburämische Allgemeinsymptome die ersten merkbaren Krankheitszeichen sein. Frühzeitig besteht Polyurie. Das niedere spezifische Gewicht ist in den einzelnen Tagesportionen gleich und von Flüssigkeitsaufnahme und Enthaltung wenig beeinflußbar. Bei jugendlichen Individuen wird dieses Kennzeichen mangelnder Konzentrationsbreite der Nierenleistung den Verdacht auf einen destruierenden Parenchym-Prozeß lenken. Die Diagnose wird gestützt durch den Palpationsbefund einer beiderseitigen, doch häufig ungleichmäßig entwickelten Vergrößerung der Nieren mit kleinhöckeriger Oberfläche. Die Pyelographie, deren Durchführung hier wegen der geringen Widerstandskraft der Kranken von strenger Indikationsstellung abhängig gemacht werden sollte (Verdacht auf malignen Tumor bei einseitig positivem Palpationsbefund), zeigt eine auffallende Verlängerung und Verzerrung des Kelchsystems.

Die klinische Bedeutung aller Entwicklungsstörungen der Nierenform und Nierenlage ist eine doppelte. Sie sind die Ursachen meist verkannter und schwer aufklärbarer subjektiver Beschwerden und neigen in erhöhtem Maße zu sekundären Erkrankungen, wie Steinbildung und Infektion.

Die anatomisch gesunde Hufeisenniere kann quälende, bisweilen durch Überstreckung der Wirbelsäule auslösbare Schmerzattacken veranlassen,

die vom Drucke der Verbindungsbrücke zwischen den Nierenkörpern
auf Nervengeflechte, von abnormer Beweglichkeit des einen oder anderen
mangelhaft fixierten Nierenpoles oder auch von intermittierenden Harnrückstauungen, die durch den abnormen Ureterverlauf begünstigt sind,
herrühren.

Bei der Beckenniere stehen Kreuzschmerzen, Abdominalbeschwerden,
Obstipation im Vordergrund des Krankheitsbildes. Daher sind Verwechslungen mit Darm- und Adnextumoren häufig.

Bei sorgsamster Palpation kann der quer über die Wirbelsäule ziehende
Isthmus, häufiger eine auffallend mediane Lagerung der Nierenkörper
den Verdacht auf Hufeisenniere erwecken.

Im Röntgenbilde sind ihre charakteristischen Konturen bisweilen an
einfachen Übersichtsaufnahmen erkennbar. Vollständige Klarheit
gibt bei allen Form- und Lageanomalien nur die Pyelographie. Sie ist auch bei der gewöhnlichen Wanderniere angezeigt, weil durch
Darstellung des Harnleiterverlaufes diejenigen Fälle erkennbar sind, bei
denen eine prähydronephrotische Erweiterung des Nierenbeckens zu
chirurgischer Korrektur der fehlerhaften Lage verpflichtet, und ein Organ
funktionsfähig erhalten werden kann, das sonst durch die wiederholten
Stauungsinsulte immer mehr an Parenchym einbüßt.

Desgleichen erwächst bei der Hydronephrose der Pyelographie die
Aufgabe, nicht nur den Grad der Erweiterung der Nierenhohlräume, sondern auch die Ursache der Harnrückstauung aufzuzeigen, die vielfach
durch konservative Operation mit Erhaltung des Organes behoben werden
kann.

Bei den haematogenen, hochfieberhaft verlaufenden eitrigen Entzündungen der Nierenkapsel und der Niere enthält der Harn durch
lange Zeit keine wesentlichen pathologischen Formbestandteile, doch
lassen sich in ihm die Krankheitserreger (meist Staphylococcus aureus)
kulturell nachweisen.

Der akute Beginn der Erkrankung, der zirkumskripte Druckschmerz im
Costo-Lumbalwinkel der befallenen Seite, das bei sorgsamer Inspektion
und Palpation hier oft merkbare leichte Oedem, sowie die Leukozyten-
zählung des Blutes werden unter Berücksichtigung des klinischen Gesamt-
bildes vor Fehldiagnosen schützen.

Wenn eitrige Destruktion einer Niere, spezifischer oder nicht
spezifischer Ätiologie, mit schweren entzündlichen Veränderungen des
Harnleiters einhergeht, die bei längerem Bestande zu vollständiger Obliteration seiner Lichtung führen, so entwickelt sich die „geschlossene
Pyonephrose". Die erkrankte Niere ist vollkommen ausgeschaltet, ihr
eitriger Inhalt zu käsig-mörteliger Masse verdickt, sie bleibt aber eine
den Allgemeinorganismus und die zweite Niere bedrohende Infektions-
quelle.

Die Diagnose der geschlossenen Pyonephrose ist durch Chromocysto-
skopie leicht zu stellen.

Auch bei offener Pyonephrose kann es zu vorübergehendem Abschluß des Harnleiters kommen. In kürzester Zeit zeigt sich ein auffallender
Wechsel im Aussehen des Harnes. Früher milchartig, dickeitrig getrübt,
wird er plötzlich vollständig klar, gut konzentriert, frei von Eiter und

Eiweiß. Meist klagen die Kranken in dieser Zeit über intensive Beschwerden von Seiten der erkrankten Niere, häufig tritt auch durch die Eiterretention bedingte Fiebersteigerung auf.

Auf dieses Symptom der intermittierenden Pyurie ist besonders zu achten, weil es in einfachster Art die Diagnose eines schweren renalen Eiterungsprozesses und durch die natürliche Separation auch die Diagnose des Funktionszustandes der zweiten Niere gestattet.

Schließlich sei noch erwähnt, daß der Harn bei Konkrementen der Niere oder der Harnleiter zur Zeit der Ruhe bisweilen keinerlei Veränderungen aufweist und mikroskopische Hämaturie oft erst durch stärkere Erschütterung des Körpers und forzierte Bewegung provoziert werden muß. *Necker*

Welche Bedeutung hat die Pyelographie für die Diagnose der Nierentumoren und für die Differentialdiagnose anderer Tumoren der Nierengegend?

Die Nierengeschwülste des Erwachsenen sind vorwiegend Hypernephrome, selten reine Karzinome, Sarkome oder Papillokarzinome des Nierenbeckens, pseudobenigne oder maligne Geschwülste der Nierenhüllen.

Papillome des Nierenbeckens verraten sich frühzeitig durch Harnblutungen von intermittierendem Charakter. Die im Nierenparenchym infiltrierend wachsenden Karzinome und Sarkome zeigen bei Funktionsprüfung bald Ausfallserscheinungen. Nur die häufigste Geschwulstform, das Hypernephrom, entwickelt sich anfangs exzentrisch unter langsamer Verdrängung des Mutterbodens und bietet daher in jenen Stadien, in welchen die Diagnose am meisten anzustreben wäre, negativen funktionellen und normalen Harnbefund.

Die einfachste Nierenfunktionsprüfung bei sämtlichen tumorverdächtigen Fällen ist die Chromozystoskopie. Zeitlich und qualitativ normale Blauausscheidung bei großem, tastbarem Tumor macht seine Zugehörigkeit zur Niere unwahrscheinlich. Negativer Ausfall der Blauprobe kann ebenso bei großen Hypernephromen, wie bei aseptischen und infizierten Retentionsgeschwülsten der Niere, aber auch bei Kompression des Ureters durch extrarenale Tumoren beobachtet werden.

Am frühesten werden durch das Hypernephrom Größe, Form und Lage der Niere, der Verlauf des Harnleiters und die Gestalt des Nierenbeckens beeinflußt.

Die radiologische Untersuchung hat zunächst die Darstellung der Nierenkonturen durch einfache Übersichtsbilder anzustreben, die dank der technischen Fortschritte in einer immer größeren Zahl von Fällen einwandfrei gelingt. Man ist so bisweilen imstande, bei diffus verschwommenen Schattenbildern in der Nierengegend sowie bei Vergrößerung und Verbreiterung des Nierenschattens aus der nativen Aufnahme allein den Verdacht auf Tumorbildung auszusprechen.

Weitere Aufschlüsse gestattet die Kontrastfüllung der Ureteren und des Nierenbeckens. Beide sind von dem Grundsatz aus zu beurteilen, daß Nierentumoren und retroperitoneale Tumoren sehr frühzeitig die Verlaufsrichtung des Harnleiters und die Form des Nierenbeckens beeinflussen und ein bei optimaler Füllung normal befundener Ureter und ein mit

allen feinen Kelchverzweigungen deutlich gezeichnetes
Beckenbild einen Tumor mit Sicherheit ausschließen lassen.
Es sind aber optimale Bilder nicht in allen Fällen zu erzielen. Die Deutung
des Pyelogramms muß auch auf zahlreiche Fehlerquellen Rücksicht nehmen.
Sie wird erschwert durch die zahllosen Varianten des normalen Nieren-
beckenbildes und Ureterverlaufes, durch artifizielle Bildverzerrungen bei
fehlerhafter Lage des Katheterauges während der Füllung, sowie durch
artifizielle Imbibition des Nierenparenchyms mit der Kontrastflüssigkeit
infolge Einströmens derselben in die Canaliculi recti und in das Venen-
system (pyelovenöser Rückfluß).

Genaue Kenntnis dieser Fehlerquellen ist für die Deutung des pyelo-
graphischen Bildes, die reiche Erfahrung und Sachkenntnis voraussetzt,
unerläßlich. Die Veränderungen des Beckenbildes zeigen sich in fehlender
Zeichnung der Kelche erster und zweiter Ordnung, in Verdrängung von
Kelchen aus ihrer Verlaufsrichtung, in spaltförmiger Kompression des
ganzen Nierenbeckens zu sichelförmig schmalem Hohlraum, sowie in bizarrer
Verzerrung des Kelchsystems mit unregelmäßiger Füllung einzelner Kelch-
partien.

Im allgemeinen ist durch Pyelographie sowohl bei der Diagnose der malignen Nierentumoren als auch bei der Differentialdiagnose gegen andere
retro- und intraperitoneale Tumoren des Hypochondriums in Zusammenarbeit -mit den übrigen klinischen Untersuchungsmethoden auch bei
schwierigsten Fällen vollkommene Klärung zu erreichen.   *Necker*

Ohrenerkrankungen

**Bis zu welchen Grenzen ist die konservative Behandlung der akuten
Mittelohreiterung berechtigt?**

Wir sollen darauf bedacht sein, ein Fortschreiten des Krankheitsprozesses
im Mittelohre gegen das innere Ohr, die Meningen oder den Hirnblutleiter
rechtzeitig zu erkennen und tunlichst zu verhüten. Sind wir dies nun imstande? In jedem Falle ist die sorgfältige Beobachtung des otoskopischen
Bildes von größter Wichtigkeit, wobei der Allgemeinzustand des Kranken
nicht außer acht gelassen werden darf.

Sitz und Art der Vorwölbung des Trommelfelles lassen uns erkennen,
ob die Erkrankung sich auf das Mittelohr allein beschränkt, in welchem
Falle wir bei gesundem Allgemeinorganismus mit konservativen Mitteln —
lokale Wärme, Schwitzen (ohne Aspirin), 5% Karbolglyzerin, warm ins
Ohr geträufelt, Abführmittel — meistens auskommen. Ist die Membran
stark vorgebaucht, vielleicht schon gelblich durchschimmernd, dann soll,
auch vom praktischen Arzte, die Paracentese, und zwar an der Stelle der
größten Vorbauchung, gemacht werden. Dem Eiter muß freier Abfluß
ermöglicht werden durch lauwarme Spülungen, bei genauer Beobachtung
der Temperatur — ohne Fiebermittel! Temperatursteigerungen, Schmerzen,
örtliche und im Kopfe, Klopfgefühl deuten auf ein Weiterschreiten der
Erkrankung, ebenso wie eine bis zu drei Wochen andauernde reichliche
Eiterung, selbst ohne irgendwelche sonstige Beschwerden. In diesen Fällen
hat die konservative Behandlung der operativen zu weichen, will man nicht
unerwartet vor unangenehmen Tatsachen stehen.

Fragen: Wie lange darf man bei bestehender Mittelohreiterung mit Temperatursteigerung zuwarten? Wodurch kommt die Senkung der hinteren Gehörgangswand zustande? Gibt es ein Zeichen, um die Mukosus-Otitis rechtzeitig zu erkennen und wie ist das Hörvermögen bei derselben? Darf bei bestehender Meningitis operiert werden? Sprechen hämorrhagische Blasen an der Membran für Grippe-Otitis? Kann nach einer Radikaloperation einer Mukosus-Otitis noch wochenlang Rauschen im Ohr bestehen bleiben? — Antworten: Bei einmaliger hochgradiger oder auch bei öfter sich wiederholender geringgradiger abendlicher Temperatursteigerung, besonders bei einer gewissen Druckschmerzhaftigkeit an der Vorderseite der Warzenspitze und in der Attikgegend ist ein Fortschreiten der Erkrankung anzunehmen und daher die operative Freilegung eher zu empfehlen. Die Senkung der hinteren Gehörgangswand kommt durch eine Erkrankung der Knochenzellen daselbst und Schwellung des Periostes zustande. Bei Beobachtung dieser Verhaltungsmaßregeln bringt auch eine Mukosus-Eiterung keine Überraschung; auf eine solche deutet auch die starke Herabsetzung der Hörschärfe. Die ersten Zeichen einer Meningitis sind der letzte Mahnruf zum operativen Eingriffe; sind sie vollentwickelt, dann hat er besser zu unterbleiben. Hämorrhagische Blasen an der Membran sind Anzeichen einer Grippe-Otitis. Ohrengeräusche können nach einer Aufmeißelung durch längere Zeit bestehen, bessern sich meist durch spätere Lufteinblasungen. *Biehl*

Wie erkennt und behandelt man das Othämatom und die Perichondritis?

Das Othämatom besteht in einem Blutaustritte zwischen die Knorpellagen der Ohrmuschel oder zwischen Knorpel und Perichondrium, der auch weiter nach außen ins Bindegewebe vordringen kann. Diese „Geschwulst" bildet sich meist sehr rasch, kann bis walnußgroß werden und sitzt gewöhnlich an der vorderen und oberen Partie der Ohrmuschel; sie kann spontan auftreten, ist jedoch in der Mehrzahl der Fälle traumatischen Ursprungs (Stoß, Schlag, Zerrung). Die Punktion ergibt Blut oder blutigseröse Flüssigkeit.

Die Perichondritis tritt entweder diffus oder zirkumskript auf; sie besteht in einer phlegmonösen Entzündung des Perichondriums und aller Hautschichten. Bei der diffusen Perichondritis ist die ganze Ohrmuschel geschwollen, bedeutend verdickt, gerötet, gespannt, die Furchen zum größten Teil verstrichen. Die ganze Ohrmuschel ist sehr schmerzhaft, ihre Umgebung eventuell auch ödematös. Es kann Fieber vorhanden sein.

Bei der zirkumskripten Perichondritis beschränken sich diese Symptome nur auf einzelne Partien, z. B. auf den Tragus. Differentialdiagnose gegenüber dem Othämatom: Dieses verursacht nur Spannungs- und Hitzegefühl, selten Schmerzen, und ergibt bei der Punktion blutiges Serum oder Blut, während die Perichondritis sehr starke Schmerzen auslösen kann und bei eventueller Punktion anfangs seröse, später eitrige Flüssigkeit ergibt.

Die Therapie des Othämatoms ist zumeist konservativ (leichter, feuchter Druckverband). Bei größeren Othämatomen ist in der Regel ein chirurgischer Eingriff notwendig, bestehend in Punktion und Aufsaugung des Inhaltes, mit eventueller nachheriger Einspritzung von einigen Tropfen Jodtinktur, Anlegung eines Kompressionsverbandes, oder die schon frühzeitig vorzunehmende kreuzförmige Inzision mit gleichzeitiger Exzision der Wundränder zur Ermöglichung der vollständigen Adaptierung der abgelösten Weichteile.

Die Therapie der Perichondritis besteht anfangs in kalten, später in Dunstumschlägen, beim Nachweis von Fluktuation in Inzision.   *Hofer*

Wie ist das Ekzem des äußeren Ohres zu behandeln?

Vor allem ist wichtig die Feststellung, ob das Ekzem nicht vom Gehörgang her fortgeleitet ist und als Grundursache eine chronische Mittelohreiterung vorliegt, deren Behandlung dann das wichtigste der ganzen Therapie sein wird. Im allgemeinen ist die Therapie des Ekzems dieselbe wie beim Ekzem anderer Hautstellen. Bei akuten Ekzemen: Trockenbehandlung durch Einpudern mit Amylum, Talkum und Zincum oxydatum aa.; in einer Reihe von Fällen wird man mit Fett zum Ziele kommen, in Fällen, die Fett nicht vertragen, wirken Umschläge mit verdünnter essigsaurer Tonerde (1 : 6) oft sehr gut. Von den Fetten ist besonders zu empfehlen das Unguentum Diachylon Hebra, welches aber, da es leicht ranzig wird, immer frisch bereitet werden soll, und das besser haltbare Unguentum Vaselini plumbicum Kaposi, auch Lanolin.

Das chronische Ekzem erfordert meist, wie alle chronischen Hautekzeme, viel Geduld von Seite des Patienten und des Arztes. Zum Reinigen und zur Entfernung der Schuppen und Krusten diene nur Vaselin oder reines Benzin, niemals Wasser. Bei starker Verkrustung Aufweichen der Krusten mit Unguentum Diachylon Hebra, Bor- oder Zinksalbe, nachher Aufstreuen von Puder (Amylum, Talk, Zincum oxydatum), also Trockenbehandlung. Ein Teil der Ekzeme kommt unter Fettbehandlung zur Ausheilung, wobei die oben erwähnten Fette empfehlenswert sind; ferner noch Lassarsche Paste, Cehasol (Cehasol, Lanolin ana 10, Zinc. oxydat. 5, Vaselin ad 100), oder 5 bis 10% Ichthyolzinksalbe. Gegen trockene, schuppende und juckende Ekzeme verwendet man 1 bis 5% Kreolinsalbe, Pinselungen mit 2% Resorzinspiritus, eventuell mit Glyzerinzusatz, ferner Teerpräparate, besonders Naphthalin; statt Teer kann man auch Anthrasol (Anthrasol 2,0, Lanolin + Vaselin ana 15,0, Amyl. + Zinc. oxydat. ana 10) verwenden, oder das Unguentum Resorcini compositum (Resorcin + Ichthyol ana 5, Acid. salicyl. 3,0, Vaselin 100). Bei besonders hartnäckigen Formen Pinselungen mit 10% Lapislösung (zwei- bis dreimal wöchentlich); Rhagaden können mit 20% Lapislösung oder Lapisstift touchiert werden. Nach Abheilung des Ekzems empfiehlt es sich, die Ohrmuschel und deren Umgebung statt mit Wasser durch einige Zeit noch mit 2% Salizylspiritus reinigen zu lassen.

Bei Ekzemen, welche der medikamentösen Therapie trotzen, wirkt oft die Strahlenbehandlung günstig, und zwar sowohl die Lichtbehandlung als auch die Röntgenbehandlung. Nässende und impetiginöse Ekzeme (z. B. infolge Pediculosis capitis) schwinden rasch, wenn sie an ein oder zwei Tagen kurz (etwa drei bis vier Minuten) aus 30 Zentimeter Distanz mit einem bereits eingebrannten Quecksilberdampf-Quarzbrenner (Höhensonne) bestrahlt werden; auch die langwelligen Strahlen der Solluxlampe wirken austrocknend und deshalb günstig.

Bei chronischen, hartnäckigen Ekzemen, die oft mykotischer oder seborrhoischer Natur sind, nässen und stark jucken, wirkt oft auch die

Röntgenbehandlung recht gut; es genügt in der Regel eine halbe Epilationsdosis, um die Exkoriationen zur Überhäutung zu bringen, die Haut zu glätten und den Juckreiz gänzlich zu beseitigen. Leider ist der Erfolg dieser Therapie nicht immer ein dauernder; auch nach stärkeren Dosen rezidiviert das Ekzem oft nach einigen Wochen. Häufige Wiederholungen der Röntgenbehandlung verbieten sich aber durch die Gefahr der Xeroderma pigmentosum-Bildung in der exponierten Haut.

Es empfiehlt sich deshalb, einer zum erstenmal mit Erfolg angewendeten Röntgenbestrahlung eine Teer-Schwefelsalbenbehandlung folgen zu lassen, um Rezidiven vorzubeugen. *Hofer*

Welches sind die wichtigsten Erkrankungen des Gehörganges und wie ist deren Therapie?

Die wichtigsten Erkrankungen sind: Zeruminalpfropf, Fremdkörper, Ekzem und Otitis externa.

Der Zeruminalpfropf besteht aus einem Gemenge von Ohrenschmalz, Talg, Epidermisschollen, abgestoßenen Haaren, und kann außer Völle im Ohre und Schwerhörigkeit auch Geräusche und Schwindel hervorrufen. Seine Therapie soll für den Praktiker nur im Ausspritzen bestehen; gelingt die Entfernung nicht gleich in der ersten Sitzung, so lasse man den Zeruminalpfropf aufweichen durch Lösungen von Wasser—Glyzerin ana, H_2O_2, Öl, Einlagen feuchter Tampons usw. und nehme die Ausspritzung erst in ein oder zwei Tagen vor; nachher ist der Gehörgang durch einige Stunden, speziell in der kalten Jahreszeit, mit Watte zu verschließen.

Bei Fremdkörpern soll sich der praktische Arzt, falls er nicht mit der Spiegeluntersuchung und mit dem Hantieren mit Instrumenten besonders vertraut ist, einzig und allein nur auf das Ausspritzen beschränken. Er überzeuge sich vorher, ob wirklich ein Fremdkörper vorhanden ist, denn es sind Fälle in der Literatur beschrieben, wo Ärzte Extraktionsversuche gemacht, den Gehörgang aufgeschunden, das Trommelfell perforiert haben und der später beigezogene Ohrenarzt überhaupt keinen Fremdkörper vorfinden konnte!

Gelingt die Entfernung durch Ausspritzen und wegen Mangels der geeigneten Instrumente nicht, soll er dann lieber nichts weiter machen, als den Patienten einem Ohrenarzt zuweisen.

Ist nämlich der Gehörgang durch vergebliche Extraktionsversuche zerschunden, blutend, angeschwollen und eventuell auch schon das Trommelfell perforiert, kann auch der Ohrenarzt nichts weiteres machen als abwarten, bis die Anschwellung zurückgegangen ist oder, wenn bedrohliche, meningeale Symptome auftreten, operativ vorgehen (Ablösung des knorpeligen Gehörganges und Freilegung des knöchernen usw.).

Bei Fremdkörpern, die infolge des längeren Verweilens im Gehörgange bereits aufgequollen sind, wie Hülsenfrüchte oder Fruchtkerne, kann man vorher behufs Wasserentziehung Alkohol einträufeln.

Bei Kindern ist die Entfernung von Fremdkörpern, speziell wenn diese schon tiefer eingedrungen und den Isthmus (verengte Verbindungsstelle zwischen knorpeligem und knöchernem Gehörgang) schon passiert haben, nur bei Anwendung eines Ätherrausches oder Chloräthylbetäubung zu *empfehlen.*

Bei **Ekzem** ist wichtig festzustellen, ob nicht eine chronische Mittelohreiterung als Ursache vorliegt, deren Behandlung dann jeder anderen Therapie vorausgehen muß. Bei den oft recht hartnäckigen chronischen Formen haben besonders 5 bis 10%ige Lapislösungen meist sehr gute Wirkung; man appliziert diese am besten mittels auf gerifften Drähten fixierten dünnen Wattetampons und verschließt den Gehörgang mittels eines schmalen, sterilen Gazestreifens (nicht Watte); nach Abheilung des Ekzems empfiehlt es sich, den Gehörgang noch durch einige Wochen mittels 2%igem Salizylspiritus oder 1%iger Epikarinlösung vom Patienten selbst nachbehandeln zu lassen, d. h. täglich mit auf kurzen Holzstäbchen aufgewickelter Watte auswischen zu lassen.

Die **Otitis externa** (Gehörgangsentzündung) ist eine zirkumskripte oder diffuse. Die zirkumskripte besteht in einer durch Eitererreger erzeugten Entzündung um eine Schweiß- oder Talgdrüse herum, hat daher ihren Sitz immer im knorpeligen Teil des Gehörganges, weil der knöcherne keine Drüsen führt; sie ist ein Gehörgangsfurunkel, der meistens an der hinteren und unteren, aber auch an der vorderen Wandung sitzt. Der Gehörgangseingang ist meistens verschwollen, Druck darauf oder Ziehen an der Ohrmuschel rufen heftige Schmerzen hervor; die Gegend des Kiefergelenkes ist — bei Sitz des Furunkels an der vorderen Wandung — druckempfindlich, das Kauen erschwert infolge Schwellung der präaurikulären Drüsen, die Gegend unterhalb des Lobulus ist infolge Schwellung der infraaurikulären Lymphdrüsen besonders von unten her druckempfindlich, ebenso die vordere Seite des Warzenfortsatzes.

Differentialdiagnostisch gegenüber Mastoiditis sei erwähnt, daß bei Mastoiditis meistens die ganze knöcherne Partie hinter dem Ohre druckempfindlich ist und auch die Warzenfortsatzspitze, diese dann aber auch an ihrer hinteren Seite, während der Gehörgangseingang und die Gegend vor dem Ohre nicht druckempfindlich sind; ferner ist nicht derknorpelige, sondern der knöcherne Teil des Gehörganges eventuell schon vorgewölbt. Ferner spricht für die Otitis externa eine gute Hörschärfe, wobei man den verengten Gehörgang durch einen eingeführten engen Trichter besser für die Luft durchgängig macht. Die diffuse Gehörgangsentzündung ist meist keine eiterige, sondern wird durch den Bacillus pyocyaneus hervorgerufen.

Therapie: Bei der zirkumskripten Otitis externa führt man dünne, schmale, hydrophile Gazestreifen, in verdünnte (1:4) essigsaure Tonerde getaucht, so tief als möglich ein, läßt, wenn selbe vertragen werden, mehrmals des Tages die gleich verdünnte essigsaure Tonerde darauf tropfen, Dunstumschläge über die ganze Ohrgegend geben und erneuert den Streifen täglich; manchmal werden kalte Umschläge (z. B. mit Liquor Burowii 1:6) vorgezogen; statt Einlagen mit essigsaurer Tonerde werden auch solche mit absolutem Alkohol oder 2% Salizyl-, Borsäure- oder Mentholspiritus gemacht. Inzidieren soll man nicht zu früh, erst wenn Eiter da ist, nach zirka 5 bis 7 Tagen; zu frühe Inzisionen bringen meistens keine Erleichterung, vergrößern oft den Schmerz und die Entzündung geht auch nicht eher zurück. Man inzidiert tief und so ausgedehnt, als es die räumlichen Verhältnisse gestatten, mit einem schmalen Skalpell oder einem tenotomartigen Instrument; bei sehr empfindlichen Patienten kann man den Gehörgang vorher mit Chloräthyl vereisen, muß aber einige Minuten warten, bis die Chloräthylwirkung in die Tiefe gedrungen ist.

Die Therapie der diffusen Otitis externa besteht vorerst in Entfernung des angesammelten Sekretes und der Epithelmassen, was am besten durch Ausspritzen geschieht, nur muß nachher der Gehörgang gut ausgetrocknet werden, bevor man das Medikament appliziert. Wir verwenden hier die gleichen Mittel, wie bei der zirkumskripten Otitis externa. In einer Reihe von Fällen wird man mit essigsaurer Tonerde keinen Erfolg haben, es sind dies jene, welche durch den Bacillus pyocyaneus hervorgerufen sind, der auf saurem Nährboden gut wächst; in diesen Fällen wird man in absoluten Alkohol getauchte schmale Gazestreifen versuchen und sobald die Schwellung zurückgegangen ist, den Gehörgang mit 5 bis 10%iger Lapislösung auswischen und nachher trockene Gazestreifen einführen. Die Alkoholstreifen wechselt man täglich und läßt eventuell durch den Patienten zu Hause noch Alkohol auftropfen, damit der Streifen feucht bleibt. Die Lapislösung wird auch täglich appliziert und nachher immer ein trockener Gazestreifen locker eingeführt.

Nach Abheilung der Otitis externa läßt man noch einige Zeit den knorpeligen Gehörgang mit 2%iger weißer Präzipitat- oder 3%iger Borsalbe oder mit 2%igem Salizylspiritus täglich reinigen, statt mit Wasser.

Zum Schlusse sei noch erwähnt, daß man zur Bekämpfung der hartnäckigen Gehörgangsfurunkulose auch die spezifische Vakzination (spezifische Impfung) anwendet. *Hofer*

Wie hat man die Hörfunktion zu messen und zu beurteilen?

Bei der Prüfung der Hörfunktion kommt es vor allem auf den Zweck an, dem diese Prüfung dienen soll. Es kann sich darum handeln, durch die Bestimmung der Horschwelle, d. h. der geringsten Reizintensität akustischer Reize, die noch gehört werden, ein genaues Bild des Funktionszustandes des Ohres zu gewinnen und außerdem durch die Feststellung gewisser Besonderheiten in der Knochenleitung und in der Ausdehnung des Hörfeldes gegen die obere und untere Tongrenze hin die Art, Ausdehnung und Lokalisation eines pathologischen Zustandes zu bestimmen, es kann sich aber auch darum handeln, zum Zwecke der praktischen Beurteilung ein Bild der Brauchbarkeit der Gehörorgane für das Individuum zu erhalten. Die zweite Art der Untersuchung kommt auch für den praktischen Arzt, insbesondere bei der Beurteilung von Unfallserkrankungen, Berufsfähigkeit, ferner in schulärztlicher Beziehung u. dgl. sehr in Betracht. Ferner ist auch für den praktischen Arzt, der akute katarrhalische und entzündliche Erkrankungen des Gehörorgans zu behandeln hat, eine gewisse Kenntnis der Bedeutung des Funktionszustandes für die Diagnostik von Wichtigkeit. Vor allem ist festzuhalten, daß bei diesen akuten Erkrankungen weniger die absolute als die relative Funktionsstörung ins Auge zu fassen ist. In jedem derartigen Fall wird man mit den einfachen Mitteln der Umgangssprache, Flüstersprache und der Taschenuhr — bei Ausschluß des anderen Ohres — ein gewisses Bild der Hörfähigkeit erhalten und nun darauf achten, ob und welche Änderungen im weiteren Verlauf der Erkrankung entstehen. Diese Veränderungen müssen im Einklang mit den anderen klinischen Erscheinungen stehen, so daß etwa bei einer akuten Otitis das von Anfang an ziemlich verminderte Hörvermögen mit dem Abklingen der entzündlichen Erscheinungen sich auch bessern muß. Bleibt auch nach der otoskopisch feststellbaren Rückbildung des Prozesses das Hörvermögen längere Zeit schlecht, so liegt jedenfalls ein unregelmäßiger Verlauf vor, der ein genaueres Untersuchen verlangt. Tritt aber etwa im Verlauf eines akuten oder chronischen Eiterungsprozesses eine plötzlich einsetzende, hochgradige Verschlechterung des Gehörs oder gar Taubheit ein, so kann es sich um eine Ausdehnung des Erkrankungsprozesses auf das Labyrinth, ja um das Einsetzen einer intrakraniellen Komplikation handeln, und es ist dann dringend notwendig, eine möglichst eingehende spezialistische Untersuchung vorzunehmen. Für die klinische Beurteilung akuter Fälle sind die Schwankungen der Funktion viel wichtiger als ihre absolute Einschränkung.

Bei der Beurteilung gerichtlicher, Versicherungs- und ähnlicher Fälle handelt es sich wiederum um die Feststellung, wie weit das Hörvermögen praktisch brauchbar ist. Hier sind nicht die künstlich herbeigeführten Umstände der Funktionsprüfung, sondern die wirklichen Verhältnisse des täglichen Lebens maßgebend, also kein Abschluß des zweiten Ohres, keine Verwendung von Stimmgabeln u. dgl., sondern der Versuch, wie viel der Untersuchte von den für ihn wichtigen akustischen Reizen, das ist meistens nur die Sprache, perzipieren kann, und zwar mit allen Hilfen, die ihm zu Gebote stehen, wie etwa Mitbenützung des zweiten Ohres, teilweises Ablesen u. dgl. In solchen Fällen soll stets das Gesamtgehör für beide Ohren festgestellt und beurteilt werden. Dieses wechselt bei gleicher absoluter Größe der Funktionsstörung individuell sehr bedeutend. Geringe Störungen des Hörvermögens, das sind also solche, bei denen der Untersuchte 3 bis 4 Meter Flüstersprache noch fließend versteht, kommen mit Ausnahme ganz bestimmter weniger Berufe praktisch nicht in Betracht. Ebenso ist einseitige Taubheit bei normalem zweiten Ohr in vielen Fällen praktisch ohne Schaden und ist keinesfalls sehr hoch einzuschätzen. Sie ist je nach dem Beruf usw. mit höchstens 20% der Erwerbsfähigkeit zu bemessen. Eine mäßige Einschränkung, also unter 3 Meter Umgangssprache beiderseits, ist schon wesentlich ungünstiger und würde je nach dem Grad bis etwa 30% einzuschätzen sein und erst unter 1 Meter Umgangssprache für das Gesamtgehör kann man von einer hochgradigen Schwerhörigkeit sprechen, die mit mindestens 40% einzuschätzen wäre. Komplette beiderseitige Taubheit käme je nach dem Beruf und den besonderen persönlichen Umständen mit 40 bis 60% in Ansatz. Für die allgemeine Praxis genügt es, „geringe", „mäßige" oder „hochgradige" Schwerhörigkeit bis Taubheit festzustellen, ohne sich auf allzu viele Zahlen einzulassen. Unrichtige Angaben und beabsichtigte Täuschung werden am besten nicht durch komplizierte und ausgeklügelte Methoden festgestellt, sondern durch den Versuch, den Untersuchten abzulenken, indem man bei Aufnahme der Anamnese oder bei anderen Untersuchungen, wie etwa auf Schwindel, Nystagmus, Romberg oder auf Druckempfindlichkeit u. dgl. von verschiedenen Distanzen mit verschiedener Stimmintensität Fragen stellt.

Frey

Welche Leistungen kann man von hörverbessernden Apparaten erwarten?

Wenn eine Erkrankung des Gehörorgans so geartet ist, daß eine Veränderung des klinischen Zustandes durch irgend eine Art der Therapie nicht mehr erwartet werden kann und Schwerhörigkeit bedingt, ergibt sich stets die Frage, ob nicht durch künstliche Hilfsmittel eine Verbesserung des für den Patienten so wichtigen Hörvermögens, vor allem für die Sprache, ermöglicht werden kann.

In solchen Fällen wird gewöhnlich von dem Patienten, aber auch von anderen Laien, ja selbst von Ärzten, immer die Analogie mit dem Sehorgan ins Treffen geführt und die Frage gestellt: Wenn man das schlechte Sehen mit Brillen verbessern kann, so müßte dies doch auch beim schlechten Hören durch ein künstliches Mittel gelingen? Dieser Analogieschluß ist leider falsch. Bekanntlich können wir durch Brillen nur die Störungen der Akkomodation und Refraktion korrigieren. Störungen analoger Art kennen wir aber am Gehörorgan nicht. Die Veränderungen am mittleren und inneren Ohr, die Schwerhörigkeit hervorrufen, entsprechen pathologisch-anatomisch etwa den Hornhautnarben, Linsen- und Glaskörpertrübungen, Synechien, atrophischen und degenerativen Prozessen der Retina am Auge und da diese Veränderung auch nicht durch Brillen korrigierbar sind, läßt uns die Analogie mit den Brillen ganz im Stich.

Ich will auf die sogenannten künstlichen Trommelfelle hier nicht eingehen, denn sie sind nur in einer sehr kleinen Anzahl von Fällen zu verwenden; sie kommen nur in Betracht, wo größere Defekte des Trommelfells bei vollständig trockenem Mittelohr und gleichzeitig das Gehör herabsetzenden Veränderungen des Mittelohrs die Anbringung eines kleinen Fremdkörpers erlauben, der die Schalleitungsverhältnisse so weit verändern kann, daß eine wesentliche Hörverbesserung entsteht. Solche Fälle sind, wie gesagt, sehr selten. Die Perforation des Trommelfells allein setzt meist gar keine so hochgradige Hörstörung, daß ein künstliches Trommelfell mit allen seinen Nachteilen in Betracht käme und läßt sich sehr oft auch noch nach langer Zeit auf anderem, natürlichem Wege zum Verschluß bringen.

Gleichgültig, welche pathologischen Veränderungen bestehen; wenn das Hörvermögen einmal so abgenommen hat, daß sich im täglichen Leben Schwierigkeiten ergeben, pflegt sich der Wunsch nach einer künstlichen Hörverbesserung zu äußern. Die Hoffnungen, die darauf gesetzt werden, sind meist viel zu optimistisch. Patienten mit mittlerer und mäßiger Schwerhörigkeit, die also etwa noch die Umgangssprache so gut verstehen, daß sie eine Konversation in unmittelbarer Nähe ohne Schwierigkeit führen können, die aber im Theater, bei Vorträgen, Sitzungen oder in größerer Gesellschaft dem allgemeinen Gespräch nicht mehr zu folgen vermögen, glauben oft durch einen Hörapparat dazu wieder befähigt zu werden. Ein solcher Hörapparat soll womöglich noch unauffällig, in sehr kleinen Dimensionen gehalten und so geartet sein, daß mit seinem Gebrauch keinerlei Unbequemlichkeit verbunden ist.

Etwas Derartiges gibt es nicht.

Die Apparate, die wir haben, beruhen alle auf dem Prinzip der Schallverstärkung. Diese Verstärkung wird entweder mit einfachen physikalischen Mitteln, also mit Hörschlauch oder Hörrohr bewerkstelligt, Apparaten, die auf dem bekannten Prinzip der Sammlung und Verstärkung der Schallwellen in einem konischen Hohlkörper beruhen, oder Apparaten, die eine erborgte Energie zur Schallverstärkung benützen, das sind die elektrischen, auf dem Telephon- oder Mikrophonprinzip beruhenden Prothesen. Beide Gruppen der Apparate lösen die Aufgabe, den von ihnen aufgenommenen Schall verstärkt und in höherer Intensität dem Ohre zuzuführen, als er es sonst erreicht haben würde, und lösen daher die Aufgabe der Schallverstärkung und -zuführung. Hingegen haben beiderlei Apparate den Mangel, daß sie selbst sehr wenig empfindlich sind; man könnte das drastisch ausdrücken und sagen: Die Hörapparate sind ebenso schwerhörig oder noch schwerhöriger als die Patienten. Das will meinen, daß ihre Ansprechbarkeit eine sehr geringe ist. Ein gewöhnliches Hörrohr spricht in ausreichendem Maße nur auf Schall an, der in 1 bis 1.5 Meter Entfernung von seiner Öffnung produziert wird. Die elektrischen Apparate sind zwar empfindlicher, aber auch sie versagen häufig schon bei einer Distanz von über 2 Meter. Es ist also klar, daß die Verwendung solcher Apparate für das Theater u. dgl. nicht in Betracht kommt. Auch sprechen sie immer nur in einer bestimmten Richtung vollständig, in allen anderen Richtungen schon **viel** schlechter an, so daß das Verfolgen eines allgemeinen Gespräches auch innerhalb der Ansprechdistanz erschwert wird.

Nun kann man allerdings mittels zweckmäßiger technischer Konstruktion die Empfindlichkeit und Ansprechbarkeit gerade der elektrischen Apparate wesentlich erhöhen. Denken wir bloß an die heute im Radiobetrieb verwendeten Aufnahmsapparate. Diese Konstruktionen bedingen aber eine so voluminöse, komplizierte und außerordentlich diffizil zu behandelnde Apparatur, daß sie schon wegen der schwierigen Transportmöglichkeit und Beweglichkeit als individuelle Prothesen kaum mehr in Betracht kommen. Solche Apparate sind vielfach konstruiert worden, auch unter Benützung der beim Radio gebrauchten Prinzipien, wie Verstärkerröhren u. dgl. Es ist aber nicht vieler Leute Sache, einen Apparat zu benützen, der, wie ein von einer amerikanischen Fabrik konstruierter, in der Größe zwischen einem mittleren Handkoffer und einem kleinen Bibliotheksschrank schwankt. Ganz abgesehen von dem außerordentlich hohen Preis solcher Konstruktionen ist die hohe Empfindlichkeit der Apparate aber wieder eine Quelle anderer Störungen; sie verstärken auch alle anderen Geräusche, da ja jede kleinste Stromschwankung im Apparat und jede kleinste mechanische Erschütterung als störendes Geräusch empfunden wird, und sie sprechen dann von der Nähe wieder so stark an, daß die meist überempfindlichen und nervösen Patienten sehr bald abgeschreckt werden.

Da demnach die derzeit verfügbaren Apparate einen Aktionsradius von nicht viel mehr als höchstens 1 bis 2 Meter haben, wozu man eventuell noch die Distanz zwischen Aufnahmsteil des Apparates und Ohr rechnen kann, so ergibt es sich, daß sie nur für solche Fälle in Betracht kommen oder ihnen nützen können, bei welchen die vorhandene Hörweite geringer als diese Distanz ist. Im allgemeinen kann man sagen, daß bei einseitiger Schwerhörigkeit oder Taubheit, wenn das andere Ohr also normal ist, eine Prothese nicht in Betracht kommt, daß aber auch bei beiderseitiger Schwerhörigkeit, wenn ein Ohr noch Konversationssprache auf 2 bis 3 Meter hört, von einer Prothese praktisch kein Nutzen zu erwarten ist, und die Erfahrung zeigt, daß solche Schwerhörige einen Apparat, den sie angeschafft haben, bald wieder ablegen. Wirklichen Nutzen bringen die Apparate nur solchen, deren Schwerhörigkeit unter 1 Meter Umgangssprache beiderseits gesunken ist. In diesen Fällen, in denen schon die Konversation zu zweit Schwierigkeiten bietet, bringen die Apparate wirkliche Vorteile und können dem sie Benützenden ökonomisch und psychisch von Wert werden. Solche Apparate werden unter verschiedenen Bezeichnungen von verschiedenen Firmen angefertigt; am bekanntesten sind bei uns diejenigen der Deutschen Akustik-Gesellschaft, sowie die der Firma Siemens u. Halske, das Bausophon u. a. Auch noch andere deutsche, englische und amerikanische Firmen erzeugen solche. Soll ein Apparat in Benützung genommen werden, so ist es unbedingt notwendig, daß der Patient selbst praktisch die verschiedenen Typen ausprobiert, um diejenige 'auszuwählen, die ihm am besten taugt. Manchmal zeigt es sich sogar, daß selbst ein einfaches parabolisches Hörrohr aus Metall oder Hartgummi bessere Dienste leistet als ein teurer elektrischer Apparat.

Zusammenfassend kann man also sagen, daß die derzeitigen Apparate nur für Fälle hoch- und höchstgradiger Schwerhörigkeit als zweckmäßig gelten können, daß sie aber in diesen Fällen oft eine wesentliche Hilfe bringen. Zukünftige Konstruktionen mögen weitergehenden Anforderungen nachkommen.

Fragen: Tritt bei längerem Gebrauch von schallverstärkenden Apparaten Gewöhnung auf? Ist das Ohrensausen bei Neurosen, Melancholie und Depressionszuständen zu beeinflussen? — Antworten: Daß durch den Gebrauch schallverstärkender Apparate Gewöhnung daran und vermehrte Schwerhörigkeit auftritt, ist ganz ausgeschlossen. Das Ohrensausen läßt sich dann beeinflussen, wenn die zugrunde liegenden Veränderungen beeinflußbar sind, also wenn die bei den genannten Veränderungen bestehenden Gefäß- und anderen Zirkulationsstörungen einer Therapie zugänglich sind.   *Frey*

Orthopädie

Gibt es physiologische Deformitäten und welche pathologische Bedeutung haben sie?

Es gibt außer den pathologisch — durch Erbfehler oder Krankheit — erworbenen Deformitäten auch physiologische innerhalb der normalen Variation des menschlichen Körpers, um deren Erkennung und Versorgung wir Ärzte uns kümmern müssen. 60% aller Neugeborenen sind asymmetrisch. Diese Asymmetrie betrifft hauptsächlich den Schädel im Sinne eines Vorschubs der einen Seite, weniger den Rumpf. Mit dieser anatomischen Deformität ist eine funktionelle Eigentümlichkeit verbunden: die dauernd einseitige Lage dieser Säuglinge, stets auf der vorgeschobenen Schädelseite. Als Folge dieser finde ich bei einem Siebentel aller Säuglinge im ersten Lebensvierteljahr, bei einem Vierzehntel im zweiten eine habituelle Schiefhaltung, die ich ebenfalls als physiologische — nicht anatomische, sondern funktionelle — Deformität anspreche. Sie ist leicht erkennbar durch den „Umfallversuch". Der auf harter Unterlage aufgesetzte — noch nicht sitzfähige — Säugling fällt nicht, wie normal, nach vorne, sondern stets nach einer Seite um, und zwar nach der des Schädelvorschubs. Die habituelle Schiefhaltung hat pathogene Bedeutung, sie führt beim vorzeitigen Aufsitzen des rachitischen Säuglings zum ersten Anfang der Skoliose.

Eine andere physiologische Deformität ist das angeborene Crus varum des Säuglings. Es entspricht der normalen Lage in utero. Es pflegt spontan im ersten Lebensjahr zurückzugehen. Oft besteht aber noch ein Rest in der ersten Gehperiode und begünstigt dann besonders das Entstehen der dem zweiten und dritten Lebensjahr des — breitspurig gehenden — Kindes eigentümlichen physiologischen Deformität: des Genu valgum. Diese angeführten O- und X-Beine sind nicht rachitischen Ursprungs; ich habe sie hunderte Male bei nicht rachitischen Kindern gesehen. Die Erblichkeit spielt dabei eine wesentliche Rolle. Ihre höheren Grade allerdings werden — wie bei jeder physiologischen Deformität — in der Regel durch Hinzutreten von Rachitis, seltener durch übermäßige Beanspruchung verursacht. Ein Beispiel für das letztere ist das X-Bein der dicken Kinder. Auch beim X-Bein finden wir als gesetzmäßige Folge der anatomischen Deformität physiologische funktionelle Abweichungen: den Gang mit den in der Hüfte einwärts rotierten Beinen. Diese Gangart ist geradezu eine Selbstbehandlung der Deformität, die bei geringeren Graden sich dadurch vollkommen ausgleichen kann. Ebenso wird auch der das X-Bein regelmäßig begleitende Knickplattfuß durch diese Gangart günstig beeinflußt. Trotzdem bleibt in einem Teil, besonders der höhergradigen Fälle, ein Genu valgum oder der begleitende Knickplattfuß dauernd bestehen. Zur Kompensation des Genu valgum kann jetzt wieder — etwa im vierten bis siebenten Lebensjahr — entgegengesetzt wie im zweiten, das mechanisch zugehörige Crus varum auftreten. Und dann für die Dauer.

Die Meinung, daß sich jedes physiologische X-Bein des Kindes ausgleicht, ist widerlegt durch nicht wenige Erwachsene, die damit umgehen, oft mit beträchtlichen Beschwerden: Minderwertigkeit für Arbeit und Sport, erhöhte Unfallsgefahr, deformierende Arthritis. Jedenfalls physiologisch ist der platte Fuß des Säuglings jedoch eigentlich keine Deformität, da ein Fettpolster die normale Höhlung ausfüllt, was durch Röntgenbild, noch einfacher aber durch Abtasten des knöchernen Gewölbes festgestellt werden kann. Dagegen ist als physiologische Deformität zu betrachten eine vorübergehende Abflachung des Fußgewölbes beim gehenlernenden Kinde, die aber im vierten Lebenshalbjahre überwunden sein soll.

Eine harmlose physiologische Deformität, die erst nach der Pubertät deutlich wird, ist die sogenannte physiologische Skoliose; eine leicht rechts dorsal konvexe Abweichung der Wirbelsäule, ohne Bedeutung für das Entstehen der Skoliose.

Ganz im allgemeinen ist bezüglich der pathogenen Bedeutung der physiologischen Deformitäten zu sagen, daß sie die Grundlagen der rachitischen Deformitäten sind. Es muß also bei ihrem Vorhandensein besonders sorgfältig Rachitis verhütet und behandelt werden.

Der Begriff Deformität ist nach der eingangs gegebenen Definition ein relativer. Was für einen Bureausitzer noch ganz normal, ist für einen Sportsmann schon Deformität. Die Enthüllung des weiblichen Körpers hat den Begriff Deformität nach der ästhetischen Seite verschoben. Diesen erhöhten Ansprüchen muß auch der praktische Arzt durch Beachtung und Bekämpfung der physiologischen Deformität Rechnung tragen.   *F. Bauer*

Welchen Einfluß haben Beinverkürzungen auf die Wirbelsäule?

Wenn die Beine ungleiche Länge haben, so hat dieses Verhalten zunächst einen Einfluß auf die Beckenstellung; das Becken stellt sich schief ein, und zwar so, daß es auf der Seite des kürzeren Beines gesenkt ist. Diese Beckensenkung beeinflußt wiederum die Wirbelsäule in der Weise, daß sich der Lendenteil derselben mit einer zur verkürzten Seite hin konvexen Krümmung ausbiegt.

Beobachtet man bei einem Individuum mit Beinverkürzung diese Krümmung der Lendenwirbelsäule, so spricht man von statischer Skoliose. Streng genommen muß man diesen Zustand als skoliotische Haltung bezeichnen, wenn nicht gleichzeitig als Zeichen einer echten Skoliose eine stärkere Vorwölbung der gleichseitigen Lendengegend, der äußerliche Ausdruck der Torsion der Wirbelkörper, sich vorfindet.

Ich habe eine Reihe Erwachsener auf Bestehen einer echten Skoliose untersucht, bei denen schon seit Jahren, oft schon seit Kindheit, Verkürzungen eines Beines verschiedener Ätiologie bestanden, nach schlecht verheilten Frakturen, nach Kinderlähmung usw. Um Fehlerquellen auszuschalten, durften hiefür nur Befunde solcher Patienten verwertet werden, die immer ohne Ausgleich der Verkürzung gegangen waren, ferner konnten Menschen mit sitzender Lebensweise nicht berücksichtigt werden; denn im Sitzen stellt sich bei frei beweglichem Hüftgelenk und frei beweglicher Lendenwirbelsäule infolge der horizontalen Lage des Beckens auch die Lendenwirbelsäule gerade ein so wie beim Ausgleich einer Verkürzung. Deskoliosierender Einfluß des Berufes.

Unter 26 Erwachsenen mit Verkürzungen von 2 bis 5 Zentimeter gab es nur zwei Fälle — also kaum 10% — mit einer wirklichen, durch Torsion gekennzeichneten Skoliose der Lendenwirbelsäule, während alle anderen trotz jahrelanger schiefer Einstellung des Beckens zwar eine entsprechende skoliotische Haltung, aber keine Skoliose der Lendenwirbelsäule bekommen hatten; die Wirbelsäule war normal, wenn man die Verkürzung ausglich.

Daraus geht hervor, daß Beinverkürzungen an und für sich wohl eine statische skoliotische Haltung, aber nicht eine wirkliche Skoliose erzeugen können. Diese entsteht erst dann, wenn die in der Kindheit und Adoleszenz sich äußernde Skoliosendisposition hinzukommt. Mit Rücksicht darauf sucht man bei kindlichen Individuen Verkürzungen auf jeden Fall möglichst auszugleichen, während bei Erwachsenen das Entstehen einer echten Skoliose als Folge einer Verkürzung nicht zu befürchten ist.

Frage: Genügt bei Beinverkürzung zum Ausgleich eine hohe Ferseneinlage, oder muß auch der Vorderfuß durch Sohleneinlage erhöht werden?
— Antwort: Bei geringen Verkürzungen genügt eine Ferseneinlage, bei größeren wird aus Zweckmäßigkeitsgründen auch eine Sohleneinlage hinzugefügt.   *A. Saxl*

Wie kann der praktische Arzt bei der Behandlung der Skoliose mitwirken?

Für die Behandlung der Skoliose unterscheiden wir zweckmäßigerweise in der großen Anzahl der in Betracht kommenden Fälle zwei Gruppen: die leichten und schweren. Als leicht bezeichnen wir diejenigen Haltungsstörungen der Wirbelsäule, bei welchen keine Knochenveränderungen bestehen und keine Fixation nachweisbar ist. Die Prognose dieser Formen ist überwiegend günstig. Es handelt sich bei ihnen um Haltungsfehler mit gewohnheitsmäßiger einseitiger Einstellung der Wirbelsäule. Das Gefühl für die gerade Haltung ist fast immer verloren gegangen. Es ist durchaus wünschenswert, daß diese Haltungsfehler vom praktischen Arzt als Skoliosen betrachtet und zur Behandlung gebracht werden, mag dies nun wissenschaftlich ganz richtig sein oder nicht. Werden sie als Haltungsfehler aufgefaßt, so wird die ohnehin schon bestehende Gefahr, daß sie dem Laienturnen überantwortet werden, noch zunehmen. Diese leichten Formen, die wir hauptsächlich im schulpflichtigen Alter finden, lassen sich vollkommen versorgen durch eine nötigenfalls mit Massage verbundene gymnastische Behandlung, die jedoch unbedingt fachmännisch überwacht sein muß. Ein allgemeines, zur Körperkräftigung führendes Turnen genügt nicht und ist oft auch nicht harmlos. Fehlt einem Kind das Haltungsgefühl, so hat es die Tendenz, die Abweichung bei vermehrter Anstrengung der Wirbelsäule noch zu steigern: sich in die Skoliose hineinzuturnen. Diese Gefahr muß um so mehr vermieden werden, als in der großen Gruppe der leichten Haltungsstörungen eine Anzahl von Fällen versteckt ist, bei welchen die Neigung zur Entwicklung einer schweren Skoliose besteht. Die beste Behandlung der leichten Skoliosen, die dabei billig und für das Kind anregend ist, besteht in dazu besonders eingerichtetem orthopädischem Gruppenturnen. Nur in Fällen, wo dies nicht möglich ist — wohl nur auf dem Lande —, kann dem praktischen Arzte die Aufgabe zufallen, bestimmte Übungen des vom Facharzte vorgeschulten Kindes fortzusetzen und zu überwachen.

Die zweite Gruppe, die schweren Skoliosen, sind diejenigen, bei welchen knöcherne Veränderungen der Wirbelsäule bestehen und die Abweichung nach der Seite fixiert ist. Sie sind für den praktischen Arzt am einfachsten an der Feststellung des Rippenbuckels, einer deutlichen Niveaudifferenz des Rückens beim vornübergebeugten Kinde zu erkennen. Die Behandlung dieser Fälle ist für den mit allem Rüstzeug versehenen Facharzt mühsam und langwierig. Trotzdem kann sie nur zu bescheidenen Teilerfolgen führen, da ja schon schwere knöcherne Veränderungen der Wirbelsäule bestehen, die nicht mehr ganz rückgängig gemacht werden können. Auch bei der Behandlung dieser Fälle spielt die Gymnastik eine Rolle. Ihre Durchführung ist noch schwieriger und noch weniger harmlos als bei den leichten Formen. Will der praktische Arzt hier mitwirken, so muß ihm nach gründlicher Vorschulung des Kranken rezeptmäßig die Gymnastik übergeben werden.

Mit dieser nicht sehr erfolgreichen Spätbehandlung der Skoliose darf aber unser Verlangen nach Therapie nicht befriedigt sein. Wir würden ganz bestimmt eine Gelenksaffektion nicht erst dann behandeln wollen, bis sie zu einer knöchernen Ankylose geführt hat. Bei der schweren Skoliose geschieht dies bisher im allgemeinen: Erst der skoliotische Krüppel wird entdeckt und soll behandelt werden.

Wir kennen heute genau die Anfänge der schweren Skoliose. Nur ein kleiner Bruchteil (10 bis 15%) sind nichtrachitischen Ursprunges. Wir haben da die angeborene Skoliose mit kongenitaler knöcherner Veränderung der Wirbelsäule, bei welcher dem Praktiker die möglichst frühzeitige Diagnose zufällt, die schwere Skoliose infolge von Lähmung, die Skoliose nach Pleuritis, bei welcher möglichst frühzeitig eine besondere Atmungs- und Haltungsgymnastik einsetzen soll, die Skoliosen nach Ischias, Lumbago und bei Hysterie. Die statische Skoliose, die meistens nicht zu den schwersten Graden zu führen pflegt, beruht auf Beckensenkung infolge Verkürzung des einen Beines; sie bleibt in der Regel unfixiert und kann dann durch entsprechende Unterlage unter das verkürzte Bein ausgeglichen werden.

Die weitaus überwiegende Mehrzahl — vielleicht 90% — aller schweren Skoliosen ist rachitischen Ursprungs. Sieben Achtel von ihnen erreichen bereits im vorschulpflichtigen Alter schwere, fixierte Formen. Wir wissen, daß der erste Ursprung aller rachitischen Skoliosen bis in das zweite Lebenshalbjahr, nämlich in die Periode des Aufsitzens, zurückreicht. Ein mangelhaftes Aufrichten der Wirbelsäule mit Ausbuckelung nach rückwärts und ein wenig nach seitwärts, überwiegend nach links, ist die erste Phase der rachitischen Skoliose. Diese Sitzkyphose mit seitlicher Abweichung ist stets im Grenzgebiet der Brust- und Lendenwirbelsäule lokalisiert. Die dabei vorhandene Knochenveränderung, Asymmetrie der Wirbelkörper, ist röntgenologisch nachgewiesen. Sie ist der Skoliosenkeim, aus dem sich früher oder später die schwere Skoliose entwickeln kann. Es kann auch bei leichteren Veränderungen bleiben, die aber die Möglichkeit zur Verschlimmerung in sich tragen. Ein Teil der im schulpflichtigen Alter manifesten leichten Skoliosen gehört hieher. Es kann auch die natürliche Entwicklung zu vollem Ausgleich führen, doch überhebt uns dies gewiß nicht der Verpflichtung, die Sitzkyphose mit Seitenabweichung als pathologischen Zustand, als erstes Stadium der Skoliose zu erkennen und zu behandeln. Die Diagnose der Ausbuckelung nach rückwärts ist leicht, schwieriger oft bei den unruhigen Kindern die der seitlichen Abweichung. Doch ist diese zur Inangriffnahme der Behandlung durchaus nicht notwendig. Auch die Sitzkyphose ohne Seitenabweichung ist ein Schaden der Wirbelsäule, der ihren natürlichen Aufbau stört und sie minderwertig macht. Finden wir sie beim Kind, das sitzen kann, so muß sie jedenfalls beseitigt werden. Ihre Behandlung ist einfach und kann zum größten Teil vom praktischen Arzt durchgeführt werden. Das Sitzen des Kindes muß eingestellt werden, es darf nicht auf dem Arm getragen werden, muß möglichst viel auf dem Bauch liegen und kriechen. Bei höheren Graden wird es ins Gipsbett gelegt werden müssen. Dabei ist jedenfalls antirachitische Therapie notwendig, die in schwereren Fällen nicht nur medikamentös sein darf. Eine Verbesserung der Lebenshaltung ist dringend anzuraten. Die Schwierigkeit der Behandlung liegt darin, daß die Zurückführung zum ausschließlichen Liegen bei dem schon aufgerichteten Kleinkind auf Widerstand zu stoßen pflegt.

Noch einfacher ist die Behandlung und auch die Erkennung des von mir festgestellten Vorstadiums der Seitenabweichung bei Sitzkyphose, der habituellen Schiefhaltung.

Diese physiologische Deformität des Säuglings, die mit dem Umfallversuch leicht festzustellen ist, soll spätestens zu einer Zeit, da die Aufrichtung bald beginnen wird — Ende des ersten Lebenshalbjahres — behandelt werden. Dies ist sehr einfach: Mit Beseitigung der einseitigen Lage schwindet auch die habituelle Schiefhaltung und damit die regelmäßige Ursache der gefährlichen Seitenabweichung bei Sitzkyphose. Die Umlagerung des Säuglings wird erreicht durch einfache Mittel. Oft genügt es, sein Bett so zu stellen, daß er bei richtiger Lage den freien Gesichtskreis hat. Der Rücken wird durch Polster gestützt, nötigenfalls wird der bekannte Sicherheitsgürtel der Säuglinge zur Fixierung verwendet.

Es ist unbedingt notwendig, daß wir unser Verhalten zur habituellen Schiefhaltung und zur Sitzkyphose mit Seitenabweichung als Behandlung der Skoliose, nicht nur als Verhütung betrachten und betreiben. *F. Bauer*

Lassen sich O-Beine auch bei Erwachsenen noch korrigieren?

Es gibt nur einen Weg, O-Beine Erwachsener zu korrigieren, das ist die Osteotomie. Wir führen sie in der Regel als einfache subkutane Osteotomie aus, indem man den Meißel am Scheitel der Deformität subkutan einführt, die halbe Peripherie des Knochens durchmeißelt und den Rest einknickt. Auf diese Weise können selbst hochgradige Verkrümmungen der Unterschenkel tadellos korrigiert werden.

Frage: Kann ohne Behandlung ein exzessives O-Bein wieder normal werden und bis zu welchem Jahre ist dies möglich? — Antwort: Rachitische O-Beine können in der frühesten Kindheit von selbst gerade werden, können sich „auswachsen". Diese Selbstheilung erfolgt in der Weise, daß zur Zeit der Abheilung an der konkaven Seite Knochen apponiert wird, während an der konvexen Seite Knochensubstanz abgebaut wird. Das ist jedoch nur noch im Stadium des lebhaftesten Knochenumbaues möglich; solche Selbstheilungen kann man nur ungefähr bis zum sechsten Lebensjahr beobachten. Vor allem muß man wissen, ob eine solche Tendenz zur Selbstheilung besteht. Um dies festzustellen, sind Umrißzeichnungen von Zeit zu Zeit anzufertigen und miteinander zu vergleichen. Nimmt die Verkrümmung zu, dann ist die möglichst frühzeitige Korrektur geboten, die entweder durch entsprechende Schienen oder durch eine einfache Osteokampsis (Einknickung des Knochens) in Narkose sehr leicht zu bewerkstelligen ist; dadurch können dann die späteren, immerhin eingreifenderen Osteotomien vermieden werden. *Hass*

Wie verhüten wir bei Kindern Belastungsdeformitäten des Fußes und wie sind sie zu behandeln?

Der kindliche Plattfuß kann in seltenen Fällen angeboren sein. Er zeigt die entgegengesetzten Symptome wie der angeborene Klumpfuß. Aber auch der Fuß eines normalen, gut ernährten Säuglings zeigt eine flache Sohle ohne ausgesprochene Wölbung. Diese Flachheit wird durch den Fettpolster, der den Säuglingsfuß umgibt und der besonders an der Sohle stark ausgebildet ist, vorgetäuscht. In gleicher Größe aufgenommene Bilder von Schnitten durch den Fuß eines Säuglings und den eines Erwachsenen zeigen völlige Gleichartigkeit der Wölbung. Diese „Flachfüßigkeit" des kleinkindlichen Fußes wird noch auffallender beim Gehbeginn, in der Periode der Körperaufrichtung. Auch normale Füße zeigen jetzt Belastungsschwierigkeiten, die aber beim Erstarken des Fußes wieder überwunden werden. Die Sohlenabdrücke aller Kinder im Gehbeginn sehen ähnlich aus wie die von Plattfüßen. Erst nach dem dritten Jahr wird die Fußwölbung an ihnen deutlich erkennbar.

Maßgebend für die Beurteilung, ob es sich in einem gegebenen Falle um einen pathologischen Fuß handelt, ist die Betrachtung der Unterschenkelachse. Sie darf im Sprunggelenk nicht nach außen abgeknickt sein (Knickfuß). Ist dies der Fall, so erscheint der Taluskopf tieferstehend, das Navikulare nach unten verschoben und es treten die Symptome des Pes pronatus, Abduktion und Pronation des Fußes, in den Vordergrund.

Beim Knickfuß des kleinen Kindes handelt es sich im wesentlichen darum, die Pronation aufzuheben. Zu diesem Zwecke muß der Kalkaneus in Supinationsstellung gedrängt werden, was am einfachsten durch die Schiefstellung des Absatzes erreicht werden kann. Eine Einlage, wie sie bei Erwachsenen gebräuchlich ist, hat keinen Zweck.

Der Knickfuß wird am leichtesten verhütet, wenn die Kinder nicht zu früh auf die Beine gestellt werden. Die zur Körperkräftigung beste Lage ist die Bauchlage; aus dieser lernen die Kinder auf einem am Boden ausgebreiteten Leintuch am leichtesten das Kriechen, wobei die Beine, bzw. die Füße noch nicht die ganze Körperlast übernehmen. Erst wenn die Knochen, Muskeln und Bänder genügend gestärkt sind, richtet sich das Kind von selbst auf und wird bei diesem aktiven Vorgang eher den Belastungsdeformitäten entgehen, als wenn es sofort auf die Beine gestellt wird.

Bei wirklichen Pronationsdeformitäten angeordnete Einlagen müssen den ganzen Fuß wie eine Schale umfassen oder wenigstens entsprechend hohe Außenränder zeigen, müssen an der Innenseite einen Keil tragen, der den Kalkaneus in Supinationsstellung hebelt. Die schwache Fußmuskulatur ist durch Übungen, Fußspitzengehen, Fußabrollen usw., sowie durch Massage zu kräftigen.

Man muß immer im Auge behalten, daß geschwächte Organe durch Schonung noch mehr widerstandslos werden und daß durch Abnahme der Arbeit die Fußmuskeln, die die Körperlast zu tragen haben, noch mehr der Untätigkeit und Minderwertigkeit verfallen.

Das Verschreiben von Einlagen ist also nicht gleichgültig. Sie sollen nur nach genauer Diagnose, die das Vorhandensein einer wirklichen Deformität und ihre etwaige Komplikation mit anderen Erkrankungen (arthritischer Einschlag, Gelenksentzündungen, Knochenveränderungen, Erkrankungen der Muskeln und Faszien) festgestellt hat, von einem Facharzt verordnet und den pathologischen Verhältnissen entsprechend angefertigt und in ihrem Gebrauch auch kontrolliert werden. Der jetzt allgemein übliche Vorgang, Einlagen in Geschäften, bei Handwerkern usw. zu kaufen oder sie Patienten auf diesem Weg zu verschreiben, ist unzweckmäßig und nur zu oft geeignet, mehr Schaden als Nutzen zu stiften. Ohne strenge Individualisierung ist bei diesem Heilmittel, das ja auch die Einlage vorstellt, ebensowenig etwas zu erreichen, wie bei irgendeinem anderen.

Für Kinder habe ich eine aktive Einlage konstruiert. An der Stelle des Fußgewölbes befindet sich im Schuh eine Holzkugel, bzw. ein Nagel, über welchen eine Holzkugel gesteckt ist. Das Kind wird durch Übungen angehalten, das Fußgewölbe über diese Kugel zu heben (Prinzip der korrigierenden Ausweichbewegung). Die Kinder müssen hiezu bereits über einen gewissen Intelligenzgrad verfügen, müssen langsam an das Tragen der Einlage gewöhnt werden; die Höhe der Kugel, bzw. des Stiftes muß der jeweiligen Höhe des Gewölbes entsprechen. Die Zeiten, in welchen die Einlage zu tragen ist, sind der Schwere des Falles gemäß genau vorzuschreiben und so anzupassen, daß keine Schädigung der Haut (Blasenbildung, Wundwerden) entsteht.

Gleichzeitig können auch passive Einlagen in den Zwischenzeiten getragen werden, doch liegt der Hauptton auf dem Tragen der aktiven Einlage, das mit der Zeit auf den ganzen Tag ausgedehnt werden kann. Ich verfüge über zahlreiche Fälle, die mit den aktiven Einlagen sehr gut Wanderungen und Bergtouren machen.

Unter entsprechenden Kautelen sind diese aktiven Einlagen auch für die Behandlung der Plattfüße Erwachsener im Sinne einer zeitweisen Übungsbehandlung verwendbar.

Frage: Ist ein Pflasterverband, der den Plattfuß für die Nacht in Supination zwingt, zweckmäßig? — Antwort: Es ist sehr gut möglich, durch einen elastischen Zugverband oder durch die Ausnützung „kleinster Kräfte" (Quengelverband, Mommsen-Biesalski) im Schlaf, wenn jede aktive Muskelinnervierung ausfällt, auch einen kontrakten Plattfuß zu redressieren, besonders wenn alle übrigen Mittel, Ausschaltung der Belastung während des Tages, Applikation von feuchter Wärme, mit angewendet werden. Von einer Fixierung des Fußes in Supinationsstellung durch einen Pflasterverband lediglich während der Nacht ist wenig Erfolg zu erwarten. Einerseits ist es ja gerade die Körperschwere, die das hauptsächlich schädigende Moment ist, dazu das gewohnheitsmäßige, falsche Aufstellen des Beines in Auswärtsrotation (auswärtsgedrehte Fußspitze), die die Pronationsstellung des Fußes begünstigt. Die Korrektur beeinflußt den Fuß also in einer Zeit, in der ohnehin keine Schädigung einwirkt. Anderseits wird durch jede zirkuläre Einwickelung die Muskulatur selbst geschädigt, besonders wenn sie längere Zeit, hier jede Nacht, einwirkt. Schließlich ist es doch wieder nur die Muskulatur, die die Pronation korrigieren und die Supination erzwingen kann, ein Vorgang, der durch die „aktive Einlage" ausgelöst und während der ganzen Gebrauchs- und Belastungszeit aufrecht erhalten wird. *Spitzy*

Pleuritis

Wie erkennt und behandelt man die Pleuritis diaphragmatica?

Unter dem Namen der Pleuritis diaphragmatica wurde ein Symptomenkomplex zusammengefaßt, der entweder selbständig oder als Begleiterscheinung entzündlicher Vorgänge der Nachbarorgane auftritt.

Das wichtigste Symptom, welches den Patienten neben dem Fieber zum Arzt führt, ist der Schmerz. Er breitet sich längs der Ansatzstellen des Zwerchfelles und im entsprechenden Hypochondrium aus; meist strahlt er in die Schulter aus. Durch Atmen, Husten, manchmal durch Schlucken, durch Druck am Abdomen wird er verstärkt. Ängstlich halten die Patienten jeden tiefen Atemzug ein, wodurch oft eine beschleunigte oberflächliche Atmung entsteht. So wird auch als Frühsymptom Nasenflügelatmung beschrieben. Öfters beobachtet man beim tiefen Atmen ein Zucken der kostalen Ansätze des Musculus rectus abdominis, den sogenannten respiratorischen Bauchdeckenreflex.

Die Beweglichkeit des erkrankten Zwerchfells findet man herabgesetzt, wodurch Atelektase der unteren Lungenpartien entstehen kann. Man hört in diesen Fällen ein Entfaltungsrasseln; manchmal findet man pleurales Reiben. Als Begleitsymptome können Singultus, seltener Erbrechen auftreten. Von diagnostischer Bedeutung sind die sogenannten Phrenikusdruckpunkte, und zwar 1. am Hals zwischen den Muskelansätzen des Musculus sternocleidomastoideus, 2. in der Verlängerung des Schnittpunktes der Parasternallinie und der zehnten Rippe, 3. am Plexus cervicalis längs der Dornfortsätze der Halswirbelsäule, 4. längs der Ansätze des Zwerchfelles.

Im Röntgenbefund beobachtet man einen Hochstand des Zwerchfells, meist eine reflektorisch bedingte Herabsetzung der Zwerchfellbeweglichkeit (Williamsches Symptom), hie und da einen beginnenden Erguß, doch können auch alle röntgenologischen Zeichen fehlen.

Der Verlauf und die Prognose der Krankheit hängt von der Art der Entzündung und von der Grundkrankheit ab. Schweren, ja lebensbedrohlichen Charakter nimmt sie an, wenn es sich um ein eitriges Exsudat zwischen Lungenbasis und Diaphragma handelt (meist postpneumonisch); rasche Punktion kann lebensrettend wirken. Öfters ist die Pleuritis diaphragmatica nur der Beginn einer Pleuritis exsudativa. Rezidiviert die Pleuritis diaphragmatica öfters, so kann es zu fibrösen Verwachsungen zwischen Lungenbasis und Diaphragma kommen (öfters im Verlauf einer Tuberkulose).

Selbstverständlich kann die Pleuritis diaphragmatica ein Symptomenkomplex im Verlaufe der Erkrankung benachbarter Organe sein, wie Pleuritis, Perikarditis, Ca. oesophagi, auch subdiaphragmatischer Erkrankungen, wie der Leber- und Gallenwege, der Milzerkrankungen, des subphrenischen Abszesses usw.

Die Therapie ist die Ruhigstellung des Thorax, die Herabsetzung des Hustenreizes durch Kodein; mäßige Gaben von Salizylaten, eventuelle Punktion, Hautreizmittel, wie Jodtinktur, Senf- und Prießnitzpackungen, Schröpfköpfe, werden manchmal die Schmerzen lindern. *Strisower*

Wie diagnostiziert und behandelt man die mediastinale Pleuritis im Kindesalter?

Umfangreiche Exsudate zwischen Pleura pulmonalis und Pleura mediastinalis sind schon von den Klassikern der französischen Schule erkannt und behandelt worden. Flüssige oder feste Exsudate von geringer Ausdehnung sind jedoch meist nur mit Hilfe der Röntgenstrahlen nachweisbar. Am häufigsten sind im Kindesalter die Exsudate im Herzzwerchfellwinkel, also zwischen Pleura pulmonalis und Pleura mediastinalis, die dort das Perikard bedeckt und Pleura pericardiaca genannt wird. Topographisch schwer zu deutende Gebilde sind die kleinen Exsudate hinten, im innersten, paravertebralen Anteil des Sinus phrenicocostalis, wo Zwerchfell, hinteres

Mediastinum und Wirbelsäule zusammenstoßen. Häufig ist das Zusammentreffen von Pleuritis mediastinalis und Pleuritis interlobaris.

Die Behandlung der umfangreichen Exsudate fällt in das Gebiet der Chirurgie. Kleinere Exsudate ohne stürmische Erscheinungen können ohne Probepunktion zuwartend behandelt werden. Die Rückbildung solcher Exsudate geht bei negativer Tuberkulinreaktion mitunter überraschend schnell vor sich. Paratuberkulöse adhäsive mediastinale Exsudate verschwinden unter Einreibung von Jodhydrolan oft nach Wochen oder Monaten. *Rach*

Welche Erscheinungen kann man an der Haut bei pleuralen Erkrankungen beobachten?

Bei Pleuritis kann man finden:

1. daß symmetrische Hautfalten irgend einer Partie des Thorax von verschiedener Dicke sind,

2. daß die Hautfalten ein- oder beiderseitig starrer und derber sind als normal und

3. daß sie sich ein- oder beiderseitig schwerer von der Unterlage abheben lassen. *Sorgo*

Wie erklären sich diese Erscheinungen?

Sie sind als Folge einer Lymphstauung aufzufassen und in den Verhältnissen der Lymphcirculation in der Thoraxwand begründet. Da die Lymphe der Thoraxwand sich in Stämmen sammelt, welche direkt unter der Pleura parietalis verlaufen, so ergibt sich, daß Erkrankungen dieses Pleurablattes zu einer Störung in den subpleuralen Lymphabflußwegen führen kann und dadurch zu einer Stauung in den Quellgebieten (Haut, Subcutis, Mamma), die sich als Sukkulenz äußert. Das Starrerwerden der Haut und die stärkere Anheftung an der Unterlage (Adhärenz) erklärt sich durch bereits lange dauernde Stauung des Säftestromes, welche durch den formativen Reiz der Stauung zu einer Zunahme des Bindegewebes führt und dadurch ganz besonders bei schlecht entwickeltem Panniculus adiposus zu einer ganz beträchtlich großen Anheftung der Haut an ihre Unterlage. Man kann also aus der Beschaffenheit der Hautfalten nicht nur einen Schluß auf das Vorhandensein einer Lymphstauung, sondern auch auf die Dauer derselben machen. *Sorgo*

Wie wird die Untersuchung vorgenommen?

Die Methode der Untersuchung ist folgende: Patient sitzt oder steht in symmetrischer Körperhaltung bei entspannter Muskulatur. Bei Untersuchung des Rückens werden die Arme leicht gebeugt und gekreuzt, der Rücken darf nicht zu stark gekrümmt sein, der Kopf nicht zu weit vorgebeugt, um Anspannungen der Haut zu vermeiden.

Die Untersuchung erfolgt in der Weise, daß mit Daumen, Zeige- und Mittelfinger ganz gleichzeitig symmetrische Falten der Haut und des Unterhautzellgewebes von der Unterlage abgehoben werden und auf ihre vergleichsweise Dicke und Abhebbarkeit geprüft werden. Das soll außerdem möglichst zart geschehen, um reflektorische Anspannungen zu vermeiden und ohne starken Zugriff in die Tiefe, damit nicht Muskulatur mitgefaßt werde. *Sorgo*

Welche diagnostischen Schlüsse können aus dem positiven Symptome (stärkere Succulenz oder Adhärenz der Haut) gezogen werden?

Das Symptom ist pathognomonisch für eine akute oder chronische Entzündung der Pleura parietalis oder für neoplasmatische Erkrankung. Auf die Beschaffenheit der visceralen Pleura kann aus obigem Symptom kein direkter Schluß gezogen werden, wohl aber sind bei deutlich adhärenter Thoraxhaut mit großer Wahrscheinlichkeit Verwachsungen der beiden Pleurablätter zu gewärtigen. *Sorgo*

Poliomyelitis

Wie und wann soll die orthopädische Behandlung der Kinderlähmung einsetzen?

Während des frühen Stadiums ist außer strenger Ruhelage das Hauptaugenmerk auf die Verhütung von Kontrakturen zu richten.

Bei den Lagerungsmaßnahmen verwende man alle Sorgfalt darauf, die Entwicklung eines Spitzfußes oder einer Kniekontraktur zu verhindern. Auch sollen die Kinder nicht mit gespreizten und gebeugten Beinen im Bette liegen, denn es entstehen leicht Abduktionskontrakturen in der Hüfte.

Die Lähmung befällt nicht nur die Extremitätenmuskeln, sondern fast immer auch in höherem oder geringerem Grade die Stammuskeln. Lähmung der Bauchmuskeln verursacht Störung der Verdauungstätigkeit, Erschwerung der Atmung. Schon ganz geringe Differenz in der Kraft der Rückenmuskeln kann die Ursache für die Entwicklung von Haltungsanomalien der Wirbelsäule bilden, die außerordentlich schwer zu beheben sind. Gegen die poliomyelitische Skoliose, die eine Anpassung an die geänderte Muskelfunktion darstellt, können wir nur sehr schwer ankämpfen, besonders wenn sie schon einigermaßen ausgebildet ist.

Die größte Gefahr der Skolioseentwicklung liegt in dem Aufsetzen der poliomyelitisch gelähmten Kinder. Wenn schon Sitzen überhaupt die Entwicklung jeder Skoliose begünstigt, so ist dies um so mehr der Fall, wenn die Stammuskulatur, die die Wirbelsäule hält, ungleichmäßig von einer Lähmung befallen ist.

Wenn die Lähmung halbseitig die Stammuskulatur betrifft, so ist die Entwicklung einer Skoliose unausweichlich. Die Wirbelsäule rückt naturgemäß nach der Seite der intakten Muskulatur, dadurch, daß die Rückenmuskeln, die allein die Wirbelsäule aufrecht erhalten, an die einzelnen Wirbelkörper und Querfortsätze vertaut sind und somit die Wirbelsäule nach der gesunden Seite ziehen.

Diese Erkenntnis macht es uns zur Pflicht, während der Nachbehandlung frischer Poliomyelitisfälle die Stammuskeln besonders zu beachten und jede Gelegenheit zur Entwicklung einer Skoliose zu vermeiden.

Die Kinder sollen also Rückenlage und wenn möglich recht bald Bauchlage einnehmen, damit die Rückenmuskeln in möglichst symmetrische Lage und Tätigkeit kommen, und nur ganz vorsichtig darf das Aufsetzen bei gehöriger Stützung durch eine geneigte Rückenlehne gestattet werden.

Im Verlaufe des ersten halben Jahres geht die Lähmung in der Peripherie entsprechend dem pathologisch-anatomischen Ablauf des Infektionsprozesses im Rückenmark zurück und schließlich bleiben einzelne Lähmungsreste, die glücklicherweise verhältnismäßig selten ganze Extremitäten betreffen und meist auf einzelne Muskeln und Muskelgruppen beschränkt sind.

Die Behandlung während dieser Zeit der Wiederherstellung besteht außer in der früher erwähnten entsprechenden Lagerung zur Verhütung von Kontrakturen in Lagerungsschienen (Gipsschienen, harte Lederhülse), in Anwendung von Massage und Elektrizität. Hiefür bevorzuge ich mit Anderen den grobschlägigen faradischen Strom, der einzelne, von einander gesonderte Zuckungen auszulösen imstande ist. Für diesen Zweck hat sich mir auch der vor Dr. Ebel angegebene „Tonisator" ausgezeichnet bewährt. Er ermöglicht bei geeigneter Anwendung, einzelne Muskelgruppen gesondert zur Zuckung zu bringen. Man kann sich mit der Stromstärke langsam einschleichen, seine Auswirkung ist in keiner Weise schmerzhaft, schreckt also die Patienten nicht ab und regt sie nicht auf, was bei Kindern, mit denen wir es ja meist zu tun haben, sehr ins Gewicht fällt.

Auch bei der Diagnosenstellung ist bei Kindern die Benützung elektrischer Apparate mit Mißlichkeiten verbunden, so daß ich aus diesen Gründen eine einfache Methode erwähnen möchte, die mir dabei immer außerordentlich behilflich ist. Die Muskeln werden mittels einer Nadel so geprüft, daß die Ausweichbewegung gegen den Nadelstich zugleich die Funktion des zu prüfenden Muskels darstellt. So wird zum Beispiel der M. ext. dig. ped. so geprüft, daß man mit der Nadel senkrecht unter die Zehenbeere zielt und den Zeigefinger auf die Sehne des M. ext. dig. am Fußrücken hält. Ist der Muskel nicht gelähmt, so wird die Zehe durch eine Kontraktion des M. ext. dig. dem Stich der von unten nach aufwärts geführten Nadel ausweichen, was der darauf liegende Zeigefinger unserer linken Hand fühlen wird. Bei einer Lähmung bleibt die Bewegung aus. Ähnlich kann bei allen Muskeln aus den Ausbleiben der Ausweichbewegung auf die teilweise oder vollständige Lähmung der Muskeln geschlossen werden.

Um die Gliedmaßen wieder brauchbar zu machen, wird die Massage und elektrische Reizung der gelähmten Muskeln mindestens zweimal täglich durchgeführt, daneben eine sorgfältige Bewegungsbehandlung. Auch solange die Muskeln noch ganz gelähmt sind, müssen die Gelenke im Sinne der gelähmten Muskeln passiv bewegt werden und dabei der Patient immer aufgefordert werden, selbst die Muskeln zu bewegen. Denn außerordentlich häufig sind immer noch einzelne Nervenfibrillen arbeitsfähig und damit einzelne Muskelfibrillen in der Lage, sich auf Willensreiz zu kontrahieren. Diese Tatsache muß durch eine sorgfältige „Intentionsbehandlung" ausgenützt werden. Auch wird bei etwaiger Wiederkehr der Beweglichkeit, die dem Restitutionsvorgang im Rückenmark entspricht, diese Willensschulung für den Patienten von großem Vorteil sein und das Wiedererwachen der Funktionstätigkeit erleichtern und beschleunigen, während umgekehrt auch noch vorhandene Reste der Atrophie anheimfallen, wenn sie nicht benützt werden.

Sehr wertvoll ist es, so bald als möglich die Gliedmaßen, bzw. die Muskeln wieder in die natürlichen Funktionsverhältnisse zu bringen. Man trachte deshalb, Patienten mit Lähmung der unteren Extremität so bald als möglich wieder auf die Beine zu stellen. Dies wird vielfach nur durch An-

legung von Apparaten gelingen, die der Lähmung entsprechend gebaut
sein müssen.

Bei vollständiger Lähmung aller Muskeln, die ein Gelenk beherrschen, wird
dieses Gelenk durch einen orthopädischen Apparat ausgeschaltet werden
müssen, d h. der Apparat muß das Gelenk steif stellen, da sonst ein Einknicken
im Gelenk bei Einnahme des aufrechten Standes droht und bei doppel-
seitiger Lähmung das Stehen und besonders das Gehen unmöglich macht.
Man kann durch Verlagerung der Drehpunkte an den Apparaten die Sturz-
gefahr vermindern (Verlagerung der Knieachse nach rückwärts, der Hüft-
gelenksachse nach vorne), man kann durch Einschalten von elastischen Zügen,
automatisch einsetzenden Sperren, Versteifung und Beweglichkeit regulieren
und so das Stehen und langsam auch das Gehen wieder möglich machen.

Der Entwurf des Planes für die Konstruktion und Anfertigung derartiger Apparate gehört in den Bereich des Facharztes und soll nicht
einer handwerklichen Ausführung allein überlassen werden. Jedes Zuviel
ist für den Patienten schädlich, da jedes überflüssige Einschnüren der
Muskulatur und jede über das unbedingt notwendige Maß hinausgehende
Beschränkung der Beweglichkeit sich in Atrophie der betreffenden Energiequellen auswirkt. *Spitzy*

Wann soll orthopädisch-operative Behandlung der poliomyelitischen Lähmungen einsetzen?

Unser Bestreben muß es sein, dem Patienten mit so wenig als möglich
künstlichen, äußerlichen Hilfen auskommen zu lassen. Zur Behandlung
und Pflege derartiger Apparate gehört immer ein ziemlich hoher Grad
von Intelligenz und Konsequenz und schließlich Geldmittel, um die Apparate
anschaffen und die sich ständig bei komplizierten Apparaten ergebenden
Reparaturen bezahlen zu können.

Es ist deshalb das Bestreben der Orthopädie, die Patienten aus den
Apparaten herauszubringen und die noch vorhandenen Muskelreste und
Gelenksmechanismen operativ so zu ändern, daß sie auch ohne Apparate,
mindestens ohne komplizierte Apparate, funktionieren.

Derartige orthopädische Operationen verschieben wir unbedingt bis ein
Jahr nach der Erkrankung, da noch bis Ablauf des ersten Jahres sich gelegentlich von selbst kleine Besserungen ergeben, obgleich erfahrungsgemäß drei Viertel Jahre nach der Lähmung keine nennenswerten Änderungen im Lähmungszustande erfolgen. Auch nach Ablauf der Erholungs-
zeit wird man bei Kindern und Jugendlichen nur dann operieren, wenn
durch das Bestehenbleiben der Lähmung das Entstehen von
Sekundärdeformitäten droht oder das Tragen von Apparaten zu
derartigen Mißlichkeiten führt, daß die Patienten selbst, bzw. ihre Eltern
eine operative Änderung vorziehen.

Wenn z. B. durch Lähmung der Supinatoren ein hochgradiger Pes valgus
entstanden ist (Gang auf dem inneren Fußrand), so kann eine operative
Korrektur notwendig sein. Apparate können den Lähmungszustand nicht
ändern, anderseits wird durch ständige Pronation und den Druck der
Schiene das Tragen des Apparates infolge Schwielenbildung zur Qual,
so daß diese Patienten eine Operation dem ständigen Kampf mit dem
Apparate vorziehen. *Spitzy*

Wie gestaltet sich die operative Korrektur nach Kinderlähmung?

Bei der operativen Korrektur genügt es nicht, die Stellung allein zu ändern und eine normale Form herbeizuführen, wir müssen auch die Energiequellen, die Muskeln, so verteilen, daß die Bewegungsmöglichkeit normal und symmetrisch wird. Wir werden in dem Falle eines paralytischen Plattfußes nach der Korrektur der Form an Stelle der gelähmten Supinatoren die Pronatoren setzen, der M. ext. dig. wird von außen nach innen an den Fußrand verlegt und dort subperiostal, bzw. perossär festgenäht. Genügt dies nicht, so kann auch der M. peroneus brev. von einem Pronator zu einem Supinator, oder wenigstens zu einem möglichst wenig pronierenden Dorsalflektor gemacht werden.

Bei einem paralytischen Klumpfuß kann die Sehne des M. tib. ant. nach außen an die Außenseite des Fußristes verlagert und damit die Deformität nicht nur der Form nach korrigiert, sondern auch die Muskelenergien dadurch so angeordnet werden, daß eine Wiederkehr der Deformität verhindert wird.

Der transplantierte Muskel funktioniert wie der normale. Auch die Anheftung ist vollkommen fest und unterscheidet sich nicht vom Normalen, was ich gelegentlich von Nachoperation sehr häufig zu beobachten Gelegenheit hatte.

Die Lähmung des M. gastrocnemius setzt unseren Korrekturbestrebungen große Schwierigkeiten entgegen, da der Querschnitt, bzw. die Kraft dieses Muskels außerordentlich groß ist und ein nur mangelhafter Ersatz dem Patienten keinen großen Vorteil bietet.

Ich ziehe deshalb zum Ersatz der gelähmten Achillessehnenmuskulatur alle Muskeln heran, die eine plantarflektierende Komponente haben und die irgenwie in die Zugrichtung der Achillessehne gebracht werden können (Mm. peron., M. tib. post., M. flex. dig.).

Sie alle zusammen müssen in die Wegrichtung der Achillessehne gebracht und am besten direkt an den Tuber calcanei festgenäht werden, um auch nur einigermaßen die Kraft dieses starken Muskels zu ersetzen, und auch dann ist es noch gut, ein Sicherheitsband anzubringen, das die übermäßige Dorsalflexion verhindert. Ich erreiche dies dadurch, daß ich bei geeigneter Stellung des Sprunggelenkes die Achillessehne selbst als Band an die Tibia subperiostal festnähe und von dieser Nahtstelle aus (10 Zentimeter oberhalb des Calcaneus) zwei starke Seidenschnüre, von welchen jede auf 40 Kilogramm geprüft ist, innerhalb der Sehne zum Tuber calcanei leite und dort festknüpfe. Mit diesem Bande wird nun mittels Durchflechtung die seitlich angelagerte Ersatzsehne vernäht. Dieses Band kann durch die Tätigkeit des hinzugefügten Muskels verkürzt werden, sich bei starker Plantarflexion falten, es kann aber nicht durch die Wucht der Körperlast zerdehnt werden, da sowohl die Sehne selbst, wie die in ihr laufende Seidenseele dies verhindern. Der Fuß steht also jetzt in leichter Spitzfußstellung. Diese Patienten sind sehr gut imstande, ohne Apparat zu gehen.

Besteht eine Lähmung des M. quadrizeps (das Knie kann nicht gestreckt werden), so verwende ich zum Ersatz desselben den M. tens. fasc. und verstärke ihn durch eventuell noch vorhandene Kniebeuger.

Die transplantierten Muskeln werden nach geeigneter Methode an die Patella, bzw. die Tuberositas tib. genäht und sind imstande, den M. quadriceps zu ersetzen.

Ist die Lähmung so ausgebreitet, daß wir eine normale Funktion des von dem gelähmten Muskeln versorgten Gelenkes nicht mehr erwarten können, so müssen wir zur Vereinfachung des Gelenksapparates greifen, denn ein zu komplizierter Gelenkapparat, der schlaff und nicht durch Muskelkraft regulierbar ist, ist für den Träger unbrauchbar und muß entweder durch einen Apparat von außen geführt werden oder wir müssen ihn operativ vereinfachen. So besitzen wir am Fuße zwei übereinander liegende Gelenke, die Freiheiten nach allen Richtungen zulassen. Ebenso aber, wie eine Prothese, die nach allen Seiten passiv beweglich ist, also auch Pro- und Supination frei hat, unbrauchbar ist, so muß auch ein derartiger schlaffer Fuß entweder durch einen Apparat so geführt sein, daß nur eine leichte Dorsal- und Plantarflexion möglich ist, so weit dies für die Abwicklung beim Gehen sich als notwendig erweist, oder aber wir müssen dies auf operativem Wege erreichen.

Sind noch genügend Muskeln vorhanden, so schalte ich das untere Sprunggelenk durch eine Arthrodese aus. Alle noch vorhandenen Muskeln werden nun so verteilt, daß sie teils am Fußrist, teils am Tuber calcanei angreifen. Es bleibt also nur das obere Sprunggelenk bestehen, Pro- und Supination sind ausgeschaltet, Plantar- und Dorsalflexion frei; aus dem allseits beweglichen Sprunggelenksmechanismus ist nun ein Ginglymusgelenk geworden, das durch die verlagerten Muskeln in der gleichen Ebene bewegt wird, wie das Knie. Patienten mit derartig vereinfachten Sprunggelenken können ohne Apparate gut und ausdauernd gehen.

Bei vollständiger Lähmung aller Muskeln können wir durch eine Arthrodese beide Sprunggelenke vollständig versteifen und damit sicheres Stehen ermöglichen, doch ist das Gehen für diese Patienten in unserem hügeligen Gelände sehr beschwerlich. So haben sich auch im Kriege, als noch eine von anderer Seite vorgeschlagene Prothese mit völlig steifem Sprunggelenk gemacht wurde, fast alle unsere Gebirgsbewohner zu Hause selbst ein federndes Sprunggelenk eingebaut, das eine leichte Beweglichkeit im Sinne der Plantar- und Dorsalflexion zuließ und ihnen das Bergauf- und Bergabgehen leichter machte.

Diesem Gedanken folgend schalte ich nur das untere Sprunggelenk völlig aus und lasse im oberen eine leichte Beweglichkeit, was auf operativem Wege erreicht werden kann. Damit bleibt das Gelenk soweit beweglich, daß es zur Abrollung des Fußes genügt (partielle Arthrodese).

In komplizierten Fällen, bei starker Seitenabweichung des Fußes und ausgebreiteter Lähmung haben wir in der Operation nach Whitman (Talusexstirpation) und ähnlichen Methoden Mittel, um eine ganze oder teilweise Feststellung des Fußes zu erreichen und das Gehen möglich zu machen.

Zur Arthrodese im Kniegelenk wird man nur in Ausnahmsfällen greifen und lieber entweder eine operative Verlagerung der Achse durch eine entsprechende Osteotomie anstreben oder aber geeignete Apparate tragen lassen, da die lange unartikulierte Stelze unbequem und besonders bei jugendlichen Individuen Verbiegungen ausgesetzt ist, die dann doch wieder das Tragen einer Hülse notwendig machen.

Schwieriger gestalten sich die Verhältnisse bei Lähmungen der oberen Extremität.

Bei vollständiger Lähmung der Schultermuskulatur konnte ich durch Transplantation des M. pectoralis und des M. cucullaris an Stelle des gelähmten M. deltoideus wieder eine vollständige Muskelfunktion erreichen; es ist jedoch diese Übertragung nur bei Jugendlichen anzuraten.

Bei Erwachsenen ist der Arm bereits zu schwer, die Muskeln können die Arbeit, die das Heben des Armes beansprucht, nicht leisten, geschweige denn damit noch eine Last heben, während sich beim kindlichen Organismus die neu überpflanzten Muskeln während des Wachstums an die neue Funktion völlig anzupassen imstande sind.

Ich ziehe deshalb in diesen Fällen die Artbrodese im Schultergelenk in entsprechender Position (Salutierstellung) vor. Diese Stellung ist am besten dadurch gekennzeichnet, daß die Hand auf den Kopf gelegt und der Ellbogen in der Horizontalen etwas nach vorne geführt erscheint. Wenn das Schultergelenk so versteift ist, kann der Patient den Arm samt dem Schulterblatt mittels des M. cucullaris heben und auch ganz schwere Arbeiten damit verrichten, während sonst bei gelähmtem M. deltoideus der Arm unbrauchbar, schlaff herabhängt.

Die Ellbogenbeugung läßt sich durch Übertragung des oberen Ansatzes der Fingerbeuger auf den Oberarm erzielen. Damit erscheint die Ellbogenbeugung mit dem Faustschluß verbunden, was dem natürlichen Gebrauch entspricht.

Eine schlaffe Lähmung des Handgelenkes behebe ich durch Versteifung des Handgelenkes in Dorsalflexion durch Einschieben eines Knochenspans. Nun können alle eventuell noch vorhandenen Hand- und Fingermuskeln zur Bewegung der Finger allein herangezogen werden. Wenn wir jetzt noch eine Arthrodese im Grundgelenk des Daumens hinzufügen, um die Opposition des gelähmten Daumens gegen die noch beweglichen oder wieder beweglich gemachten Finger zu erreichen, wenn wir die gelähmten Fingersehnen durch Seidenzüge an intakte Sehnen anschließen, so gelingt es uns in vielen Fällen, aus einem unbrauchbaren Anhängsel einen wenigstens teilweise gebrauchsfähigen Hilfsarm zu machen, der imstande ist, den gesunden bei der Arbeit zu unterstützen. *Spitzy*

Gibt es experimentelle Grundlagen für eine prophylaktische Schutzimpfung der Poliomyelitis?

Seit der Epidemie im Jahre 1908 haben sich unsere Kenntnisse über Ätiologie, Pathogenese und Immunität wesentlich erweitert. Einzelne Autoren haben auf Grund klinischer Beobachtungen die Poliomyelitis als Infektionskrankheit hingestellt, direkte Beweise dafür waren aber nicht vorhanden. Erst durch die Übertragung auf Affen und Erzeugung eines typischen Krankheitsbildes war der Weg eröffnet, auf welchem man zu einer vollständigen Klarstellung der Ätiologie gelangt ist. Man konnte dann nachweisen, daß im Gehirn und im Rückenmark der an Poliomyelitis verstorbenen Menschen ein infektiöses Agens vorhanden ist, welches zerebral und peritoneal auf Affen übertragen, nach einem Inkubationsstadium ein typisches, der menschlichen Poliomyelitis analoges Krankheitsbild erzeugt. Die Affen erkranken mit Prodromalerscheinungen, welchen dann Mono-, Paraplegien und Paralyse aller Extremitäten folgen kann. Die Krankheit bei Affen ist zumeist tödlich. Die weitere Passage von Affe zu Affe gelingt ohne weiteres.

Die Züchtung dieses infektiösen Agens ist nicht gelungen, wohl aber gelang es zu zeigen, daß Filtrate des infektiösen Zentralnervensystems, durch Bakterienfilter gewonnen, ebenso infektiös waren wie das Gehirn und Rückenmark selbst. Damit ist nachgewiesen worden, daß dieses infektiöse Agens ein filtrierbares Virus ist und sich ganz ähnlich verhält wie z. B. der Erreger der Lyssa.

Zunächst ist festzustellen, daß das Poliomyelitisvirus nicht einmal für alle Affenarten infektiös ist. Andere Tierarten wie Hunde, Katzen, Meerschweinchen, Ratten, Mäuse, Hühner, Tauben sind für das Virus refraktär. Wenn wir eine gelungene Übertragung auf Experimentaltiere annehmen sollen, so müssen entweder identische Krankheitserscheinungen wie bei natürlicher Krankheit bei diesen Tieren auftreten, oder, wenn das nicht der Fall ist, müssen andere Beweismomente für die Identität erbracht werden. Ich erinnere z. B. an die Guarnerischen Körperchen, hervorgerufen durch das Variolavirus auf der Kornea des Kaninchens oder die Paul-Reaktion, wodurch, trotzdem das Virus bei Kaninchen Variola nicht zu erzeugen vermag, der Nachweis des Virus gegeben und die Übertragbarkeit auf Kaninchen mit Sicherheit feststellbar ist.

Und nun komme ich zur Besprechung der experimentellen Grundlage für die Schutzimpfung. Bei der großen Analogie, welche sich zwischen dem neurotropen Virus der Lyssa und demjenigen der Poliomyelitis experimentell ergeben hat, war es selbstverständlich, daß man nach dem Beispiel der Schutzimpfung bei Lyssa die Methoden, welche bei der letzteren heute praktisch angewendet werden, auch auf die Poliomyelitis zu übertragen versucht hat. Unterstützend für dieses Beginnen war die Erfahrung, daß geimpfte Affen, die die Krankheit überstanden hatten, gegen eine neuerliche Infektion immun waren. Damit war nachgewiesen, daß das Virus eine Immunität erzeugt. Versuche haben dann den Nachweis erbracht, daß im Blutserum von Menschen nach überstandener Krankheit Substanzen vorhanden sind, welche imstande waren, auf das Virus schädigend einzuwirken, also virulizide Antikörper. Diese Versuche haben dazu geführt, daß man auch daran gegangen ist, eine aktive Immunisierung bei Tieren zu studieren, um zu einem praktischen Prophylaktikum gelangen zu können.

Damit war ein Fingerzeig gegeben, auch die Schutzimpfungsverfahren hier experimentell zu studieren, um zu einem praktischen Prophylaktikum gelangen zu können.

Alle Versuche beweisen wohl, daß man ganz analog wie gegen Lyssa auch gegen Poliomyelitis mit Poliomyelitisvirus zu immunisieren imstande ist. Praktische Bedeutung dürfte ihnen aber nicht zukommen, weil die Verhältnisse bei der Poliomyelitis ganz andere sind als bei der Lyssa.

Die einzigen Versuche, welche den Postulaten der Praxis entsprechen würden und eine begründete Schutzimpfung angeben, sind solche, die ich im Jahre 1911 mitgeteilt habe. Es ist mir gelungen, mittels eines mit

1 bis 1¹/₂⁰/₀iger Karbolsäure abgetöteten Virus mit ein- und zweimaliger subkutaner Injektion Affen gegen zerebrale Infektion zu schützen. Damit ist wohl experimentell eine Grundlage geschaffen worden für einen präinfektionellen Schutz und für eine ätiologische Prophylaxe des Menschen. Es ist zu hoffen, daß in Epidemiezeiten das von mir angegebene Verfahren der Schutzimpfung gegen Poliomyelitis, prophylaktisch angewendet, segensreiche Wirkungen zu entfalten imstande sein dürfte.

Daß man auch versucht hat, therapeutisch die Krankheit mittels Immunserum zu beeinflussen, ist selbstverständlich. Flexner hat versucht, Serum von aktiv mit Poliomyelitisvirus immunisierten Affen zu benützen, und konnte mittels spinaler und subduraler Injektion Affen gegen Ausbruch der Krankheit schützen und die Krankheit verzögern, wenn die Serumtherapie sehr frühzeitig nach der Infektion eingesetzt hat.

Der Nachweis der viruliziden Substanz im Serum von Rekonvaleszenten führte auch dazu, Rekonvaleszentenserum zur Behandlung zu benützen. Die besten Erfolge erhielt man, wenn 30 bis 48 Stunden nach Ausbruch der Erkrankung lumbal injiziert wurde. Die Autoren glauben, daß die Wirkung des Serums hauptsächlich darin besteht, daß das Fortschreiten der Paralyse verhindert werden dürfte.

Im Jahre 1918 hat Petit im Institut Pasteur ein Serum von Schafen und Pferden gewonnen, welchem bei frühzeitiger Anwendung eine therapeutische Wirkung zukommen dürfte.

Wenn wir zum Schlusse noch die Frage erörtern wollen, welche hygienischen Maßnahmen zur Bekämpfung der Poliomyelitis heute zur Verfügung stehen, so müssen wir gestehen, daß die Isolierung der Kranken, Rekonvaleszenten, von denen wir mit Sicherheit annehmen können, daß sie Virusträger sind und längere Zeit auch noch bleiben können, nur relativen Wert hat. Die gesunden Virusträger lassen sich nicht so ermitteln, wie diejenigen bei den Meningokokkenträgern, und selbst wenn sie sich auch ermitteln ließen, haben wir zu deren Keimfreimachung ebensowenig Mittel wie gegen die Meningokokkenträger. Eine Isolierung dieser gesunden Fälle, die wohl gemeingefährlicher sind als Kranke, läßt sich also heute nicht durchführen und hätte in Anbetracht der vielen Virusträger in Epidemiezeiten keinen praktischen Wert. *Kraus*

Prostataerkrankungen

Welchen Wert hat die Vasektomie bei Prostatahypertrophie?

Die Resektion der Vasa deferentia trat um 1894 an Stelle der früher geübten doppelseitigen Kastration. In der Folgezeit wurden die sexuellen Operationen durchwegs als nutzlos und schädlich verworfen. Nur ein eng gezogener Indikationsbereich blieb der Vasektomie gewahrt. Es waren dies Fälle von Prostatahypertrophie mit infiziertem Harnsystem, die auf jeden instrumentellen Eingriff und Katheterismus mit rezidivierenden Hodenentzündungen reagieren. In der Folgezeit wurde die Operation häufig der suprapubischen Prostatektomie vorausgeschickt, da man in der Nachbehandlung suppurative Hoden-Nebenhodenentzündungen auftreten sah, die bei langwierigem Verlauf die ohnedies geschwächten Kranken gefährdeten.

Haberer, der aus dieser Indikation die Vasektomie bei Prostatektomie prinzipiell ausführte, teilte 1921 mit, daß in 11 von 27 Fällen durch Vasektomie allein mit anschließender Dauerkatheterbehandlung die Retentionserscheinungen weitgehend gebessert wurden.

Spätere Nachprüfungen bestätigten teilweise die günstigen Resultate. Die mitgeteilten klinischen Ergebnisse sind jedoch zu widersprechend und ungenau, um ein abschließendes Urteil zu gestatten.

Auch tierexperimentell ist die Frage über das Verhalten der Prostata nach Vasektomie noch nicht gelöst.

Eigene Erfahrungen: Für die Beurteilung der reinen Vasektomiewirkung kommen 22 bis zu sieben Jahren beobachtete doppelseitige Vasektomien in verschiedenen Krankheitsstadien in Betracht. Zwar wurde einige Male bei länger dauernder kompletter Retention, die während der Behandlung mit Dauerkatheter und intermittierendem Katheterismus keine Neigung zu Rückgang zeigte, nach dem Eingriff die Fähigkeit der Spontanmiktion und vollkommenen Blasenentleerung wieder gewonnen, doch handelte es sich ausnahmslos um erste akute Retentionen, von denen wir wissen, daß sie auch nach längerem Bestand regreßfähig sind. Wo eine bereits stationär gewordene komplette oder inkomplette Retention vorlag, blieb sie unbeeinflußt. In vier von acht Fällen dieser Gruppe mußte noch vier-, drei- und zweimal nach eineinhalb Jahren wegen Wiederkehr der Retention radikal operiert werden. Die Beeinflussung scheint demnach nur eine kurzdauernde zu sein. In acht Fällen ohne Harnretention beherrschten die bekannten Symptome nächtlicher Dysurie und erschwerter Miktion das Krankheitsbild. In dieser Gruppe war viermal eine geringfügige Besserung der subjektiven Beschwerden zu verzeichnen. Die früher weich-adenomatöse Drüse nahm ohne merkbare Veränderung der Größe eine derbere Konsistenz an. Fibröse Formen blieben unbeeinflußt. Die restlichen, chronische Retentionen betreffende Fälle zeigten keinerlei Wirkung auf die Entleerungsfähigkeit der Blase. Unbedingt befürworte ich die Vasektomie als Voroperation der Prostatektomie, bei zweizeitiger Operation im Akt der Fistelanlegung, vor allem wegen der erwähnten Prophylaxe der Hodeneiterung. Es mag nur Zufall sein, daß ich bei der einzigen zweizeitigen Prostatektomie der letzten Jahre, bei der ich die Vasektomie unterließ, wegen abszedierender Orchitis Semikastration ausführen mußte. Ferner gewinne ich den Eindruck, daß Komplikationen von seiten des periprostatischen Venensystems (Thrombosen und Embolien) bei vasoligierten Fällen seltener auftreten.

Es scheint also eine dekongestionierende Wirkung bei den weich-adenomatösen hyperämischen Formen der Prostatahypertrophie die einzige zu sein, die strengerer Kritik standhält. Ein der Prostatektomie nur einigermaßen ähnlicher Heileffekt kommt nicht in Frage.

Demnach können die Indikationen für diesen Eingriff folgendermaßen festgestellt werden:

1. Im Anfangsstadium der Prostatahypertrophie bei großer, weich-adenomatöser hyperämischer Prostata höherer Altersstufen mit vorwiegend dysurischen Beschwerden.

2. Bei akuten Retentionen, die nach acht- bis vierzehntägiger sachgemäßer Katheterbehandlung keine Neigung zu Rückbildung zeigen.

3. Bei inoperablen, auf Dauerkatheterbehandlung angewiesenen Fällen.

4. Stets als Voroperation für die Prostatektomie.

Frage: Konnten Sie Regenerationserscheinungen (Verjüngung) des alternden Organismus nach Vasektomie beobachten? — Antwort: Ich habe solche den Kranken absichtlich nie in Aussicht gestellt und nach der Operation suggestive Fragen in diesem Sinne vermieden. Spontan wurde mir von den Kranken keine als Regenerationserscheinung deutbare Beobachtung mitgeteilt. Auch die objektive Untersuchung gab mir für solche keinerlei sicheren Anhaltspunkt. *Necker*

Psychosen

Was hat der praktische Arzt im Sinne eugenetischer Bestrebungen von der Vererbung von Geisteskrankheiten zu wissen?

Nach der heute gegebenen Sachlage können eugenische Bestrebungen, die an der Vererbung von Geisteskrankheiten ansetzen, in der Hauptsache nur zweierlei Richtungen verfolgen: Erstens können sie bei der Eheberatung bestimmte Gesichtspunkte festhalten, zweitens können sie die Sterilisation gewisser Individuen anstreben, vorläufig allerdings hierzulande nur im Sinne von Indikationsstellungen und Vereinbarungen von Fall zu Fall. Eine Unterbrechung der Schwangerschaft aus eugenischen Gründen kommt ja nach der jetzt gegebenen Rechtslage hier nicht in Betracht.

Von der Heredität des manisch-depressiven Irreseins weiß man, daß sie in der übergroßen Mehrzahl dieser Krankheitsprozesse einen ätiologischen Hauptfaktor darstellt. Daß aber daneben äußere Mobilisierungen der Erbanlagen in Betracht kommen, hat einerseits Wagner-Jauregg gezeigt, anderseits geht dies aus der Wirkung gewisser, hier wirksamer psychischer Konstellationen hervor. Dort, wo die Veranlagung zum periodischen Wechsel depressiver und heiter erregter Zustände in einer Familie besteht, betrifft sie die Mehrzahl der Individuen dieser Familie. Man hat daraus (Rüdin) die Vermutung abgeleitet, daß die manisch-depressive Disposition sich (im Sinne der Mendelschen Regeln) dominant vererbe. Dies hätte für die Anwendung auf die Eugenik die wichtige Folge, daß der Grundsatz „einmal frei — für immer frei" gelten würde. Selbstverständlich begegnet die Anwendung dieses Prinzips großen praktischen Schwierigkeiten, denn es wäre ja, streng genommen, eine Beobachtung über das ganze Leben dazu erforderlich, um dieser Indikation sicher zu sein. Nun ist aber zu berücksichtigen, daß in der übergroßen Mehrzahl der Fälle die manisch-depressiven Temperamente sich schon in verhältnismäßig jungen Jahren, vor dem 25. Lebensjahr, deutlich zeigen. Es ist darum wenigstens mit einer großen Wahrscheinlichkeit der obige Grundsatz für die normale Zeit der Eheschließung praktisch anwendbar und darf darum hervorgehoben werden.

Was Eheschließung und Nachkommenschaft solcher Individuen anlangt, die an einer manifesten manisch-depressiven Psychose leiden, ergibt sich ein fester Standpunkt schon daraus, daß die manisch-depressive Belastung bei der Mehrzahl der Deszendenten zutage zu treten pflegt. Die Fortpflanzung solcher Individuen wird also mit allen möglichen Mitteln verhindert werden müssen.

Die Heredität bei der Schizophrenie ist überaus häufig eine springende, bei der bald in dieser, bald in jener Seitenlinie ein Fall zum Vorschein kommt, ein Kranker eine gesunde hochwertige Nachkommenschaft haben kann usw. Man muß aber hier zwei Begriffe unterscheiden, die nebeneinander an demselben Individuum realisiert sein können, aber nicht realisiert sein müssen; die schizophrene Psychopathie, d. i. ein verschrobener, schrullenhafter, zu fixen Ideen neigender Charakter und die sogenannte Prozeßpsychose, d. i. eine Erkrankung mit fortschreitender Verblödung. Es dürfte sich das Merkmal des schizophrenen Charakters dominant vererben und nur das Merkmal, das zur Prozeßpsychose disponiert, rezessiv. In praxi ergibt sich daraus folgendes: Das Einheiraten in eine Familie, in der schrullenhafte Charaktere häufig vertreten sind, wie sie der schizophrenen Psychopathie entsprechen, ist etwa so zu behandeln wie der schon besprochene Fall des manisch-depressiven Irreseins. Das Einheiraten in eine Familie, bei der in Seitenlinien Fälle von Schizophrenie vorgekommen sind, ist zwar nicht gefahrlos, doch ist Art und Grad der Gefahr ein solches Zufallsspiel, daß meines Erachtens eugenisch fundierte Verbote hier kaum anwendbar sind. Dagegen ist noch zu berücksichtigen, daß es Häufungsstellen in den Stammbäumen von Familien mit schizophrener Disposition gibt.

Solche Häufungsstellen finden sich zuweilen beim Zusammentritt der hereditären Disposition eines Ehepartners mit keimschädigenden Einflüssen, die vom anderen Ehepartner herstammen, so z. B., wenn der eine Ehepartner späterhin an Tabes oder Paralyse erkrankt, der andere aus einer schizophren belasteten Familie stammt. Es ist also von der Heirat zwischen zwei Deszendenten schizophren belasteter Familien unbedingt abzuraten. Was die Heirat mit jemandem betrifft, unter dessen Geschwistern ein Fall von Schizophrenie ist, so besteht zumindestens eine stärkere Gefahr für die Deszendenz als beim Zutagetreten der Disposition in Seitenlinien.

Was die Sterilisation von Individuen anlangt, die an bereits manifester Schizophrenie leiden, so wäre sie meines Erachtens im Prinzip fast allgemein durchzuführen, aber nicht so sehr der Deszendenz halber, sondern weil in ihr auch heute noch mit einem gewissen Recht ein therapeutischer Versuch erblickt werden darf.

Die Heredität der idiopathischen Epilepsie ist heute noch verhältnismäßig am wenigsten geklärt. Praktisch Verwendbares kann hier vorläufig vielleicht nur über die direkte Nachkommenschaft manifest epileptischer Individuen gesagt werden.

Hier ist, wie ich glaube, nicht von Statistiken auszugehen, sondern von der Betrachtung und Analyse selbsterlebter Einzelfälle.

Ich habe nun auffallend oft gesehen, daß die Nachkommenschaft von Epileptikern in der überwiegenden Mehrzahl an einer ebensolchen erhöhten Bereitschaft für Konvulsionen im Kindesalter, für Kinderlähmungen zerebraler Natur, für infantile, allgemeine Athetose und Schwachsinnsformen gelitten hat, wie das bei der Alkoholikerdeszendenz so häufig ist. Selbstverständlich denke ich hier nur an Fälle, wo Alkoholismus nicht komplizierend vorlag. Ich muß — entgegen manchen anderweitig vertretenen Anschauungen — auf die große Gefahr hinweisen, die für die Deszendenz manifester Epileptiker besteht und glaube, daß solche Individuen keine Nachkommenschaft haben sollten.

Was die Paralytiker-Deszendenz betrifft, so ist hier scharf zu differenzieren: Individuen mit hereditärer Lues fallen streng genommen nicht in den Bereich unserer Erörterungen. Paralytikerkinder, die frei von hereditärer Lues sind, sind doch bekanntlich oftmals nervös; es finden sich unter ihnen relativ viele Schizophrene, noch häufiger vielleicht schwere Zwangsneurosen. Doch ist es mir aus meinem eigenen Material wahrscheinlich, daß solche Fälle, wie schon oben ausgeführt worden ist, oft aus einer Kreuzung von Metaluetikern mit schizophren Disponierten hervorgegangen sind; ich möchte darum praktisch vorläufig keine eigenen eugenischen Regeln für die Paralytikerdeszendenz aufstellen. Was die Verhütung des Zustandekommens einer Paralytikerdeszendenz anbelangt, so deckt sie sich ja auch heute noch mit der Frage des Ehekonsenses für Individuen mit Lues latens.

Die Vererbung des süchtigen Charakters ist ebenfalls gegenwärtig noch nicht abschließend studiert. Aus gewissen Stammbäumen ergibt sich die Wahrscheinlichkeit einer dominanten Vererbung; mit einer gewissen Reserve darf daher vielleicht gesagt werden, daß auch hier der Grundsatz, einmal frei — für immer frei — wird angewendet werden dürfen; jedenfalls ist Nachkommenschaft für alle manifest süchtigen Individuen vom eugenischen Standpunkt aus dringend zu widerraten; dies gilt insbesondere für die Ehebestrebungen von Morphinisten, die oft — und zuweilen mit Recht — von den Ärzten unterstützt werden. Hier ist, wie ich glaube, eine kinderlose Ehe vom eugenischen Gesichtspunkt indiziert.

Was schließlich die Vererbung verbrecherischer Anlagen betrifft, so ist neuerdings die hohe Bedeutung der Anlage durch die Ergebnisse der Zwillingsforschung noch einmal festgestellt worden.

Ganz allgemein muß aber folgendes ausgesprochen werden: Es besteht noch immer der schwere Mißbrauch, daß Ärzte, denen sonst nichts Schlechtes nachzusagen ist, einem unverheirateten nervösen Individuum behufs Heilung die Ehe anraten, gleichgültig, ob diese sogenannte Nervosität einer schizophrenen Disposition entspricht, wie sie sich sehr häufig als eine schwere Hysterie larviert, oder ob es sich um eine Zyklothymie handelt, die dem manisch-depressiven Formenkreis angehört; ja selbst epileptischen Mädchen wird dergleichen heute noch von Ärzten ernstlich angeraten. Kommen dieselben Individuen fünf Jahre später als Verheiratete zu einem anderen Arzt, so können sie unter Umständen hören, daß die Ehe an ihrer Nervosität schuld sei. Es ist nicht überflüssig, zu betonen, daß eine derartige Behandlung des Eheproblems von Nervösen, Belasteten nicht nur vom eugenischen Standpunkt, sondern überhaupt als Kunstfehler betrachtet werden sollte.

Fragen: Was ist das Gemeinsame an den verschiedenen Formen der Schizophrenie? Ist nicht bei solchen eugenischen Bestrebungen die Gefahr gegeben, daß legitime Kinder dieser Art zwar verhindert werden, an den illegitimen Kindern aber die Eugenik scheitert? Wie ist das Problem der Ehen Blutsverwandter vom eugenischen Standpunkt aus zu werten? — Antworten: Ein eigenartiger Abbau des Affektlebens, verbunden mit einer allmählich sich steigernden Dekonzentration der Aufmerksamkeit und eine Umwandlung des logisch geordneten Wachdenkens in ein traumhaftes Denken. Es wurde im Vorigen nicht an irgendwelche Zwangsmaßregeln gedacht, sondern

an Beratung und an die Erzielung von Vereinbarungen in möglichst viel
Einzelfällen, die auf Sterilisation abzielen; daß solche im Falle des illegitimen Sexualverkehrs nicht von sehr vielen begierig ergriffen werden sollten,
ist vielleicht nicht wahrscheinlich. Daß bei der Ehe Blutsverwandter auch
scheinbare Neuentstehung von Psychosen beobachtet werden kann, ist
zweifellos; es ist aber schwer, ein abschließendes, allgemein absprechendes
Urteil über konsanguine Ehen auszusprechen, da daneben wieder in glücklich konstellierten Fällen die Potenzierung geistiger Begabung durch eine
derartige Ehe in Betracht kommt.   *Pötzl*

Wie fixiert man die Grenze zwischen einem gewöhnlichen und einem pathologischen Affektzustand?

Die Unterscheidung zwischen normalem und pathologischem Affekt ist
von allergrößter Wichtigkeit in der forensischen Psychiatrie. Unter pathologischem Affektzustand verstehen wir Gemütsbewegungen intensivster Art, die zu schwerer Bewußtseinstrübung bis zu vollständiger Unterbrechung des Bewußtseins und in weiterer Folge zu heftigen explosiven
Reaktionen unter Umgehung des der gesunden Persönlichkeit zur Verfügung stehenden Gefühls- und Vorstellungsschatzes führen. Das eindeutigste Beispiel eines pathologischen Affektzustandes bildet die sogenannte
Affektepilepsie, bei welcher es unter dem Einfluß einer Gemütserregung
zu epileptiformen motorischen Entladungen kommt. Von diesem Höhepunkte gibt es fließende Abstufungen zu den gewöhnlichen motorischen
Entladungen, welche mehr den Charakter von Affektausdrucksbewegungen haben; in solchen Zuständen kommt es dann zu Gewalttätigkeiten, Sachbeschädigungen usw. Wenn es sich nun um die Frage handelt,
in einem bestimmten Falle die Entscheidung zu treffen, ob ein pathologischer Affektzustand vorlag, so muß man zunächst untersuchen, ob eine
Disposition für derartige Zustände vorhanden war. Wir unterscheiden
dauernde und vorübergehende dispositionelle Momente. Die dauernden
decken sich zum größten Teil mit der konstitutionellen Disposition,
wie insbesonders bei der Psychopathie, Epilepsie und Hysterie; von erworbenen Zuständen ist insbesondere das Schädeltrauma zu nennen. Eine
konditionelle Disposition kann durch konsumierende Krankheiten, durch
körperliche und geistige Überanstrengung, durch Nahrungsmangel, insbesondere aber durch Alkohol, welcher häufig direkt eine explosive Diathese verursachen kann, zustande kommen.

Es besteht eine gewisse Verwandtschaft zwischen dem pathologischen
Affekt und dem pathologischen Rauschzustand. Liegen genauere
Beschreibungen hinsichtlich des Aussehens der betreffenden Person in der
kritischen Zeit vor, so kann es von Wert sein, wenn man von Veränderungen
hört, die auf schwere Zirkulationsstörungen schließen lassen, wie hochgradiges Erblassen oder auffällige Rötung des Gesichtes. Es ist verständlich,
daß angiospastische und angioparetische Zustände im Gehirn Bewußtseinsstörungen zur Folge haben können.

Für die Feststellung, ob es sich um eine durch Affekt hervorgerufene
Bewußtseinsstörung gehandelt hat, stehen uns dann folgende Kriterien
zu Gebote:

1. Das Verhalten der Erinnerung. Eine abgelaufene Bewußtseins-

störung drückt sich durch eine **A m n e s i e** aus, die sich mit der Dauer der Bewußtseinsstörung deckt, als Ausdruck des Ausfalles der assoziativen Verbindungen zum normalen Bewußtsein. Eine Trübung der Erinnerung für die kritische Zeit genügt für die Diagnose einer Bewußtseinsstörung nicht, da auch der normale Affekt leichtere und kürzere Erinnerungsstörungen zur Folge haben kann.

2. Die in einer Bewußtseinsstörung verübte **T a t** stellt für das normale Bewußtsein sozusagen einen Fremdkörper dar. Sie steht mit der sonstigen **P e r s ö n l i c h k e i t,** mit deren Denken und Fühlen in keiner Verbindung oder selbst im **W i d e r s p r u c h,** erscheint dem Fremden unverständlich und die betreffende Person selbst empfindet sie als etwas ganz Unbegreifliches, Unerklärliches.

3. Die **T a t,** um welche es sich handelt, läßt in ihrer Ausführung Ungereimtheiten, Absonderlichkeiten erkennen, die **a u ß e r h a l b e i n e s l o g i s c h e n z i e l b e w u ß t e n H a n d e l n s** liegen; das tritt aber insbesondere auch in verschiedenen Begleitumständen zutage, die leider oft von den Zeugen über der Tat selbst, die selbstverständlich die Aufmerksamkeit aller am meisten fesselt, unbeachtet bleiben. Nur wenn diese aufgezählten Voraussetzungen zutreffen, werden wir einen pathologischen Affekt, eine vorübergehende psychische Störung, eine Sinnesverwirrung im Sinne des Gesetzes, annehmen können. Es ist zu erkennen, daß sehr viele freisprechende Urteile, die in den letzten Jahren bei Gewalttaten unter dem Titel einer Sinnesverwirrung erfolgt sind, vom psychiatrischen Standpunkte beurteilt, zu Unrecht gefällt wurden.

F r a g e : Ist nicht auch ein unbezähmbares Schlafbedürfnis nach einer Affekthandlung für eine krankhafte Sinnesverfassung bedeutsam ? — **A n t w o r t :** Das Versinken in einen tiefen Schlaf nach einer Affekthandlung kann tatsächlich diagnostisch im Sinne eines vorangegangenen pathologischen Zustandes verwertet werden. *Sträussler*

Wie hat sich der praktische Arzt gegenüber manisch-depressiven Kranken zu verhalten ?

Es gilt da, einmal zwischen schwereren und leichten Fällen zu unterscheiden. Schwere Fälle, gleichgültig welchen Vorzeichens, ob manisch oder depressiv gefärbt, gehören ob ihrer Gemein- und Selbstgefährlichkeit unbedingt in geschlossene Anstalten, bzw. mindestens in Anstalten, die eine gewissenhafte Dauerüberwachung und fachgemäße Beobachtung und Behandlung der Kranken gewährleisten; der Praktiker wird, sofern die vorherige Zuziehung eines Psychiaters nicht möglich oder nicht tunlich erscheint, vor allem die schleunige Unterbringung in solch einer Anstalt zu bewerkstelligen haben; unruhige oder gar widerstrebende maniakalisch Erregte sind teils mit sanfter Brachialgewalt (meist mehrere Begleitpersonen) nach Abnahme aller Waffen oder als solcher verwendbarer Gegenstände, teils durch Wickel, Dauerbäder, Bettbehandlung, bzw. durch Scopolamin. hydrobrom. (subkutan), durch Dialinjektionen, eventuell durch Chloral- oder Amylenhydrat (eventuell per Klysma) oder Somnifen (intern) bis zum Transport, bzw. entsprechend auch während der Überführung in die Heilanstalt, soweit wie möglich, ruhigzustellen; Zwangsjacke nur bei Selbstbeschädigungstendenz, bzw. während des Transportes im äußersten Notfall. Melancholische, wenn sie ängstlich erregt sind, sind am besten durch Bettruhe oder Opium oder seine Derivate ruhigzustellen. Man hüte sich bei Melancholischen (Dissimulationstendenz!), sie auch nur für Augenblicke allein und unüberwacht zu lassen, und gebe ihnen auch nie Medikamente in die Hand (Selbstmordgefahr!). Leichte Fälle, besonders die oft kaum die Spielbreite des Neurotischen überschreitenden Cyclothymien, mag man außerhalb von Anstalten oder in offenen Kurhäusern behandeln können, doch ist auch da Vorsicht angebracht, weil auch leicht Depressive nicht frei von Lebensüberdruß zu sein pflegen. Man muß sorgsam individualisieren. Besonders groß ist übrigens die Selbstgefährlichkeit bei manchen Depressiven gerade im Stadium des Abklingens oder im Übergang zur manischen Phase, indem da oft zunächst wohl die Hemmung — also das, was die Entschlußfähigkeit lähmt — nicht aber die traurige Grundstimmung und das Taedium vitae zurücktritt, also Selbstmordvorsätze, die bis dahin nicht zur Auswirkung gelangt, nun leichter verwirklicht werden können. Leicht Cyclothyme sind unter dem Neurotikermaterial häufiger, als man oft glaubt. Ihre Behandlung geschieht nach den Grundsätzen der Neurotikerbehandlung; nur sei man stets auf der Wacht wegen eventuellem Taedium vitae.

Frage: Soll im akuten Anfall nicht eine größere Dosis Morphin verabfolgt werden? — Antwort: Die Spezifika gegen die melancholische Angst sind das Opium und einzelne seiner Derivate und Verarbeitungen; speziell eine gehörige Morphindosis, in subkutaner Injektion, ist ein durchaus indiziertes Mittel, insonderheit bei stärkeren, raptusartigen, ängstlichen Erregungen.   *Stransky*

Was muß der praktische Arzt von den Anfangserscheinungen der Schizophrenie wissen?

Das wichtigste für den Praktiker ist die Kenntnis des Umstandes, daß beginnende Schizophrenien sehr häufig unter dem Bilde einer Neurose einsetzen; der Aspekt kann ein mehr „neurasthenischer" oder ein mehr „hysterischer" sein, die charakteristischen Merkmale der schizophrenischen Grundstörungen können durch die neurotisch scheinende Außenseite verdeckt sein, so daß sie sogar dem Blicke des Psychiaters gelegentlich fürs Erste entgehen; aber auch hinter anders gearteten psychotischen Bildern können sie sich verstecken. Gleichwie das Einsetzen einer psychischen Veränderung welcher Art immer bei Personen mittleren Alters mit luetischer Vergangenheit stets vor allem an die Möglichkeit beginnender progressiver Paralyse denken lassen muß, so muß das Einsetzen einer wie immer aussehenden neurotischen oder gar psychotischen Veränderung ohne greifbaren anatomischen, endokrinologischen oder toxischen Hintergrund, die im jugendlichen Alter einsetzt, stets an die Möglichkeit denken lassen, daß es sich um eine beginnende Schizophrenie handeln könnte. Natürlich darf diese These ja nicht dahin mißverstanden werden, daß diese Möglichkeit besage, es sei etwa bei der Mehrheit dergestalt zeitlich konstellierter Ersterscheinungen bestimmt mit der Entwicklung von Schizophrenie zu rechnen; es wäre dies ein starkes Mißverständnis. Nur ganz im Beginne ist stets Reserve hinsichtlich der Diagnose auf nichtschizophrenische Störungen geboten, wo nicht ein völlig syntones, i. e. psychisch natürliches, restlos einfühlbares Verhalten des Kranken von vornherein Schizophrenie unwahrscheinlich macht. Neurotische Bilder, an denen die hypochondrische Note mit besonderer Zähigkeit haftet, solche mit wenig modulierten, irgendwie unfrei und einförmig erscheinenden, sei es auch quantitativ starken, ebenso wie auf der anderen Seite solche mit auffällig dürftigen oder gar mit inadäquaten Affektäußerungen, solche mit einem besonders auffälligen Hang zur Asoziabilität und zum Autismus bei früher geselligeren Menschen, solche mit unvermutet hervorbrechenden, stark gehäuften oder quälenden Zwangserscheinungen ohne Voranfälle, endlich solche mit einem besonders starken und zähen Hervortreten hysterischer Mechanismen bei sonst nicht hysterischem Grundcharakter sind stets suspekt darauf, beginnende Schizophrenien zu sein, ohne daß natürlich wirklich immer eine Schizophrenie vorliegen müßte: Manchmal trügt der Schein, manchmal handelt es sich nur um vorübergehende psychogene oder exogene Reaktionen bei Psychopathien mit latenter schizoider Beschaffenheit. Suspekt ist es, wenn ein psychotraumatisch wirkender Komplex absolut nicht abgebaut, abreagiert werden kann, sondern, sei es auch zunächst unter Produktion bloß neurotischer Erscheinungen, jeder Therapie zu Trotz, ohne syntone äußere Abreaktion nach innen weiter zu fressen scheint. Auch negativistische Hartnäckigkeit ist suspekt. Solche Neurotiker, die eigentlich beginnende Schizophrene sind, charakterisieren sich auch oftmals durch eine gewisse Unfähigkeit, ihre Symptome halbwegs konzis und plastisch, lebendig, einfühlbar darzustellen, sie reden immer wieder, oft beinahe paralogierend und kontaminierend, um den Gegenstand herum, den sie darlegen sollen; oder sie reden auffällig wenig, sind auffällig zurückhaltend, klammern sich aber dann wieder an den Arzt, sobald dieser Anstalten trifft, das Examen abzubrechen u. a. m. Viele beginnende Schizophrene fallen durch ausgesprochen autistisches Verhalten auf oder durch ausgesprochene Affektstumpfheit, Affektinadäquatheit, verzerrte Mimik und Pantomimik und überhaupt durch Züge von innenseelischer Inkoordination (intrapsychischer Ataxie); oder eine auffällige Unfähigkeit zu geistiger Konzentration, eine auffällige Zerstreutheit und Zerfahrenheit macht sich geltend; oder die Kranken beginnen sich auf einmal mit den verkehrtesten, ihrer Persönlichkeit unangepaßtesten Dingen zu befassen, mit Problemen etwa, zu deren Verständnis ihnen jede Voraussetzung fehlt, mit Weltverbesserungsplänen, Philosophie, wissenschaftlichen Fragen usw., wobei die Bizarrheit ihrer Ideen und Produkte anfänglich zuweilen ein besonderes geistiges Plus vortäuschen, vorübergehend vielleicht auch in der Tat bedeuten mag; andere Male eröffnen auffällig sinnlose, wie impulsiv strukturierte „Streiche", eröffnen Verstimmungszustände, Sinnestäuschungen, Wahngebilde die Szene; sehr gewöhnlich ist es exzessive Masturbation und sind andere Anomalien im Bereiche der sexualen Relationen, über die der Kranke selber klagt, die ihn zum Arzte führt. Somatisch finden wir meistens wohl nicht viel Charakteristisches, bzw. Verwertbares. Pupillendifferenzen, geringe Abweichungen der Pupillenreaktionen, Fazialisphänomen, livide Hände, Menstrualstörungen sind nicht ganz selten, aber vieldeutig; zuweilen aber fällt schon früh das Wagner-Jauregg-Pilczsche Bulbusdruckphänomen auf; manchmal frappiert auch Abmagerung und schlechtes oder pseudomyxödematöses Aussehen im Gesichte ohne greifbaren anderen Hintergrund im Beginne der Krankheit. *Stransky*

**Welche therapeutischen und psychohygienisch-fürsorgerischen Maß-
nahmen sind bei beginnender Schizophrenie zu treffen?**

Psychische Behandlung kann im Beginn der Krankheit zuweilen wirksam
sein, jedoch muß sie mehr psychagogischen als analytischen Charakter
haben, indes, wie gerade die ernsten Analytiker betonen, Psychoanalyse
oft geradezu Schaden stiften kann, jedenfalls aber therapeutisch
nutzlos ist; geradezu verderblich ist das therapeutisch sein sollende Hinein-
hetzen „sexualneurotisch" oder „hysterisch" aussehender initialer Schizophrener in den Sexualverkehr oder gar in die Ehe; kann derlei schon bei
männlichen Kranken Schaden stiften, so vollends bei weiblichen, bei denen
der Sexualverkehr — man denke an Obersteiners Fälle von nuptialem
Irresein — den Ausbruch schwerer psychotischer Erscheinungen geradezu
provozieren kann; ähnliches gilt dann von Gravidität, Puerperium, Laktation
und — für beide Geschlechter — von jenen seelischen Traumen, die der
wechselseitige Anpassungszwang in jeder Ehe mit sich bringt. Traumen,
mit denen die schizische Seele vielfach nicht fertig zu werden vermag,
die hier vielmehr deletär wirken können. Endlich sei nicht vergessen,
daran zu erinnern, daß leichte Fälle von Parkinsonismus, zumal mit psychischen Veränderungen, wie sie gerade bei Jugendlichen sich entwickeln
können, zuweilen einen hebephrenie- oder katatonieähnlichen, andere
Male wieder einen mehr hypomanischen Aspekt bieten können. Genaues
Achtgeben auf die metenzephalitischen Störungen (Fehlen der Pendelbewegungen, Salbengesicht usw.) wird hier meist vor Fehlgriffen schützen,
wenngleich etwa okulopupilläre Symptome — freilich nur vorübergehend —
auch bei Schizophrenen gelegentlich vorkommen.

Fragen: Was ist unter Prozeß-Schizophrenie zu verstehen? Ist eine
haarscharfe Grenze zwischen Psychosen und Neurosen zu ziehen möglich?
Sind schizoide Zustände nach der individualpsychotherapeutischen Methode
beeinflußbar? — Antworten: Unter Prozeß-Schizophrenie ist eine, sei
es auch in verschiedenen Tempis fortschreitende, schizophrenische Geistes-
störung zu verstehen, zum Unterschied von Dauerzuständen, wie solche
etwa die schizoiden Persönlichkeiten sind, bei denen keinerlei fortschreitender, bzw. eine Entwicklung durchmachender Krankheitsprozeß vorliegt.
Es gibt im Prinzip natürlich keine haarscharfe Grenze zwischen Psychosen
und Psychopathien und infolgedessen auch nicht zwischen Psychosen und
Neurosen, da ja ein Gutteil aller neurotischen Bilder streng genommen
zu den Psychopathien gehört; in praxi läßt sich aber doch zwischen hüben
und drüben unterscheiden. Es gibt gewisse Fälle, in denen die erwähnte
Behandlungsmethode wirksam sein kann, nur ist sie, ganz ebenso wie alle
anderen psychotherapeutischen Methoden, niemals als Panacee anzusehen

Stransky

Psychotherapie

Was leistet die Psychoanalyse für die Psychotherapie?

Wir haben hier zwei Fragen zu beantworten: 1. Welche Bedeutung hat
die Psychoanalyse für die Entwicklung der Psychotherapie überhaupt?
2. Welches sind die Vorzüge und Nachteile der psychoanalytischen Therapie
(nach den Regeln der Freudschen Schule) und welches sind ihre Indika-

tionen und Kontraindikationen? Auf die erste Frage ist zu erwidern, daß
wir Freud und seiner Schule eine Reihe grundlegender Erkenntnisse verdanken. Die Lehre vom psychischen Trauma und von der Psychogenese
der Neurosen, von den verschiedenen Stufen des Bewußtseins und der Verdrängung sind ebenso feste Grundpfeiler der medizinischen Psychologie
geworden wie die Lehre, daß für die Ätiologie der Neurosen der Persönlich-
keitsentwicklung die größte Bedeutung zukommt. Endlich ist das von
Freud in die Psychologie eingeführte Lustprinzip von grundlegender
Wichtigkeit geworden; wir nehmen an, daß alles Handeln in der belebten
Natur und daher insbesondere auch beim Menschen auf die Vermeidung
von Unlust und die Gewinnung von Lust gerichtet ist, wobei die Unlust-
vermeidung sowohl ontogenetisch als auch phylogenetisch der ältere Vorgang ist, da die Tendenz zur Lustgewinnung ein Lusterinnerungsvermögen
voraussetzt. Diese und andere Grundlehren der Psychoanalyse muß sich
jeder Psychotherapeut zueigen machen. Dagegen ist die psychotherapeuti-
sche Methode, wie sie heute von der Freudschen Schule geübt wird, aus
verschiedenen Gründen angreifbar. Sie zeichnet sich zunächst vor allen
anderen Methoden, insbesondere vor unserer aktiven analytisch-syntheti-
schen Methode, durch große Umständlichkeit und Langwierigkeit aus. Sie
ist ferner ein in die Tiefen der menschlichen Seele mächtig eingreifender
Vorgang, der keineswegs ganz unbedenklich ist. Wir können daher dem
Standpunkt der Freudschen Schule, daß die psychoanalytische Therapie
die Methode der Wahl sei, nicht beipflichten, sondern müssen ihre Anwendung von strikten Indikationen abhängig machen. Man wird von der
psychoanalytischen Therapie nur dort Gebrauch machen dürfen, wo keine
begründete Aussicht besteht, durch eine aktive Therapie einen gleich guten
Erfolg zu erzielen. Es wird ferner immer darauf zu achten sein, daß bei
Kranken, bei denen sich hinter dem neurotischen Zustandsbild eine beginnende Prozeßpsychose, namentlich eine solche schizophrener Natur verbirgt, die psychoanalytische Therapie besonders gefährlich und daher unbedingt abzulehnen ist. Freud selbst hat die Unzweckmäßigkeit der
psychoanalytischen Therapie bei Schizophrenen immer zugegeben. *Kogerer*

Was leisten Suggestivmethoden?

Die suggestive Behandlung neurotischer Symptome hat sich als sehr
wichtig und wertvoll erwiesen. Wenn wir von den jedem praktischen Arzte
bekannten Methoden der indirekten, larvierten Suggestion absehen,
werden die suggestiven Methoden gemeiniglich in Wachsuggestion und
hypnotische Suggestion unterschieden. Die Anwendung der Hypnose
in der Psychotherapie verliert in der letzten Zeit immer mehr an Bedeutung,
da es für sie kaum eine strikte Indikation, dafür aber sehr viele Gegenanzeigen gibt. Zu vermeiden ist die Hypnose vor allem in jenen Fällen, in
denen der Verdacht einer beginnenden Prozeßpsychose berechtigt ist.
Nicht empfehlenswert ist ihre Anwendung ferner in schwereren Fällen
von Hysterie. Endlich ist die Hypnose auch bei Neurotikern im engeren
Sinne nur mit Vorsicht anzuwenden, wenn irgendwelche hemmende Gegen-
vorstellungen, namentlich solche ängstlichen Charakters bestehen und sich
nicht durch Überredung beseitigen lassen.

Dagegen sind die Methoden der Wachsuggestion in der letzten Zeit wieder sehr zur Blüte gelangt und erfreuen sich im psychotherapeutischen Ambulatorium der Wiener Klinik einer immer mehr wachsenden Wertschätzung. J. H. Schultz hat ein System von solchen Übungen ausgearbeitet und empfohlen, die er „autogene Organübungen" oder „autosuggestives Training" nennt. Sie beruhen der Hauptsache nach auf Tonusveränderungen der Körpermuskulatur, die zuerst an einer Extremität geübt, dann nach und nach generalisiert werden und schließlich auch in vielen Fällen in bescheidenem Maße auf die Funktion der inneren Organe Einfluß gewinnen können. Diese Phänomene werden nur durch Konzentration und Vorstellung ohne jede Willensanstrengung herbeigeführt. Die therapeutischen Vorteile solcher und ähnlicher Übungen liegen nicht nur in einer gewissermaßen gymnastischen Ausbildung der Konzentrationsfähigkeit, sondern lehren auch den Kranken, seinen Körper besser zu beherrschen. Von allergrößtem Werte ist aber für den Kranken das Bewußtsein der so gewonnenen Fähigkeit zur besseren Beherrschung des eigenen Körpers, da es ein mächtiges Gegengewicht gegen das für jeden Neurotiker so verhängnisvolle Minderwertigkeitsgefühl gibt. *Kogerer*

Radiumbehandlung

Was leistet die Oberflächenbestrahlung mit radioaktiven Substanzen bei Hautkrankheiten?

Ein zu wenig beachteter und bekannter Vorteil der Radiumbestrahlung des Lupus vulgaris im Vergleich zu anderen Methoden der Lichttherapie ist die Kürze der zum Erreichen einer wesentlichen Besserung erforderlichen Behandlungszeit auch bei ausgebreiteteren Herden. Der Radiumbestrahlung sind die disseminierten, im Narbengewebe eingebetteten Lupusknötchen, also Herde in schwieriger Lokalisation, zugänglich. Skrophuloderma und Verrucae sprechen ohne Vorbehandlung auf Radiumbestrahlung gut an. Die Radiumbehandlung des Hämangioms ist den übrigen zahlreichen Behandlungsmethoden unbedingt überlegen; ausgedehnte tiefreichende Kavernome können nicht nur bei Kindern, sondern auch bei Erwachsenen mit der äußeren Bestrahlung allein zum Verschwinden gebracht werden. Die völlig schmerzlose Oberflächenbestrahlung mit Radium gestattet, möglichst frühzeitig das Hämangiom zu behandeln, auch bei Wundsein. Für Keloide ist die Radiumbehandlung die Methode der Wahl. Unter den einzelnen Radiumtherapeuten fehlt noch eine Übereinstimmung betreffend die Indikationen und die Technik der Radiumbehandlung des Hautkarzinoms. Ohne Zuhilfenahme eines blutigen Verfahrens (Abtragen, Auskratzen, Punktur) beseitigt die äußere Bestrahlung allein auch größere Hautkrebse. Bei Übergreifen des Hautkrebses auf Knochen und Knorpel, in welchen Fällen die Nadelmethode nicht angewendet werden kann, leistet die Behandlung mit einem Gemisch von β- und γ-Strahlen gute Dienste. Von der Lokalisation des Hautkrebses ist der Erfolg der Radiumbestrahlung unabhängig. Nach der Operation treten häufiger als nach Radiumbehandlung Rezidive ein. Die Beseitigung röntgenunempfindlicher Hautkrebse gelingt mit Radiumbestrahlung. Eine Mitbeteiligung der Lymphdrüsen ist auch für die Radiumbehandlung eine schwere Komplikation, doch können auch derartige röntgenrefraktäre Geschwülste mit

Radiumbestrahlung noch weitgehendst gebessert werden. Dasselbe ist der Fall bei weit vorgeschrittenen, röntgenrefraktären Operationsrezidiven von Gesichtskrebs. Jene auf γ-Strahlen nicht ansprechenden, als radiumrefraktär bezeichneten Hautkrebse können noch zur Abheilung gebracht werden, wenn sie vorwiegend mit β-Strahlen behandelt werden. *Dautwitz*

Welchen Wert haben Radiumpräparate bei Behandlung von inneren Krankheiten?

In der inneren Medizin werden schon lange mit Erfolg verschiedene Typen radioaktiver Auflegepräparate bei chronischen rheumatischen und gichtischen Gelenkserkrankungen sowie bei Neuralgien verwendet. Die Radiumbestrahlung chronischer Leukämie gibt sehr gute Resultate selbst bei jenen Fällen, wo die als souveränes Mittel gegen die chronische Leukämie anerkannten Röntgenstrahlen versagten. Die chronisch-lymphatische Leukämie reagiert im Gegensatze zur Röntgenbehandlung mindestens ebenso gut wie die Myelämie auf die äußere Bestrahlung. Zu den längeren Behandlungspausen kommt anderseits hinzu, daß die Radiumbestrahlung selbst nicht viel Zeit beansprucht. Lokale Radiumschäden auch bei den röntgenvorbehandelten Fällen sind nicht aufgetreten. Auch das Gegenstück der chronischen Leukämie, die Erythrämie, ließ sich durch äußere Bestrahlung mit Radium sehr gut beeinflussen. Desgleichen gelang die Beseitigung des Milztumors bei isolierter Splenomegalie. Die Lymphdrüsenschwellungen bei der verhältnismäßig häufig vorkommenden Lymphogranulomatose gehören zu den gegenüber der γ-Strahlung empfindlichsten Geweben. Auch im Knochen oder Mediastinum lokalisierte Herde von Lymphogranulom können vermöge der Tiefenwirkung der Radiumstrahlung beseitigt werden. Die Empfindlichkeit der Rückfälle von Erkrankungen der Blutbildungsstätten gegenüber der γ-Strahlung nimmt im allgemeinen nicht so rasch ab, wie es für die Röntgenbehandlung beschrieben ist. Vor allem sollte die Radiumbehandlung bei nicht mehr auf Röntgen ansprechenden Kranken herangezogen werden.

Schließlich ist noch hinzuweisen auf die günstige Beeinflussung der Beschwerden bei Magen- und Zwölffingerdarmgeschwür durch die äußere Bestrahlung, falls die Kranken eine Operation verweigern, sowie der postoperativen Beschwerden dieser Patienten. *Dautwitz*

Was leistet die Radiumbehandlung bei chirurgischen und Frauenkrankheiten?

Wohl als erster hat v. Neusser die von der Körperoberfläche her einwirkende Radiumbestrahlung zur Behandlung der sogenannten chirurgischen Tuberkulose, und zwar der tuberkulösen Peritonitis, erfolgreich verwendet. Am häufigsten wurden tuberkulöse Lymphdrüsenschuwellngen mit Radium behandelt. Am deutlichsten tritt die allgemeine Wirkung im Anschluß an die Radiumbestrahlung tuberkulöser Knochen- und Gelenkserkrankungen in Erscheinung. Operable maligne Neubildungen sind im allgemeinen von der Strahlenbehandlung auszuschließen und bleiben der Chirurgie vorbehalten. Eine Ausnahme davon machen bekanntlich einige Kliniken beim Gebärmutterhalskrebs und beim Hautkarzinom. Für die möglichst frühzeitige Bestrahlung inoperabler Neoplasmen ist einzutreten. Für die epibulbären Tumoren gilt die Radiumbestrahlung als Methode der Wahl, bei Lidkrebs gibt sie kosmetisch und funktionell gute Resultate. Weitgehende Besserung auch bei inoperablen Tumoren des Oberkiefers. Unterkiefersarkome jugendlicher Kranker zeigen manchmal eine außerordentlich hohe Radiumempfindlichkeit. Wesentliche Besserung bei Melanosarkom-Metastasen und Rezidiven bösartiger Geschwülste der Ohrspeicheldrüse. Bei Lippenkarzinom tritt trotz hohen Alters (neuntes Lebensjahrzehnt) nach Oberflächenbestrahlung allein tadellose Vernarbung ein. Für Jahre lang konnten primäre Herde von Tonsillenkarzinom mit den regionären Lymphdrüsenschwellungen nur mit der Oberflächenbestrahlung beseitigt werden. Mit der Radiumbestrahlung inoperabler Kehlkopfkrebse konnte eine über mehrere Jahre sich erstreckende Lebensverlängerung erreicht werden, doch empfiehlt sich vorher eine Tracheotomie zu machen. Die äußere Applikation setzt die bei der inneren Bestrahlung und Radiumpunktur bestehende Gefahr von Knorpelnekrosen bedeutend herab. Die maligne Struma reagiert primär, ebenso wenn röntgenrefraktär, zumeist recht gut auf die äußere Bestrahlung, desgleichen die Operationsrezidive. Beim Brustkrebs kann mit radioaktiven Substanzen noch eine weitgehende Besserung, auch der Rezidive oder Metastasen, erreicht werden, wenn die Neubildung keine Empfindlichkeit gegenüber Röntgen aufweist. Intrathorakale Metastasen konnte äußere Bestrahlung noch weitgehendst bessern, ebenso metastatische Herde im Brustbein und Wirbelsäule. Radioaktive Bestrahlungen von der Körperoberfläche her haben Kranke mit Rezidivkarzinom der Flexura sigmoidea oder ausgebreiteten, retroperitonealen Metastasen bösartiger Hodengeschwülste noch eine Reihe von Jahren in einem lebenswerten Zustande erhalten. Die Kombination der inneren mit der äußeren Radiumbestrahlung bzw. Röntgenbehandlung ist besonders für die Therapie inoperabler Gebärmutterhalskrebse wertvoll. Bei auf die Harnblase übergreifendem Kollumkarzinom ließ sich durch Zystoskopie der völlige Rückgang aller auf die drohende Perforationsgefahr hinweisenden Symptome verfolgen. Bei inoperablem Ovarialkarzinom hat sich die äußere kombiniert mit der inneren Bestrahlung bewährt. Daß die Radiumbestrahlung eines Krebsherdes jedoch nicht bloß mit einer lokalen, sondern noch mit einer therapeutischen Allgemeinwirkung einhergehen kann, ergibt sich aus dem schon seit mehr als drei Jahren andauernden Verschwinden eines Diabetes mellitus nach erfolgreicher Radiumbehandlung eines Kollumkarzinoms. Zum Schlusse sei als Beispiel für die Tiefenwirkung der γ-Strahlen angeführt die günstige Beeinflussung gutartiger Gebärmutterblutungen bei Myom, hämorrhagischer Metropathie und in den Wechseljahren, wenn solche Frauen nur von der Körperoberfläche her mit radioaktiver Substanz betrahlt werden, womit keinerlei Gefährdung und schwerere Ausfallserscheinungen verbunden sind. Bestand gleichzeitig noch eine chronische Adnexentzündung, so wirkte auch auf diese die äußere Bestrahlung sehr günstig ein, während in einem solchen Fall eine Innenbestrahlung kontraindiziert ist.   *Dautwitz*

Rheumatische Erkrankungen

Was ist Muskelrheumatismus und wie wird er behandelt?

Trotz der präjudizierenden Bezeichnung des Rheumatismus für die in Frage stehenden Muskelerkrankungen wird wohl am besten daran festzuhalten sein, zumal das Wort „Myalgie" für die genaue Bezeichnung des Krankheitszustandes nicht geeignet ist, vielmehr nur ein Symptom verschiedenartiger Krankheiten betrifft. Die Differenzierung der Ätiologie ist gerade für den Muskelrheumatismus sehr schwierig; sicherlich spielen Infektion, Trauma und refrigeratorische Schäden eine große Rolle, sind aber in ihrer Dignität durchaus verschieden. Vorerst soll festgehalten werden, daß der Muskelrheumatismus nur eine Erkrankung der quergestreiften Muskulatur darstellt. In glatten Muskelfasern kommen rheumatische Erkrankungen nicht vor und selbst das Zwerchfell nimmt eine gesonderte Stellung ein, die in dem Ablauf der Zuckungskurve deutlich verständlich ist, wodurch seine biologische Einstellung gegenüber den anderen quergestreiften Muskeln auch deutlich zutage tritt. Der Muskelrheumatismus kommt vor der Pubertät sehr selten vor, was schon darum wichtig ist, weil bei den Dispositionen zu dieser Erkrankung die lymphatische Konstitution in der Literatur eine große Rolle spielt und man annehmen müßte, daß die Schäden dieser Disposition gerade im Kindesalter sich besonders auswirken müßten. Von den verschiedenen Diathesen könnte man gerade bei dem Muskelrheumatismus die Disposition zur Erkältung und dann eine Serie von Stoffwechselanomalien (Fettleibigkeit, Gicht) zur Erörterung heranziehen, die alle eine Rolle spielen können, aber ätiologisch sicher nicht einheitlich zu bewerten sind. Es ist sicher, daß selbst die Anerkennung derlei Dispositionen noch eine Provokation gelten lassen muß. Die Kälte als ursächliches Moment ist mit wenigen Ausnahmen anerkannt, teils als alleinige, teils als provokative Ursache bei schon durch eine Infektion gegebenen Zuständen. Sicherlich ist sie aber auch allein imstande, den sogenannten Muskelrheumatismus zu bewirken und es ist weiters zu erwägen, ob ihre krankmachende Wirkung sich in einfachen Kreislaufstörungen manifestiert oder in der von Schade präzisierten Veränderung, die er Myogelose genannt hat, unter der ein Klammwerden des Gewebes verstanden sein soll und den objektiven Veränderungen der harten Resistenz eine plausible Erklärung gibt. Selbst schwere Zirkulationsstörungen anderer Art erzeugen durchaus nicht den Zustand, den wir Muskelrheumatismus nennen; es muß daher die Schädigung als eine ganz eigenartige betrachtet werden. Die vielfachen Bezeichnungen des Krankheitsbildes mit Hervorhebung entzündlicher Veränderungen — Exsudation, Ödem usw. — führen von dem reinen Krankheitsbild des Muskelrheumatismus ab und in das Gebiet des Myositis, sind also sicher nicht eindeutig. Die Angleichung der refrigeratorischen Myalgie an die bekannten traumatisch bedingten ähnlichen Prozesse führt zu der Auffassung, daß durch verschiedene ätiologische Ursachen eine lokale Anhäufung von Stoffwechselprodukten stattfindet, unter denen die Milchsäure wohl die größte, die Harnsäure die zweite Rolle spielen dürfte und deren quellende Wirkung auf sensible Nervenenden auch das Symptom des Schmerzes am besten erklärt. Das Wesen des Muskelrheumatismus als eine reine neuralgische Erkrankung zu fixieren und sie entweder in das Wurzelgebiet oder in das hintere Grau des Rückenmarkes zu verlegen, kann das Bedürfnis nach einem Verständnis nicht ganz befriedigen. Es ist doch das Wahrscheinlichste, daß die Myalgie eine wirkliche reine Muskelerkrankung ist und, wie oben gesagt, von einer Anhäufung von Stoffwechselprodukten herrührt. Diese Auffassung genügt auch am besten für die Erklärung der subjektiven (Schmerz) und der objektiven Symptome (Tumor, Gewebshärte). Der Mangel eines jeden pathologisch-histologisch charakteristischen Befundes erschwert die genaue pathognostische Klassifikation. Jedenfalls scheint die Bedeutung der sogenannten Insertionsknötchen wesentlich überschätzt zu werden, besonders soweit es sich um einen reinen Muskelrheumatismus handelt. Dieser Prozeß kommt mit Sehnen- und Gelenkserkrankungen ungemein häufig zusammen vor und kann von diesen selbst auf gleicher Ätiologie beruhenden Krankheiten dann diagnostisch und als Grundlage der Therapie nicht immer und nicht genau gesondert werden. Die Differentialdiagnose spielt eine sehr große Rolle und weitgehend sind die möglichen Fehler bei der Diagnose des Muskelrheumatismus im Gebiete des Halses und des Kopfes, in der Brust und im Abdomen.

Wenn das Wesen der Erkrankung tatsächlich auf Anhäufung schädlicher Stoffe beruht, so muß die Behandlung den Weg betreten, diese Stoffe wegzuschaffen. Die Grundlage dieser Therapie ist die hyperämisierende. Nun ist aber für jede Behandlung das Wichtigste, zunächst mit dem Schmerzsymptom fertig zu werden, und es ist sicher, daß alle hyperämisierenden Behandlungen besser ausgewertet werden können, wenn der Schmerz möglichst bekämpft ist. Dazu dienen die bekannten Medikamente (Analgetika) und auch die lokale Verwendung der Kochsalz-Novokaininjektionen. Die Vereinigung dieser verschiedenen Methoden gibt als simultane Therapie die besten Aussichten. Ich perhorresziere die aus dem Begriff der Myogelose hervorgegangene Idee der sogenannten Gelotripsie, der Methode der brutalen Zertrümmerung der Verdickungen und Knötchen, und bin durchwegs für die Massagebehandlung, aber nach Vorbereitung mit thermischen Methoden. Die Erfolge der Reizkörpertherapie sind bei Muskelrheumatismus viel weniger befriedigend als bei Gelenkskrankheiten.

Fragen: Wie sind die Beschwerden durch Witterungseinflüsse bei Rheumatikern zu erklären? Womit hängt es zusammen, daß die Hochtouristen weniger von Rheumatismus befallen werden? Kann der Muskelrheumatismus mit Fieber einhergehen? Sind beim Muskelrheumatismus Stoffwechselkuren (Rohkost) von Vorteil? — Antworten: Über den Begriff der Wetterfühligkeit ist im wesentlichen noch wenig bekannt; es dürfte sich hier um eine spezielle Disposition handeln. Daß die Hochtouristen und überhaupt die Sporttreibenden für rheumatische und sonstige Erkrankungen weniger anfällig sind, dürfte mit dem Training zusammenhängen. Fieber wird von mehreren Autoren als dem Symptomenkomplex des Muskelrheumatismus zugehörig registriert. Das Studium der Krankengeschichten läßt aber feststellen, daß dort mehrfach Symptome vorkamen, die für akuten Gelenksrheumatismus sprechen, auch Endokarditis. Man darf solche Fälle nicht als reine Muskelrheumatismen anerkennen. Sofern aber bei der Entstehung des Muskelrheumatismus auch eine Infektion mitwirkt, kann auch etwas Fieber vorhanden sein. Bei Rheumatismus sind sicher die Stoffwechselkuren von Nutzen, besonders wenn uratische Disposition mitwirkt.   *Strasser*

Welche physikalische Therapie ist bei rheumatischen Erkrankungen zu empfehlen?

Wir können auf Grund unserer heutigen Anschauung beinahe die Behauptung aufstellen, daß die Krankheit, die wir im allgemeinen Sprachgebrauch mit „Rheumatismus" bezeichnen, eigentlich bloß ein Symptom einer höher geordneten Erkrankung darstellt.

Es ist selbstredend, daß wir — entsprechend unserer modernen Auffassung über das Wesen der rheumatischen und rheumatoiden Erkrankungen — auch unsere Therapie demgemäß angepaßt haben. Wir stehen heute, namentlich bei dem chronischen Rheumatismus im Zeichen der Protein- und Reizkörpertherapie. Gerade bei den auf infektiöser Basis beruhenden Arthritiden ist heute wohl diese Behandlungsart als die Therapie der Wahl zu bezeichnen. Die Behandlungen mit Milch, Kasein, Kaseosan, Aolan, Yatren, Sanarthrit, Bienenbehandlung, Schwefelpräparate und die Impfungen nach Ponndorf (oder Paul) stehen im Mittelpunkt des Interesses.

Trotzdem hat die physikalische Therapie ihre volle Berechtigung, denn sie ist oftmals als eine „mildere Form" der Reiztherapie aufzufassen, sehr häufig ist sie aber als eine ergänzende oder gar als eine unersetzbare Methode zu betrachten. Besonders dort, wo es sich um ankylosierende Prozesse, um Kontrakturen und Muskelatrophien handelt, können wir weder auf Bäder und Elektrisierung, noch auf Massage und Gymnastik verzichten.

Die Wirkung der Balneo-Hydrotherapie, dieser ältesten Form der physikalischen Heilmethoden, ist eine zusammengesetzte: der Gehalt des Bades, z. B. an Schwefel, Jod und Radium wirkt den Proteinreizkörpern ähnlich, das Mineralwasser als Bad, Trinkkur und Inhalation mit seinen anorganischen Ionen beeinflußt die kolloidalen Stoffe des Stoffwechsels und drittens bewirkt die höhere Temperatur des Bades eine verstärkte Zirkulation und fördert die Resorption.

Zur Durchführung der Thermotherapie bedienen wir uns der allgemeinen oder der Teilbäder mit Wasser, Dampf, Heißluft, der Sand-, Licht-, Moor- und Schlammbäder. Die Wirkung ist vorwiegend eine hyperämisierende, erweichende, resorptionsfördernde und schmerzstillende. Ähnlich wirken die sogenannten Packungen mit Schlamm und Fango. Sehr wirksam ist die kombinierte Behandlung dieser Art, welcher eine passive Hyperämisierung des kranken Gelenkes mittels der Bierschen Staubinde vorangeht. — Die Dampfdusche hat sich besonders bei gichtischen und gonorrhoischen Gelenkskrankheiten bewährt.

Die Erwärmung des ganzen Körpers oder eines Teiles desselben im Bade, in der „Heißluft", im Glühlichtbade oder in der Packung geht oft der Massage voraus. Die zentripetalen „Streichungen" wenden wir hauptsächlich dort an, wo es sich um Gelenksflüssigkeiten handelt, also bei der Arthritis exsudativa chron. Der Handgriff der „Reibung" wird angewendet, um Verwachsungen zu lockern, krankhafte Ablagerungen zu zerdrücken, zu verkleinern und einer Resorption zugänglich zu machen, daher bei Arthritis urica, calcaria und adhaesiva. Wo es sich darum handelt, die atrophische Muskulatur zu kräftigen, wenden wir Knetung, Klopfung und Erschütterung, die Vibration an. Die von Bum empfohlene „Intentionsmuskelübung" kann recht frühzeitig beginnen, auch im Verbande, wenn der Patient noch gar keine Bewegung ausführen kann; sie besteht darin, daß der Kranke aufgefordert wird, seine Muskeln des betreffenden Körperteiles zu innervieren, als ob er eine Bewegung machen möchte. Nicht massiert sollen solche Fälle werden, wo durch Verschleppung der Krankheitskeime für den Gesamtorganismus eine Gefahr besteht, auch wenn das Virus als ein abgeschwächtes bezeichnet werden könnte. Hieher zählen die akuten Formen des gewöhnlichen und des tuberkulösen Gelenksrheumatismus, die Arthritis gonorrhoica, luetica, scarlatinosa und puerperalis.

Die andere Art der Mechanotherapie stellt die Übung, die Gymnastik dar, deren Zweck hauptsächlich die Wiederherstellung der Beweglichkeit und Gebrauchsfähigkeit des erkrankten Körperteiles ist. Die passive manuelle Gymnastik wird ausgeübt, indem man den proximalen Körperteil mit der einen Hand fixiert, während mit der anderen die natürlichen Bewegungen vorsichtig nachgeahmt werden. Die Gymnastik werden wir daher in Verbindung mit Massage anwenden, bei der Arthritis deformans, bei der Arthritis chronica fibrosa und im Spätstadium der gonorrhoischen, luetischen und tuberkulösen Arthritiden.

Zur Kräftigung der atrophischen Muskeln können wir mit Vorteil von dem elektrischen Strom Gebrauch machen, und zwar kommt hier hauptsächlich der faradische Strom in Betracht. Die Faradisation wird entweder an einzelnen Körperteilen, bzw. Extremitäten oder in allgemeiner Form über den ganzen Körper durchgeführt. Für letzteren Zweck verwenden wir das Vierzellenbad oder den Bergoniéschen Apparat, für einzelne Körperteile können wir mit großem Vorteile den intermittierenden schwellenden faradischen Strom mittels des „Tonisators" in Anwendung nehmen, welcher dem physiologischen An- und Abschwellen der Muskelkontraktion am besten entspricht und von den Patienten nicht unangenehm empfunden wird; übrigens kann dieser Apparat ebenso wie der Bergoniésche auch zur Faradisation mehrerer Extremitäten, bzw. des ganzen Körpers, verwendet werden.

Bei den ausgesprochenen Nervenentzündungen, z. B. Ischias, Trigeminus-, Okzipital-, Brachial- und Interkostalneuralgien bzw. Neuritiden wenden wir in erster Reihe den galvanischen Strom an. Im Gegensatze zu den früheren Methoden gebrauchen wir heute möglichst große Elektroden, um möglichst viel Strom ohne besondere Belästigung des Patienten zuzuführen, 5 bis 30 und 50 M. A. lassen wir 20 bis 40 Minuten, selbst bis zu einer Stunde Dauer einwirken. Es gelingt dieses bei großen Elektroden sehr leicht, besonders wenn wir letztere in warmer Kochsalzlösung gut anfeuchten. Ob dabei die Anode oder die Kathode als differenter Pol auf die schmerzhafte Stelle zu liegen kommt, scheint, wie die Erfahrung zeigt, nicht von Wichtigkeit zu sein.

Eine besondere Stellung nimmt heute in der Behandlung des subakuten und hauptsächlich des chronischen Rheumatismus die Diathermie ein und ist derzeit sicherlich als die größte Konkurrentin gegenüber der Reizkörpertherapie zu betrachten. Die Behandlung mit diesem hochgespannten und hochfrequenten Wechselstrom ist gerade beim chronischen Gelenksrheumatismus fast immer von Erfolg begleitet. Die Diathermie kann lokal angewendet werden, wenn es sich um einzelne Gelenke oderMuskelgruppen handelt, oder sie kann den ganzen Körper durchströmen, wenn mehrere Körperteile erkrankt sind. Letzteres Verfahren wird — hauptsächlich bei der chronischen Polyarthritis — bis zur starken Erwärmung des ganzen Körpers, Steigerung der Temperatur um einen bis zwei Grad und profusem Schweißausbruch durchgeführt.

Von den elektrischen Prozeduren möchte ich noch die sogenannte „Anionenbehandlung" erwähnen, welche darin besteht, daß die von dem negativen Pol eines Funkeninduktoriums ausgehenden Anionen durch entsprechende Vorrichtung geleitet (Leydener Flasche), auf den Patienten einwirken. Es handelt sich hier um β-Strahlen, wie sie von radioaktiven Körpern ausgehen, auf deren Wirkung man auch die Heilkraft der sogenannten „Wildbäder" zurückführt.

Bei der Radiumemanation, die wir nicht nur in Form von Bädern, sondern auch als Inhalation und Trinkkur gebrauchen, sind es die α-Strahlen, welchen der günstige Effekt bei Gicht, Rheumatismus und Neuralgien zugeschrieben wird.

Von den physikalischen Heilfaktoren wenden wir heute bei der Behandlung des chronischen Gelenksrheumatismus und Neuralgien auch die Röntgenstrahlen an. Die Wirkung ist in erster Linie eine schmerzstillende, welche sich auf mehrere Wochen erstrecken oder auch definitiv sein kann. Aber nicht nur die Schmerzen werden fast immer gemildert oder beseitigt, auch der Krankheitsprozeß wird oft wesentlich abgekürzt und zur Heilung gebracht. Besonders gilt dies für die tuberkulösen Gelenksaffektionen jeglicher Art, selbst fungöser Form, namentlich der kleineren Gelenke.

Die Bestrahlung der Hypophyse soll im Klimakterium nicht bloß die sogenannten Ausfallserscheinungen, wie Kongestionen, Schweißausbrüche und depressive Störungen, sondern auch die endokrine chronische Periarthritis der Fingergelenke, die Heberdensche Knotenbildung zum Stillstande bringen.

Bei den auf infektiöser Basis entstandenen rheumatischen Erkrankungen können wir mit Erfolg auch von den Ultraviolettbestrahlungen Gebrauch machen. Insbesonders kommen hier in Betracht die mit Anämie und Appetitlosigkeit verbundenen Fälle von tuberkulösem Gelenksrheumatismus.

Eisenmenger

Röntgenbehandlung

Wie soll der praktische Arzt die Röntgenuntersuchung von Magenkranken vorbereiten?

Es ist nicht nötig, einen Patienten, der nachmittags zur Röntgenuntersuchung bestellt ist, die letzte Mahlzeit am Abend vorher nehmen zu lassen. Es genügt vollkommen, wenn der Patient in den letzten vier Stunden vor der Röntgenuntersuchung nichts zu sich nimmt, auch kein Wasser trinkt. Er kann also ein gewöhnliches Frühstück nehmen und z. B. um 10 Uhr vormittags eine Kleinigkeit (Buttersemmel) essen, wenn er um 2 Uhr zur Untersuchung kommt. Meiner Ansicht nach ist es auch nicht nötig, vorher ein Reinigungsklysma zu geben, es sei denn bei Fällen, die an langdauernder Obstipation leiden. Auf die Motilität des Magens übt das Rauchen von ein bis zwei Zigaretten vor der Röntgenuntersuchung keinen Einfluß aus.

Hitzenberger

Welche in der rauhen Jahreszeit häufigen Krankheiten werden durch Röntgentherapie gut beeinflußt?

In erster Linie die Erfrierungsveränderungen an Händen und Füßen. Die Röntgentherapie ist hiefür ein probates Mittel. Die Erklärung dieser Wirkung der Röntgenstrahlen ist bis jetzt noch nicht vollständig gelungen. Die Wirkung aber ist zweifellos. Man muß sich vorstellen, daß sich in der solcherart veränderten Haut eine Zellgattung, vielleicht den Gefäßnerven angehörig, in hyperfunktionellem Zustande befindet und daß dieser Zustand durch die Röntgenstrahlen herabgesetzt wird. Die Röntgenstrahlen können in Wirklichkeit nur eines bewirken: Herabsetzung von Hyperbiosen. Solche aber bilden einen wesentlichen Teil vieler pathologischen Zustände. Wo ein solcher hyperfunktioneller Zustand nicht besteht, üben die Röntgenstrahlen auch keine therapeutische Wirkung aus. Wir müssen übrigens zwei verschiedene Formen der Erfrierungszustände unterscheiden: bei der einen ist die Haut hellrot mit roten Infiltrationsknötchen. Sie ist ferner rauh, und es kommt zur Rhagadenbildung. Bei der zweiten Form ist die Haut blaurot verfärbt, es finden sich keine Infiltrate, die Haut ist weich, ödematös, glatt und ohne Rhagadenbildung. Nur sehr selten finden sich beide Formen kombiniert vor. Im ersten Falle handelt es sich um eine Lokalerkrankung, im zweiten um eine zentrale (spinale oder sympathische) Veränderung. Nur bei der lokalen Form applizieren wir die Röntgenstrahlen lokal, und zwar zwei Zehntel der Erythemdosis und geben nach drei Tagen eine zweite, eventuell im gleichen Zeitabstande eine dritte Bestrahlung. Bei der zweiten Form, der zentral bedingten, machen wir die Bestrahlung, wenn die Erfrierung an den Händen lokalisiert ist, im Bereiche der unteren Hals- und oberen Brustwirbelsäule, bei Lokalisation an den Füßen in der Gegend der unteren Brust- und oberen Lendenwirbelsäule.

Von anderen Erkrankungen, die in der kalten Jahreszeit gehäuft auftreten, sind die Neuritiden, die Ischias und die Neuralgien zu nennen. Ein erheblicher Prozentsatz dieser Zustände wird durch Röntgenstrahlen günstig beeinflußt. Hier gilt als Grundsatz, nicht nur die Nerven in ihrem ganzen Verlauf, sondern auch die Wurzeln und Ganglien zu bestrahlen; ferner ist die Bestrahlung mit den kleinsten Dosen (ein Zehntel bis ein Zwanzigstel der Erythemdosis) jeden dritten Tag und länger durch ein bis zwei Wochen vorzunehmen. Fälle, die vorher operiert wurden oder Alkoholinjektionen erhielten, waren refraktär. Es ist daher die Röntgenbestrahlung vor, nicht nach den Eingriffen zu versuchen.

Dem Winter und Frühjahr gehören die Exazerbationen des Ulcus ventriculi und duodeni an. In der Urlaubszeit, bei naturgemäßer Lebensweise tritt diese wohl neurogene Affektion zurück. Auch bei Ulcus ventriculi und duodeni hat sich die Röntgenbehandlung, wie man immer wieder be-

tonen muß, sehr bewährt. In zirka 50⁰/₀ der Ulkusfälle tritt innerhalb von
3 Wochen Besserung ein, bei 20⁰/₀ davon ändert sich schon im Verlaufe von
zwei Wochen das Krankheitsbild vollkommen zum Guten: die (spastische)
Obstipation, die Schmerzen hören auf, es kommt zu Gewichtsszunahmen,
der Druckpunkt und die objektive Ulkusnische sind nicht mehr nachweisbar,
es tritt normaler Status ein, der manchmal von einem wieder leicht zugänglichen, manchmal von keinem Rezidiv gefolgt ist. Jedenfalls ist, wenn
die konservative Behandlung versagt und nicht akuteste Gefahr im Verzuge
ist, vor Ausführung einer Operation die Röntgentherapie zu empfehlen.

Holzknecht

Was erkennt man aus der Röntgenuntersuchung der Luftröhre?

Die Röntgenuntersuchung der Luftröhre läßt uns sämtliche Lage- und
Formveränderungen derselben erkennen, wenn wir es uns zur Regel machen,
die Untersuchung nicht nur in ant.-post., sondern auch in seitlicher Richtung
vorzunehmen. Die Darstellung der Luftröhre in seitlicher Richtung ist ohne
Schwierigkeit möglich, wenn der Patient die Schultern stark nach hinten
biegt (Habtachtstellung einnimmt), um die Oberarmköpfe aus der Projek-
tionsebene der Luftröhre herauszurücken.

Sgalitzer

Für welche Krankheit kommt die Röntgenuntersuchung der Luftröhre hauptsächlich in Betracht?

Sie ist besonders wichtig beim Kropf. Eine objektive Beurteilung des
Zustandes der Luftröhre ist gerade hier von ausschlaggebender Bedeutung,
da Atembeschwerden bei Kropfkranken bekanntlich nicht bloß durch eine
Einengung des Luftröhrenlumens, sondern auch durch Erkrankungen
anderer Organe, am häufigsten des Herzens und der Lungen bedingt sein
können. Die operative Entfernung des Kropfes in einem derartigen Fall,
wo die Atemnot fälschlicherweise auf eine Kompression der Luftröhre
durch die Struma zurückgeführt wird, würde dem Patienten keinen Nutzen
bringen, sondern ihn infolge der herabgesetzten Widerstandskraft des
Herzens oder der Lungen einer nicht zu unterschätzenden Gefahr aussetzen.
Es sei hier ferner auf das so häufige und auffallende Mißverhältnis zwischen
Grad der Luftröhrenstenose und Stärke der Atembeschwerden hingewiesen.
So werden speziell Patienten mit langsam wachsendem Kropf und allmählich und gleichmäßig zunehmendem Drucke des Kropfes auf die
Luftröhre sich an die erschwerte Luftzufuhr in einem Maße gewöhnt haben,
daß sie sich irgendwelcher Beschwerden kaum bewußt werden. Derartige
Patienten schweben begreiflicherweise in ständiger Gefahr, da schon eine
mäßige Schleimhautschwellung infolge einer Tracheitis zu schwerster
Atemnot und Erstickung führen kann. Es sollte daher die Röntgenuntersuchung der Luftröhre bei Kropfkranken auch dann, wenn keine nennenswerten Beschwerden fühlbar sind, keinesfalls unterlassen werden. Vor
einem operativen Eingriff ist die genaue Kenntnis der Art der Lage- und
Formveränderungen der Luftröhre für den Chirurgen von Wichtigkeit.
Sie wird ihn eventuell davor bewahren, einen durch seine Größe impo-
nierenden, jedoch nicht stenosierenden Kropflappen zu entfernen und
einen kleinen Knoten — die Ursache der Verengerung — stehen zu lassen.

Sgalitzer

Läßt uns die Röntgenuntersuchung auch einen intrathorakalen Kropf erkennen?

Sie vermag uns sicherer als jede andere Methode Auskunft darüber zu geben, ob eine retrosternale Struma vorliegt oder nicht. Gerade die Kenntnis des intrathorakalen Kropfes ist von großer Bedeutung; denn eine mäßige Vergrößerung desselben infolge von Entzündung oder Blutung kann bereits einen gefährlichen Druck auf die Luftröhre ausüben. Die Unkenntnis seiner Anwesenheit kann die unangenehme Folge zeitigen, daß wohl der Halskropf bei der Operation entfernt wird, aber die Ursache der Stenose, die intrathorakale Struma, zurückbleibt. Beim röntgenologischen Nachweis des intrathorakalen Kropfabschnittes ist die Durchleuchtung von großer Wichtigkeit, da sie uns darüber belehrt, ob sich dieser beim Schlucken und Husten gut hebt. Der Grad dieser seiner Hebung beim Schlucken und Husten ist ein wichtiges Kriterium für die Art der Weiterbehandlung (operative oder konservative Therapie). Ist seine Beweglichkeit nur eine beschränkte, müssen Verwachsungen mit der Umgebung angenommen werden, die den operativen Eingriff erschweren und mannigfache Gefahren mit sich bringen können (Luftembolie durch Einreißen dünner Venenwände beim Luxieren des Kropfes, Asphyxie, Mediastinalemphysem usw.).

Sgalitzer

Vermag uns die Röntgenuntersuchung nicht auch Auskunft über die Beschaffenheit der Luftröhrenwand zu bringen?

Auch über diese Frage vermag uns die Röntgenuntersuchung weitgehend zu unterrichten. Für die Beurteilung der Größe der Gefahr, die dem Patienten aus der Umschnürung der Luftröhre durch den Kropf erwächst, ist gerade diese Kenntnis von nicht zu unterschätzender Bedeutung. Durch den Druck eines lange bestehenden Kropfes kann die Festigkeit des Knorpelgerüstes der Luftröhre geschwächt werden. Es kann sich das gefürchtete Bild der Tracheomalazie entwickeln, das für den Patienten die größte Gefahr bedeutet (Kropftod) und eine ernste Mahnung zu einem möglichst baldigen operativen Eingriff bildet. Wir können diese Schwächung des Knorpelgerüstes der Luftröhre aus der Änderung der Weite des Luftröhrenlumens bei intratrachealer Drucksteigerung bzw. -Senkung erschließen. Malazische Luftröhrenveränderungen im Bereiche der Stenose werden aus einer abnorm starken Erweiterung des Luftröhrenlumens bei intratrachealer Drucksteigerung und einer abnorm starken Einengung derselben bei intratrachealer Drucksenkung ohne Schwierigkeit zu erschließen sein. Die Drucksteigerung wird durch den Valsalva-Versuch (Exspirationsbewegung bei geschlossenen äußeren Luftwegen oder kurzer Hustenstoß), die Drucksenkung durch den Müllerschen Versuch (Inspirationsbewegung bei geschlossenen äußeren Luftwegen oder kurzes Aufschnupfen) herbeigeführt. In schweren Fällen von Malazie wird sich das Luftröhrenlumen im Bereiche der Stenose bei Drucksteigerung bisweilen auf das Fünf- bis Sechsfache ausdehnen, bei Drucksenkung vollständig kollabieren. Zwischen Fällen von ausgesprochener Malazie und normal erhaltenem Knorpelgerüst der Luftröhre steht natürlich eine lange Reihe von Übergangsfällen mit verminderter Festigkeit, herabgesetzter Widerstandskraft der Knorpelringe, die sich durch entsprechend geringere Ausschläge bei Druckschwankungen kennzeichnen müssen. Ein Urteil über die Beschaffenheit der Trachealwand im Bereich der Stenose ist besonders wichtig in Fällen, die durch Herz- oder Lungenkrankheiten kompliziert sind, um die Frage entscheiden zu können, ob operiert werden soll, oder nicht. *Sgalitzer*

Läßt sich aus dem klinischen Verhalten eines Karzinoms die Prognose der Strahlentherapie voraussagen?

Aus dem klinischen Verhalten eines Karzinoms und seines Trägers ließ sich bisher über die wahrscheinliche Wirkung der Behandlung (Prognose) nichts voraussagen. Man wußte nur, daß manche Ausgangspunkte der Geschwulst häufiger gute Resultate geben als andere. Mayer hat nun im Zentralröntgeninstitute das klinische Verhalten sowohl der günstig als der ungünstig verlaufenden Fälle genau studiert und dabei für beide Gruppen bestimmte Merkmale gefunden, welche eine Prognose ermöglichen. Viele von ihnen widersprechen den bisherigen Annahmen. Die wichtigsten sind: Leichte Kachexie ist ein günstiges Vorzeichen, ebenso höheres Alter und gute Geschwulstbegrenzung, ferner geringe Konsistenz der Geschwulst. Entzündung des Geschwulstbettes, Strahlenschädigung desselben und Nekrose in der Geschwulst geben schlechte Aussichten. Sehr maßgebend ist das Verlaufsstadium. Das mittlere Entwicklungsstadium ist günstig. Ungünstig ist nicht nur das Spätstadium, sondern auch das Frühstadium der Karzinome, besonders der Metastasen. Die günstigsten Fälle pflegen mehrere oder alle günstigen Anzeichen zu vereinigen, während die ungünstigen Anzeichen fehlen. Bei solchen kann sogar die anfängliche Anschwellung und die Resorptionsvergiftung einen gefährlichen Zustand bewirken, besonders bei wirkungssteigernder Kombination der Bestrahlung mit anderen Mitteln. Die geschilderten Vorzeichen sind durchwegs allgemein-klinische und daher für jeden Arzt zugänglich und kontrollierbar. *Holzknecht*

Was bedeutet bei der Röntgentherapie der Karzinome die Bezeichnung Dosis plena, Dosis refracta, Frühreaktion, Allgemeinwirkung, Gewöhnung, kombinierte Behandlung?

In der ersten Phase der Entwicklung der Röntgenbehandlung der Karzinome hat man sehr häufig in Anlehnung an die operative Methode die ganze erträgliche Dosis in einer Sitzung verabfolgt. Das kann man Applicatio in dosi plena nennen.

In pathologisch-anatomischen Präparaten solcher mit einmaliger Volldosis bestrahlter und verkleinerter Tumoren sieht man jedoch, daß einzelne Nester weiter wuchern. Offenbar weisen die einzelnen Zellen innerhalb eines Tumors nicht gleiche Beeinflußbarkeit auf. Die einzelnen Zellen, welche nach ihrem Entstehen durch Teilung ein Jugendstadium, ein mittleres und spätes Lebensalter durchmachen, befinden sich ja auch nicht alle im gleichen Lebensstadium. Wird ein Tumor einen Tag nach der Bestrahlung histologisch untersucht, so findet man nicht eine einzige in Teilung befindliche Zelle, ein Beweis dafür, wie empfindlich die Zellen gerade im Teilungsstadium sind. Zu einer weiteren Zellteilung kommt es dann bei vielen Zellen nicht mehr, bei anderen aber doch, und daraus wird verständlich, wie unzweckmäßig die Verabfolgung der ganzen Dosis in einer Sitzung ist.

Schon aus diesem Grunde mußte man dazu übergehen, die Dosis zu zerteilen, damit an dem einen Tage die einen in Teilung begriffenen Zellen getroffen werden, an einem anderen die anderen usw. Die Dosis refracta verhindert weiterhin, daß im Tumor Nekrosen entstehen, was seine Beeinflußbarkeit erfahrungsgemäß herabsetzt. Sie verhindert ferner, daß die Umgebung des Tumors strahlengeschädigt wird, und endlich, daß der Allgemeinzustand des Patienten geschädigt wird.

Die Frühreaktion tritt sofort oder einige Stunden nach der Bestrahlung auf und dauert 24 bis 48 Stunden. Alle getroffenen Gewebe zeigen sie, wenn auch verschieden stark, oft kaum wahrnehmbar; sie ist auch individuell sehr verschieden. Sie ist eine vorübergehende Kapillarparese mit Ödem. Die Frühreaktion ist fast stets gleichgültig, nur in den Fällen nicht, wo es sich um angeschwollene Gewebe, z. B. einen Drüsentumor in gedrängter Lage an einem lebenswichtigen Organ oder um ein solches, wie so häufig im oberen Mediastinum, handelt; daher ist weitestgehende zeitliche Dosiszerteilung geboten.

Die Allgemeinwirkung (Synonym: „Röntgenkater") tritt auch entweder sofort oder in wenigen Stunden ein und dauert bei sachgemäßem Vorgehen wenige Tage. Was später auftritt, rührt nicht von der Bestrahlung her. Wenn wir die Leber bestrahlen, so finden wir am nächsten Tag eine Vermehrung der Harnstoffausscheidung. Es handelt sich offenbar um Eiweißabbau, und zwar vorwiegend aus den normalen Geweben. Auch in Fällen, bei denen keine pathologischen Massen zerstört werden, sehen wir durch die Bestrahlung derartige schwere Allgemeinreaktionen. Es bestehen hier große individuelle Verschiedenheiten. Die schwersten Formen von Allgemeinreaktionen sahen wir, als noch Dosis plena verabreicht wurde; wir konnten damals selbst dauernde kachektische Zustände im Gefolge der Röntgenbehandlung beobachten. Die Allgemeinreaktion wird, wie gesagt, dadurch vermieden, daß in dosi refracta bestrahlt wird, also einschleichend, mit Einschaltung von Pausen. Als Gegenmittel dienen intravenöse hypertonische (Kochsalz- oder Zucker-) Lösungen. Alles andere hat versagt. (Synonym: „Röntgenkater").

Bezüglich der Gewöhnung ist zu sagen, daß die Erfahrung, daß ein Tumor in Strahlenbehandlung sich anfangs verkleinert und im Verlaufe der späteren Röntgenapplikationen nicht mehr an Größe sich verringert, nicht auf Gewöhnung zurückzuführen ist. Er würde in diesem Spätstadium auch dann nicht ansprechen, wenn er jetzt zum ersten Male bestrahlt werden möchte.

Als kombinierte Behandlung bezeichnen die einen die Röntgen- und Radiumbehandlung. Es wird oft gefragt, welche im Einzelfall vorzuziehen ist. Sowohl bei der Radium- als bei der Röntgenbestrahlung handelt es sich um die Applikation von γ-Strahlen. Radiumstrahlen verwenden wir überall dort, wo der Radiumträger näher an das Karzinomgewebe herangebracht werden kann, also einerseits an der Körperoberfläche, anderseits in zugänglichen Körperhöhlen; Röntgenstrahlen ohne diese Beschränkung, jedoch an der Oberfläche nie beide gleichzeitig. Für die Tiefe des Körpers bedeutet die Kombination eine Verbesserung der Strahlenverteilung. Es wird aber auch die Strahlenanwendung mit Medikamenten kombiniert. So hat Blumenthal (Berlin) bei Karzinomen in den Pausen der Röntgen-

bestrahlung Jodgaben empfohlen. Forssell in Stockholm sah bei Mammakarzinomen, die gleichzeitig Thyreoidin erhielten und bestrahlt wurden,
bedeutende Besserung. Der Schwund der Mammen beim Basedow war die
Grundlage der Überlegung. Die einzige Kombination, die breite Anerkennung ihrer Wirksamkeit gefunden hat, ist die von E. G. Mayer (Wien)
inaugurierte intravenöse Dextroseinjektion unmittelbar vor jeder
Bestrahlung. Außer den größeren Reihen von Fällen beweisen auch schon
Einzelfälle von bisher unbekanntem Rückbildungstempo ihre Wirkung.
Daß durch sie auch die Allgemeinreaktion wesentlich herabgesetzt wird, ist
schon erwähnt.   *Holzknecht*

**Was können wir bei inoperablen Neoplasmen durch Röntgen- oder
Radiumstrahlentherapie erreichen?**

Bei richtiger Einschätzung der Leistungsfähigkeit der Strahlentherapie
im Kampfe gegen die malignen Neoplasmen müssen wir wohl sagen, daß
auch dann, wenn die Dauerheilung nur selten zu erwarten ist, die Röntgen-
wie die Radiumstrahlen in ihrer Wirkung als therapeutisches Agens und
als Palliativmittel nicht unterschätzt werden dürfen.

Nach dem heutigen Stande unserer Erfahrungen können wir bei den
inoperablen Neoplasmen durch Strahlentherapie zu folgenden therapeutischen Ergebnissen gelangen:

1. Kann durch die Bestrahlung das Neoplasma vollkommen zum
Schwinden gebracht und eine Dauerheilung erzielt werden.

2. Kann das Neoplasma zum Schwinden gebracht werden, doch tritt
nach einiger Zeit ein Rezidiv oder Metastasen auf. Das Rezidiv kann nun
durch neuerliche Bestrahlung immer wieder zum Schwinden gebracht
werden, bis die neuerdings auftretende Geschwulst auf die Bestrahlung
nicht mehr anspricht, oder aber es kann schon das erste Rezidiv oder die
erste Metastase des primär gut reagierenden Tumors durch die neuerliche
Bestrahlung nur wenig beeinflußbar oder unbeeinflußbar sein.

3. Als dritte Möglichkeit wären jene Neoplasmen zu erwähnen, welche
auf Bestrahlung eine Verkleinerung, in der Regel eine vorübergehende Verkleinerung zeigen, um nach einem kurzen oder längeren Zeitintervall ihr
schrankenloses Wachstum wieder aufzunehmen. In diese Kategorie möchte
ich auch jene seltenen Fälle einreihen, bei welchen die durch die Bestrahlung
erzielte Tumorreduktion die technische Durchführbarkeit einer Operation
ermöglicht. Speziell bei diesen Fällen dürfte als Strahlenwirkung eine
Reduktion der durch sekundäre Entzündung bedingten Vergrößerung des
Tumors und seiner Fixation zur Umgebung anzusprechen sein; in gleichem
Sinne wie etwa die Anlegung eines Anus praeternaturalis bei einem Dickdarmkarzinom zur Operabilität eines früher inoperablen Tumors führen
kann.

4. In eine vierte Kategorie möchte ich alle jene Neoplasmen einreihen,
welche auf Bestrahlung mit einem Stillstand des Wachstums oder zumindest
mit einer Verlangsamung desselben reagieren.

5. Endlich ist die große Reihe jener Fälle anzuführen, welche auf die
Bestrahlung nicht reagieren, wo aber die Bestrahlung durch Bekämpfung
von Exulzerationen, Jauchung und vor allem durch Linderung unerträglicher Schmerzen von nicht zu unterschätzendem Werte sein kann.

Obzwar in jedem einzelnen Fall von inoperablem Neoplasma die Prognose eine absolut ungewisse ist, können wir auf Grund bestimmter Anhaltspunkte schon im voraus beurteilen, ob im vorliegenden Falle eine Aussicht auf Heilung, Besserung, auf einen Stillstand des Prozesses besteht, oder ob wir von Haus aus keine Beeinflussung des Neoplasmas durch die Bestrahlung zu erwarten haben.

Als solche Anhaltspunkte dienen uns:

1. Der Allgemeinzustand des Patienten.
2. Die Lokalisation der Geschwulst.
3. Die Morphologie.
4. Das Reifestadium des Neoplasmas.

Betreffs des Allgemeinzustandes des Patienten kann gesagt werden, daß bei fortgeschrittener Kachexie auch durch vorsichtige, nicht zu intensive Bestrahlung wohl kaum eine Aussicht besteht, irgend einen nennenswerten Effekt zu erzielen. Und dennoch werden wir gerade bei ganz vereinzelten Fällen mit fortgeschrittener Kachexie jene an Wunder grenzenden Strahleneffekte sehen, welche bei relativ raschem Tumorschwund auch zu einem wesentlichen Umschwung im Allgemeinbefinden und zu einem auch jahrelang anhaltenden Stillstand des Prozesses führen. Als Regel kann dies naturgemäß nicht gelten und ist noch eher bei Sarkomen als bei Karzinomen zu erwarten.

Die Lokalisation bietet auch gewisse Handhaben dafür, ob wir einen durchgreifenden Effekt zu erhoffen haben oder nicht.

Zu den Fällen, bei welchen einwandfrei sichergestellte, unter langjähriger Kontrolle stehende Dauerheilungen erzielt wurden, sind zu zählen:

Uteruskollumkarzinome, Basalzellenkrebse der Haut, Karzinome der Schilddrüse, der Prostata, Ovarialkystome und Sarkome des Schädeldaches.

Wenn die Bestrahlung auch nur bei einem ganz geringen Prozentsatz der angeführten Geschwulstarten zu einer Dauerheilung führt, so ist bei diesen vielfach mit temporärer Besserung, vorübergehendem Tumorschwund oder einige Zeit anhaltendem Stillstand des Prozesses zu rechnen.

Keine Dauerheilung, doch ein vorübergehender, manchmal zwei bis drei Jahre und noch länger anhaltender Effekt wird bei manchen Ovarialkarzinomen, Uteruskorpus-, Vulva- oder Vaginalkarzinom zu erhoffen sein, auch bei Hypernephromen und den Nierengeschwülsten des Kindesalters, bei Adenomen der Hypophyse, Lippenkarzinom, bei Paget der Mamilla, Mammakarzinom. Bei vielen der hier angeführten Neoplasmen ist oft eine weitgehende Rückbildung, ja auch ein Schwund des Tumors nachweisbar. Auffallend rasche, zu den optimistischesten Hoffnungen verleitende Rückbildungen zeigen manchmal Parotissarkome, Gliome, sowie etwa 45% aller Sarkome. Doch erfolgt die Rezidivierung oder Metastasierung ebenso rasch wieder als zunächst ein Schwund des Tumors.

Keine Aussicht auf Beeinflußbarkeit des Tumors im Sinne einer auch nur vorübergehenden Heilung bietet die Bestrahlung bei Neoplasmen des Digestionstraktes, Magens, Darms, der Leber, der Milz, des Pankreas, des Choledochus usw., bei Kieferhöhlen-, Zungen-, Wangenschleimhaut-, Mundboden-, Lungen-, Bronchialkarzinomen, beim Krebs der Blase, des Penis, bei 25% aller Sarkome, besonders der Schilddrüse, des Kiefers.

Auch wenn es in manchen Fällen, besonders durch Radium, weniger bei
Röntgenbestrahlung, gelingt, den inoperablen Primärtumor zum Schwinden
zu bringen, so geht der Patient in demselben Zeitraum zugrunde, als wäre
keine Bestrahlung vorgenommen worden.

So wie die Lokalisation kann auch die Morphologie für die Prognose
Anhaltspunkte liefern. Drüsige Karzinome reagieren in der Regel schlechter
auf die Bestrahlung als Plattenepithelkarzinome bei gleicher Lokalisation
im Collum uteri, Stachelzellenkrebs der Haut reagiert schlechter als Basal-
zellenkrebs; Osteo- und Chondrosarkome sind weniger beeinflußbar als
alle übrigen Sarkome.

Auch das Reifestadium der Geschwulstzellen scheint von Einfluß zu
sein; so scheinen Neoplasmen niederer Zellreife auf Bestrahlung schlechter
anzusprechen, als solche mittlerer und höherer Reife, jene höherer Reife
wieder schlechter als jene mittlerer Reife.

Bei zweckentsprechend durchgeführter Strahlentherapie kann in jedem
noch so aussichtslosen Falle etwas geleistet werden, entweder in Form
vorübergehender Besserung, oder es werden die nicht selten unerträglichen
Schmerzen gelindert oder behoben, besonders wenn sie durch Einwachsen des Tumors in Nervenscheiden, Druck auf den Nerven, durch
Arrosion oder Spontanfraktur von Knochen verursacht wurden. Als weitere
günstige Wirkung der Strahlentherapie ist jene bei Ulzerationen und
Jauchung zu bezeichnen, sowie bei parenchymatösen Blutungen. Nicht
zuletzt erfolgt auch auf diesem Wege eine Linderung der psychischen Qualen
der Patienten.

Fragen: Sind mit Radiumstrahlen die gleichen Erfolge zu erzielen wie
mit Röntgenstrahlen oder bessere? Kann durch Röntgenstrahlen das
Wachstum gefördert werden? — Antworten: Bei einzelnen Lokalisationen
ist das Radium der Röntgenbestrahlung gegenüber vorzuziehen; die Ausführungen beziehen sich auf beide Behandlungsverfahren. Als indirekte
Wirkung kann es bei zu intensiver Röntgenbestrahlung zu einer Schädigung
des umgebenden Gewebes des Tumors kommen; durch Wegfall der stimu-
lierenden Wirkung auf das Bindegewebe kann das nicht reagierende Karzinom oder Sarkom erst recht zu wachsen beginnen. *Palugyay*

Hat es einen Zweck, Neoplasmametastasen zu bestrahlen?

Diese Frage muß unbedingt mit einem Ja beantwortet werden, nur
müssen wir mit einer ganz verschiedenen Reaktionsfähigkeit auf die Bestrahlung rechnen. So reagieren z. B. lentikuläre Hautmetastasen nach
Mammakarzinom in der Regel zunächst gut auf die Bestrahlung. Auch bei
einzelnen Sarkommetastasen in der Lunge kann mit guter Rückbildung
gerechnet werden, auch Drüsenmetastasen mancher Sarkome zeigen gute
Reaktion. Drüsenmetastasen karzinomatöser Natur reagieren nur selten
gut, trotzdem wird eine Bestrahlung derselben oft indiziert sein. Besonders
kann bei supraklavikularem Sitz eine durch Nervenkompression (Plexus)
bedingte Schmerzhaftigkeit im Wege einer Schrumpfung des Drüsentumors
mehr oder weniger gemildert werden. Daß auch bei anfangs guter Reaktion
der Metastasen auf die Bestrahlung ein neuerliches Wachstum bald wieder
insetzt, ist für die meisten Fälle charakteristisch.

So wie beim inoperablen Primärtumor ist auch in einer Reihe von Lokalisationen der Metastasen der Radiumbestrahlung gegenüber der Röntgentherapie der Vorzug zu geben. Bei räumlich ausgedehnten oder in der Körpertiefe liegenden, durch die natürlichen Körperöffnungen nicht zugänglichen Metastasen wird die Röntgenbestrahlung am Platze sein, bei mehr umschriebenen, von der Oberfläche zugänglichen Metastasen ist wieder dem Radium der Vorzug zu geben. So z. B. bei Drüsenmetastasen, bei Zungenkarzinom, besonders in Form der Spickmethode mit Emanationsnadeln. Auch die Kombination von beiden strahlentherapeutischen Verfahren wird in einer großen Reihe von Fällen streng indiziert sein; als Beispiel möchte ich nur das Vulvakarzinom erwähnen, bei welchem der Primärherd mit Radium, die Leistendrüsenmetastasen mit Röntgen am besten beeinflußt werden können. In analoger Weise wird auch die Bestrahlung mit dem operativen Verfahren in zweckdienlicher Weise eine Kombination erfahren können, z. B. operative Entfernung des Primärtumors, strahlentherapeutische Behandlung der Metastasen.

Eine besondere Stellung nehmen die Knochenmetastasen ein. Sicherlich kann auch bei Knochenmetastasen durch die Bestrahlung in recht vielen Fällen ein palliativer Effekt in dem Sinne erzielt werden, daß die vielfach schier unerträglichen Schmerzen in auffallend rascher Zeit durch zweckentsprechende Bestrahlung beseitigt und immobilisierte Patienten wieder bewegungsfähig werden. Bei röntgenphotographischer Kontrolle sehen wir sogar vielfach ein Schwinden der Destruktionsherde osteoklastischer Metastasen; doch ist auch hier der Effekt nur ein vorübergehender. Anderseits sehen wir wieder, daß gerade Knochenmetastasen jener Neoplasmen auf eine Bestrahlung schlecht oder gar nicht ansprechen, deren Metastasen in anderer Lokalisation eine gute initiale Reaktion zeigen, wie z. B. die Wirbelmetastasen bei Mammakarzinom schlecht reagieren im Gegensatze zu Lentikuli.

Endlich wären noch die Metastasen okkulter Neoplasmen zu erwähnen, welche vorwiegend im Knochen sitzend, meist erst durch eine Spontanfraktur in Erscheinung treten. In vielen dieser Fälle ist nach kallöser Heilung der Spontanfraktur auch Jahre anhaltender Stillstand des Prozesses zu beobachten, ohne besondere therapeutische Maßnahmen. In anderen Fällen setzt wieder das schrankenlose Wachstum nach erfolgter Spontanfraktur erst recht stark ein. In solchen Fällen ist es wohl zweckmäßiger, radikal operativ vorzugehen, als kostbare Zeit durch Bestrahlungsversuche verstreichen zu lassen, da erfahrungsgemäß gerade diese Art von Metastasen auf eine Bestrahlung in der Regel schlecht oder gar nicht reagieren.

Palugyay

Säuglingsernährung

Wie kann ein gesunder Säugling künstlich ernährt werden?

Während wir in früheren Jahren bei der künstlichen Ernährung des Säuglings fast ausschließlich Milchverdünnungen in Form von Drittel-, Halb- oder Zweidrittelmilch gaben, wobei die Milch in diesen Verhältnissen mit einer Zuckerlösung verdünnt wurde, sind wir in den letzten Jahren immer mehr und mehr zu der kombinierten Säuglingsnahrung übergegangen. Die Resultate bei der letzteren Ernährung sind wesentlich besser, als bei dem ersten Verfahren. Maßgebend für die Beurteilung sind nicht allein die erzielten Gewichtszunahmen, sondern die wesentlich bessere und gesündere Entwicklung der Kinder. Während beim ersten Verfahren die Milch nur mit einer Zuckerlösung verdünnt wird, so verfolgen wir auch vom ersten Lebensmonat an bei der Ernährung des Kindes den Grundsatz, die Milch mit einer zwei Kohlehydrate enthaltenden Abkochung zu vermengen. Als zweites Kohlehydrat verwenden wir eine Mehlabkochung und steigern den Gehalt der Nahrung an dieser mit zunehmendem Alter. Dabei sind wir auch vom Soxhletschen Sterilisierungsverfahren abgekommen. Das Prinzip der Milchmehlmischungen, wie wir sie jetzt verwenden, beruht darauf, daß zunächst eine wässerige Mehlabkochung hergestellt, dieser Zucker zugesetzt und nachher mit der betreffenden Milchmenge rasch aufgekocht wird. Dieses Verfahren ist nicht nur in den einfachsten häuslichen Verhältnissen durchführbar, sondern es werden auch hiebei die Vitamine weit mehr geschont, als beim Sterilisierungsverfahren.

Sind wir gezwungen, ein Kind von den ersten Lebenstagen an zu ernähren, wird mit allen Mitteln getrachtet, ihm Frauenmilch zu verschaffen; ist diese nicht in solchem Maße beschaffbar, daß das Kind ausschließlich damit ernährt werden kann, so erhält es neben der Milchmischung etwas Mandelmilchmischung. Diese wird auch von jungen Säuglingen vertragen, erzeugt so wie Frauenmilch gelblich breiige und sauer reagierende Stühle. Als Milchmischung verwenden wir bei jungen Säuglingen durchwegs die von mir angegebene Calciamilch in Form der Calciahalbmilch. Diese hat den Vorzug, daß das Kasein feinflockig geronnen und daher leichter von den Verdauungssäften angreifbar ist. Auch ist die Verweildauer dieser Milch im Magen kürzer. Dazu kommt, daß das Kuhmilchkasein in Form von Kalkkasein enthalten ist und dieser Kalkverbindung des Kaseins eine gärungshemmende Wirkung zukommt. Die Calciamilch enthält 3% Mehl. Es ist ein Irrtum anzunehmen, daß der Säugling nicht die Fähigkeit habe, das Mehl abzubauen. Die kleinen Mengen von Mehl, die so gereicht werden, werden fast vollkommen abgebaut, so daß die Jodreaktion im Stuhl negativ ausfällt. Wenn sie aber manchmal nicht vollkommen negativ ausfällt, so ist das kein Grund, kein Mehl zu geben. Jedenfalls wird der weitaus größte Teil des Mehles abgebaut. Schließlich findet man ja im Stuhl auch von den übrigen Nahrungsbestandteilen — wie Fett und Eiweiß — Reste und es braucht daher auch vom Mehl nicht verlangt zu werden, daß es bis zu 100% abgebaut wird.

Im zweiten bis dritten Monat erfolgt die Ernährung mit Calciahalbmilch. Dabei haben wir sehr befriedigende Erfolge erzielt, ohne daß der Energiequotient mehr als 90, im höchsten Maße 100 betrug. Im allgemeinen genügt als 24stündige Menge ein Sechstel bis ein Fünftel des Körpergewichtes. Die Calciahalbmilch hat 580 Kalorien im Liter. Bei der Herstellung wird zunächst die Schleimmischung aus Maismehl hergestellt und dann mit der Milch im gleichen Verhältnis aufgekocht. Bei der Calciazweidrittelmilch ist das Verhältnis von Mehlzuckerabkochung zu Milch wie 1 : 2; sie wird vom dritten Monat an gegeben. Wenn z. B. ein Kind am Ende des zweiten Monates mit einem Gewicht von $4^1/_2$ Kilogramm in 24 Stunden drei Viertel Liter Calciahalbmilch erhält, so ergibt sich folgende Zusammensetzung der Nahrung: 500 Gramm Milch, 25 Gramm Zucker, 12 Gramm Mehl; als Zucker verwenden wir gewöhnlichen Rübenzucker, zumal wir von anderen Zuckerarten, wie Milchzucker, Nährzucker, keine wesentlichen Vorteile gesehen haben. Vom dritten Monat an geben wir ein bis zwei Mahlzeiten einer mehlhaltigen Nahrung in Form des Keksbreies.

Der Gehalt des Keksbreies an den einzelnen Nährstoffen gestaltet sich folgendermaßen: Eiweiß 2,5%, Fett 1,8%, Stärke 4,9%, lösliche Kohlehydrate 9%, Salze 0,5%. Beim Keksbrei kommen auf 100 Gramm Milch 10 Gramm Zucker und 17 Gramm Mehl. Wenn also vom dritten Monat an ein Kind z. B. dreimal 150 Gramm Calciazweidrittelmilch und zweimal 120 Gramm Keksbrei erhält, so bekommt es in der 24 stündigen Tagesmenge von 960 Gramm 420 Gramm Vollmilch, 27,6 Gramm Mehl und 26,8 Gramm Zucker.

Die Verabreichung von Mehl und Zucker ist erstens mit dem Vorteile verbunden, daß der durch die Verdünnung der Milch bedingte reduzierte Nährgehalt ergänzt bzw. ausgeglichen wird, zweitens, daß die Milch im Magen bei gleichzeitiger Anwesenheit einer Mehlschleimmischung feinflockiger gerinnt, drittens, daß die reaktionellen Verhältnisse im Darm bei einer Berieselung desselben bis in die unteren Abschnitte mit Mehl und dessen Abbauprodukten sich solchermaßen gestalten, daß zwischen saurer und alkalischer Gärung ein Gleichgewicht hergestellt wird, während bei ausschließlicher Milchernährung die alkalischen Vorgänge (Gärung, Fäulnis) über die sauren die Oberhand gewinnen. Letzteres ist auch der Fall, wenn die Milch nur mit Zucker allein gegeben wird, da dieser schon in den oberen Darmabschnitten resorbiert wird. Viertens kommt weiter in Betracht, daß bei der ausschließlichen Ernährung mit Milch bzw. mit zuviel Milch die Gefahren einer Ernährungsstörung bestehen, die in a) akuter oder b) chronischer Form auftreten können. Bei der ersteren Form treten dyspeptische Erscheinungen, durchfällige Stühle, Erbrechen, Meteorismus, rascher Gewichtssturz, Unruhe usw. auf. Die Zeichen der chronischen Form (Milchnährschaden) zeigen sich in Blässe, Mattigkeit, Appetitlosigkeit, Obstipation, Gewichtsstillstand oder langsamer Gewichtsabnahme. Wird nicht rechtzeitig eingegriffen, d. h. die Milch reduziert und Mehl und Zucker verabreicht, so kann das Kind immer mehr in das Stadium der Atrophie gelangen, wenn es nicht infolge der herabgesetzten Immunität einer interkurrenten Infektion (Grippe usw.) erliegt. Die frühzeitige Ernährung des gesunden Kindes mit einer an zweifachen Kohlehydraten angereicherten Nahrung hat also den Zweck, dem Milchnährschaden vorzubeugen. Im übrigen kann man auch bei Kindern, die mit überreichlichen Mengen von Milch ernährt werden, ein gutes, fast übergutes Gedeihen beobachten, indem diese Kinder sehr viel Fett ansetzen und pastös werden, oft ein größeres Gewicht zeigen, als normalerweise erreicht werden soll. Bei näherer Untersuchung erweisen sich die Kinder als anämisch, lymphatisch, oft auch als rachitisch und anfällig. Viele dieser Kinder, die auch weiterhin nach dem ersten Lebensjahre mit Milch überfüttert werden, gelangen schließlich in die große Gruppe jener Kinder, die an Appetitlosigkeit leiden, dann in der Entwicklung stehen bleiben, nicht mehr zum Gedeihen zu bringen sind, kurz es sind jene Kinder, die wir als schlechte Esser bezeichnen.

Um allen diesen Schäden vorzubeugen, beschränken wir den Gehalt der Nahrung an Vollmilch im Laufe des ersten Lebensjahres auf das Höchstmaß von 400 bis 500 Gramm pro Tag und ersetzen die Milch durch andere Nährmittel. So erhalten die Kinder vom vierten Monate an bereits einmal täglich eine Gemüsenahrung. Diese Gemüsenahrung enthält pro Liter 700 bzw. 1000 Kalorien. Das Kind erhält sodann vom 4. bis 5. Monate an zweimal im Tag Calciazweidrittelmilch, zweimal Keksbrei, einmal Gemüse. Man kann auch statt Calciazweidrittelmilch vom dritten Monat an Butter-mehlnahrung geben. Ferner kann man auch statt Keksbrei Grießbrei oder Reisbrei verabreichen. Bei älteren Säuglingen und Kleinkindern geben wir auch gerne statt des Grießbreies Reisbrei, hergestellt aus geröstetem und gemahlenem Reis, den wir Kinderreis nennen. Er hat den Vorteil, daß die Zubereitung eines solchen Reisbreies viel weniger Kochzeit in Anspruch nimmt, als die Herstellung aus gewöhnlichem Reis. Der so präparierte Reis ist in kürzerer Zeit weichgekocht. Während zur Herstellung eines Reisbreies aus gewöhnlichem Reis zirka drei Viertel Stunden Kochzeit notwendig sind, genügt bei der Herstellung des Breies aus Kinderreis schon eine Koch-zeit von einer Viertel Stunde.

Vom neunten Monat an geben wir auch dem Gemüse bereits einen halben Eidotter zu, eventuell einen ganzen Eidotter. Wird das Kind regelmäßig so ernährt, so haben wir unter der Zugrundelegung der langen, mindestens vierstündigen Pausen von dem Genuß des Eies niemals Schädigungen oder urtikarielle Erscheinungen beobachtet.

Am Ende des ersten Jahres genügen gewöhnlich vier Mahlzeiten. Bemerkt sei noch, daß wir vom dritten Monat an Obstsaft oder Kompott verab-reichen, wobei diesem gewöhnlich reichlich Zitronen- oder Orangensaft zugesetzt wird. *Moll*

Wie bereitet man die Nahrung für Säuglinge und kleine Kinder?

Die Zubereitung der Calciamilch ist folgendermaßen: Calcia-Halb-milch: Man gibt in einen reinen Kochtopf $^1/_4$ Liter Wasser und weiter 5 volle Eßlöffel Wasser, dann 4 Calciatabletten Nr. 1 (= 1 Rolle) und zer-drückt diese mit dem Kochlöffel. Nun erhitzt man zum Sieden und kocht unter Rühren auf kleiner Flamme 5 Minuten weiter. Hierauf gibt man, ohne das Erhitzen zu unterbrechen, $^1/_4$ Liter Vollmilch und 5 Würfel Zucker dazu, kocht unter Schlagen mit der Schneerute auf und erhält eine Minute in schwachem Sieden. — Wenn jedoch nur eine kleine Menge der Calciahalb-milch, z. B. als Beinahrung zur Brust hergestellt werden soll, so kann man folgendermaßen vorgehen: In 8 Eßlöffel kaltem Wasser zerdrückt man 2 Calciatabletten Nr. 1 und läßt 3 Minuten kochen. Es entsteht ein Schleim. Dazu gibt man 5 Eßlöffel rohe Milch und 1 Würfel Zucker, verrührt gut und läßt nochmals beides aufkochen. (150 Gramm) (100 Gramm = 58 Kal.)

Die Bereitungsvorschrift für Calciazweidrittelmilch ist folgender-maßen: Man gibt in einen reinen Kochtopf $^1/_4$ Liter Wasser und weiter 5 volle Eßlöffel Wasser und 8 Calciatabletten Nr. 1 (= 2 Rollen) und zer-drückt diese mit dem Kochlöffel. Nun erhitzt man zum Sieden und kocht unter Rühren auf kleiner Flamme 5 Minuten weiter. Hierauf gibt man, ohne das Erhitzen zu unterbrechen, $^1/_2$ Liter Vollmilch und 5 Würfel Zucker dazu, kocht unter Schlagen mit der Schneerute auf und erhält eine Minute in schwachem Sieden. Am zweckmäßigsten ist es, unmittelbar nach dem Ein-holen (Einkauf) der Vollmilch eine für alle Mahlzeiten, die das Kind im Laufe eines Tages zu sich nehmen soll, ausreichende Menge Calciamilch auf einmal herzustellen und noch heiß in tadellos gewaschene und sterilisierte (d. h. ausgekochte) Flaschen abzufüllen, diese dann fest zu verschließen und kühl zu stellen.

Bei der Zubereitung einer Einzelportion der Calciazweidrittelmilch geht man folgendermaßen vor: In 7 Eßlöffel kaltem Wasser zerdrückt man mit dem Kochlöffel 2 Calciatabletten Nr. 1 und läßt 3 Minuten kochen; es entsteht ein Schleim. Dazu gibt man 10 Eßlöffel rohe Milch und 1 Würfel Zucker, verrührt gut und läßt beides nochmals aufkochen (200 Gramm) (100 Gramm = 65 Kalorien). Die Calciatabletten (Chemosan und Böhringer) sind in den Apotheken erhältlich.

Die Zubereitung des Keksbreis ist folgende: Man verrührt 40 Gramm oder 4 Dekagramm Keksmehl (d. i. 5 gestrichene Eßlöffel) in $^1/_4$ Liter Wasser mittels der Schneerute und läßt das angerührte Mehl 2 Stunden weichen. Dann wird unter Rühren das Ganze zum Kochen gebracht und 3 Minuten kochend erhalten. Hiezu gibt man 25 Gramm = $2^1/_2$ Deka = 5 Würfel Zucker, ferner noch $^1/_4$ Liter Vollmilch und kocht das Ganze unter Rühren nochmals gut auf. Man erhält so $^1/_2$ Liter trinkfertigen, mit der Flasche verabreichbaren Keksbrei. Der fertige Keksbrei wird heiß in die gereinigten und sterilisierten (in Wasser ausgekochten) Flaschen gefüllt. Die Flaschen werden verschlossen und kühl aufbewahrt. Dieser Keksbrei enthält somit 8% Keksmehl, 5% Zucker und hat den Milchgehalt einer Halbmilch. Der Nährwert entspricht rund 824 Kalorien. Bei Zubereitung einer Mahlzeitmenge Keksbrei kann man folgendermaßen vorgehen: In 6 Eßlöffel kaltes Wasser rührt man 1 gestrichenen Eßlöffel Keksbrei ein und läßt es 1 Stunde stehen. Nachher gut aufrühren, aufkochen und 3 Minuten kochen lassen. Es entsteht ein dicker Brei. Dazu gibt man 4 Eßlöffel rohe Milch, einen Würfel Zucker, verrührt gut und läßt beides nochmals aufkochen (100 Gramm) (100 Gramm = 82 Kal.). Das Keksmehl (M. Töpfer-Leipzig) besorge man sich durch die Apotheke.

Die Gemüsenahrung wird nach folgender Vorschrift zubereitet:

1. Für jüngere Säuglinge: Karotten-Karfiol-Spinat-Kochsalat. 100 Gramm geputztes Gemüse, d. s. 2 bis 3 Karotten, 1 kleine Rose Karfiol, 1 handvoll Spinat oder Kochsalat werden weich gekocht und passiert, dann macht man eine hellbraune Einbrenn mit 1 Kaffeelöffel Butter und 1 Eßlöffel Mehl. Diese gießt man dann langsam mit 4 Eßlöffel kaltem Gemüsewasser auf, verrührt gut und kocht auf. Dazu gibt man 3 Eßlöffel von dem passierten Gemüse, 4 Eßlöffel Milch, 3 Eßlöffel Suppe und etwas Salz und Zucker. Das Ganze gut verrühren und nochmals gut aufkochen (200 Gramm) (100 Gramm = 70 Kal.).

2. Für ältere Säuglinge und kleine Kinder: 200 Gramm geputztes Gemüse (d. s. zirka 5 Karotten, 1 mittelgroße Rose Karfiol, 2 handvoll Spinat oder Kochsalat) werden weich gekocht und passiert. Dann macht man eine hellbraune Einbrenn mit $1^1/_2$ Eßlöffel Butter und 2 gestrichenen Eßlöffel Mehl. Diese gießt man dann langsam mit 7 Eßlöffel kaltem Gemüsewasser auf, verrührt gut und kocht auf. Dazu gibt man das passierte Gemüse, 7 Eßlöffel Milch, etwas Salz und etwas Zucker. Das Ganze gut verrühren und nochmals gut aufkochen (zirka 300 Gramm) (100 Gramm = 100 Kal.).

Aus dieser Vorschrift geht hervor, daß als Grundsubstanz der Gemüse-

nahrung eine Buttermehleinbrenn dient. Die Zubereitung für eine Butter-
mehlmahlzeit gestaltet sich folgendermaßen: Mit 1 Kaffeelöffel Butter
und 1 glatt gestrichenen Eßlöffel Mehl macht man eine hellbraune Einbrenn. Diese gießt man allmählich mit 14 Eßlöffel kaltem Wasser auf
(zwischendurch immer aufkochen lassen) verrührt gut, daß die Einbrenn
glatt wird. Dazu gibt man 7 Eßlöffel rohe Milch und 1 Würfel Zucker, läßt
nochmals aufkochen (200 Gramm) (100 Gramm = 81 Kal.).

Bei der Zubereitung der Breie wird immer das Kohlehydrat, sei es,
daß es Grieß oder Reis oder Keksmehl ist, zuerst im Wasser weichgekocht
und hernach mit der entsprechenden Menge Milch nochmals aufgekocht.
Der Zuckerzusatz ist konstant, kann aber nach den Geschmacksverhält-
nissen des Kindes geändert werden.

Malzkaffee: 2 Kaffeelöffel (4,5 Gramm) geriebener Malzkaffee werden
mit 150 Gramm kaltem Wasser zugesetzt und hierauf 3 Minuten gekocht.
Dann werden 2 Eßlöffel kaltes Wasser zugefügt. Man läßt einige Minuten
stehen, bis sich ein Bodensatz gebildet hat. Hierauf seiht man den Kaffee
durch ein Sieb durch und gibt 300 Gramm vorher rasch aufgekochte Milch
hinzu und setzt noch 5 Würfel Zucker zu.

Die Zubereitung des Grießbreies für jüngere Kinder ist folgende:
In 11 Eßlöffel etwas gesalzenes kochendes Wasser rührt man mit dem
Sprudler 3 gestrichene Kaffeelöffel Grieß ein und läßt 6 bis 8 Minuten
kochen. Dazu gibt man 8 Eßlöffel rohe Milch, 2 Würfel Zucker, verrührt
gut und läßt nochmals gut aufkochen (200 Gramm) (100 Gramm = 65 Kal.).
— Für ältere Säuglinge und kleine Kinder pflegen wir den Grießbrei nach
folgender Vorschrift zuzubereiten: In 1/4 Liter etwas gesalzenes kochendes
Wasser rührt man mit dem Sprudler 3 gestrichene Eßlöffel Grieß ein und
läßt eine Viertelstunde kochen. Dazu gibt man 1/4 Liter rohe Milch, 3 Würfel
Zucker, verrührt gut und läßt nochmals aufkochen (100 Gramm = 100 Kal.)
(370 Gramm). In den heißen Brei kann man auch ein nußgroßes Stück
Butter verrühren.

Reisbrei für jüngere Säuglinge: In 1/4 Liter kochendes, etwas gesalzenes
Wasser rührt man mit dem Sprudler 5 glattgestrichene Kaffeelöffel Kinderreis ein und läßt 10 Minuten kochen. Dazu gibt man 1/8 Liter rohe Milch
(125 Gramm = 8 Eßlöffel), 2 Würfel Zucker, verrührt gut und läßt nochmals
aufkochen. Dieser Reisbrei kann mit der Flasche gereicht werden. (Menge =
250 Gramm) (100 Gramm = 70 Kal.).

Für ältere Säuglinge und kleine Kinder: In 1/4 Liter kochendes, etwas
gesalzenes Wasser rührt man mit dem Sprudler 3 glattgestrichene Eßlöffel
Kinderreis ein und läßt 10 Minuten kochen. Dazu gibt man 1/8 Liter rohe
Milch (125 Gramm = 8 Eßlöffel), 3 Würfel Zucker, verrührt gut und läßt
nochmals aufkochen. Dieser Reisbrei ist dickbreiig und wird mit dem
Löffel verabreicht (Menge 250 Gramm). (100 Gramm = 100 Kal.).

Reisschleim für darmkranke Kinder: in 1/2 Liter kochendes, etwas
gesalzenes Wasser rührt man mit dem Sprudler 2 glattgestrichene Eßlöffel
Kinderreis und läßt 1/4 Stunde kochen. Dann gießt man den Schleim durch
ein feines Sieb in eine ausgekochte Flasche. Über Zahl und Menge der
Mahlzeiten befrage man den Arzt (Menge 250 Gramm) (100 Gramm =
30 Kal.).   *Moll*

Bei welchen Zuständen ist konzentrierte Säuglingsnahrung indiziert?

Als konzentrierte Säuglingsnahrung bezeichnet man jene Gemische, welche in der Maßeinheit einen höheren Nährwert haben als die Milch. Wenn man nach Pirquets Vorschlag die Milch als Nahrungseinheit anspricht, so kann man die konzentrierten Nährmischungen im Vergleich zur Milch und den ihr an Nährwert gleichkommenden Gemischen (Gleichnahrung) als eineinhalbfache, Doppelnahrung, dreifache Nahrung usw. bezeichnen. Hat die Milch einen Nährwert von 600 bis 700 Kalorien im Liter, so hat die eineinhalbfache einen solchen von rund 1000 Kalorien, die Doppelnahrung von 1200 bis 1400 Kalorien usw. Da der Nährwert eines 17%igen Zuckerwassers dem der Milch gleich ist, so kann man durch einen Zusatz von 17% Zucker zur Milch eine Doppelnahrung herstellen (Dubo). Es ist eine ganze Reihe von konzentrierten Nährgemischen in Gebrauch. Die vor Jahrzehnten von Liebig angegebene und nach ihm benannte Liebig-Suppe stellt bereits eine derartige Nahrung dar. Für normale Kinder braucht man keine konzentrierte Nahrung. Es finden sich Angaben, daß man Neugeborenen bei unzureichender Brustnahrung gezuckerte Vollmilch zufüttern soll. Ein solches Vorgehen ist als zumindest vollkommen überflüssig abzulehnen. Für die künstliche Ernährung gesunder Kinder kommt nur die Gleichnahrung oder eine wenig höherwertige Nahrung in Betracht. Ein etwas höherer Nährwert ist gerechtfertigt, weil die Verwertung der Kuhmilch weniger vollkommen ist als die der Frauenmilch. So machen wir z. B. von einer Zweidrittelmilch mit Zusatz von 3 bis 5% Grieß und 5% Zucker bei gesunden Kindern viel und mit bestem Erfolg Gebrauch. Verwendet man stärkere Gemische, so wird der Wasserbedarf nicht gedeckt, was ebenso verfehlt ist, wie wenn man zu stark verdünnte Gemische wie z. B. wenig gezuckerte Eindrittelmilch gibt und dabei entweder den Nahrungsbedarf nicht deckt oder den Wasserbedarf überschreitet.

Das wichtigste Anwendungsgebiet für die konzentrierten Gemische ist die Atrophie und die sie häufig begleitende Anorexie. Gibt man z. B. einem vier Monate alten Atrophiker mit 4 Kilogramm Gewicht bloß 400 bis 500 Gramm Liebig-Suppe oder gar Buttermehlvollmilch, so hat man damit seinen Tagesbedarf reichlich gedeckt. Sehr zuckerreiche Mischungen sind bei darmkranken Kindern nicht verwendbar, es sei denn, daß sie gleichzeitig viel Eiweiß enthalten, wie die konzentrierte Eiweißmilch. Man vergesse aber nie, daß die konzentrierten Nährgemische ein Notbehelf sind und niemals eine Dauernahrung sein sollen. Sie sind infolge ihrer Wasserarmut eine für den Säugling unphysiologische Nahrung, die bald wieder aufgegeben werden soll. Man muß auch immer bestrebt sein, während der Verfütterung konzentrierter Nahrungsgemische den Wasserbedarf des Körpers in irgendeiner Weise zu decken, womöglich durch Nachfütterung von Wasser (Tee, Salzlösung), nötigenfalls durch Einläufe, ev. auch subkutane Infusionen. Auf diese Weise sorgt man vor allem dafür, daß das Kind seine Kalorien zugeführt erhält, und gibt dann eben so viel Wasser als möglich.

Eine zweite Gruppe von Kindern, bei welchen konzentrierte Gemische fast unentbehrlich sind, bilden die Frühgeborenen, wenn ihnen auch bei Vermehrung der einzelnen Mahlzeiten normale Trinkmengen nicht beizubringen sind. Da wir Frühgeborenen, wenn irgend möglich, Frauenmilch geben, reichern wir diese an, und zwar hat sich uns die Anreicherung mit Zucker und Larosan sehr gut bewährt. Zum Allaitement mixte eignet sich hier das einfache Dubogemisch sehr gut, das wir gerne mit Nährzucker oder einem Gemisch von Nähr- und Rohrzucker zu gleichen Teilen herstellen; man kann einen Teil des Zuckers auch durch dextrinisiertes Mehl (Kindermehl) ersetzen. Bei der Verfütterung kleiner Trinkmengen kommt es auch weniger leicht zum Erbrechen, das wir bei Frühgeborenen wegen der Aspirationsgefahr so sehr fürchten.

Das Erbrechen bildet die dritte Indikation für die Darreichung konzentrierter Mischungen. Manchmal genügt die bloße Konzentration der Nahrung resp. die durch sie ermöglichte Verringerung der Trinkmengen. Besonders gut bewährt sich hier aber die konzentrierte Nahrung in Breiform, also der gewöhnliche Grieß- oder Mehlbrei. Man kann selbst die gesamte Nahrungsmenge in dieser Form geben und nach jeder Breimahlzeit Flüssigkeit nachfüttern, um so trotz konzentrierter Nahrung den Wasserbedarf zu decken.

Frage: Kann man Larosan durch Calciatabletten ersetzen? Kann man Tee durch Mandelmilch ersetzen? — Antwort: Larosan ist ein Eiweißpräparat (Kasein), die Calciatablette im wesentlichen milchsaures Calcium. Von einem „Ersatz" kann also nicht die Rede sein. Larosanmilch und Calciamilch können einander nur insofern ersetzen, als beide antidyspeptische Heilnahrungen sind. — Tee ist nichts anderes als gekochtes Wasser, während die Mandelmilch eine eiweißhaltige, verhältnismäßig kalorienreiche Nahrung darstellt, deren Verabreichung im Anschluß an die Teediät ein längeres Aussetzen milchhaltiger Nährgemische gestattet, wie ein solches bei manchen Durchfallstörungen erwünscht ist.   *Reuss*

Schweißdrüsenentzündung

Wie soll die Entzündung der Schweißdrüsen behandelt werden?

Die Sonderstellung, welche Entzündungen der Haut im Bereiche der Achselhöhle einnehmen, beruht auf dem Umstande, daß in dieser Körpergegend neben der Behaarung auch drüsige Organe vorhanden sind, deren Beschaffenheit und deren massiertes Auftreten den Boden für hartnäckige Infektionen abgibt.

Gewöhnlich schreibt man diese Entzündungen Kontaktinfektionen zu; doch hat man seit Rost wiederholt die Anschauung vertreten, daß die Infektion auf dem Wege der Lymphbahnen erfolgt und damit die lokale Therapie zugunsten der Allgemeinbehandlung in den Hintergrund rücken lassen.

Aus praktisch therapeutischen Erwägungen können wir die Schweißdrüsenentzündungen in drei Stadien zusammenfassen: das Stadium der Infiltration, das Stadium der Abszedierung, das Stadium der Verschleppung.

Die Therapie wird sich im wesentlichen an diese Dreiteilung halten müssen. Im ersten Stadium wird die Axilla ausrasiert, werden feuchtwarme Umschläge mit Burow oder Burow-Alkohol appliziert, werden trockene Wärme, Kataplasmen angewendet, allerhand Salben empfohlen. Jeder Arzt hat sich hier schon sein eigenes Verfahren zurecht gelegt. Ich habe mich an folgende Behandlungsart gewöhnt: Tagweise abwechselnd mit Unguentum hydrargyri cinerei und Cehasol die ganze Achselhöhle bestreichen, darüber einen gutsitzenden Schutzverband anlegen, Chinin, Aspirin oder Pyramidon gegen das Fieber, für ordentliche Darmentleerung sorgen.

Hat man durch dieses Verfahren die Entwicklung des zweiten Stadiums nicht verhindern können und ist es zur Einschmelzung gekommen, so müssen die Abszesse entleert werden. Man kann den Eiter abpunktieren, oder man macht kleine Stichinzisionen, noch besser spaltet man den Abszeß im Chloräthylrausch, schneidet die Wundränder aus, um eine Eiterretention zu verhüten und legt dann in Pregl-Lösung getränkte Bauschen auf. Die Eröffnung der Eiterherde kann auch mittels Thermokauters erfolgen.

Die große Schwierigkeit einer guten Behandlung liegt bei den chronischen Fällen. Hier muß neben der Lokaltherapie eine Allgemeinbehandlung einsetzen. Wegen der Hartnäckigkeit des Leidens hat man früher die Radikaloperation, die Exstirpation der Drüsen empfohlen. Heute gelingt es in den meisten Fällen, von diesem Eingriff abzustehen; lokal wird nach den allgemeinen chirurgischen Regeln vorgegangen; daneben setzen die Hilfsmittel ein. Omnadin oder andere polyvalente Vakzine, denen aber die Eigenvakzine (bis zu 2000 bis 4000 Millionen Keimen) vorzuziehen sind. Von verschiedener Seite wird die Eigenserum-, Eigenblut-, ja sogar Eigeneitertherapie empfohlen. Düstmann setzt sich für eine Reizvakzinetherapie ein, indem er Staphylokokkenvakzine mit Yatren injektionen und Yatrenumschlägen kombiniert.

Viele Autoren sind im Bestreben, das akute Stadium abzukürzen und vor allem den Übergang in ein chronisches Stadium zu verhüten, dafür eingetreten, schon zu Beginn der Erkrankung energisch vorzugehen, also schon im Anfangsstadium mit Reizkörpern, Vakzinen, Eigenblut usw. vorzugehen. Andere haben eigene Verfahren ersonnen, um möglichst rasch ans Ziel zu kommen. Ich zitiere z. B. Biers homöopathische Schwefeldosen, die jedoch bei der Nachprüfung (Redwitz) wenig Anklang gefunden haben. Der Vorschlag Klingmüllers geht dahin, in die Glutäalgegend 0.4 bis 0.6 Kubikzentimeter einer Terpentinlösung (20% in Olivenöl oder Olobintin = 10% Terpentinöl, davon 1 bis 3 Kubikzentimeter intraglutäal zweimal wöchentlich) zu injizieren, die Achselhöhle nicht zu rasieren, sondern nur mit 10% Formol zu bestreichen, die reifen Abszesse allenfalls abzupunktieren.

Die Röntgentherapie ist für viele Ärzte das Verfahren der Wahl geworden; man rühmt ihm über 80% Immediaterfolge nach, falls die Bestrahlung frühzeitig eingesetzt hat. Es handelt sich im wesentlichen darum, möglichst früh eine entsprechende Dosis zu applizieren; die Schmerzen lassen dann bald nach, die Einschmelzung erfolgt prompter, oder aber es kommt schneller zur Resorption. Wenn nötig, werden Stichinzisionen oder Punktionen angeschlossen. Das Verfahren hat unbedingt Vorteile; es berücksichtigt nämlich die Eigentümlichkeit der Axillargegend; neben der antiphlogistischen Komponente erzielt man auch die Verödung der Drüsenschläuche und in diesem letzteren Umstand liegt wohl der Hauptgrund zur Bevorzugung der Röntgentherapie gerade bei Axillarabszessen gegenüber den Entzündungen anderer Körpergegenden. Über die Röntgendosierung hat man sich noch nicht endgültig geeinigt. Es scheint, daß man mit der einmaligen Applikation der vollen H. E. D. am sichersten vorgeht; tritt aber in der Umgebung ein neuer Abszeß auf, so darf vor Ablauf der Frist nicht nachbestrahlt werden, und das ist ein Nachteil. Man hat daher mehrfach die fraktionierte Bestrahlung angeraten, wobei allerdings die Einzeldosis nicht unter $33^{1}/_{3}$% H. E. D. sein darf, um noch eine Wirkung erwarten zu können.

Vom Antivirus Besredka hat man sich nach den ersten Veröffentlichungen mehr versprochen, als man in der täglichen Praxis zu sehen bekommt. Wohl empfinden die Patienten die Umschläge wohltuend, der eklatante Erfolg bleibt aber leider oft aus.

Auch die Frage der Prophylaxe muß angeschnitten werden. Die Hoffnung, die man an die Darreichung von Hefepräparaten geknüpft hat, scheint nicht in Erfüllung gegangen zu sein. Wirksamer erscheinen neben der Vakzination die Hebung des Allgemeinzustandes durch gründliches Purgieren, Quarzlampenbestrahlung, Lebertran; ferner Bevorzugung der Rohkost, lokale Pinselung mit Formolglyzerin oder Karbolglyzerin, Cholevalzinkpaste, Epilation.   *Goldschmidt*

Sepsis

Welcher Zusammenhang besteht zwischen Erkrankungen der Mundhöhle und septischen Erkrankungen?

Unter Sepsis versteht man eine Krankheit, bei der es durch irgend eine Eintrittspforte, bzw. von irgend einem Herd aus immer wieder in Schüben zu einer Propagierung von Krankheitskeimen durch das Blut kommt. Bei den schweren Formen der Sepsis finden wir heftige Allgemeinerscheinungen, Schüttelfröste und metastatische Entzündungsherde in den verschiedensten Organen, Endokard, Nieren usw. Bei den schwersten Fällen kommt es im Laufe von einigen Tagen oder Wochen meist zum Tode. Bei den chronisch milderen Fällen kann sich der Prozeß aber durch Monate hinziehen und auch eventuell zur Ausheilung kommen, besonders wenn es gelingt, die Quelle zu verstopfen, von der aus immer wieder von neuem die Infektion des Körpers erfolgt. Endlich gibt es Formen milder Sepsis, wo sich der septische Prozeß meist nur in einem Organ oder Organsystem lokalisiert, bei der es zu einer chronischen Endokarditis oder zu herdförmiger Nephritis oder zu multiplen Gelenkserkrankungen oder zu Neuritiden, bzw. Neuralgien oder zu Muskelrheumatismus kommt.

Während als Eintrittspforte für die Erreger der Sepsis die Tonsillen, die Nebenhöhlen der Nase, die Gallenblase, der Wurmfortsatz, die Adnexe schon seit langem bekannt sind, hat man erst in der letzten Zeit auch den Zähnen seine Aufmerksamkeit in dieser Hinsicht zugewandt. Diese Form der Sepsis, die von der Mundhöhle ausgeht, bezeichnet man als orale Sepsis. Von den infektiösen Prozessen in der Mundhöhle kommt die Alveolarpyorrhoe weniger in Betracht, da ja hier meist der in den Zahnfleischtaschen sich befindliche Eiter leicht nach außen abfließen kann. Viel wichtiger sind die infektiösen Prozesse an den Wurzelspitzen. Durch die Infektion des Wurzelkanals kommt es zur Pulpagangrän. Die infektiösen Erreger — meist handelt es sich um Streptococcus viridans oder haemolyticus — wandern bis an die Wurzelspitze herab und es bildet sich daselbst um die Wurzelspitze herum ein kleiner Abszeß, oder ein Granulom, wobei es zur Resorption des Knochens in der Umgebung kommt. Wir können daher solche periapikale Abszesse röntgenologisch als Aufhellungszonen erkennen, die um die Wurzelspitze gelegen sind. Besonders häufig finden wir solche Abszesse, bzw. Granulome an plombierten Zähnen, eben dann, wenn beim Plombieren die Desinfektion des Wurzelkanals bis in das äußerste Ende nicht vollkommen erfolgte. Dadurch, daß nun der Wurzelkanal durch die Plombe nach außen vollkommen abgeschlossen ist, wird die Ausheilung dieses infektiösen Prozesses besonders erschwert und anderseits wird durch den Kauakt sehr leicht infektiöses Material in die umgebenden Lymphbahnen hineingedrückt.

Der Nachweis eines Zusammenhanges zwischen solchen periapikalen Abszessen, bzw. Granulomen und jenen oben genannten Erscheinungsformen einer milden Sepsis ist gewiß außerordentlich schwer. Es kann sich ja auch um ruhende Granulome handeln, welche durch eine bindegewebige Kapsel gegen das umliegende Gewebe abgeschlossen sind. Ferner gibt es außerordentlich viele Menschen, welche Träger solcher periapikaler Prozesse sind, ohne daß es bei ihnen jemals zu irgend welchen septischen Erscheinungen kommt. Es gibt aber zahlreiche, gut beobachtete Fälle, bei denen mit der sachgemäßen Behandlung solcher Zähne die bestehenden Erkrankungen ausheilten oder sich zumindest wesentlich besserten. Für den möglichen ätiologischen Zusammenhang sprechen auch Beobachtungen, die seinerzeit von Depisch und mir veröffentlicht wurden. Man sieht nämlich sehr häufig, daß bei Vornahme einer Tonsillektomie oder einer Wurzelspitzenresektion es zu einer Exazerbation in den im betreffenden Falle erkrankten Organen kommt. Das spricht dafür, daß durch diese Operation neues infektiöses Material in die Zirkulation gelangte und zu einem Aufflackern des betreffenden Prozesses führte. Aus allen diesen Beobachtungen ergibt sich dreierlei:

1. Daß man bei solchen Erkrankungen auch auf die Zähne achten und sie röntgenologisch untersuchen lassen soll.

2. Daß, wenn die röntgenologische Untersuchung solche Resorptionsherde ergibt, die Zähne behandelt werden sollen. Hier kommt entweder die Extraktion oder die Wurzelspitzenresektion oder Wurzelbehandlung, d. h. Wegnahme der Plombe und Offenhalten des Wurzelkanals, Desinfektion desselben in Betracht.

3. Eine sorgfältige Mundpflege von Jugend auf, um das Auftreten solcher infektiöser Brutstätten zu verhindern. *Falta*

Serumkrankheit

Mit welchen unerwünschten Nebenerscheinungen hat der praktische Arzt bei der Anwendung von Seren, Vakzinen oder Proteinkörpern zu rechnen und wie kann er ihnen begegnen?

Die bekannteste unerwünschte Folge einer Seruminjektion ist die in diesem Falle sich fast unmittelbar daran anschließende Serumanaphylaxie, als deren geringsten Grad wir das einfache Serumexanthem meist in der Form eines urtikariellen Ausschlages auftreten sehen. Zu dem Zustandekommen dieser Erscheinung ist es erforderlich, daß das betreffende Individuum schon einmal mit der gleichen Serumart sensibilisiert wurde. Wirklich gefährlich, eventuell tödlich verläuft die Serumanaphylaxie fast nur bei intravenöser Seruminjektion. Im allgemeinen wird ihre Gefahr weitgehend überschätzt. Die zweite Art unliebsamer Folgen bei der Heilserumbehandlung ist die sogenannte Serumkrankheit, die meist erst mehrere Tage nach der Injektion auftritt und darauf beruht, daß während der Resorption des Serums eine Sensibilisierung, ein Überempfindlichwerden des Organismus eintritt. Die Serumkrankheit ist eine für den Patienten unangenehme Erscheinung, ohne daß ihr eine ernstere Bedeutung beizumessen wäre. Ausgenommen sind nur jene Fälle, wo schwere Organveränderungen, wie Myokarditis oder Endokarditis, dadurch zur Herdreaktion gebracht werden können.

Um alle diese Folgeerscheinungen zu verhüten, ist es zweckmäßig, die Serumart zu wechseln, d. h. zum Beispiel prophylaktisch Diphtherieserum in Form eines Rinder- oder Hammelserums zu geben. Sind wir aber gezwungen, in bedrohlichen Fällen möglichst rasch und große Mengen Heilserum zu geben, und besteht der Verdacht auf Überempfindlichkeit, so erproben wir dies in der Weise, daß wir dem betreffenden Patienten an einem Unterarm 0,2 Kubikzentimeter der zehnfach mit Kochsalz verdünnten und zu verwendenden Serumart einspritzen; am anderen Unterarm injizieren wir 0,2 Kubikzentimeter Kochsalz allein. Tritt innerhalb einer Stunde an der Stelle der Seruminjektion Rötung und Quaddelbildung auf, dann ist der Organismus sensibilisiert und überempfindlich. In diesem Falle spritzen wir 1 Kubikzentimeter konzentriertes Serum unter die Hautdecke, wodurch wir die anaphylaktischen Reaktionskörper an dieser Stelle sammeln und neutralisieren und den Organismus desensibilisieren. Zwei bis drei Stunden später erfolgt dann intramuskulär die Heilseruminjektion. Intravenöse Injektion ist in solchen Fällen zu vermeiden. Bei bedrohlicher Anaphylaxie wird Adrenalin gegeben.

Bei Anwendung der Vakzinen soll man länger gelagerte nicht benützen, weil durch Autolyse stark reizende Spaltprodukte erzeugt werden können, die besonders bei bestehenden Organerkrankungen durch ihre Reizwirkung schwere Schäden stiften können. Die Vakzinen wirken als Proteinkörper im unspezifischen, reizenden Sinne, wenn sie zersetzt oder zu stark dosiert sind, sie wirken dann im Sinne der Proteinkörpertherapie besonders auf bestehende Krankheitsherde verschiedenster Art entzündungserregend, und auch latente Infektionen können zum Aufflackern gebracht und konstitutionelle Erkrankungen schädlich beeinflußt werden. Deshalb sollen im Gefolge der Vakzineimmunisierung keine Schüttelfröste, Fieber, Erbrechen oder Kopfschmerzen auftreten; sie muß so dosiert sein, daß alle diese unangenehmen und nicht gewollten Nebenerscheinungen in Wegfall kommen. Werden derartige Vorkommnisse beobachtet, so müssen sie symptomatisch behandelt, vor allem aber mit der nächstfolgenden Dosis entsprechend heruntergegangen werden.   *Busson*

Substernale Erkrankungen

Welche Störungen der Respiration kommen von Seiten substernaler Erkrankungen zustande?

Von wichtigeren substernalen Erkrankungen, welche zu respiratorischen Störungen führen, kommen zunächst Strumen in Betracht, welche im Bereiche substernal gelegener Anteile mit und ohne maligne Degeneration durch Kompression der Trachea, der Hauptbronchien Dyspnoe hervorrufen können. Bei Kropfherz und Morbus Basedowii sind für das Zustandekommen der Dyspnoe noch toxische und kardiale Komponenten verantwortlich zu machen. Von großer Wichtigkeit ist der sogenannte Wanderkropf (Taucherkropf), welcher, retrosternal gelegen, bei der Inspiration tiefer herabgezogen, bei der Exspiration wieder hervortretend, zu Erstickungsanfällen führen kann.

Diagnostisch und pathogenetisch wichtig sind für die Entwicklung dyspnoischer Zustände auch gewisse Erkrankungen der Thymusdrüse. Es werden hier, namentlich bei Säuglingen, Erstickungsanfälle beschrieben, welchen die Symptome einer chronischen Stenosierung der Trachea vorausgehen. Strittig ist, ob der sogenannte Thymustod (plötzliche Todesfälle) auf eine Kompressionsstenose der Trachea zurückgeführt werden kann.

Für die tieferen Abschnitte der Trachea und der großen Bronchien kommen weiterhin als Ursachen der Kompression und dyspnoischer Zustände Tumoren des Mediastinums, Aortenaneurysmen und schwielige Prozesse im Mediastinum in Betracht. Die Mediastinaltumoren können außer den selteneren gutartigen Tumoren (Neurogangliome) und Zysten (Dermoide usw.) durch leukämische, lymphogranulomatöse und neoplastische Erkrankungen der retrosternalen Lymphdrüsen entstehen, häufig aber auch von der Thymusdrüse ausgehen (epitheliale Karzinome) oder metastatisch von einem Bronchialkarzinom oder einem sonst im Körper lokalisierten Karzinom sich entwickeln. Schwierig ist mitunter die Differentialdiagnose gegenüber tuberkulösen Lymphdrüsentumoren oder einer vom Hilus ausgehenden Lungentuberkulose.

Die Aortitis luetica, eine bekanntlich in unserer Bevölkerung sehr oft zu beobachtende Erkrankung, führt häufig zu kardialer, die Aneurysmen darüber hinaus zu mechanischer Dyspnoe durch Kompression der Trachea oder der Hauptbronchien. Die seltene eitrige Mediastinitis kann auf mechanischem Wege durch Kompression und Kontinuitätserkrankung der Luftröhrenäste, die schwielige Mediastinitis, welche oft mit Obliteration des Perikards verknüpft ist, durch mannigfache, meist kardial bedingte Komponenten Dyspnoe hervorrufen. Im hinteren Mediastinum nehmen Abszesse und Tumoren gewöhnlich von der Wirbelsäule (Karies usw.) ihren Ausgang und können auch hier ihren raumbeengenden Einfluß auf Trachea und Hauptbronchien geltend machen.   *Weinberger*

Technizismen für die hausärztliche Praxis

Folgende Neuheiten, welche die medizinisch-technische Industrie im Interesse der praktischen Medizin ersonnen hat, haben sich im Laufe der Zeit als brauchbar erwiesen:

1. Die Braunsche Beinschiene. Es ist das eine Leerschiene, die gegenüber der Volkmannschen Schiene und dem Petitschen Stiefel den Vorteil der bequemen Lagerung der Beine mit halbgebeugtem Knie- und Hüftgelenk besitzt, ferner die zuverlässige Druckentlastung der Ferse und die Möglichkeit bietet, verletzte Teile an jeder Stelle freilassen zu können. Zwischen den Längsstangen der Schiene wird ein Lager für das Bein aus straff übergewickelten Trikot- oder Mullbinden gebildet, je nach Bedarf für Unter- oder Oberschenkel oder für beide; nötigenfalls bleibt eine beliebige Stelle ausgespart. Das Lager wird mit Watte gepolstert. Der Fuß kann mit Hilfe eines Mastisolverbandes am Fußbügel aufgehängt werden. Die Schiene bewährt sich außer bei Verletzungen auch bei Behandlung von Abszessen und Phlegmonen.

2. Ein auskochbares Lumbalpunktionsbesteck nach Dr. Seeliger, dessen besondere Vorzüge darin bestehen, daß es einen Abfluß nach unten, ein selbsthaltendes, senkrechtes Steigrohr besitzt, so daß jede Assistenz in Fortfall kommt und es mittels eines Dreiweghahnes bedient werden kann.

3. Die Wasserstrahlpumpe, die ich seit vielen Jahren zum Absaugen von Exsudaten und Abszessen empfohlen habe, wird nunmehr vielfach bei großen Operationen benützt. Ein von Prof. Zander empfohlenes, neuartiges Saugrohr hat den Vorteil, daß ein An- und Festsaugen von Gewebe verhindert wird. Das Saugrohr ist so gestaltet, daß der zu starke negative Druck im Augenblick des Festsaugens automatisch aufgehoben wird, und zwar dadurch, daß ein dünnes Nebenröhrchen in das Saugrohr eingefügt ist. Entsteht nun im Hauptrohre durch Ansaugen von Gewebsstückchen eine Luftleere, so wird durch die Nebenleitung Luft angesogen, so daß im Augenblick die Hauptmündung von selbst wieder frei wird.

4. Ein Mikrohämosedimeter nach Langer-Schmidt. Man kann aus ein bis zwei Tropfen Blut, die von dem Ohrläppchen oder der Fingerbeere mittels einer mit 5%iger Natrium citricum-Lösung beschickten Meßpipette aufgesogen und geschüttelt wurden, nach Einsetzen in ein Röhrchen, dessen Kuppe mit Quecksilber ausgefüllt ist, nach Ablauf einer Stunde den Stundenwert der Blutsenkungsgeschwindigkeit in Millimetern messen.

5. Ein Mikroreagenzbesteck für Albumen nach Prof. Airila besteht aus einem kleinen Kästchen mit Glaskapillaren und dem Reagenz (20%ige Sulfosalizylsäure). Eine Glaskapillare wird mit ihrem einen Ende in die Reagenzflasche getaucht; durch Kapillarwirkung wird etwas davon eingesogen. Dann wird das Kapillarröhrchen in den zu untersuchenden Harn getaucht, wodurch etwas Harn aufgezogen wird. Innerhalb zehn Sekunden entsteht im Kapillarröhrchen eine weiße Fällung mit einer Empfindlichkeitsgrenze von 0,07°/oo Albumen.

6. Die Isodoppelampulle besteht aus dem Ampullenkörper A, der die therapeutisch wirksame Substanz enthält, und dem Flüssigkeitsbehälter B. Nach Entfernen des im Behälter B befindlichen Glasstäbchens (durch Herabdrücken) ergießt sich die Flüssigkeit in die Ampulle. Man löst durch Schütteln und trennt die beiden Ampullen an der Verbindungsenge durch Einritzen, worauf die gebrauchsfertige Lösung in die Injektionsspritze aufgesogen wird. Es sind Isodoppelampullen mit Dosen von 0,15 bis 0,6 Neosalvarsan erhältlich.

7. Die Behringwerke haben die Venüle in letzter Zeit für bakteriologische Blutuntersuchungen mit flüssigen Nährböden (Rindergalle, Nährbouillon, Traubenzuckerbouillon, Schrägagar) gefüllt und als Spezialvenülen in den Handel gebracht. Der Praktiker ist in die angenehme Lage versetzt, absolut steril und ohne Assistenz zu arbeiten. Die Thyphus- und Sepsisdiagnose sind wesentlich beschleunigt und erleichtert. Das Untersuchungsmaterial bleibt dauernd aseptisch verschlossen und ist gut transportabel.

8. Der Radioemanator ermöglicht eine Radiumtrinkkur im Hause und ist eine Nachbildung des Naturvorganges beim Entstehen einer radioaktiven Quelle. Der Apparat wird mit gewöhnlichem Trinkwasser gefüllt, das im Innern des Apparates durch eine Radiumzelle hindurchfließt und sich mit der von dieser Radiumzelle ständig neugebildeten Radiumemanation anreichert. Bei jeder Entnahme ergänzt sich automatisch das emanationshaltige Wasser durch frisches Wasser, das bis zur nächsten Entnahme sich wieder neu belädt. Die täglich entnehmbare Menge Radiumemanation beträgt 5000 Macheeinheiten und wird in drei bis fünf Dosen über den ganzen Tag verteilt getrunken. Der Emanator wird bloß leihweise abgegeben.

9. Das Radiophan, eine Kombination von Atophan und Radium, wird intravenös oder intramuskulär injiziert, jeden zweiten Tag ein bis zwei Ampullen, übt potenzierte schmerzstillende und Heilwirkung bei Gicht, Rheumatismus und schmerzhaften entzündlichen Prozessen aus.

10. Der Medicotherm ist ein Apparat mit Hochfrequenzwirkung und ersetzt für gewisse Zwecke den Diathermieapparat. Die lokale Hochfrequenzanwendung erfolgt nur unipolar entweder mittels einer metallischen Elektrode oder mittels Kondensatorelektroden aus verschieden gestalteten Glaskörpern, die mit verdünntem Gas gefüllt sind. Besonders wertvoll ist die Fulgurationselektrode und die Metallelektroden des sogenannten Kaltkaustikbestecks. Die damit behandelten Hyperkeratosen, Warzen, kleinen Hauttumoren, furunkulösen Abszesse können schmerzloser als mit jedem anderen Instrument beseitigt werden.

11. Der Kopfschwitzkasten, ein gut transportabler elektrischer Termophor, der an der Decke eines über den Kopf des liegenden Kranken gestülpten Metallkastens betriebssicher und gut regulierbar, mit Thermometer, Atmungsrohr und 2 Meter langer Zuleitung versehen, an jedem Steckkontakt angebracht werden kann. Er eignet sich vorzüglich bei beginnenden Nebenhöhlenaffektionen während der Grippe, bei Otitiden, bei Supraorbitalneuritiden, Beinhautentzündung und ähnlichen entzündlichen Affektionen im Gesichte und am Kopfe.

12. Der Tycos-Sphygmomanometer ist wohl teurer als die inländischen Fabrikate, aber tadellos verläßlich, leicht transportabel und unverwüstlich. Die Armschleife ist leicht anlegbar und hält ohne Schließe fest; das Manometer wird mittels eines Hakens in eine Schleifentour gesteckt und der Ballon mit einer Hand bequem bedient. Man kann den Blutdruck sowohl mit Hilfe der palpatorischen als auch der auskultatorischen Methode kurzerhand rasch bestimmen.

13. Eine Nadelfixationsvorrichtung von Dr. Hubert Peters, Wien. Ein einfaches Blättchen aus Metall mit Klemmfeder, passend auf jede Rekordnadel als Griffplatte für intravenöse Behandlung. Das Blättchen

ist ein bequemer, gleichwertiger, billiger Ersatz für ähnliche fixe Kanülensysteme.

14. **Ein Ampullenkatheter von Dr. H. Peters.** Zur Erleichterung der chemischen Harnuntersuchung und steriler Harnentnahme und Harnversands ist an den Katheter eine Glasampulle als Aufsaugvorrichtung angebracht. Man kann dadurch auch die einzelnen Portionen besichtigen und gesondert der Untersuchung zuführen.

15. **Blutentnahmeapparat von Dr. H. Peters** zur gleichzeitigen Blutentnahme in zwei Wassermannröhrchen für Wassermann und Meinickereaktion. Der Apparat besteht aus einer halbbogenförmigen, rekordkonustragenden Kanüle, die durch einen Zweiweghahn die Blutströmung dirigiert. Je eine Röhrchenklemme fixiert die beiden Wassermannröhrchen.

16. **Wärmeapplikation** mittels 50 bis 70%igen, verflüssigten **Paraffins**, eine Methode, die ein französischer Arzt, Dr. Barthe de Sandford, vor vielen Jahren eingeführt hat. Die ursprüngliche Paraffin-Harzmischung heißt **Ambrine**, kann aber durch gewöhnliche käufliche Paraffine von ähnlichen Schmelzgraden ersetzt werden. Man kann die Hand in solche Masse bei 55 bis 75 Grad eintauchen, ohne schmerzhaftes Gefühl, ohne jede Verbrennungsgefahr. Es bildet sich um die Haut eine dünne Paraffinschichte, die als schlechter Wärmeleiter die ursprüngliche Temperatur lange beibehält und die Haut zu energischer Transpiration anregt. Diese Wasserschichte isoliert dann gewissermaßen die Gewebe vor schädlicher Überhitzung. Man kann die Masse mit breitem Pinsel aufpinseln, eventuell mit Watte dünn bedecken und nochmals darüber pinseln, also ähnlich wie beim Zinkleimverband. Die Ablösung gelingt ganz leicht wie bei einem Handschuh, eventuell unter Zuhilfenahme von Xylol.   *Flesch*

Thrombosen und Embolien

Haben die Thrombosen und Embolien an Häufigkeit zugenommen?

Dem Problem der intravasalen Blutgerinnung wendet sich in letzter Zeit das Interesse deswegen in verstärktem Maße zu, weil von seiten der Kliniker wie auch der pathologischen Anatomen auf eine Zunahme der Thrombosen hingewiesen worden ist. Die Durchsicht der Obduktionsprotokolle der Jahre 1925 bis 1928, die sich auf 10556 Fälle bezog, führte zu folgendem Ergebnis.

Was zunächst die postoperativen Fälle betrifft, so zeigt die Zahl der im Anschluß an verschiedenste operative Eingriffe stattgefundenen tödlichen Embolien der Lungenschlagader nicht nur keine Zunahme, sondern auch keine auffallenden Schwankungen.

Im Jahre 1925 waren von den 21 Todesfällen vier im Anschluß an gynäkologische Eingriffe zustande gekommen, während die übrigen 17 sich an Operationen der Chirurgen anschlossen. Von solchen stehen Laparotomien (5) an erster Stelle, dann folgen mit je zwei Fällen Bruchoperationen, Prostatektomien, Thorakotomien, während bei Venektomie, Nephrektomie, Semikastration, Laminektomie, Trepanation und Entfernung eines Hautkrebses sich je ein Todesfall ereignete.

Von den 18 Fällen des Jahres 1926 entfielen dagegen 8 auf gynäkologische, 11 auf chirurgische Eingriffe.

Im folgenden Jahr (1927) lagen bei den 23 Fällen nur drei gynäkologische Eingriffe vor, während die übrigen Todesfälle sich im Gefolge chirurgischer Operationen einstellten.

Im Jahre 1928 entfielen auf die bisher erfolgten 23 Todesfälle 13, die sich im Anschluß an größere gynäkologische Operationen ereigneten.

Bei den nicht im Anschluß an operative Eingriffe erfolgten Fällen von Verstopfung des Stammes der Lungenschlagader ist eine deutliche Zunahme im Laufe der vier letzten Jahre zu verzeichnen. Die Zahlen betragen 29 und 28 für die Jahre 1925 und 1926, dagegen 44 und 46 für die zwei letzten Jahre.

Danach steigt die Gesamtzahl der tödlichen Embolien in den genannten Jahren von 50 über 47, 67 auf 69 Fälle, was im Verhältnis zu der Zahl der Obduktionen einem Prozentsatz von 1,8, 1,6, 2,4 und 2,9 entspricht. Daran beteiligen sich, wie erwähnt, die postoperativen Todesfälle mit einem jährlich annähernd gleichbleibenden Anteil.

Dem Alter nach steigen die Zahlen vom dritten Lebensjahrzehnt allmählich an und weisen zwischen dem 51. und 60. sowie dem 61. und 70. Lebensjahr die höchsten Werte auf (68 bzw. 65 Fälle).

Insgesamt ließ sich feststellen, daß in den drei letzten Jahren die Zahl der Thrombosen überhaupt mit Einschluß derjenigen im arteriellen Kreislauf 321, 357 und 363 betrug.

Über die Ursachen der auch von uns festgestellten Zunahme der intravasalen Blutgerinnungen kann keine befriedigende Auskunft gegeben werden. Weitere Untersuchungen müssen zum Ziele haben, die Bedeutung der in den letzten Jahren öfter vorgenommenen verschiedenartigen intravenösen Injektionen, des Einflusses vorangegangener Grippeerkrankungen, Änderungen der Blutbeschaffenheit und der Kreislaufverhältnisse überhaupt zu klären.

Fragen: Wird eine Zunahme der Atheromatose beobachtet? Werden bei Arteriosklerose auch Veränderungen in den Venen gefunden? Wird nach Injektion der verschiedensten Zuckerlösungen bei Varizen eine Vermehrung von Thrombosen und Embolien gesehen? — Antworten: Eine Zunahme der Atheromatose ist nicht zu verzeichnen. Phlebosklerosen sind im allgemeinen von arteriosklerotischen Veränderungen unabhängig. Bezüglich der Veränderungen der Gefäße nach Injektionstherapie fehlt das entsprechende Beobachtungsmaterial. *Maresch*

Welche sind die häufigsten Ursachen der Thrombosen und Embolien?

Als Beweis für die Bedeutung der Verlangsamung der Blutströmung wird vor allem die Tatsache herangezogen, daß die Thrombosen und Embolien im höheren Alter zunehmen, was mit der herabgesetzten Herzkraft in Zusammenhang gebracht wird. Nun ist es wohl richtig, daß die Zahl der Thrombosen und Embolien jenseits des 40. Lebensjahres nach den meisten Statistiken rapide ansteigt, doch sehen wir anderseits gar nicht selten Thrombosen und Embolien auch bei Jugendlichen und kräftigen Individuen, wobei ich nur an die leider nicht allzu seltenen Embolien nach Radikaloperation von Hernien bei kräftigen jungen Menschen mit tadellosem Herzen und Zirkulationsapparat erinnere. Es kann also keinem Zweifel unterliegen, daß trotz Vorhandenseins eines ganz ungeschädigten Herzens Thrombosen und Embolien zustande kommen können, während man anderseits doch in zahlreichen Fällen bei Menschen mit deutlich herabgesetzter Herzkraft Krankheiten und Operationen bzw. postoperativen Verlauf ohne Auftreten von Thrombosen beobachten kann. Es sind hier die blanden, d. h. nicht durch örtliche Infektion und Vermittlung einer infektiösen Phlebitis zustande kommende Thrombosen gemeint. Die auf Grund einer infektiösen Phlebitis sich entwickelnde Thrombose ist auch schon im kindlichen Alter zu beobachten — hier sei in erster Linie an die Sinusphlebitis im Anschluß an Otitis und an die Phlebitis der Vena jugularis im Anschluß an Angina erinnert — während die blanden postoperativen Thrombosen sich niemals vor der Pubertät ereignen.

Daß die Verlangsamung der Blutströmung für das Zustandekommen von Thrombosen bedeutungsvoll sein kann, zeigt die Häufigkeit der Thrombosen in varikösen Venen. Von den Gefäßwandveränderungen, die zur Entstehung von Thrombosen Veranlassung geben, sind die akut entzündlichen, wie sie sich in der Umgebung infektiöser, speziell eitriger Prozesse entwickeln, außer Zweifel stehend und längst bekannt.

Unter Anwendung verfeinerter Untersuchungsmethodik konnte nachgewiesen werden, daß das Venenendothel sehr vulnerabel ist, und daß es auf Stoffwechselstörungen der verschiedensten Art mit Veränderungen reagiert, die für das Zustandekommen von Thrombosen bedeutungsvoll sind. Selbst die geringen Giftmengen, die in den gebräuchlichen Genußmitteln enthalten sind, können Veränderungen am Venenendothel zur Folge haben. Auf Grund dieser Endothelveränderungen entstehen nun Störungen der normalen physikalisch-chemischen Grenzverhältnisse zwischen Endothel und Blut. Man hilft sich weiterhin mit der Annahme einer individuellen Thrombosenbereitschaft. Wenden wir uns zunächst noch den Veränderungen des Blutes als einem für das Auftreten der Thrombose ausschlaggebenden Moment zu, so ist auf Untersuchungen hinzuweisen, die ergeben haben, daß jedem operativen Eingriff, und zwar ohne Beziehung zur Narkose oder Lokalanästhesie bedeutungsvolle Veränderungen im Blute folgen, wie Vermehrung der Leukozyten, Beschleunigung der Blutkörperchensenkung, Fibrinogenvermehrung usw., Veränderungen, die durchaus im Sinne einer vermehrten Thrombosenbereitschaft zu deuten sind. Eine zeitlang wurde angenommen, daß jede postoperative Thrombose infektiösen Ursprungs sei. Diese Auffassung läßt sich aber nur für die lokalen, im Bereiche eines infizierten Terrains sich entwickelnden Thrombosen aufrecht erhalten, während für die sogenannten Fernthromben, die nicht im Operations- oder Verletzungsgebiete liegen, die Rolle der Infektion nur eine indirekte sein kann. Die früher schon angedeutete individuelle Thrombosebereitschaft mag in manchen Fällen auf konstitutioneller Basis beruhen; hiefür spricht das mehrfach beobachtete familiäre Auftreten von Thrombose.

Es wurde ferner vielfach darauf aufmerksam gemacht, daß besonders fettleibige Menschen und Leute vom pyknischen Habitus thrombosengefährdet sind. Das Gleiche gilt von Hypothyreotikern, worauf die in letzter Zeit von mehreren Seiten eingeführte prophylaktische Behandlung mit Thyroxin zur Bekämpfung der postoperativen Thrombose beruht. Endlich sei noch erwähnt, daß von mehreren Autoren darauf aufmerksam gemacht wurde, daß Thrombosen gerade zur Zeit der Menstruation auftreten und daß bei einigen jugendlichen Personen tödliche Lungenembolien zur Zeit der Menses eingetreten sind. Blutuntersuchungen haben nun ergeben, daß zur Zeit der Menstruation Veränderungen in bezug auf Thrombozytenzahl, Fibrinogengehalt des Blutes und Blutkörperchensenkungszeit eintreten, die ebenso wie die früher erwähnten postoperativen Blutveränderungen im Sinne erhöhter Thrombosebereitschaft zu werten sind. Wir kennen also eine ganze Reihe von Bedingungen, die das Zustandekommen einer Thrombose und damit weiterhin einer Embolie begünstigen, ohne aber in unserer Erkenntnis so weit gelangt zu sein, daß wir sagen könnten, welcher Faktor ausschlaggebend ist. *Schnitzler*

Welchen Weg nimmt ein Embolus von den unteren Extremitäten?

Der Weg ist dem Embolus vorgeschrieben. Er führt über die Vena iliaca und untere Hohlvene zum rechten Herzen und von dort in den Lungenkreislauf. Große Emboli bleiben im Stamm der Schlagader stecken, kleinere verschließen engere Pulmonaläste, wobei erfahrungsgemäß die unteren Lungenabschnitte öfter betroffen werden. Der praktische Arzt muß sich jedoch immer gegenwärtig halten, daß mit dem nicht allzu seltenen Vorhandensein eines offenen Foramen ovale zu rechnen ist, denn das vermag überraschende Folgen einer Venenthrombose zu erklären. Ab und zu schließt sich an eine Thrombose eine Halbseitenlähmung an als Folge einer Embolie der Arteria fossae Sylvii, die über eine derartige Lücke in der Vorhofscheidewand erfolgt ist. Nicht ohne Interesse dürften für den praktischen Arzt die an dieser Stelle zu besprechenden unerwünschten Folgen einer Fistelbehandlung mit Wismutpasta sein. In einem einschlägigen Fall sah ich, daß nach wiederholter, von vollem Erfolg begleiteter derartigen Behandlung zahlreicher tuberkulöser Fisteln im Anschluß an die letzte Pastainjektion der Tod eintrat und bei der Obduktion sich zahlreiche Äste der Lungenschlagader bis in ihre feinsten Verzweigungen mit Wismutbrei erfüllt erwiesen. Mit Rücksicht auf die von Kretz geäußerte Vorstellung, daß im Bereiche des Kreislaufes bestimmte Bahnen (Strömungen) die Embolie in bestimmter Richtung leiten, ist bemerkenswert, daß in diesem Falle das von den unteren Extremitäten stammende embolische Material sich besonders in den Unterlappen angehäuft fand. Stimmt dieser Umstand auch mit der Kretzschen Auffassung überein, daß aus dem Wurzelgebiet der unteren Hohlvene stammende Pfröpfe in den unteren Abschnitten der Lunge deponiert werden, von der oberen Hohlvene stammende die Gefäße in den Oberlappen verstopfen, so steht eine andere bekannt gewordene einschlägige Beobachtung damit in Widerspruch, in der bei der Behandlung einer Fistel nach Strumektomie der Wismutbrei sich ebenfalls nur in den Unterlappen hat nachweisen lassen. *Maresch*

Wie kann man das Entstehen von Thrombosen und Embolien verhüten?

Hier sollen uns nur die postoperativen Thrombosen und Embolien beschäftigen und da sei zunächst auf die Frage eingegangen, ob schon vor Ausführung einer Operation prophylaktisch Maßnahmen getroffen werden können, die die Wahrscheinlichkeit des Eintretens einer postoperativen Thrombose herabmindern können. Dieses Problem würde enger umgrenzt sein, wenn man aus der Untersuchung, bzw. Beobachtung des zu operierenden Kranken Rückschlüsse darauf ziehen könnte, ob der Betreffende ein zum Zustandekommen einer postoperativen Thrombose besonders Disponierter oder, wie man sich ausdrückt, ein Thrombosegefährdeter ist. Tatsächlich scheint es, daß gewisse Typen als thrombosegefährdet angesehen werden können; dahin gehören Fettleibige, sogenannte Pykniker, sowie Hypothyreotiker, ferner besteht zweifellos eine familiäre Disposition zu Erkrankung an Thrombose. So konnte ich zweimal das Auftreten von postoperativen Thrombosen bei Mutter und Kind beobachten; in dem einen der beiden Fälle verliefen bei Mutter und Tochter die postoperativen Thrombosen ohne weitere Komplikationen, in dem anderen Falle schlossen sich sowohl bei der Mutter als beim Sohn zahlreiche embolische Lungeninfarkte an die postoperative Thrombose der unteren Extremität an. Grafe berichtet über fünf Schwestern, von denen jede im Anschluß an das Puerperium an Thrombophlebitis erkrankte. Daß ein und dasselbe Individuum mehrmals von Thrombophlebitis befallen wird, spricht wohl ebenfalls im Sinne individueller oder konstitutioneller Disposition. Leicht verständlich ist es, daß mit Varizen behaftete Personen als thrombosegefährdet zu betrachten sind, und dies in noch höherem Maße, wenn schon einmal ein thrombophlebitischer Prozeß im Bereiche der Varizen abgelaufen ist. Ferner gelten Menschen, die an entzündlichen Erkrankungen leiden und anderseits die Träger maligner Neoplasmen als zum Auftreten von Thrombose besonders disponiert.

Legen wir uns zunächst die Frage vor, ob bei den Thrombosegefährdeten eine Prophylaxe durchführbar und aussichtsreich ist. Daß gegen die familiäre Disposition zur Thrombosebildung nichts unternommen werden kann, ist wohl begreiflich; man wird nur bei Menschen, bezüglich deren es bekannt ist, daß ihre nächsten Blutsverwandten speziell an postoperativer Thrombose oder Embolie erkrankt waren, mit der Indikationsstellung zu nicht unbedingt erforderlichen Operationen zurückhaltend sein. Es könnte auch unter Umständen bei Trägern von Varizen, bevor irgend ein operativer Eingriff vorgenommen werden muß, die Beseitigung der Varizen oder die Unterbindung der Vena saphena in Erwägung gezogen werden. Dabei muß gleich die Frage diskutiert werden, ob nicht gerade die Unterbindung der Saphena zur Thrombosebildung Veranlassung geben kann. Aber gerade aus großen Statistiken geht hervor, daß die Ligatur der Saphena nur in ganz vereinzelten Fällen zur Entstehung von Thrombose und Embolie geführt hat und das ist wohl begreiflich, da die aseptische Ligatur eines Gefäßes nicht zur Thrombose führt. Wichtig ist allerdings, daß die Unterbindung der Saphena dicht an der Einmündung in die Vena femoralis erfolgt, damit nicht ein längeres Venenstück peripher von der Vena femoralis als eine mit Blut gefüllte Sackgasse zurückbleibt. Zweifellos muß die präoperative Ligatur der Vena saphena bei schon bestehenden oder eine Zeit vorher abgelaufenen thrombophlebitischen Prozessen im Gebiete dieser Vene als ein logisches Verfahren bezeichnet werden.

Mit Rücksicht auf die Beobachtung, daß Hypothyreotiker als thrombosegefährdet zu betrachten sind, hat man die präoperative Behandlung mit Schilddrüsensubstanz (Thyroxin) in Vorschlag gebracht und auch versucht. Und speziell von der Klinik Mayo wurde über 1700 in dieser Weise prophylaktisch behandelte Operierte berichtet. Unter diesen 1700 Fällen erlitt nur einer eine postoperative Embolie und dieser war ein über siebzigjähriger Mann. Allerdings haben Nachuntersuchungen an meiner Abteilung diese Angaben nicht bestätigen können; trotz systematischer Verabreichung von Schilddrüsenpräparaten hatten wir eine Reihe von postoperativen Thrombosen zu verzeichnen.

Man hat ferner als Prophylaktikum der postoperativen Thrombose und Embolie die Vornahme von Aderlässen in Vorschlag gebracht. Es liegen aber nicht nur keine überzeugenden Erfolge dieser prophylaktischen Maßnahme vor, es ist sogar über vermehrte Thrombosebereitschaft nach Ausführung von Aderlässen berichtet worden.

Nicht weniger widersprechend sind die Berichte über den Erfolg der prophylaktischen Anwendung von Blutegeln vor Operationen. Man nimmt ja seit langer Zeit an, daß die Wirkung der Blutegel nicht nur in der Blutentziehung besteht, sondern daß außerdem ein aus dem saugenden Blutegel in den menschlichen Körper gelangender Stoff, das Hirudin, eine verminderte Gerinnungsfähigkeit zur Folge habe. Es ist festgestellt worden, daß die durch Blutegelapplikation erzielte Verlangsamung der Blutgerinnung sich vom zweiten Tag an zeigt und am dritten Tag ihr Maximum erreicht. Zieht man demgegenüber in Betracht, daß die Mehrzahl der postoperativen Thrombosen und Embolien zwischen dem 3. und 14. Tag sich einstellt, so müßte man Blutegel prophylaktisch vor der Operation und ferner nochmal postoperativ einige Tage nach der Operation anlegen. Selbst wenn man dieses Verfahren auf die sogenannten Thrombosegefährdeten beschränken würde, wäre die praktische Durchführung wohl mit Schwierigkeiten verbunden.

Wichtig ist es, in bezug auf die Thrombosenverhütung den zu Operierenden vor Bluteintrocknung und Wasserverarmung zu bewahren, ihn also in den letzten Tagen vor der Operation nicht dursten zu lassen und vor allem die in früheren Zeiten so beliebten forcierten Abführmaßnahmen vor Operationen zu unterlassen.

Von mancher Seite wird auch mit Rücksicht auf die gerinnungshemmende Wirkung der Zitronensäure die präoperative Verabreichung von Zitronensaft oder Limonade empfohlen. Daß übrigens, abgesehen von den eben erwähnten negativen Maßnahmen — Vermeidung von Austrocknung, Abführkuren usw. — die prophylaktische Thrombosenbekämpfung in praxi keine ausgebreitete Anwendung gefunden hat, muß betont werden und kann bei der Unsicherheit der verschiedenen Maßnahmen nicht wundernehmen.

Unter den Verfahren, die man zwecks Verhütung postoperativer Thrombosen und Embolien in den letzten Dezennien empfohlen hat, sind wohl die bekanntesten diejenigen, die sich darauf bezogen haben, die in früheren Zeiten als unbedingtes Erfordernis nach Operationen befürwortete absolute und lange dauernde Ruhe der Kranken weitestgehend einzuschränken. Es handelt sich hier vor allem um das sogenannte Frühaufstehen der Operierten. Aber die Erwartungen sind nicht erfüllt worden und das Frühaufstehen hat in dieser Beziehung enttäuscht.

Da wir heute wissen, daß es in erster Linie die Veränderungen der Blutflüssigkeit sind, die zur Thrombosenentstehung führen, so kann uns diese

Wirkungslosigkeit rein mechanisch wirkender Maßnahmen nicht wundernehmen. Ebenso wenig überraschend ist es, daß die Hochlagerung der unteren
Extremitäten durch Schiefstellung des Bettes, wie sie Lennander als
Vorbeugungsmaßregel gegen Thrombose und Embolie empfohlen hat, ohne
Einfluß auf diese gefürchtete Komplikation geblieben ist, ja Fehling hat
diese Lagerung geradezu als schlecht bezeichnet. Bezüglich der postoperativen Anwendung von Blutegeln und Aderlässen gilt das gleiche, was wir
früher bezüglich ihrer prophylaktischen Anwendung mitgeteilt haben, d. h.
die Frage ist kontrovers. Übrigens geht doch oft genug die Operation und
noch mehr jede Entbindung sozusagen mit einem Aderlaß einher, ohne daß
man bisher feststellen hätte können, daß damit ein Prophylaktikum gegen
Thrombose und Embolie gegeben sei.

Wichtig ist hingegen auch im postoperativen Verlauf Sorge für reichliche
Flüssigkeitszufuhr: wenn der Magen nichts verträgt, Tropfklysmen,
subkutane und intravenöse Infusionen von Kochsalz-. oder Ringer-Lösung.

Von besonderer Bedeutung ist es, das Auftreten der postoperativen
Thrombose sofort zu bemerken, denn darüber, daß im Beginn eines thrombophlebitischen Prozesses Bewegungen der erkrankten Extremität vermieden
werden sollen, um die Gefahr einer Embolie nicht noch zu vergrößern,
besteht wohl kein Zweifel. Schmerzen und Empfindlichkeit, besonders in
der Wadengegend, Schwellungen auch geringster Art und leichtes Hautödem sind die lokalen Zeichen, die den Verdacht auf Thrombose erwecken
müssen. Das Symptom des staffelförmigen Ansteigens der Pulsfrequenz
(sog. Mahlersches Zeichen) ist weder im positiven noch im negativen Sinne
entscheidend, ebenso wenig Temperatursteigerungen, die ja im postoperativen Verlauf sehr vieldeutig sind.

Bei fortschreitender Thrombose im Gebiet der Saphena wird vielfach mit
Erfolg von der Ligatur der Vena saphena dicht unterhalb der Vena femoralis
Gebrauch gemacht, und ich habe schon mehrfach in derartigen Fällen bei
weit hinaufreichenden Thrombosen aus der hoch oben eröffneten Vena
saphena einen in die Vena femoralis hineinreichenden Thrombus extrahiert.   *Schnitzler*

Wie gestaltet sich die Therapie der Thrombosen und Embolien?

Bei schon bestehender Thrombophlebitis ist neben Ruhe, Wärmeapplikation, meiner Erfahrung nach auch die Applikation von Blutegeln
zu empfehlen. Die gute subjektive Wirkung — Verminderung der Schmerzen
und des Spannungsgefühles — ist zweifellos. Ich habe den Eindruck gewonnen, daß der Ablauf des Prozesses durch die Blutegelanlegung in der
Regel beschleunigt wird. Die Einhaltung der Ruhe muß auf mindestens
drei Wochen vom ersten Auftreten des thrombophlebitischen Prozesses an
gefordert werden. All dies gilt natürlich von der sogenannten blanden
Thrombophlebitis, während unser Vorgehen in den Fällen von septischer
Thrombophlebitis dort, wo die chirurgisch-anatomische Möglichkeit vorliegt, ein aktiv operatives sein muß. Hier sei an die Jugularisunterbindung, bzw. Jugulariseröffnung bei der otitischen Sinusphlebitis,
sowie an die operativen Eingriffe bei manchen Formen von postanginöser
und puerperaler Phlebitis und Pyämie erinnert.

Die bedeutungsvollste Folge der postoperativen Thrombose ist die

Embolie im Gebiet der Pulmonalarterie. Der embolische Lungeninfarkt, der sich durch starken lokalen Schmerz, Dyspnoe, dann durch Hämoptoë, späterhin durch Auftreten einer Pleuritis dokumentiert, ist schon durch die Verlängerung des Krankenlagers sowie durch die eventuelle Vereiterung des Infarktes ein sehr ernstes Vorkommnis. Von viel schwerwiegenderer Bedeutung ist das Auftreten der massigen Lungenembolie, die oft genug zum plötzlichen Tod des Operierten führt. Dieses deletäre Ereignis kann schon in den ersten Tagen nach der Operation eintreten, erreicht seine größte Häufigkeit innerhalb der zweiten Woche, ist aber sogar noch fünf Wochen nach der Operation beobachtet worden. Die Diagnose der Embolie der Pulmonalarterie ist in der Regel leicht, da das Oppressionsgefühl, die Atemnot, die rapide Verschlechterung des Pulses, die blasse Zyanose imposante und erschreckende Symptome sind, und doch kann die Annahme, daß eine Embolie der Pulmonalis vorliegt, täuschen und es kann eine plötzlich einsetzende Herzinsuffienz das Bild der Pulmonalembolie vortäuschen. Die Möglichkeit dieser Verwechslung hat heute eine viel größere Bedeutung, seitdem wir durch die Trendelenburgsche Operation in die Lage versetzt sind, unter Umständen einen schon dem Tode Verfallenen zu retten. Es ist mehr als 20 Jahre her, daß Trendelenburg eine Operationsmethode angegeben hat, mittels deren es gelingt, unter Resektion von zwei Rippenknorpeln die Arteria pulmonalis rasch bloßzulegen, unter temporärer Abklemmung zu eröffnen und aus den Hauptästen der Vena pulmonalis die Thrombenmassen auszuräumen. Erst vor zwei Jahren ist es zuerst Kirchner gelungen, auf diese Weise eine Kranke zu retten und seither sind noch fünf weitere Fälle von mit glücklichem Erfolg durchgeführter Embolektomie aus der Arteria pulmonalis mitgeteilt worden. Es soll aber nicht verschwiegen werden, daß in einer ganzen Reihe von Fällen die Operation unter falscher Annahme versucht worden ist, indem eben keine Embolie der Pulmonalis vorgelegen war, sondern andere Ereignisse die Embolie vorgetäuscht haben. Auch verfügt jeder erfahrene Chirurg über Fälle, bei denen eine allerschwerste Embolie der Pulmonalarterie vorgelegen ist, so daß die Kranken den Eindruck von Moribunden machten, und wo doch noch ohne Anwendung operativer Maßnahmen Genesung eingetreten ist. Das zeigt nur die Schwierigkeit der Indikationsstellung zur Trendelenburgschen Operation, ohne ihre Berechtigung in Frage zu stellen.

Nur wenige Worte noch über die Embolie in Extremitätenarterien, weil sie einerseits bei Vorhandensein venöser Thromben infolge Offenbleibens des Foramen ovale, anderseits aber und viel häufiger im Gefolge von Herzklappenveränderungen oder Arterienwanderkrankungen sich ereignen. Wenn der Gesamtzustand des Kranken es zuläßt, und die Grundkrankheit das Vorgehen nicht als zweck- und aussichtslos erscheinen läßt, ist auch bei dem Eintreten einer arteriellen Embolie im Bereich einer Extremität, zumindest in den ersten Stunden nach dem Einsetzen der Erscheinungen — heftigster Schmerz, Blässe der Extremität, Anästhesie, Verschwinden des peripheren Pulses — ein aktives chirurgisches Eingreifen angezeigt, wobei es allerdings Erfordernis ist, daß sich der Sitz der Embolie feststellen läßt, was glücklicherweise nicht allzu selten möglich ist. Durch Entfernung des Embolus aus der operativ eröffneten Arterie ist es in einer Reihe von Fällen gelungen, die gefährdete Extremität zu retten. Der Erfolg der Embolektomie hängt, abgesehen von der Rechtzeitigkeit und guten technischen Durchführung des Eingriffes, von der Beschaffenheit der Arterienwand an der Stelle der Operation und von der Grundkrankheit ab, wodurch den Erfolgen der Chirurgen oft genug unüberwindliche Schranken gesetzt sind.

Schnitzler

Tier- und Menschenkrankheiten

Welche Bandwürmer der Haustiere sind für den Menschen von pathologischer Bedeutung?

In Fällen von Taenia solium und Taenia saginata ist der Mensch als einziger Wohnort der Geschlechtsform und Stammwirt das nötige Zwischenglied für den Ablauf des Entwicklungskreises. Dieser ist kurz folgender: Im verzweigten Uterus entwickeln sich die Eier und in ihnen die beschalten Embryonen (Onkosphären) mit drei Paaren von kleinen Häkchen. Ganze Glieder oder aus den gerissenen Gliedern ausgetretene Eier werden mit dem Kot abgesetzt und vom Rind, bzw. vom Schwein aufgenommen. Die Eischale wird im Magensaft gelöst, die Embryonen gelangen durch die Schleimhaut in den Kreislauf und entwickeln sich hauptsächlich im Bindegewebe der Muskulatur zu den Blasenwürmern oder Finnen, indem von der Blase in Knospenform Kopf- und Hals nach innen sproßt. Die Größe beträgt 10 : 5 Millimeter. Die Blase ist dünnwandig, von klarer Flüssigkeit gefüllt, am auffallendsten ist der reiskorngroße, weiße Kopfzapfen. Beim Genuß der Finne wächst nach Verdauung der Blase aus dem übriggebliebenen Kopf und Hals der Bandwurmkörper aus. Zur Entwicklung des geschlechtsreifen Bandwurms dauert es elf bis zwölf Wochen, das Finnenwachstum ist in 8 bis 16 Wochen vollendet.

Taenia solium, der bewaffnete Bandwurm, besitzt einen doppelten Hakenkranz um das Rostellum, ferner in den geschlechtsreifen Gliedern einen Uterus mit 7 bis 10 vom Medianstamm abgehenden Ästen. Die Glieder gehen nur einzeln ab. Die Finne (Cysticercus cellulosae) lebt im Schwein, selten bei anderen Tieren, wie z. B. Wildschwein, Hund, Katze, Ratte und Reh. Taenia saginata besitzt einen unbewaffneten Kopf, vom Medianstamm des Uterus gehen 20 bis 25 Seitenäste ab. Die Glieder werden in Gruppen mit dem Kot abgesetzt oder treten auch unabhängig vom Kotabsatz aus. Die Finne (Cysticercus bovis) lebt nur im Rind. Häufig erschreckt den Patienten die rege Beweglichkeit der aus dem After ausgetretenen Glieder. Nach Verzweigung des Uterus kann die Diagnose, welcher Bandwurm vorliegt, schon mit freiem Auge gemacht werden, wenn man die Glieder zwischen zwei Objektträger quetscht und gegen das Licht hält, oder zuvor Essigsäure, bzw. Kalilauge zusetzt. Aus den letzten Gliedern können auch die Eier durch kleine Risse ausgetreten und ganz oder nahezu verschwunden sein, wodurch auch die Uterusverzweigungen nicht zutage treten. Teile eines Bandwurmgliedes werden nach Zerzupfen durch die glänzende Kutikula, ferner durch die Kalkkörperchen, fettartig glänzende, konzentrisch geschichtete, rundliche Gebilde von ungefähr 0,01 Millimeter Größe diagnostiziert.

Der bei weitem häufigste Bandwurm ist bei uns Taenia saginata, und zwar 20 mal so häufig als die Taenia solium. Damit steht in einem gewissen Gegensatze, daß wir aus den Schlachthäusern wohl sehr leicht

Schweinefinnen, sehr selten aber Rindsfinnen beziehen können. Die Ursachen sind folgende: Die Rindsfinne ist kleiner, kommt nur vereinzelt und mit Vorliebe in ganz bestimmten Muskeln (Kiefermuskeln) vor, wird also leicht übersehen, ferner wird das Rindfleisch häufiger roh genossen. Die Schweinsfinne ist größer, kommt gehäuft vor, wird also nicht leicht übersehen, das Schweinefleisch wird selten roh genossen. Natürlich ist für die Erwerbung des Bandwurmes notwendig, daß die Finnen nicht durch Kochen, Braten oder Konservierungsmittel getötet wurden. Kälte tötet die Finnen nicht, Pökeln und Räuchern kann tieferliegende Finnen unbeeinflußt lassen.

Nicht selten findet sich beim Menschen auch die Finne, jedoch nur von Taenia solium, und zwar kann sie in allen Organen, auch im Gehirn und im Auge auftreten. Als Ursache nehmen manche an, daß beim Erbrechen durch antiperistaltische Bewegungen des Darmes reife Glieder vom Darm in den Magen gelangen, durch die Verdauung die Embryonen frei werden und durch die Darmwand in die Blutbahn einwandern. Der Besitzer einer Taenia solium ist stets in Gefahr, selbst finnig zu werden. Daraus geht hervor, wie wichtig die frühzeitige Diagnose des Bandwurmes, ferner wie notwendig eine frühzeitige Bandwurmkur ist.

Ein dritter menschlicher Bandwurm ist der breite Grubenkopf (Diphyllobothrium latum). Seine Glieder sind viel breiter, der Uterus ist ein zu einer Rosette gewundener Schlauch. Die Finne ist solid, lebt in Süßwasserfischen, besonders in Hecht und Aalraupe. In Grönland und Island kommt das beim Hund schmarotzende Diphyllob. cordatum auch beim Menschen vor.

Gar nicht so selten kommt als gelegentlicher Bandwurm, besonders bei Kindern, der sonst beim Hund schmarotzende kürbiskernförmige Bandwurm (Dipylidium caninum, Taenia cucumerina) vor. Die Finne lebt im Hundehaarling und Hundefloh, welche von den Hunden leicht in den Mund von Kindern gelangen und abgeschluckt werden können. Einzelne Glieder sind sehr leicht zu erkennen an der geringen Größe und an der kürbiskernförmigen Gestalt; beim Zerzupfen lassen sich Klümpchen von Eiern, die miteinander durch eine gelbliche Masse vereinigt sind, isolieren.

Beim Menschen wurde noch eine Reihe anderer Bandwürmer beschrieben, die aber zum Teil bei uns nicht vorkommen, zum Teil nur ganz vereinzelte Funde darstellen. Erwähnt sei nur die Hymenolepis nana, ein 30 Millimeter langer Bandwurm, der jedoch keinen Wirtswechsel durchmacht. Die Finne entwickelt sich nämlich aus den in den Darm abgelegten Eiern in den Zotten desselben Wirtes, sie fällt nach vollendetem Wachstum in den Darm und wächst zum Bandwurm aus. Früher hat man die Ratte fälschlich für den Stammwirt dieses Bandwurmes gehalten. Dies trifft für Hymenolepis diminuta, einen anderen gelegentlichen Parasiten des Menschen, zu. Hymenolepis nana wird hauptsächlich in den Mittelmeerländern und auch sonst in warmen Zonen, aber auch bei italienischen Bergarbeitern in Belgien (80%) beobachtet.

In anderer Weise verhält sich der Mensch zum Entwicklungskreis eines weiteren sehr wichtigen Bandwurmes, nämlich des dreigliedrigen Hundebandwurmes, Taenia echinococcus. Die Finne schmarotzt bei allen Haustieren und auch beim Menschen. Sie stellt die bekannten Echinokokkusblasen, Echinococcus polymorphus, auch Blasenwurm ge nannt, dar. Man trifft die Blasen in allen Organen, besonders häufig in der Leber, oft in bedeutender Größe. Beim Rind kann die ganze Leber mit solchen Blasen durchsetzt sein.

Die Echinokokkusblase besitzt eine ziemlich dicke Wand und einen klaren Inhalt, der Bernsteinsäure enthält. An der Wand unterscheiden wir eine fibröse, äußere Wirtskapsel, nach innen eine geschichtete, aber sonst strukturlose, chitinige Hülle, welcher zu innerst eine dünne, parenchymatöse Schicht aufliegt. Von dieser geht die Entwicklung von kleinen Bläschen, den Brutkapseln aus, deren Wand erst wieder, gewöhnlich nach innen, Tänienköpfchen hervorsprossen läßt. Von diesem Echinococcus veterinorum der Haustiere unterscheidet sich der Echinococcus hominis dadurch, daß von der Parenchymschicht zuerst sich später ablösende Tochterblasen, eventuell in diesen Enkelblasen gebildet werden, von deren Innenwand erst Brutkapseln hervorsprossen. Die Tochterblasen werden als Hydatiden, die ganze Blase als Echinococcus hydatidosus bezeichnet. Beim Menschen kommt auch der Ech. alveolaris vor. Er besteht aus einem Konglomerat von kleinen Bläschen, die in ein bindegewebiges, weiches Stroma eingesenkt sind. Die Bläschen sind meist steril oder enthalten bloß vereinzelte Köpfchen. Diese Form tritt gehäuft in bestimmten Bezirken, z. B. in der Gegend von Innsbruck auf und zeichnet sich durch besondere Bösartigkeit aus.

Der Echinococcus polymorphus ist bei den Haustieren außerordentlich häufig, besonders beim Rind, wo er in mindestens einem Drittel der Lebern und Lungen vorkommt. Hier ist er jedoch meist steril, d. h. es entwickeln sich keine Brutkapseln. Die chitinige, geschichtete und strukturlose Kapsel läßt auch hier die Diagnose leicht stellen. Daß er in der menschlichen Pathologie eine sehr wichtige und mitunter verhängnisvolle Rolle spielt, ist bekannt. In Wien wurde er bei den Sektionen in 0,24%, in Mecklenburg in der zehnfachen Anzahl der Fälle gefunden. Auffallend ist, daß die Tänie bei Hunden nur selten getroffen wird (in Wien 1%). Sie mag aber häufig übersehen werden, da sie wegen ihrer Kleinheit kaum aus den Zotten heraussieht. Für die Diagnose „Echinococcus" ist im Leben außer dem klinischen Befund die serologische Untersuchung und die Probepunktion maßgebend, wobei Tänienköpfchen oder bloß die charakteristischen Haken, sowie auf chemischem Wege Bernsteinsäure nachgewiesen werden sollen. Liegen Blasenteile vor, so genügt der Nachweis der dicken, homogenen und geschichteten Chitinhaut, da Köpfchen auch fehlen können.

Die Echinokokken der Haustiere bedeuten, so große volkswirtschaftliche Bedeutung sie auch besitzen, nach dem Gesagten keine direkte Gefahr für den Menschen, wohl aber für den Hund, der nach dem Genusse von Echinokokkenblasen mit Köpfchen den Bandwurm bekommt und dann eine ständige Gefahr für den Menschen bildet. Manche haben deshalb die regelmäßige Durchführung einer Bandwurmkur bei Hunden, andere überhaupt die Einschränkung der Hundehaltung befürwortet. Das größte Gewicht ist darauf zu legen, Hunde von den Schlachtungen fern zu halten und die echinokokkenhaltigen Organe unschädlich zu machen. Diese Maßregeln sind leicht für die Schlachthäuser, schwer für die Hausschlachtungen durchzuführen, welche wohl hauptsächlich schuldtragend sind, daß wir von einer Tilgung der Echinokokken noch so weit entfernt sind.

Auch ein mit den eingangs erwähnten Bandwürmern behafteter Mensch
bedeutet keine direkte Gefahr für seine Mitmenschen, sondern er vermittelt
nur die Erwerbung der Finne beim Rind und Schwein, die erst beim
Menschen den Bandwurm hervorruft. Auch hier ist die sorgfältige Fleisch-
beschau die wichtigste Maßregel, wozu sich noch besondere Vorsicht beim
Genusse rohen Fleisches zu gesellen hat. Tatsächlich läßt sich in den letzten
Jahrzehnten eine starke Abnahme der Finnenfunde feststellen.   *Fiebiger*

Wer soll der Wutschutzimpfung unterzogen werden?

Die Wut ist eine Infektionskrankheit, welche von wutkranken Tieren
meist durch Biß, aber auch durch Kratzen oder Belecken offener Stellen
auf den Menschen übertragen wird. Das Virus selbst ist unbekannt oder
besser gesagt, derzeit nicht züchtbar. Die mikroskopischen Befunde ergeben
gewisse, für Lyssa charakteristische Körperchen (Negri-Körperchen, staub-
förmige Granulationen), über deren Beziehungen zum Erreger noch keine
volle Übereinstimmung besteht. Dagegen wissen wir von dem Virus, daß
es neurotrop, glyzerinfest, filtrierbar ist; es steht demnach den Erregern der
Variola, der Poliomyelitis, der Encephalitis epidemica, des Herpes, der
Hundestaupe und der Bornaschen Enzephalitis der Pferde nahe.

Die Wutkrankheit ist unter den Tieren aller Zonen verbreitet. Die Bekämpfung der Wutepidemien ist vor allem Sache der Tierseuchenbe-
kämpfung. Je strenger die Veterinärgesetze in den einzelnen Ländern
gehandhabt werden, desto eher gelingt es, der Wutkrankheit unter den
Tieren Herr zu werden und damit die Infektionsmöglichkeit für den Menschen auf ein Minimum herabzudrücken. Länder mit sehr strenger Sanitäts-
gesetzgebung, wie die nordischen Staaten, Holland, die Schweiz, sind fast
immer frei von Wut, in England und Australien, die infolge ihrer insulären
Lage die Grenzen am besten schützen können, ist die Wut seit Jahren aus-
gerottet.

Es verdient hervorgehoben zu werden, daß keineswegs nur die Hunde
Überträger der Wut sind, auch die wildlebenden Tiere der Hundegruppe:
Füchse, Wölfe, Schakale, können die Wut übertragen (solche Verletzungen
sind meist sehr schwer und gefährlich); aber auch alle anderen Säugetiere,
Katzen, Schweine, Pferde, Rinder, Ziegen usw., können an Wut erkranken
und diese übertragen. Vereinzelt sind auch Fälle von Wut beim Rotwild,
bei Fledermäusen usw. beschrieben worden; kurzum, jedes Säugetier
kann an Wut erkranken und demgemäß diese übertragen. Es sind daher
Verletzungen durch alle Säugetiere prinzipiell ebenso zu behandeln wie
Hundebisse.

Die ausgebrochene Wut ist nicht mehr heilbar, alle Erkrankten
sterben ausnahmslos. Als Schutz gegen den Ausbruch der Erkrankung gibt
es vielmehr nur die präventive Schutzimpfung. Das einzig Gute, das
der Lyssaerreger zeigt, ist seine relativ lange Inkubation. Durchschnittlich
erkranken die Gebissenen erst vier bis sechs Wochen nach der Verletzung,
doch schwankt im Einzelfalle die Inkubation in weiten Grenzen, von zehn
Tagen bis zu einem Jahr. Die Schutzimpfung besteht aus einer Serie von
subkutanen Injektionen des in ein Virus fixe umgewandelten und nachher
durch verschiedene Verfahren abgeschwächten oder abgetöteten Erregers.
Die Immunität, d. h. der Schutz vor dem Ausbruch der Erkrankung, tritt

erst einige Zeit nach Abschluß der Schutzimpfung ein. Je nach der Methode schwankt dieser Zeitraum zwischen einer und drei Wochen. Erst in diesem Zeitpunkt ist der Gebissene tatsächlich geschützt. Da nun die Schutzimpfung selbst durchschnittlich 10 bis 21 Tage dauert, so ist auch bei günstigster Konstellation die Immunität erst zirka drei Wochen nach der Verletzung eingetreten. Es ist daher ungeheuer wichtig, daß mit der Schutzimpfung so rasch als möglich begonnen werde, wozu wir vor allem auf die Mithilfe der praktischen Ärzte angewiesen sind. Nur wenn die Gebissenen rechtzeitig ins Institut geschickt werden, können wir sie mit einer an Gewißheit grenzenden Sicherheit vor dem Ausbruch der Erkrankung schützen. Es ist ein großer Fehler, der leider immer wieder geschieht, wenn da durch Wundbehandlung, durch Versuche, den Hund auszuforschen und untersuchen zu lassen, kostbare Zeit verloren geht. Bei dieser Gelegenheit sei auch bemerkt, daß man der Wunde selbst niemals ansieht, ob sie von einem wutkranken oder gesunden Tier stammt. Die Wunde ist nach einfachen chirurgischen Grundsätzen zu behandeln und heilt ohne besondere Maßnahmen.

Es ist klar, daß zunächst sämtliche Menschen schutzgeimpft werden müssen, die von sicher wutkranken oder wutverdächtigen Tieren verletzt wurden. Ferner müssen unbedingt alle Menschen geimpft werden, bei denen das beißende Tier unbekannter Herkunft und daher nicht untersuchbar ist. Gegen diese Regel wird am meisten gesündigt, und es ist sehr charakteristisch: Die meisten Todesfälle an Wut, die wir und andere Institute in den letzten Jahren bei Ungeimpften zu sehen bekamen, waren solche, bei denen das beißende Tier unbekannter Herkunft war. Wenn das Tier bekannt und tierärztlich untersuchbar ist, wenn es keinerlei deutliche Krankheitserscheinungen zeigt und die Verletzungen nicht allzu schwere sind, kann mit der Schutzimpfung zugewartet werden. Die Tiere kommen dann (das ist gesetzlich vorgeschrieben) in 14tägige tierärztliche Beobachtung, und jetzt sind weiter folgende Fälle möglich:

1. Das Tier wird unmittelbar nach dem Biß oder während der Beobachtungsfrist getötet. In diesem Falle sofortige Schutzimpfung, da der mikroskopische Hirnbefund nur dann beweisend ist, wenn er positiv ausfällt und das Resultat des zwar sicheren, aber lange dauernden Tierversuches nicht abgewartet werden kann.

2. Das Tier erkrankt innerhalb der Beobachtungsfrist unter wutverdächtigen Erscheinungen: Sofortige Schutzimpfung.

3. Das Tier geht innerhalb der Beobachtungsfrist ohne Zeichen einer sicheren anderen Erkrankung spontan ein: Sofortige Schutzimpfung.

4. Das Tier entkommt während der Beobachtungsfrist: Sofortige Schutzimpfung.

5. Das Tier erkrankt während der Beobachtungsfrist unter den einwandfreien Symptomen einer anderen Krankheit: Abwarten, weiter beobachten.

6. Das Tier bleibt während der Beobachtungsfrist gesund: Keine Schutzimpfung.

Diese Vorschriften sind durch folgendes begründet: Es ist bekannt, daß die Tiere Wut bei klinisch voller Gesundheit schon zu Ende des Inkubationsstadiums übertragen können, und es sind Fälle veröffentlicht, wo es zum Ausbruch der Wut kam, obwohl die Tiere erst 14 Tage nach der Verletzung erkrankten.

Die Vorschriften haben eine Ausnahme, und diese bezieht sich auf besonders schwere Verletzungen im Gebiet des Kopfes und Gesichtes und der Hände. Derartige Verletzungen haben erfahrungsgemäß eine außerordentlich kurze Inkubation. Wenn nun die beißenden Tiere erst gegen Ende der Beobachtungsfrist erkrankten und man dann erst mit der Schutzimpfung begänne, käme man mit ihr sicherlich zu spät. Daher müssen solche Schwerverletzte sofort in Behandlung genommen werden; in diesen Fällen ist bereits nach 8 Tagen ein zweiter tierärztlicher Befund vorgeschrieben und, wenn dieser auf gesund lautet, wird die Behandlung abgebrochen.

Ebenso wie Bißwunden sind Kratzwunden, sei es durch die Zähne oder die Krallen zugefügt, zu behandeln. Die wutkranken Tiere speicheln stark, so daß auch auf den Krallen fast immer Virus haftet. Schwierig kann die Entscheidung in Fällen werden, wo es überhaupt fraglich ist, ob eine Verletzung stattgefunden hat, oder wenn sich unter anscheinend intakter Haut nur eine kleine Blutunterlaufung o. dgl. findet. Und am schwierigsten ist die Entscheidung wohl dann, wenn die Verletzung durch die Kleider erfolgt. Man sieht oft genug, auch unter intakter Bekleidung, kleine Verletzungen. Bekommt man die Kranken sehr bald nach dem Biß zu sehen, so wird sich meist die Entscheidung treffen lassen; nach ein paar Tagen wird sich niemals mit Sicherheit sagen lassen, ob die Hautdecke damals intakt war oder nicht. Im Zweifelsfalle ist stets im Sinne der Schutzimpfung zu entscheiden.

Kontraindikationen der Schutzimpfung gibt es keine. Säuglinge und Greise, ebenso Schwangere können anstandslos behandelt werden, ebenso auch akute, hochfiebernde Infektionskranke, sowie mit chronischen Krankheiten jeder Art Behaftete.

Fragen: Ist es möglich, daß bei einer Verletzung, wo es nur zur Quetschung gekommen ist, Lyssa hervorgerufen wird? Welches ist die längst bekannte Inkubationszeit für Lyssa? Findet sich bei unserem Nieder- und Rotwild Lyssa? Wie lange hält der Schutz nach der Impfung an und wann muß, wenn das betreffende Individuum wieder gebissen wird, schutzgeimpft werden? Kann ein Tier, das sich im Inkubationsstadium befindet, Lyssa übertragen? — Antworten: Das Lyssagift geht selbst durch die kleinste Schrunde durch, so daß, wenn auch nur eine Quetschung besteht, in dieselbe Lyssagift gelangen kann, falls eine unmerkliche Schrunde vorhanden war. Die längste Inkubationszeit, die einwandfrei bei uns beobachtet wurde, beträgt 418 Tage; es wurde jedoch auch über eine Inkubation von 4 und $7^{1}/_{2}$ Jahren berichtet, in der älteren Literatur finden sich Fälle von 20 und mehr Jahren, jedoch sind diese Fälle nicht einwandfrei. In Österreich und Deutschland wurde bisher Lyssa beim Niederwild nicht beobachtet, jedoch wurde seinerzeit über eine große derartige Epidemie in England berichtet. Nach experimentellen Untersuchungen ist bekannt, daß die Immunität nach der Schutzimpfung nicht länger als 4 bis 6 Monate anhält. Experimentell konnte nachgewiesen werden, daß Tiere, die noch nicht manifest lyssakrank sind, die Wut übertragen können, und zwar schon 14 Tage vor Ausbruch der Erkrankung.   *Schweinburg*

Was geschieht mit einem Hunde, der einen Menschen gebissen hat?

Nach einem Erlaß des Bundesministeriums für soziale Verwaltung vom 18. Jänner 1922 sind sämtliche Bisse von Menschen durch Tiere wegen der

Gefahr der Ansteckung mit Wut anzeigepflichtig. Das beißende Tier soll sogleich einer tierärztlichen Untersuchung unterzogen werden. Ratschläge, ein solches, also wutverdächtiges Tier etwa aus diesem Grunde zur Stellung der Diagnose zu töten, sind durchaus unsachgemäß. Die Feststellung der Wut erfolgt in der Praxis durch die Erhebung des klinischen Krankheitsbildes, wozu insbesondere auch der Krankheitsverlauf als solcher wesentlich ist. Die Sektion und die Untersuchung des Ammonshorns auf Negrische Körperchen, sowie die (allerdings erst nach Wochen zu verwertende) Übertragung auf Kaninchen, kann zwar in vielen Fällen die Diagnose Wut sichern, immerhin aber ist es bekannt, daß bei Vorliegen von Wut diese Untersuchungsmethoden auch ein negatives Ergebnis haben können. Wird ein Hund, der wütend oder wutverdächtig ist, getötet, so kann daher, falls Sektion, histologische Untersuchung und Impfversuch negativ ausfallen, nicht bewiesen werden, daß Wut nicht vorliegt. Die Untersuchung wütender oder wutverdächtiger Hunde erfolgt in der Weise, daß der Hund einer mindestens 10- bis 14 tägigen Beobachtung unterzogen wird. Bleibt der Hund in dieser Zeit am Leben, so wird — da in unseren Gegenden die Wut als eine spontan nicht ausheilende Krankheit gilt — der Beweis als erbracht angesehen, daß es sich beim Biß nicht um Wut gehandelt hat.

Die Untersuchung von Tieren, welche Menschen gebissen haben, wird vorschriftsgemäß zweimal vorgenommen, zunächst unmittelbar nach dem Biß und, falls hiebei keine Verdachtsmomente gefunden wurden, neuerlich nach 14 Tagen. Diese Vorsichtsmaßnahme erfolgt deshalb, weil es bekannt ist, daß Tiere, welche noch keine klinisch wahrnehmbaren Symptome der Wut zeigen, im Speichel Wutvirus enthalten und daher schon infizieren können. Eine Infektion des Menschen mit Wut ist also dann nicht anzunehmen, wenn die Untersuchung des Hundes unmittelbar nach dem Bisse und 14 Tage später Symptome von Wut nicht ergeben hat.

Mitunter kommt es vor, daß der Hund, der den Menschen gebissen hat, nicht allzu lange vorher selbst von einem anderen Hunde gebissen worden war, so daß also die Möglichkeit besteht, der den Menschen später beißende Hund sei mit Wut angesteckt worden. Solche ansteckungsverdächtige Hunde (die also zur Zeit des Bisses gesund, d. h. nicht wutkrank oder -verdächtig sind) können aus diesem Grunde durch ihren Biß zu einer Infektion mit Wut nicht Veranlassung geben, sie werden wegen des Menschenbisses in derselben Weise einer zweimaligen tierärztlichen Untersuchung unterzogen, wie dies oben erwähnt ist.

Bei zu Recht bestehendem Wutansteckungsverdachte wird der Hund auf Grund veterinärpolizeilicher Bestimmungen getötet oder ausnahmsweise, wenn ein erfolgter Biß nicht nachweisbar ist, einer viermonatlichen Kontumaz unterzogen, wobei angenommen wird, daß eine etwa doch erfolgte Infektion innerhalb dieser Zeit zum Ausbruch kommt.

Wirth

Tonsillektomie

Wann sollen Tonsillen entfernt werden und insbesondere bei welchen Allgemeinerkrankungen?

Viele sehen die Tonsillen als Abwehrorgane an, die nicht entfernt werden dürfen, oder glauben, daß die Tonsillen die Aufnahme infektiöser Keime und ihre Unschädlichmachung zu besorgen haben. Sie hätten damit die gleiche Funktion wie Lymphdrüsen. Aus Experimenten ist es bekannt, daß dies jedoch nicht zutrifft und die Tonsillen dem übrigen adenoiden Gewebe der Schleimhäute gleichzusetzen sind, also auch keine filtrierende Funktion haben.

Durch Fein wurde der Name Anginose geprägt; Fein stellte sich vor, daß die Angina der Ausdruck einer Allgemeininfektion sei, weil die Erfahrung lehrt, daß eine gewöhnliche Angina nie auf eine Tonsille allein beschränkt bleibt, sondern beide ergreift. Schon aus dieser Tatsache allein ergibt sich, daß das infektiöse Agens etwa aus der Blutbahn zur Infektion beider Tonsillen führt. Die Angina wäre also nur der Ausdruck einer septischen Allgemeininfektion, die an den Tonsillen sich lokalisiert. Aus dieser einfachen Darstellung schon ist zu ersehen, daß die Physiologie der Tonsillen noch ungeklärt ist. Bei Vorhandensein einer Allgemeininfektion (Rheumatismus, Endokarditis, Myokarditis, Nephritis haemorrhagica, allgemeinseptische Zustände), deren primären Ausgangspunkt wir nicht kennen, entsteht die Frage, ob nicht jene Organe, die uns zugänglich sind, diese Sepsis hervorgerufen haben können, und da sind es vor allem die Tonsillen, die wir zu berücksichtigen haben. Klinisch können wir folgende Möglichkeiten vorfinden:

In einer Gruppe von Fällen, in denen durch eine einwandfreie Anamnese nachgewiesen werden kann, daß die entstandene Allgemeininfektion auf eine Angina zurückzuführen ist, soll ohne jedes Bedenken eine Tonsillektomie ausgeführt werden, wenn auch zu dem Zeitpunkte der Untersuchung ein pathologischer Zustand an den Tonsillen nicht nachweisbar ist.

In einer zweiten Gruppe von Fällen kryptogenetischer Infektionen negiert der Patient jede Anginaerkrankung, doch finden wir an den Tonsillen ausgesprochene, streng umschriebene Veränderungen sogenannter chronischer Tonsillitis, und zwar: Rötung des weichen Gaumens, flüssig-eitriges Sekret in den Tonsillen, ödematös gerötete Oberfläche der Tonsillarschleimhaut, Schwellung und Schmerzhaftigkeit der hinter der Mandibula gelegenen Drüsen. Wenn nur eines dieser vier Symptome stärker ausgeprägt ist, so raten wir zur Tonsillektomie. Wir werden in diesen Fällen einen Zusammenhang als sehr naheliegend annehmen, ihn jedoch nicht als erwiesen betrachten.

Endlich kennen wir eine dritte Gruppe von septischen Erkrankungen, die weder anamnestisch eine Angina hatten, noch lokale Zeichen einer chronischen Tonsillitis aufweisen; hier lehnen wir die Tonsillektomie ab. Dennoch gibt es Fälle, die selbst dann noch tonsillogener Natur sein können. So beobachtete ich einen Fall mit septischer Erkrankung, bei dem an den Tonsillen, sowohl der Anamnese nach, wie auf Grund der Untersuchung nichts zu finden war. Erst auf Drängen des zuweisenden Internisten nahm ich die Tonsillektomie vor, die linkerseits normale Verhältnisse, auf der rechten Seite einen retrotonsillären Abszeß ergab. Drei Monate nach der Tonsillektomie waren die septischen Erscheinungen geschwunden, also ein Zeichen, daß die Tonsillen die schuldtragende Noxe waren.

Außer der Tonsillektomie sind auch konservative Maßnahmen zur Behandlung von tonsillogenen Erkrankungen bekannt geworden (Schlitzung und Expression der Tonsillen usw.), denen wir jedoch ablehnend gegenüberstehen, von der Überlegung ausgehend, daß die chronische Entzündung keineswegs nur an der Oberfläche der Tonsille sitzt, sondern auch tiefe Herde im Tonsillarkörper vorhanden sind, die mit der Oberfläche nicht in Zusammenhang stehen. Wird nun die Oberfläche insultiert, so stellt das nicht nur kein radikales Verfahren dar, im Gegenteil, durch die quetschenden Prozeduren kann der Zustand gelegentlich sogar verschlechtert werden.

Fragen: Wann kann man frühestens im Kindesalter die Tonsillektomie ausführen? Kann als Ersatz der Tonsillektomie die Tonsillotomie ausgeführt werden? Kommt es im Anschlusse an die Tonsillektomie zu einer Verschlechterung der Nephritis oder Endokarditis tonsillogenen Ursprunges? Soll bei tonsillogener Nephritis während oder nach der Krankheit tonsillektomiert werden? Kann bei einem Sänger ohne Schädigung seiner Stimme die Tonsillektomie ausgeführt werden? Welches ist die obere Altersgrenze für die Tonsillektomie? — Antworten: Anginen bei Kindern in den ersten Lebensjahren sind selten, viel häufiger sind Hyperplasien der Tonsillen und adenoide Vegetationen. Bei hochgradiger Hyperplasie werden wir auch vor dem dritten Lebensjahr die Operation ausführen, sonst stellt das dritte Lebensjahr die Altersgrenze nach unten dar. Wo Entzündungen die Indikation zur Tonsillektomie abgeben, ist diese auszuführen, da es nach Tonsillotomie sehr häufig erst notwendig wird, die Radikaloperation zu machen. Wir beobachten nach Tonsillektomie manchmal eine vorübergehende Verschlechterung der tonsillogenen Nephritis oder Endokarditis, was erst recht für die tonsillogene Natur der Erkrankung spricht; womöglich ist die Tonsillektomie erst nach Abklingen des akuten Stadiums auszuführen, nur wo eine Besserung nicht zu erhoffen ist, ist die Tonsillektomie auch im floriden Stadium manchmal notwendig. Die günstigste Prognose gibt die Tonsillektomie bei akuter Nephritis im restitutionsfähigen Stadium; einem Chronischwerden des Prozesses wird dadurch vorgebeugt. Bei einem Sänger kann die Tonsillektomie, wenn schwere pathologische Veränderungen an den Tonsillen bestehen, ohneweiters ausgeführt werden, nur zwingen Sänger wegen ihres psychischen Verhaltens sehr häufig den Arzt zur größten Vorsicht. Die Tonsillektomie kann bei günstigem Allgemeinzustand auch gelegentlich bei älteren Menschen vorgenommen werden, nur ist es eine auffällige Tatsache, daß im Alter die Tonsillitiden an Häufigkeit stark abnehmen. Das 60. Lebensjahr ist wohl eine beinahe regelmäßige Altersgrenze.

G. Hofer

Tracheotomie

Welche sind die häufigsten Indikationen zur Tracheotomie?

Erfahrungsgemäß muß man wohl eine Unterscheidung der Indikation zur Tracheotomie bei Kindern und bei Erwachsenen treffen, da die Hauptindikation bei Kindern in Erkrankungen des kindlichen Kehlkopfes, bei Erwachsenen in malignen Neubildungen, in postgrippösen Affektionen und in anderen im jugendlichen Alter nicht vorkommenden Affektionen besteht. Die Diphtherie des Kehlkopfes ist noch immer eine nicht allzu seltene Indikation zu diesem Eingriff, ebenso starke Schwellungen der unterhalb der Stimmbänder befindlichen Schleimhäute, wie sie beim Pseudokrupp der Kinder zu finden sind (Laryngitis subglottica), ferner zufällig in den

Kehlkopf oder in die Luftröhre gelangte Fremdkörper, wenn auch durch die Tracheoskopie und Bronchoskopie diese Indikation vielfach eingeschränkt wurde.

Bei Erwachsenen sind es die akut perichondritischen Prozesse bei verschiedenen akuten Infektionskrankheiten (besonders Typhus und Influenza), vor allem aber akut auftretende eitrige Kehlkopfprozesse (Laryngitis submucosa infectiosa oder Larynxphlegmone), welche die Tracheotomie indizieren können. Aber auch Fälle von akut auftretendem Kehlkopfödem, welche in die Gruppe der Quinckeschen transitorischen Ödeme einzureihen sind, weiters chronisch entzündliche Prozesse, wie Tuberkulose, tertiärluetische Kehlkopfinfiltrate und vor allem das jetzt bei uns recht selten zur Beobachtung kommende Rhinosklerom. Hiebei sei nicht vergessen, daß in jenen Fällen, in welchen sich die Verengerung des Kehlkopfes langsam entwickelt, wie bei den letzteren Erkrankungen oder auch bei den langsam auftretenden Stimmbandlähmungen der Patient Zeit hat, sich an die verringerte Luftzufuhr zu gewöhnen und eine hochgradige Verengerung wesentlich leichter ertragen wird als die akut auftretenden Glottiseinengungen. So sei an solche Fälle erinnert, wo Verletzungen durch Fliegen, Bienen ein akutes Glottisödem provozierten und die Patienten, noch ehe ärztliche Hilfe ihnen zuteil werden konnte, in kürzester Zeit erstickten. Noch sei der Tracheotomie bei Tuberkulose aus kurativer Indikation gedacht, welche bei nicht hochgradiger Stenose die Atmung durch das erkrankte Larynxgebiet auszuschalten bestimmt ist, um auf diese Weise eine Ruhigstellung des Kehlkopfes und damit eine bessere Ausheilungsmöglichkeit zu gewährleisten. Endlich ist die maligne Tumorbildung des Kehlkopfes ein wichtiges Indikationsgebiet für den Luftröhrenschnitt bei älteren Leuten. Der Vollständigkeit halber sei schließlich noch die Tracheotomie bei Narkoseunglücksfällen angeführt. Es sei noch angefügt, daß die bei Kindern nicht selten vorkommenden multiplen Papillome, wie sie an Stimm- und Taschenbändern sitzen, manchmal eine besondere Ausbreitung haben können, welche absolute Stenose bedingt, weshalb vor endolaryngealen Maßnahmen oder Laryngofissur die Tracheotomie angezeigt erscheint. *Glas*

Tuberkulose

Welche Bedeutung hat die kutane Tuberkulindiagnostik für die ärztliche Praxis?

Die von Pirquet angegebene Tuberkulin-Kutanreaktion beruht darauf, daß man auf eine Hautexkoriation einen Tropfen Alttuberkulin aufträgt, worauf in 24 bis 48 Stunden sich eine lokale Entzündung einstellt, welche dafür beweisend ist, daß der Organismus mit Tuberkelbazillen infiziert ist. Für den noch nicht infizierten Organismus ist bekanntlich das Tuberkulin eine vollkommen reizlose Substanz. Die Reaktion wird in folgender Weise angestellt: Man reibt die Dorsalseite des Unterarmes mit einem äthergetränkten Wattebausch ab und trägt in einer Entfernung von etwa 10 Zentimeter zwei Tropfen unverdünntes Alttuberkulin auf, hierauf wird mit einem Impfbohrer zuerst in der Mitte zwischen diesen beiden Tropfen und dann innerhalb derselben durch Bohrung eine Erosion gesetzt, die bis an das Korium reichen, aber nicht bluten soll. Man bedeckt die Tuberkulintropfen dann mit kleinsten Watteflöckchen und fixiert sie mit Heftpflasterstreifen. Nach 48 Stunden liest man die Probe ab; die Papel muß mindestens 5 Millimeter im Durchmesser haben, damit man sie als zweifellos positiv bezeichnen kann, manchmal erreicht dieselbe aber sogar einen Durchmesser von 10 bis 30 Millimetern. Je nach der Intensität der Röte und nach der Tastbarkeit des Infiltrates kann man verschiedene Intensitätsstufen unterscheiden, deren höchste die blasige Reaktion darstellt. Bei kachektischen Individuen fällt eine livide Verfärbung auf. Es ist besonders wichtig, an der Tatsache festzuhalten, daß zwischen der Intensität der Reaktion und der Schwere der Erkrankung keine Beziehung besteht, daß aber bei gewissen Erkrankungen, wie Skrofulose und Erythema nodosum eine besonders intensive Reaktion auftritt, während anämische und kachektische Individuen eine sehr geringe Reaktion aufweisen. Sehr frühzeitig verschwindet eine früher vorhandene positive Tuberkulinreaktion bei Eintritt einer Meningitis tuberculosa. Von Wichtigkeit ist auch die Anergie während der Masern, die etwa zwei Tage vor Ausbruch des Exanthems auftritt und allmählich, etwa nach einer Woche, wieder dem früheren Verhalten Platz macht. Diese Unterempfindlichkeit gegenüber dem Tuberkulin im Verlaufe der Masern wirft ein Licht auf die ungünstige Beeinflussung, welche latente tuberkulöse Prozesse durch die Maserninfektion nicht selten erfahren. Es ist begreiflich, daß im Säuglings- und frühesten Kindesalter der Wert einer positiven Pirquetschen Reaktion viel größer ist als z. B. bei einem älteren Schulkind, und umgekehrt wird man im späteren Kindesalter aus einer sicher negativen Tuberkulinreaktion mit großer Wahrscheinlichkeit den Schluß ziehen können, daß die tuberkulöse Natur einer Erkrankung, z. B. Koxitis, abgelehnt werden kann. Allerdings darf man sich da nicht mit der Pirquetschen Kutanreaktion allein begnügen, die etwa der Einverleibung von $^1/_{100}$ Milligramm Tuberkulin entspricht, sondern muß $^1/_{10}$ Milligramm, eventuell sogar 1 Milligramm intrakutan injizieren, um auch wenig tuberkulinempfindliche Erkrankungsformen der Tuberkulose zu erfassen. Man kann dies mit der Impfung nach Mantoux intrakutan oder nach dem Vorschlage Hamburgers subkutan machen, jedenfalls soll aber der Injektionsprobe eine Kutanreaktion vorausgehen, der dann 48 Stunden später die Injektion folgen kann, wenn die erste Probe negativ ausgefallen ist.

An Stelle der Pirquetschen Kutanreaktion sind eine ganze Reihe anderer Kutanreaktionen angegeben worden, von denen wir die Einreibung mit Tuberkulinsalbe (Dermotubin, Ektebin) oder mit eingeengtem Alttuberkulin hervorheben wollen.

Fragen: Bleibt die Intensität der Reaktion gleich, wenn man in kurzen Intervallen immer wieder impft? Kommt es bei diesen Reaktionen zu Drüsenschwellungen? — Antworten: Durch wiederholte Kutanproben kann die Tuberkulinempfindlichkeit ansteigen, manchmal fällt sogar erst die zweite Tuberkulinprobe positiv aus. Drüsenanschwellungen wurden nach Kutanproben nicht beobachtet. *Hecht*

Welche klinische Bedeutung haben die Aßmannschen infraklavikulären Infiltrate?

Aßmann hat zuerst in einer Anzahl von Fällen, die schon bei den ersten Verdachtsmomenten einer Lungenerkrankung zur Untersuchung kamen und bei genauester Perkussion und Auskultation keinerlei Abweichung oder höchstens ganz unbestimmte objektive oder auch subjektive Allgemeinsymptome zeigten, im Röntgenbilde bei sonst ganz freien Lungenspitzen eine rundliche Verschattung nachweisen können, welche unterhalb des Schlüsselbeines, meist lateralwärts nahe dem Thoraxrande gelegen war. Auf Grund von Vergleichen der Röntgenbefunde mit anatomischen Substraten nahm er an, daß es sich um käsig pneumonische Herde handle, zumal mehrfach in ganz spärlichem Sputum reichlich Tuberkelbazillen nachgewiesen wurden. Aßmann legte besonderes Gewicht auf diese Befunde, erstens praktisch, weil wegen der Neigung der Herde zum Zerfall eine sofortige Behandlung mit Pneumothorax und in Heilstätten eingeleitet werden müsse, zweitens theoretisch, weil hiedurch erwiesen sei, daß die Tuberkulose auch bei Erwachsenen keineswegs immer, wie früher als Dogma angenommen, zuerst von der Spitze ausgehe, sondern daß die ersten Herde oft an einer anscheinend hiezu besonders disponierten Stelle unterhalb des Schlüsselbeines, nahe der Lungenoberfläche gelegen sind.

Bevor aber für die praktische Diagnostik initialer Lungentuberkulose so weitreichende Schlüsse gezogen werden, wie dies neuerdings geschieht, müssen wohl weitere gründliche Untersuchungen der pathologischen Anatomie abgewartet werden, deren erfahrenste Vertreter bisher auf Grund ihrer Befunde sich gegenüber der neuen Lehre ablehnend verhalten. Wohl aber können solche infraklavikulär lokalisierte Infiltrate in manchen Fällen als die ersten klinischen und besonders auch Röntgenveränderungen imponieren, wenn die apikalen Herdchen schon so weitgehend geschrumpft sind, daß sie für unsere Untersuchungsmethoden nicht mehr in Erscheinung treten.

Für die klinische Diagnostik initialer Lungentuberkulose bleibt also die alte Lehre von der primären Lokalisation der tertiären Phthise in den Spitzen und die hierauf gegründete, genaueste Untersuchung der Lungenspitzen in ihrer vollen Geltung mit der Einschränkung, daß man sich nicht bloß streng an die Spitze, sondern auch an die benachbarten Gebiete des Oberlappens, sowohl vorne, als hinten, als lateral in der Höhe der ersten bis zweiten Rippe, besonders auch an die infraklavikulären und subapikalen Bezirke halten muß. *Weinberger*

Welche Bedeutung hat die Schutzimpfung nach Calmette gegen die Tuberkulose?

Calmette berichtet bekanntlich in zahlreichen Abhandlungen, daß es ihm gelungen sei, mit seinem dreizehn Jahre hindurch in 230 Passagen weitergezüchteten BCG-Stamm, der lebend, avirulent und nicht tuberkulogen sein soll, Immunität gegen Tuberkulose hervorzurufen.

Wenn wir die Angaben Calmettes kritisch überprüfen, so wären wir berechtigt, von vorneherein, auch ohne eigenes Versuchsmaterial, deren Richtigkeit zu bezweifeln.

Wir stehen heute auf dem Standpunkte, daß eine Immunität gegen Tuberkulose nur durch Infektion entstehen könne und daß im allgemeinen die in früher Kindheit erworbene Infektion gegen spätere Tuberkuloseinfektionen schützt. Ohne Infektion kann jedenfalls keine Immunität zustande kommen.

Es bestehen demnach nur folgende zwei Möglichkeiten: Entweder sind die Angaben Calmettes über die Eigenschaften seines B C G-Stammes zu Recht bestehend, dann kann keine Immunität entstehen, oder es entsteht Immunität, dann muß der B C G-Stamm lebend und virulent sein.

In ausgedehnten Untersuchungsreihen haben wir im Tierversuch die Frage nach der Beurteilung des B C G-Stammes einer Lösung zuzuführen gesucht. Es ergab sich hiebei:

1. Der B C G-Stamm kann Tiere — die Versuche wurden an Meerschweinchen durchgeführt — töten. Die Todesursache bildet in diesen Fällen eine pathologisch-anatomisch festgestellte Tuberkulose.

2. Es gelingt, im Gegensatze zur Angabe Calmettes, aus Leichenmaterial den Stamm weiterzuzüchten.

3. Dieser Stamm ließ sich beliebig weiterzüchten und erwies sich bei Weiterübertragung auf Tiere als virulent.

4. Verfütterung per os ruft keine Veränderungen hervor, weil die Bazillen offenbar wieder ausgeschieden werden.

5. Die Tuberbulinreaktion fällt dementsprechend nach Verfütterung der BCG-Vakzine fast ausnahmslos negativ aus; immer aber positiv, wenn die BCG-Vakzine subkutan oder intraperitoneal eingespritzt wird.

6. Die von Calmette betonte Ausheilung der etwa entstandenen Veränderungen ist nicht mit Sicherheit, wenigstens nicht gesetzmäßig, zu beweisen.

Zusammenfassend müssen wir zu dem Schlusse kommen, daß die etwa durch B C G entstehende Immunität eine echte Infektionsimmunität darstellt, und das Verfahren aus diesem Grunde, da sie mit der artifiziellen Infektion des Säuglings erkauft werden muß, wohl abzulehnen ist.

Keineswegs ist das Verfahren derzeit schon für die Anwendung bei Kindern geeignet, und wir müssen unbedingt den Standpunkt vertreten, daß zunächst weitere autoritativ experimentelle Nachprüfungen zu erfolgen hätten. *Nobel*

Wie diagnostiziert man die Urogenitaltuberkulose bei Jugendlichen?

Die urogenitale Tuberkulose bei Kindern unter zwölf Jahren ist eine außerordentliche Seltenheit. Wir müssen annehmen, daß die Urogenitaltuberkulose ihre Entstehung einer allgemeinen tuberkulösen Bakteriämie verdankt, die von irgendeinem primären Herd in den Bronchial- oder Mesenterialdrüsen (tuberkulöser Primärinfekt) ihren Ausgang nimmt.

Die Diagnose der Urogenitaltuberkulose bei Jugendlichen ergibt sich aus dem klinischen Bilde, aus dem Harnbefund und den Ergebnissen der urologischen Untersuchung.

Die Tuberkulose des Harntraktes äußert sich schon frühzeitig mit den Erscheinungen der Zystitis. Da die häufigste Infektion des Harnes im Kindesalter die Koliinfektion ist, so wird man in jedem solchen Falle zunächst an die Möglichkeit einer Kolizystitis zu denken haben; wenn jedoch die Harnuntersuchung die Abwesenheit von Kolibazillen im Harnsedimente ergibt, so wird der Verdacht einer Tuberkulose des Harntraktes durchaus gerechtfertigt. Es ist daher in jedem Falle von länger dauernder Zystitis im jugendlichen Alter, wenn eine gonorrhoische Erkrankung und eine Koliinfektion durch die Harnuntersuchung ausgeschlossen werden kann, immer an eine Tuberkulose des Harntraktes zu denken. Das gleiche gilt für alle Fälle, in denen eine mehr oder minder akut auftretende, nicht sehr schmerzhafte Infiltration eines Nebenhodens beobachtet wird.

Auch mittels des Röntgenverfahrens lassen sich mitunter (nach eigenen Erfahrungen) schwere tuberkulöse Veränderungen der Nieren mit Verkalkungen als Schattenflecke nachweisen.

In allen diesen Fällen müssen wir die Diagnose zunächst durch die Färbung des Harnsedimentes nach Ziehl-Neelsen zu stellen trachten.

Gelingt es nicht, durch färberische Maßnahmen den Nachweis der Tuberkulose zu erbringen, so werden wir versuchen, durch Einimpfung des Harnsedimentes beim Meerschweinchen und durch das Kulturverfahren von Löwenstein die exakte Diagnose zu stellen.

Da jedoch diese letzteren Untersuchungen immerhin zwei bis fünf Wochen bis zum eindeutigen Ergebnisse benötigen, wird man auf die serologischen Untersuchungen hingewiesen, und zwar auf die Pirquetsche Hautimpfung, die Calmettesche Augenreaktion und auf die Stichreaktion nach Moro.

Wir wissen, daß diese Reaktionen in all den Fällen ein positives Resultat geben, in denen zu irgend einem Zeitpunkte des Lebens eine tuberkulöse Infektion stattgefunden hat; für das Kindesalter gewinnen diese Reaktionen eine beweisende Kraft.

Einer besonderen Besprechung bedarf die sogenannte Wildbolzsche Eigenharnreaktion. Sie unterscheidet sich zunächst von der Pirquetschen Reaktion und ähnlichen Verfahren, daß sie nur wirklich aktive tuberkulöse Herde im Organismus anzeigt, während bei der Pirquetschen Reaktion jedwede überstandene, auch inaktive, geheilte Tuberkulose positiv reagiert. Durch Eindicken des Harnes im Vakuum auf ein Zehntel seines Volumens erhält man eine Flüssigkeit, deren Tuberkulingehalt zehnfach konzentriert wird, und man kann mit dieser konzentrierten Flüssigkeit durch intrakutane Injektion eine charakteristische Quaddel erzeugen, welche das Vorhandensein eines noch mit virulenten Tuberkelbazillen ausgestatteten tuberkulösen Herdes beweist.

In einem Falle von verdächtiger Nebenhodeninfiltration wird man daher die Wildbolzsche Eigenharnreaktion anstellen, deren positiver Ausfall sehr zugunsten der Annahme einer Tuberkulose des Nebenhodens, deren negativer Ausfall mit großer Sicherheit gegen die Annahme einer Tuberkulose spricht.

Die urethrale Tuberkulinreaktion, über die Oppenheim kürzlich berichtete, ist gleichfalls in fraglichen Fällen akuter oder chronischer Nebenhodenschwellung von hohem diagnostischen Wert.

Frage: Kann die Dermotubinprobe nach Löwenstein zur Diagnose der Urogenitaltuberkulose herangezogen werden? — Antwort: Diese Probe beweist wie die Pirquetsche nur das Vorhandensein einer stattgehabten tuberkulösen Infektion. *Blum*

Wie soll man einen Fall von Tuberkulose des Kehlkopfes behandeln?
Die Lokalisierung der Tuberkulose im Larynx ist immer als ein ungünstiges Symptom zu werten, noch ungünstiger sind jedoch die Fälle mit
Tuberkulose im Pharynx. Ich nehme hier die lupösen Veränderungen aus,
die gewöhnlich keinen lebensbedrohlichen Prozeß darstellen. Bei einem
Patienten mit Larynxtuberkulose werden wir uns zuerst über seinen Allgemeinzustand zu orientieren haben, da die Larynxtuberkulose fast stets
nur die sekundäre Lokalisation einer primären Lungentuberkulose darstellt.
Wir werden daher keine Therapie vorschlagen, ehe wir über den Allgemeinzustand orientiert sind. Die Tuberkulose im Larynx tritt in Form einer
Infiltration, eines Geschwüres oder als fibröser Granulationsprozeß auf.
Natürlich sind Mischformen möglich. Als vierte Form kommt noch die
miliare hinzu, die jeder Therapie trotzt und hier kaum in Frage kommt,
weil sie die deletärste Art darstellt. Ist nun der Charakter der Larynxtuberkulose bekannt, so wird als zweite Frage auftauchen, ob der Prozeß
lokalisiert oder diffus ist. Sind wir nunmehr über die Natur und die Ausdehnung des Prozesses orientiert, so werden wir den Allgemeinzustand zu
erforschen trachten, und sind hier bestimmte Momente maßgebend. Vor
allem ist der Lungenbefund mit Hilfe der physikalischen Untersuchung und
des Röntgenverfahrens genau zu erheben, ferner die Gewichtskurve, das
Verhalten der Körpertemperatur sowie der Ernährungszustand zu registrieren. Ist auch nur eines dieser Momente in ungünstigem Sinne zu
beantworten, so muß der Fall als ungünstig gewertet werden. Therapeutisch
stehen uns fünf verschiedene Methoden der Behandlung der Larynxtuberkulose zur Verfügung: Erstens die rein palliative. Das Ulkus im Larynx
wird mit Orthoformeinblasungen behandelt zwecks Reinigung desselben
und damit der Patient besser schlucken kann. Bei einem kleinen Infiltrat
tritt die Milchsäurebehandlung in ihre Rechte, die wohl keine Ausheilung herbeiführen kann, jedoch als Behandlungsverfahren gut wirkt.
Als zweite Art der Therapie kommt die symptomatische in Betracht, die
dazu dient, die quälenden Schmerzen bei Larynxtuberkulose zu mildern. Als
wirksamste Methode hat sich die Alkoholinjektion in den sensiblen
Larynxnerven (Laryngeus superior) bewährt. Die dritte Form der Therapie
stellt die operative Methode in Form der Tracheotomie dar, die sowohl
zu kurativen Zwecken ausgeführt wird, wie auch bei Stenosen als dringliche
Methode zur Anwendung gelangt. Zum Schlusse ist als viertes Verfahren
die moderne Methode der Bestrahlung zu erwähnen. Hier unterscheiden
wir zwischen externer und interner Bestrahlung, die mit den verschiedenen
Lichtquellen vorgenommen werden kann. Als erste therapeutische Maßnahme, die wir bei einem Patienten durchzuführen haben, kommt die
Schmerzbekämpfung in Betracht, damit der Kranke wieder essen kann.
Die operativen Methoden bleiben für jene Fälle reserviert, welche noch
eine gewisse Resistenz aufweisen und bei denen der Prozeß lokalisiert ist.
Es sind hier die Diathermie (Elektrokoagulation), das Kurettement,
die Kaustik und die Elektrolyse zu nennen. Die Bestrahlungsbehandlung
wird vornehmlich für die Fälle ausgebreiteter Tuberkulose des Larynx
reserviert bleiben und je nach dem günstigen oder ungünstigen Allgemeinzustand von innen oder von außen angewendet werden müssen. Zusammenfassend läßt sich also sagen, daß wir bei Larynxtuberkulose uns nicht nur

von dem Lokalbefund, sondern von dem Allgemeinzustand und besonders
von dem Lungenbefund werden leiten lassen müssen. Bei günstigem Allgemeinzustand kann eine energischere Therapie Platz greifen. Hält man sich
an das in Vorstehendem Gesagte, so wird man bei der Behandlung keine
groben Fehler machen und den Patienten nicht schädigen. Durch eine zu
energische Therapie kann ein Fall von Tuberkulose leicht zu Schaden
kommen.   *G. Hofer*

Unguis incarnatus

Welche Behandlungsmethoden des Unguis incarnatus sind empfehlenswert?

Der eingewachsene Nagel (Unguis incarnatus) besteht im wesentlichen
in einem Dekubitalgeschwür, das der seitliche Nagelrand im Nagelfalz
infolge eines abnormen Druckes hervorruft.

Die Ursache ist fast regelmäßig zu suchen im Zusammentreffen eines zu
kurz geschnittenen Nagels mit einem Druck entweder von seiten eines zu
engen Schuhes oder einer eng anliegenden zweiten Zehe.

Der Prozeß beginnt in der Ecke zwischen freiem und seitlichem Nagelrand
zumeist an der der zweiten Zehe zugewendeten Seite in einer schmerzhaften
Rötung der genannten Stelle. Bleiben die den abnormen Druck verur-
sachenden Momente bestehen, so kommt es bald zu einer Schwellung der
Weichteile neben dem Nagel, so zwar, daß der drückende Nagelrand über-
wuchert wird. Sehr bald kommt es zu einer zunächst serösen, dann eitrigen
Sekretion, die ihre Quelle im Nagelfalz hat. An dieser Stelle tritt dann sehr
häufig ein hellroter Granulationspfropf zutage. Die Entzündung kann auch
schwerere Formen annehmen und zur Lymphangitis und Lymphadenitis
führen. Schon nach wenigen Tagen nehmen die anfangs geringen Schmerzen
derart zu, daß das Auftreten schwer möglich ist.

Bevor ich auf die Behandlung des Unguis incarnatus eingehe, eine Be-
merkung zur Prophylaxe: Die Erfahrung lehrt, daß die meisten Fälle von
eingewachsenem Nagel im Anschluß an ein zu weites Zurückschneiden des
freien Nagelrandes auftreten und soll man bei der Fußpflege darauf bedacht
sein, speziell die beiden Ecken stets etwas vorstehen zu lassen.

Da der Prozeß, sich selbst überlassen und unbeachtet, zunimmt, indem
die Schwellung und Überwucherung des Nagelrandes wieder ein tieferes
Einbohren des Letzteren zur Folge hat und so ein Circulus vitiosus entsteht, empfiehlt es sich, das Übel schon im Beginn zu behandeln.

Es wird vielfach geübt, unter den drückenden Nagelrand etwas Gaze
oder Jodoformdochte unterzulegen, auch Stanniol oder härtere Metall-
plättchen wurden angewendet. Wo der Prozeß noch ganz im Beginn, also
noch nicht sehr schmerzhaft ist, kann er damit kupiert werden, besonders
wenn man nach mehrtägiger Tamponade den drückenden seitlichen Nagelrand zurückschneidet.

Eine amerikanische Methode, die bei leichten, bzw. beginnenden
Fällen ausgezeichnete Dienste leistet und den Vorteil hat, daß sie abseits
der entzündeten und schmerzhaften Partie angewendet wird, besteht darin,
daß man den Nagel in der Mitte von unten bis oben mit einem feinen und
elastischen Skalpell derart zuschneidet, wie man einen Bleistift spitzt.

Dieses Abhobeln wird so lange fortgesetzt, bis der Nagel papierdünn und mit der Messerspitze leicht eindrückbar ist. Schon am nächsten Tage sieht man eine deutliche Besserung und bald darauf ein vollkommenes Ausheilen, das darauf beruht, daß die beiden seitlichen unverdünnten Nagelteile unter Verschmälerung der abgehobelten Partie gegen die Mitte zusammenrücken, wodurch der seitliche Nagelfalz entlastet wird.

In weiter vorgeschrittenen Fällen sind radikalere Methoden notwendig: Unter lokaler Anästhesie schneidet man die ganze erkrankte Partie inklusive den Rand des Nagels fort. Der überwuchernde Weichteilwulst wird mit der Schere gekappt, Granulationsgewebe exkochleirt und mit Sorgfalt darauf geachtet, daß vom Rand des Nagels nichts zurückbleibt.

Da diese Operation manchmal zur Folge hat, daß der Nagel schief nachwächst, ist es empfehlenswerter, den Nagel vollkommen zu entfernen. Die Schere wird mit ihrem spitzen Blatt in der Mitte des freien Nagelrandes unter den Nagel eingestochen und bis in die Matrix vorgeschoben; hierauf der Nagel gespalten und beide Hälften mit einer kräftigen Kornzange herausgedreht. Auch hiebei ist darauf zu achten, daß insbesondere in den proximalen Winkeln nichts vom Nagel zurückbleibt.

Eine weitere Methode, die die Möglichkeit einer Rezidive mit Sicherheit zu vermeiden bestrebt ist, geht dahin, das Nachwachsen des exstirpierten Nagels zu verhüten. Dazu ist das Ausschneiden der Matrix notwendig. Es wird also nach Extraktion des Nagels die Gegend der Lunula und noch ein Stück proximal davon von dem Gewebe, von dem aus der Nagel gewachsen ist, exstirpiert. Es bildet sich dann in der Folge statt des Nagels eine weiche Hornschichte, die auch beim Tragen enger Schuhe keine Beschwerden mehr hervorruft. *O. Frisch*

Vergiftungen

Wie behandelt man die Leuchtgasvergiftung?

Das wichtigste Merkmal der frischen Leuchtgasvergiftung ist die kirschrote Färbung des Gesichtes, der sichtbaren Schleimhäute und der Extremitäten. In vorgeschrittenen Fällen tritt an Stelle der kirschroten eine livide Farbe. Das Wesen dieser Vergiftung besteht darin, daß sich an dem Hämoglobin Kohlenoxyd verankert, wodurch das Atemzentrum nicht erregt wird. Der Sauerstoff beruhigt das Atemzentrum, bei reichlicher Zufuhr tritt Apnoe ein. Das erste, was wir in einem Falle von Leuchtgasvergiftung zu tun haben, ist, erregend auf das Atemzentrum einzuwirken. Es stehen uns hiezu eine Reihe von Medikamenten zur Verfügung, das Lobelin, das Cardiazol, das Coramin. Ein Mittel, das jedoch all die genannten an Wirksamkeit überragt, ist die Einatmung von Kohlensäure. Ich habe die Einrichtung getroffen, daß alle Kranken nach Vergiftungen, die in der Atmung suspekt sind, mit Kohlensäure behandelt werden. Es hat sich dieses Mittel auch bei Morphiumvergiftung sehr gut bewährt, da es das Atmungszentrum anregt. Ich habe zu diesem Zwecke an den Schlauch der Sauerstoffbombe mittels eines T-Rohres eine Spritzflasche, in die der Inhalt einer Sodawasserflasche, also Kohlensäure, erforderlichenfalls eingespritzt wird, anschließen lassen. In der täglichen Praxis kann man so vorgehen, daß man den Patienten einfach eine enghalsige Flasche, die man mit Sodawasser gefüllt hat, vor den Mund bzw. die Nase hält, vorausgesetzt, daß der Patient überhaupt einen Atemzug macht. Wenn dies nicht der Fall ist, muß künstliche Atmung gemacht werden. Die Sauerstoffeinatmung ist nicht so wichtig, wie allgemein angenommen wird. Es genügt der Sauerstoff der frischen Luft. Ferner hat sich der Aderlaß sehr gut bewährt. Wir machen ihn jedoch nicht, um den Körper zu entgiften, sondern zwecks Regeneration der roten Blutkörperchen. Wichtig ist es, zu achten, wie es mit dem Kreislaufe steht. Die allgemeine Tendenz geht dahin, bei Leuchtgasvergiftung Kampfer und Cardiazol zu geben; diese Mittel erweitern aber die peripheren Gefäße. Als bestes Mittel ist das Koffein heranzuziehen. Es erweitert die Koronararterien, dadurch kommt es zu einem kräftigeren Schlagen des Herzens und gleichzeitig hebt es den Tonus der peripheren Gefäße. Mit Kohlensäure, Aderlaß und Koffeininjektionen kommen wir gewöhnlich aus. Wenn der Patient anfängt, wieder regelmäßig zu atmen, so gibt das noch keine Sicherheit, daß er außer Gefahr ist. Es können dann noch Erscheinungen von seiten der Haut und des Gehirnes auftreten. Nicht selten sehen wir bei der Einlieferung eines Kranken brandblasenähnliche Bildungen an den Füßen, am Gesäß und am Rücken. Es sind das aber keine Brandblasen, sondern Folgen der Thrombosierung. Diese Hautblasen sollen vorsichtig aseptisch aufgestochen und verbunden werden. Sie erfordern überhaupt eine genaueste aseptische Behandlung, da es von ihnen aus leicht zu einer Infektion mit ihren neuerlichen Gefahren kommen kann. Warum diese Erscheinungen in manchen Fällen auftreten, in anderen nicht, wissen wir nicht. Ich konnte Fälle beobachten, in denen zwei Personen unter vollständig gleichen Bedingungen der Einwirkung des Leuchtgases ausgesetzt waren, und doch war der Verlauf ganz verschieden. So kam es vor, daß eine der Beiden glatt genas, während bei der anderen ausgedehnte Nekrosen auftraten und ernste toxische und nervöse Erscheinungen; erst nach einem Jahre folgte Wiederherstellung. Das weitaus Unangenehmste sind die zerebralen Erscheinungen. Es handelt sich da um Erweichung in den Stammganglien, namentlich im Thalamus und hier um bleibende Zerstörungen. In manchen Fällen greifen die Veränderungen des Thalamus auf die motorische Sphäre über. Sie überdauern jedoch die Hemiplegie und die anderen Folgeerscheinungen. In einem Falle konnte ich nach Rückgang der Hemiplegie eine Polyneuritis konstatieren, die glatt abheilte.

Aus dem Vorstehenden ergibt sich, daß wir bei Stellung der Prognose einer Gasvergiftung sehr vorsichtig sein müssen. Die gleiche Behandlung ist nicht nur gegen die Leuchtgasvergiftung, sondern auch gegen andere Arten von Gasvergiftungen, wie die mit Abzugsgasen (Badeöfen, Automobile) zu verwenden, die auch meist Kohlenoxyd enthalten. *Pal*

Zahnheilkunde

Können äußerlich intakte Zähne die Ursache pathologischer Prozesse sein?

Bei anscheinend unversehrten Zähnen pflegt die Kinnfistel aufzutreten. In den unteren Schneidezähnen stellt sich gelegentlich ein Zerfall der Pulpa ein, ohne daß die Ursache sofort erweisbar wäre. In den meisten Fällen sind es direkte Traumen, die vorausgegangen sind und durch die Erschütterung und konsekutive Blutung den dünnen Pulpenstrang zum Absterben bringen oder einen Bruch innerhalb der Wurzel selbst herbeiführen. Sprünge im Schmelz, wie sie durch geringfügige Verletzungen zustande kommen, genügen, um Mikroorganismen der Pulpa zuzuführen und deren Tod zu bewerkstelligen.

Auch bei verschiedenen Berufen, z. B. Schuster, Tapezierer können durch andauerndes Festhalten von Nägeln und Nadeln derartige Verletzungen hervorgerufen werden.

Die Erfahrung lehrt, daß die Kinnfistel ihren Ursprung gewöhnlich von den unteren Schneidezähnen nimmt, wobei die mittleren am meisten in Betracht kommen. Bei genauer Untersuchung kann man des öfteren bemerken, daß diese unter dem Niveau der Schneideflächen der Nachbarzähne liegen, ein Umstand, der für die starke Abnützung der Zähne spricht. Ihre Schneiden zeigen deutliche Abschliffazetten und ihre labiale Oberfläche oft mit der Lupe deutlich zu erkennende Spalten im Schmelz. Diese Veränderungen sind typische Zeichen einer länger andauernden traumatischen Einwirkung, und unter diesem länger dauernden Einfluß kann es zum Zerfall der Pulpa, eventuell durch Zirkulationsstörungen, kommen. Dieser Umstand kann des nachts erfolgen, wenn der Patient während des Schlafes den Stützpunkt des Unterkiefers durch Vorschieben desselben in den Schneidezähnen findet und ein klonischer Krampf in horizontaler Richtung die Wirkung auf Zahn und das paradentale Gewebe erhöht. Dadurch, daß die Druckwirkung bei den unteren Schneidezähnen geringerem Widerstand begegnet, finden wir die ersten und schwersten pathologischen Erscheinungen zunächst an den unteren Schneidezähnen. Die häufigste Ursache der Periostitis ist die Infektion vom Foramen apicale aus, seltener von der Zahnfleischtasche, bzw. vom Alveolarrand und auf dem Wege des Blutkreislaufes. Da hier die Schneideflächen des Schmelzes beraubt sind, und unter der Einwirkung des nächtlichen Zusammenbeißens, bzw. Knirschens auch Sprünge und Absplitterungen an den Schneidezähnen auftreten können, ist die Möglichkeit des Eindringens von Mikroorganismen auf diesem Wege nicht abzuweisen. Eine Infektion von der Zahnfleischtasche oder vom Alveolarrand wäre bei Miterkrankung des Paradentiums leicht möglich.

Der Zerfall des Zahnmarks kann vollständig schmerzlos vor sich gehen und wird dem Patienten erst bemerkbar, wenn der zerfallene Inhalt reizend auf das Periodontium wirkt. Dann erst treten neben gelinden Schmerzen Schwellung auf der Vorderseite des Kiefers und Schwellung der submentalen Drüsen auf. Oft werden solche Fisteln als vom Knochen ausgehend angesehen und eine zwecklose Therapie eingeleitet. Nur die exakte konservierende Behandlung mit und ohne nachfolgende Wurzelamputation des erkrankten Zahnes führt zum sicheren Enderfolg.

Nicht unerwähnt will ich eine Beobachtung lassen, die auch in die Beantwortung dieser Frage fällt und scheinbar eine Seltenheit darstellt. Ich konnte bei einer jungen, sonst gesunden Patientin zwischen den sonst vollständig intakten, oberen rechten Schneidezähnen eine dem Zahnfleisch aufsitzende, linsengroße, derb-elastische Bindegewebsgeschwulst konstatieren, die auf Berührung leicht blutete. Da das Zahnfleisch ansonsten ein normales Aussehen hatte, nahm ich eine Reizwirkung der von mir bei der Patientin beobachteten, abnormal starken tangentialen Belastung der oberen rechten Frontzähne als Ursache an und war in meiner Annahme bestärkt, da nach Ausschalten des abnormalen Druckes die von mir mit dem scharfen Löffel entfernte Geschwulst nicht mehr rezidivierte. Dentikelbildungen in äußerlich intakten Zähnen sind wiederholt als Ursache von neuralgiformen Gesichtsschmerzen ermittelt worden, ebenso können akute Pulpaerkrankungen von äußerlich scheinbar intakt aussehenden Zähnen, die von ganz versteckten, schwer auffindbaren, sehr kleinen kariösen Höhlen unter dem Zahnfleisch ausgehen oder unter intakten Kronen entstehen, die Ursache der Trigeminusneuralgie bilden. Schließlich möchte ich noch die Erkrankung bestimmter, zum Bereich der Zähne gehöriger Weich- und Hartgebilde des Mundes erwähnen, die bisher unter dem Namen Alveolarpyorrhoe bekannt und durch charakteristische Erkennungszeichen, äußere Symptome und klinische Merkmale gekennzeichnet ist, weil eine große Zahl von Autoren die Überlastung einzelner intakter Zähne oder Zahngruppen als Ursache der paradentitischen oder paradentotischen Erscheinungen annimmt.

Frage: Was sind Dentikel? — Antwort: Dentikel sind Bildungen irregulären Dentins durch Odontoblasten und werden ihrer Lage nach als freie oder adhärierende Dentikel bezeichnet. *Spitzer*

Wie begegnen wir therapeutisch den Folgeerscheinungen des erschwerten Durchbruches des Weisheitszahnes?

Während sich die Umwandlung des Milchgebisses in das permanente Gebiß ohne besondere Erscheinungen vollzieht, knüpfen sich an den Durchbruch des Weisheitszahnes nicht selten erhebliche und schmerzhafte Beschwerden.

Der gegen die Kieferoberfläche von unten auf das kompakte Knochenwiderlager gestützte Zahn dringt soweit vor, daß die zwischenliegenden Knochenpartien verschwinden, und der Zahn mit dem Zahnsäckchen, das dem Schmelz fest anliegt, unter das Zahnfleisch tritt. Weiter vordringend verdünnen sich allmählich die über dem Zahn liegenden Zahnfleischpartien dadurch, daß sie dem Druck weichen, bis schließlich vom Zahnfleisch nur noch die dünne Epithelschicht übrig bleibt, die mit der äußeren Schichte des Zahnsäckchens verwächst. Über der höchsten Spitze reißt das Zahnsäckchen und zieht sich mit dem verwachsenen Epithel der Gingiva vermöge der fibrösen Beschaffenheit bis an den Zahnhals zurück.

In der gleichen Weise vollzieht sich auch normalerweise der Durchbruch des unteren Weisheitszahnes, und es braucht auch hier zu keinen pathologischen Erscheinungen zu kommen.

Vielfach zieht sich das Zahnfleisch im Gegensatz zu den anderen Zähnen nicht gleichmäßig um die Krone bis zum Zahnhals zurück, sondern es zieht von vorne schief über die Kaufläche des Weisheitszahnes nach hinten und bleibt in Form einer Haube auf dem distalen Teil des Zahnes liegen. Es entsteht so ein retrodentaler Blindsack.

Ist Platzmangel infolge Entwicklungshemmung des Unterkiefers oder relativ zu großer Zahnkronen der schon vorhandenen Zähne die Ursache für die eigenartige Einstellung des Weisheitszahnes, so ist die Quelle aller Erscheinungen das Verhalten des Zahnes zu der ihn deckenden Schleimhaut.

Unter dieser Haube bleiben Speisereste liegen und die im Munde vorhandenen Bakterien finden hier ihre beste Brutstätte.

Kommt dazu eine durch den mechanischen Druck bewirkte, geringere Widerstandsfähigkeit der Schleimhaut oder gar an der Unterfläche des den Zahn deckenden Lappens eine Geschwürsbildung, so schwillt die Zahnfleischkappe an und versperrt den Sekreten den freien Abfluß in die Mundhöhle. Diese fließen dann am Zahn herunter, treffen das Knochengewebe, wo sie in kurzer Zeit eine akute Periostitis hervorrufen. Durch Übergreifen auf die Kaumuskelansätze tritt die Kieferklemme ein und die umliegenden Weichteile zeigen das Bild der entzündlichen Infiltration. Ein wesentliches klinisches Moment ist die dem Auftreten der ersten Erscheinungen sich sofort anschließende Lymphadenitis, von der die heftigen Schmerzen ausgelöst werden.

In besonders schweren Fällen können die entzündlichen Erscheinungen direkt zur Abszedierung führen oder eine eitrige Periostitis mit Nekrose die Folge sein.

Da in der Mehrzahl der Fälle der unter der Zahnfleischtasche sich entwickelnde Infektionsherd den Patienten, ohne daß dieser an den bevorstehenden Zahndurchbruch denkt, wegen Halsschmerzen, Kieferklemme oder Drüsenschwellung frühzeitig zum Arzt führt, sind wir wenigstens im Anfangsstadium imstande, durch gründliche Desinfektion mit Ausspülungen und nachfolgender antiseptischer Tamponade der Beschwerden Herr zu werden.

Zu diesem Zwecke wird das unter dem Zahnfleischlappen hervorquellende Sekret gut weggetupft, und die Innenfläche desselben mit frischem Wasserstoffsuperoxyd so lange abgewaschen, bis der vorhandene Fötor verschwunden ist. Läßt man einen mit Wasserstoffsuperoxyd erfüllten kleinsten Gazetupfer einige Minuten unter der Tasche liegen, fühlt der Patient bald eine Erleichterung, die sich in einer Besserung der Kieferklemme dokumentiert. Anschließend führt man einen schmalen Jodoformgazestreifen unter den Zahnfleischlappen bis hinter den Zahn und beugt auf diese Weise nicht nur einem Fortschreiten der Infektion vor, sondern gibt auch dem Lappen einen Schutz gegen den von oben eventuell einwirkenden Druck und dehnt so mechanisch den Zahnfleischlappen, um ihn allmählich vom Zahn abzudrängen.

Unterstützung findet diese Behandlungsart in warmen Umschlägen auf die angeschwollenen Drüsen. Der Rückgang der Drüsenschwellung ist der beste Indikator für die Beurteilung des Zustandes in der Taschentiefe.

Wenn der Zahnfleischlappen sehr straff über den Zahn gespannt ist, so daß weder ein Auswaschen noch eine leichte Tamponade möglich ist, muß man eine breite Exzision des Lappens mit nachfolgender Tamponade vornehmen, um einem Rezidiv durch Verkleben der Wundränder vorzubeugen.

In allen Fällen einer vorgeschrittenen Karies des kaum durchgebrochenen Zahnes oder einer derartigen Dislokation, daß er für den Kauakt nicht nutzbar gemacht werden kann, bleibt nach Abklingen des akut entzündlichen Stadiums die Extraktion des Zahnes das sicherste Mittel, um Rückfälle zu verhüten. Phlegmonöse Prozesse erfordern tiefe Einschnitte, damit einem Weiterschreiten in gefährliche Gegenden vorgebeugt wird.

Fragen: Kann es infolge des Durchbruches des Weisheitszahnes zu einem dem Tonsillarabszeß ähnlichen Krankheitsbild kommen? Wie ist der weitere

Verlauf der Haube, wenn der Zahn nicht gezogen wird? Genügt nicht eine
einfache Inzision, um eine Lüftung herbeizuführen? — Antworten: Selbstverständlich kann es zu den Erscheinungen eines Tonsillarabszesses kommen,
die sich nach Lüftung wieder zurückbilden können; es kommt vor, daß das
Sekret beim ersten oder zweiten Mahlzahn zum Durchbruch kommt. Wird
die Haube nicht entfernt, so entwickelt sich, eventuell nach wiederholten
Rezidiven, mit der Zeit der Zahn. Bei einfacher Inzision schließen sich die
Wundränder sogleich wieder, und es kommt nach kurzer Zeit zu einem
Rezidiv; es ist daher breit zu exzidieren.   *Spitzer*

**Welche Bedeutung haben die Röntgenstrahlen für die Diagnostik besonders der entzündlichen Erkrankungen an den Zähnen und der
Allgemeinerkrankungen dentalen Ursprungs?**

Gehen wir von einem konkreten, relativ komplizierten Fall aus: einem
Empyem dentalen Ursprungs, hervorgerufen durch Vereiterung einer über
sämtliche Prämolaren und Molaren sich erstreckenden Wurzelzyste, die
die Kieferhöhle verdrängt hat, bzw. in sie durchgebrochen ist.

Äußerlich verrät sich der Zustand bloß durch eine Schwellung in der Fossa
canina. Die schwere Affektion der Kieferhöhle muß auch nicht vermutungsweise diagnostiziert worden sein, obwohl ein nachträglich erhobenes diagnostisches Moment (zeitweise abgegangenes eitriges Sekret aus der rechten
Nasenhöhle) auf die Vermutungsdiagnose hätte lenken können.

An der Hand von typischen anatomischen Abbildungen ist das Verhalten
der Prämolaren und Molaren zur Kieferhöhle unter normalen Verhältnissen,
die Entstehung von Wurzelzysten zwischen der Wurzel und dem Boden
der Kieferhöhle, die beginnende Vorwölbung der Kieferhöhle und ihre
schließliche Verdrängung und Perforation und die Ausbreitung einer Zyste
im schematischen Bilde über die ganze rechte Kieferhälfte bis über die
Mittellinie verständlich. An Röntgenaufnahmen, und zwar Übersichtsaufnahmen des Gesichtsschädels (extraorale Aufnahmen) und Sonderaufnahmen der Zähne (enorale Aufnahmen) werden sämtliche Einzelheiten
deutlich differenzierbar.

Es läßt sich zeigen, daß die Röntgenbilder viel genaueren Aufschluß
über die anatomischen und topographischen Verhältnisse in vivo geben, als
eine einfache anatomische Untersuchung in mortuo.   *Robinsohn*

Bei welchen Zahnerkrankungen kommt Röntgenbehandlung in Betracht?

Die Röntgenbehandlung der Zahnerkrankungen hat einen zweifachen
Ausgang genommen, erstens von der Behandlung der Kieferzysten als einer
wenigstens primär nicht entzündlichen Geschwulst und zweitens von der
Übertragung der Behandlung der akut entzündlichen Veränderungen am
Gesamtkörper mit Röntgenstrahlen auf die entzündlichen Veränderungen
dentalen Ursprungs am Kieferknochen.

Die Sicherheit der Wirkung bei akut entzündlichen Prozessen am Kiefer
ist eine so große, daß die Indikation in die Gruppe der in der Kassenpraxis
zulässigen Behandlungsverfahren aufgenommen wurde. Im allgemeinen
reagieren Zahnerkrankungen und Schwellungen im Bereich des Gesichtes,
auch Erysipel auf ein- bis dreimalige Behandlung mit kleinen Dosen bis zu
3 Holzknecht-Einheiten (nicht darüber).   *Robinsohn*

Welche diagnostischen Details des gesunden und kranken Kiefers, die sonst nicht nachweisbar sind, deckt das Röntgenverfahren auf?

Am Röntgenbild erkennt man vom Zahne: die Emailkappe der Krone, den Dentinkern des Zahnes mitsamt dem Zementmantel, den Rand des Proc. alv., den Limbus alveolaris, die kompakte Innenwand der Alveole mit der Spongiosa der Umgebung, den vom Periodont (Zahnperiost) ausgefüllten Periodontalspalt, im Innern des Zahnes die Pulpakammer, den Wurzelkanal mit seiner Mündung, dem Foramen apikale, über diesem den Kanal, der den Strang der Nerven und Gefäße gegen den Wurzelkanal leitet.

Die Röntgendiagnostik ermöglicht die Inspektion normaler und krankhafter Zustände derjenigen Teile des Zahnes, die den sonstigen Untersuchungsmethoden der Zahnheilkunde nicht zugänglich sind.

Selbst an der äußerlich zugänglichen Krone kommen von Emailfissuren ausgehende, im Dentin sich ausbreitende kariöse Herde vor, deren Nachweis sich der äußeren Untersuchung entzieht. Auch die Eröffnung des Wurzelkanals (Trepanation) gibt häufig bloß über das Verhalten seines Inhaltes Auskunft (Pulpagangrän), nicht aber über das Verhalten der Alveole, bzw. des Proc. alv. Ebenso kann die elektrische Prüfung nur Fragen von relativ untergeordneter Wichtigkeit beantworten.

Die Röntgenuntersuchung ist daher die hauptsächlichste zahnärztliche Untersuchungsmethode zum Zwecke des Nachweises normaler und pathologischer Veränderungen an den Zähnen und am Kieferknochen.

Frage: Ergibt die Röntgenuntersuchung oft positive Befunde bei Trigeminusneuralgien des II. und III. Astes? — Antwort: Die Röntgenuntersuchung ist imstande, viele, wenn auch nicht alle pathologischen Veränderungen darzustellen, welche von den drei Organen ausgehen, die für die Erkrankungen des zweiten und dritten Astes des Trigeminus in Betracht kommen, das sind: Kieferknochen, Kieferhöhle und Zähne. Traumatische, entzündliche und neoplasmatische Veränderungen des Kieferknochens, soweit er Sitz des Nerven ist, sind selbstverständlich im Röntgenbilde darstellbar, wenn auch feinere Vorgänge in den knöchernen Gefäßnervenkanälen nicht darstellbar sind. Zur zweiten Gruppe von Affektionen gehört das Empyem der Kieferhöhle und die Entzündung derselben überhaupt. Hier kann man selbstverständlich an eine direkte Fortleitung der Entzündung auf die Nervenstämme denken. Zur dritten Gruppe von Affektionen gehören Erkrankungen der Zähne in der Form von chronischen apikalen Granulomen und daraus sich entwickelnden Zysten. Die Zysten können auf die Schleimhaut der Nasenhöhle und auf die Nebenhöhlen übergreifen. Eine in der Ätiologieforschung der Trigeminusneuralgie bisher wenig beachtete Erscheinung an den Zähnen ist das Vorhandensein von Dentikeln in der Kronenhöhle und in den Wurzelkanälen. Es sind dies verkalkte Gebilde, entstehend aus Wucherung der Odontoblasten, die normal den Wurzelkanal auskleiden. Die Dentikel in der Kronenhöhle sind relativ leicht nachzuweisen, die im Wurzelkanal viel schwerer. Auch Füllungsfehler der Wurzeln, Fremdkörper, abgebrochene Zähne, Retention kommen öfter als ätiologische Fakten zur Beobachtung. Ein Beispiel aus der Praxis. Zwölfjähriger Knabe, leidet seit mehreren Jahren an Trigeminusneuralgie. Klinischer Befund, auch zahnärztlicher, negativ. Röntgen: Granulome an den Wurzeln des 1. Molaris links unten.

Extraktion: Heilung. Die Behandlung hatte vorher vollständig versagt und der Junge war vorher trotz Anwendung stärkster Antineuralgica oft Tage und Wochen nicht fähig, die Schule zu besuchen. *Rubinsohn*

Zwerchfellschmerzen

Wie erkennt man eine Zwerchfellhernie?

Wir verstehen darunter eine Erkrankung des Zwerchfells, bei der dessen Kontinuität zerstört ist. Es ist dies deshalb von Bedeutung, weil sich immer mehr Chirurgen finden, die die Zwerchfellhernie operieren, und zwar mit gutem Erfolg, während andere Zustände, wie die Eventratio diaphragmatica, einer Therapie bisher nicht zugänglich sind. Die klinischen Symptome einer Zwerchfellhernie zu besprechen, erübrigt sich wohl, weil man dieselbe gewöhnlich doch erst bei der röntgenologischen Untersuchung erkennt. Die Anamnese von Patienten mit Zwerchfellhernien ist nicht sehr aufschlußreich, ausgenommen sind die Fälle, wo die Hernie durch Trauma entstanden ist. Bei angeborenen Zwerchfellhernien versagt die Aufnahme der Anamnese und erst im nachhinein kann man manche Beschwerden auf die Zwerchfellhernie beziehen. Durch diesen Zustand kommt es zu einer Verlagerung des Herzens, hiedurch wahrscheinlich zu Herzschmerzen, Herzklopfen, Extrasystolen, sowie zu Beschwerden von seiten des Magendarmtraktes; man hört von Völlegefühl, Magendrücken, von der Unmöglichkeit, aufzustoßen, sowie daß nie erbrochen werden konnte. Diese Patienten mit Zwerchfellhernie haben oft die charakteristische Anamnese von Kranken mit einem Ulcus ventriculi. Daraus kann man wohl schließen, daß manches Ulcus ventriculi einer Zwerchfellhernie seine Entstehung verdankt. Die klinischen Symptome geben Anhaltspunkte, die immer wieder verkannt werden und die nicht mit Sicherheit festzustellen erlauben, daß es sich um eine Hernie handelt; so finden wir die charakteristischen Symptome einer Pleuritis oder einer Pneumonie und denken daher nicht daran, eine Hernie zu diagnostizieren. Anders ist es bei der Röntgenuntersuchung. Auch hier wird wohl manchmal die Diagnose Hernie oder Eventratio Schwierigkeiten machen. Manchmal ist jedoch die Differentialdiagnose auf den ersten Blick zu stellen. Ein Symptom ist zu erwähnen, das zur klinischen Diagnose beitragen kann. Man findet eine ganz beträchtliche Vergrößerung der absoluten Herzdämpfung, durch eine Hernie hinter dem Herzen bedingt (Hernia para-oesophagea). Bei der Röntgenuntersuchung ist die Diagnose der Zwerchfellhernie manchmal einfach, manchmal aber unmöglich. In manchen Fällen ist die Erkennung, ob es sich um eine Hernie oder eine Eventratio handelt, unmöglich. Die Hernie stellt einen Zustand dar, der einer Therapie zugänglich ist; für die Patienten besteht aber immer die Gefahr einer akuten Inkarzeration, die dann gewöhnlich einen letalen Verlauf nimmt. Daraus geht hervor, daß wir uns bemühen müssen, die Diagnose sobald wie möglich mit Sicherheit zu stellen.

Frage: Was ist der Unterschied zwischen Zwerchfellhernie und Eventratio diaphragmatica? — Antwort: Bei der Hernia diaphragmatica ist die Kontinuität des Zwerchfells zerstört, es besteht ein Loch in der Muskulatur. Die Baucheingeweide können durch dieses in den Thorax eintreten; wenn ein Bruchsack vorhanden ist, so spricht man von Hernia

vera (selten), wenn keiner vorhanden ist, von Hernia spuria. Im unkomplizierten Stadium machen beide Erkrankungen dieselben Symptome, die durch
die Verlagerung eines oder mehrerer Bauchorgane (Magen, Darm, Milz, Leber,
Netz) in den Thorax bedingt werden. Im Verlaufe und der dadurch eventuell
bedingten Behandlung unterscheiden sich beide wesentlich. Die Hernien
führen in einem großen Prozentsatz zu Einklemmung, die Eventrationen aber
nie. Daher gibt es für die Hernien (auch prophylaktisch) eine Operations-
möglichkeit, für die Eventrationen bisher praktisch nicht.   *Hitzenberger*

**Wie erkennt man und was bedeutet mangelhafte Bewegung oder
Lähmung des Zwerchfells?**

Als charakteristisches Zeichen der Zwerchfellähmung sieht man das
inspiratorische Einsinken der Magengrube an. Doch ist davor zu warnen,
dieses Zeichen oder auch die radiologisch konstatierbare, respiratorische
Unbeweglichkeit in diesem Sinne voreilig zu verwerten. In den meisten
Fällen wird nämlich die Zwerchfellmuskulatur trotz vollkommener Leistungsfähigkeit an der Erzeugung einer respiratorischen Verschiebung des Organes
behindert. Diese Lahmlegung wird entweder dadurch erzeugt, daß seine
Stellung (Tiefstand) ihm eine Veränderung der Lage durch Kontraktion
seiner Muskelfasern unmöglich macht — das Organ befindet sich schon vor
Beginn der Kontraktion in maximaler Inspirationsstellung — oder durch
Widerstände, welche der Bewegung gegenüber stehen. Diese Widerstände
sind entweder Folge von Verwachsungen oder von zu starker Drucksteigerung im Bauchraum, was den Muskelfasern des Zwerchfells das Nieder-
ziehen des Centrum tendineum unmöglich macht.

In den meisten Fällen fehlt die respiratorische Verschiebung des Zwerchfells. Die Lahmlegung ist hiebei lediglich dadurch bedingt, daß die Be-
tätigung der diaphragmalen Muskelkräfte nicht genügend „gebahnt“ ist.
Die meisten Menschen verwenden zur Atmung vor allem die Rippenheber
und benützen neben dieser so erzeugten „oberen“ Atmung niemals die
Zwerchfellatmung. Erwähnung verdient, daß oft die sichtbare forcierte
„Bauchatmung“ in Wirklichkeit keineswegs durch Zwerchfellbewegung
erzeugt wird, sondern fast ausschließlich durch Hochsaugung des schlaff
bleibenden Diaphragmas während der angestrengten Rippenhebung. Die
mangelhafte Benützung des Zwerchfells wird am leichtesten behoben durch
Lagerung des Patienten auf eine Seite; dadurch fallen die Baucheingeweide
auf die Unterfläche des Zwerchfells. Es wird hochgedrängt und nunmehr
kann der Betreffende eine inspiratorische Verkürzung der Zwerchfellmuskulatur, d. h. ein Hinunterziehen des Centrum tendineum in den Bauch
erzeugen. Die röntgenologisch sichtbare „paradoxe Bewegung“ des Zwerchfells, das Hochtreten des Diaphragmas bei der Einatmung in den Brustraum, muß ebenfalls nicht durch eine Lähmung des Zwerchfells bedingt
sein. Oft beruht dieses als Lähmung angesehene Zeichen nur darauf, daß
das nicht benützte, daher bei der Einatmung schlaff bleibende Organ deshalb
höher steigt, weil 1. sein Ansatzpunkt an der unteren Thoraxapertur gemäß
der verstärkten oberen Atmung höher gerückt wird, wodurch die ganze
Zwerchfellplatte in toto höher rückt, und 2. die rasche, starke Erweiterung
des Brustkorbes zu einer Ansaugung des schlaffen Zwerchfells behufs
Druckausgleich führt.   *Hofbauer*

Sachverzeichnis

I = Erster Band, II = Neue Folge, III = Dritter Band; die fettgedruckten arabischen Ziffern verweisen auf die Schlagwörter.

C siehe auch Z und K.

Verzeichnis der Referenten

Dr. *Alfred Adler*, Facharzt für Nervenkrankheiten III 144 146 148

Professor Dr. *Ludwig Adler*, Primararzt am Wilhelminen-Spital II 101 252

Privatdozent Dr. *Othmar Albrecht*, Vorstand des neurologischen Ambulatoriums am Wiedner Krankenhause III 230

Professor Dr. *Paul Albrecht* (†), Primararzt am Elisabeth-Spital I 295
305 367, III 203 204 205

Professor Dr. *Gustav Alexander*, Abteilungsvorstand der Wiener Allgemeinen
Poliklinik II 145 294

Privatdozent Dr. *Isidor Amreich*, emerit. Assistent der ersten Universitäts-
Frauenklinik II 95

Dr. *Robert Bachrach*, Abteilungsvorstand am Mariahilfer Ambulatorium
I 179 471

Privatdozent Dr. *Ernst Bachstez*, Abteilungsvorstand am Mariahilfer
Ambulatorium III 11

Dr. *Felix Bauer*, Facharzt für Orthopädie III 247 249 250

Professor Dr. *Julius Bauer*, Abteilungsvorstand an der Wiener Allgemeinen
Poliklinik I 121, II 153 162 187 188 192

Professor Dr. *Richard Bauer*, Primararzt am Wiedener Krankenhaus I 124
319 326 338 364, III 58 61

Dr. *Arnold Baumgarten*, Direktor des Krankenhauses der Stadt Wien
III 187 189 190

Privatdozent Dr. *Oskar Beck* (†), Assistent an der Klinik für Ohren-, Nasen-
und Kehlkopfkrankheiten II 39

Professor Dr. *Karl Biehl*, Vorstand des Ambulatoriums für Ohrenkranke
im Elisabeth-Spital I 353, III 238

Professor Dr. *Viktor Blum*, Vorstand der Urologischen Station des Sophien-
Spitals I 482 483, III 112 326

Dr. *Gustav Morawetz*, Primararzt am Franz Josef-Spital I 131, II 79 346 349

Privatdozent Dr. *Ludwig Moszkowicz*, gew. Primararzt am Rudolfiner-
haus I 16, II 387, III 186 187 188

Professor Dr. *Viktor Mucha*, Primararzt an der Frauenheilanstalt in
Klosterneuburg I 255 257 259

Professor Dr. *Albert Müller-Deham*, Abteilungsvorstand am Städtischen
Versorgungshaus II 109

Privatdozent Dr. *Karl Nather*, Primararzt am Allgemeinen Krankenhaus
in St. Pölten I 53 59

Dr. *Friedrich Necker*, Vorstand des urologischen Ambulatoriums im
Rudolfinerhause I 478, III 235 237 264

Professor Dr. *Heinrich Neumann*, Vorstand der Universitäts-Klinik für
Ohren-, Nasen- und Kehlkopfkrankheiten I 349 350

Professor Dr. *Wilhelm Neumann*, Primararzt am Wilhelminen-Spital
I 265 282 230 234

Professor Dr. *Rudolf Neurath*, Facharzt für Kinderkrankheiten II 61 62

Professor Dr. *Edmund Nobel*, Assistent an der Universitäts-Kinderklinik
I 302 310, III 173 325

Professor Dr. *Gabor Nobl*, Abteilungsvorstand an der Wiener Allgemeinen
Poliklinik I 99 391, II 380 386´

Professor Dr. *Josef Novak*, Abteilungsvorstand am Mariahilfer Ambulatorium I 138 187 189 190, III 100 139

Professor Dr. *Moritz Oppenheim*, Primararzt am Wilhelminen-Spital I 74,
III 99 113 195

Dr. *Herbert Orel*, Assistent der Universitäts-Kinderklinik III 67 69 71

Professor Dr. *Jakob Pal*, Primararzt im Wiener Allgemeinen Krankenhaus I 12 201 270, III 330

Privatdozent Dr. *Josef Palugyay*, Leiter der Röntgenstation an der Zweiten
chirurgischen Universitäts-Klinik III 288 290

Professor Dr. *Martin Pappenheim*, Primararzt am Städtischen Versorgungshaus I 192 316 452

Professor Dr. *Rudolf Paschkis*, Facharzt für Urologie I 368 473 486, III 111

Professor Dr. *Heinrich Peham*, Vorstand der Ersten Universitäts-Frauen-
klinik II 103 105

Privatdozent Dr. *Alfred Perutz*, Abteilungsvorstand am Mariahilfer Ambulatorium II 214 216 218

Professor Dr. *Hans Pichler*, Vorstand des zahnärztlichen Universitäts-
Institutes II 101 261 366

Professor Dr. *Ernst Pick*, Vorstand des Pharmakologischen Universitäts-
Institutes I 73 243, II 266 356

Professor Dr. *Alexander Pilcz*, Facharzt für Psychiatrie und Nervenkrankheiten I 207 299 394, II 312 327

Professor Dr. *Friedrich Pineles*, Abteilungsvorstand am Mariahilfer Ambulatorium I 453

Professor Dr. *Clemens Pirquet* (†), Vorstand der Universitäts-Kinderklinik
I 460 461

Bücher der ärztlichen Praxis

Bis Sommer 1930 erschienen:

Band 1: Prof. Dr. Alexander Pilcz, Die Anfangsstadien der wichtigsten Geisteskrankheiten. 1928. RM 1,70

Band 2: Prof. Dr. Marburg, Der Schlaf, seine Störungen und deren Behandlung. 1928.   RM 1,50

Band 3: Prof. Dr. Otto Mayer, Die akute Mittelohrentzündung. 1928.   RM 1,50

Band 4: Prof. Dr. Carl Leiner und Dr. Felix Basch, Diphtherie und Anginen. 1928.   RM 2,50

Band 5: Prof. Dr. Julius Zappert, Die Krämpfe im Kindesalter. 1928.   RM 1,60

Band 6: Priv.-Doz. Dr. Herbert Elias, Glykosurien, renaler Diabetes und Diabetes mellitus. 1928.   RM 2,60

Band 7: Prof. Dr. Carl Ewald, Die Behandlung der Verrenkungen. 1928.   RM 1,50

Band 8: Prof. Dr. Carl Ewald, Die Behandlung der Knochenbrüche mit einfachen Mitteln. 1928.   RM 2,80

Band 9: Priv.-Doz. Dr. Alfred Luger, Gelbsucht, Zur Symptomatologie, Differentialdiagnose und Therapie mit Gelbsucht einhergehender Erkrankungen. 1928.   RM 2,60

Band 10: Prof. Dr. Edmund Maliwa, Störungen in der Frequenz und Rhythmik des Pulses. 1928.

RM 2,60

Band 11: Prof. Dr. Josef Novak, Die Menstruation und ihre Störungen. 1928.   RM 3,—

Bücher der ärztlichen Praxis

Bis Sommer 1930 erschienen:

Band 12: Priv.-Doz. Dr. Walter Zweig, Darmkrankheiten. 1928.   RM 4,60

Band 13: Prof. Dr. August Reuss, Säuglingsernährung. 1928.   RM 3,—

Band 14: Priv.-Doz. Dr. Viktor Kollert, Komatöse Zustände. 1929.   RM 1,60

Band 15: Priv.-Doz. Dr. Paul Liebesny, Diathermie, Heißluft und künstliche Höhensonne. 1929.   RM 2,80

Band 16: Priv.-Doz. Guido Engelmann, Einführung in die Orthopädie. 1929.   RM 3,40

Band 17: Prof. Dr. Emil Fröschels, Sprach- und Stimmstörungen. 1929.   RM 2,40

Band 18: Prof. Dr. L. Kofler und Dr. A. Mayrhofer, Hausapotheke und Rezeptur. 1929.   RM 6,60

Band 19: Priv.-Doz. Dr. Hermann Kahler, Die Nierenerkrankungen. 1929.   RM 3,20

Band 20: Prof. Dr. Heinrich Schur, Magenkrankheiten. 1929.   RM 6,60

Band 21: Prof. Dr. Otto Kren, Kosmetische Winke. 1930.   RM 4,80

Band 22: Priv.-Doz. Dr. Alfred Perutz, Allgemeine Therapie der Hautkrankheiten. 1930.   RM 4,50

Band 23: Prof. Dr. Karl Reitter, Lungen- und Rippenfellentzündung. 1930.   RM 2,—

Band 24: Priv.-Doz. Dr. Ludwig Moszkowicz, Krampfadern. 1930.   RM 2,—

Die Sammlung wird fortgesetzt